协和医考

U0821572

全科住院医师规范化培训结业专业理论考核习题集

吴春虎　编

中国协和医科大学出版社
北　京

图书在版编目（CIP）数据

全科住院医师规范化培训结业专业理论考核习题集 / 吴春虎编．—北京：中国协和医科大学出版社，2023.9

（协和医考）

ISBN 978-7-5679-2072-9

Ⅰ．①全…　Ⅱ．①吴…　Ⅲ．①家庭医学-岗位培训-习题集　Ⅳ．①R499-44

中国版本图书馆CIP数据核字（2022）第189928号

协和医考

全科住院医师规范化培训结业专业理论考核习题集

编　　者： 吴春虎
责任编辑： 刘　婷　沈紫薇
封面设计： 邱晓俐
责任校对： 张　麓
责任印制： 张　岱

出版发行： 中国协和医科大学出版社
（北京市东城区东单三条9号　邮编100730　电话010-65260431）
网　　址： www.pumcp.com
经　　销： 新华书店总店北京发行所
印　　刷： 三河市龙大印装有限公司

开　　本： 850mm×1168mm　1/16
印　　张： 25.5
字　　数： 640千字
版　　次： 2023年9月第1版
印　　次： 2023年9月第1次印刷
定　　价： 118.00元

ISBN 978-7-5679-2072-9

PREFACE 前言

住院医师规范化培训考核由过程考核和结业考核（包含理论考核和临床实践技能考核）组成。结业专业理论考核一般实行全国统一考试，采用计算机答题的形式。考试题型包括：①单选题，每道考题有5个备选答案，从中选择1个最佳答案。②共用题干单选题，提供若干个案例，每个案例下设若干道考题，每道考题有5个备选答案，从中选择1个最佳答案。③案例分析题（不定项选择题），提供若干个案例，每个案例下设若干道考题，每道考题有多个备选答案，其中正确答案有1个或几个。答题时，共用题干单选题和案例分析题不能退回上一问，只能进入下一问。为帮助考生高效复习，本书以最新住院医师规范化培训结业理论考核大纲为框架，挑选经典试题，精心编写而成。

一、本书特色

1. 覆盖高频考点 本书结合历年考试规律，所选试题力求全面覆盖高频考点，重点突出，多角度对核心考点进行考查，便于考生从整体上把握考试内容，做到举一反三。

2. 精选试题解析 本书题量丰富，题型合理，对重、难点题目配有解析，利于考生梳理解题思路，复习事半功倍。

3. 考前冲刺试卷 在本书最后附有2套冲刺试卷，题目难度、考题比例均十分接近真实考试，方便考生检测复习效果，考前冲刺使用。

二、复习建议

1. 选择合适参考书，制订复习计划 与本书配套的《全科住院医师规范化培训结业专业理论考核指导》，内容总结精练，可以起到纲要作用，帮助考生减少复习压力，是很好的选择。复习计划制订好后，要尽量执行，因为坚持就是胜利。

2. 做好考前练习，精准备考 通过多做练习题，了解出题的方式、侧重点，找出自己的薄弱点，进行针对性复习。

3. 用心整理错题，冲刺考试 对错题及其相关的知识点进行梳理，加强记忆。在考前通过试卷做题，可提前适应考试节奏，增强信心。

最后，祝广大考生顺利通过此次考试。由于书中难免有疏漏或不足之处，恳请各位考生与学者批评指正。如有疑问，可扫描下方二维码，会有专属微信客服解答。

编　者

2023年6月

CONTENTS 目 录

第一篇 公共理论

第二篇 专业理论

第三篇 基本技能

第一篇　公共理论

第一章　政策法规

一、单选题

1. 某医生在门诊值班时发现一霍乱患者，必须在哪一个规定时限内报告

A. 2 小时内　　B. 6 小时内　　C. 12 小时内

D. 24 小时内　　E. 36 小时内

2. 严重急性呼吸综合征暴发、流行时，下列哪个机关有权宣布跨省、自治区、直辖市的疫区

A. 北京市政府　　B. 国务院　　C. 卫生部

D. 全国人民代表大会　　E. 北京市疾病预防控制中心

3. 下列不符合处方书写规则的是

A. 西药和中成药开具在一张处方上

B. 中药饮片处方的书写，一般应当按照“君、臣、佐、使”的顺序排列

C. 处方有修改，须在修改处签名并注明修改日期

D. 患者年龄填写的是虚岁

E. 西药和中药饮片分别开具处方

4. 下列关于药品剂量与数量的说法，正确的是

A. 药品剂量与数量用阿拉伯数字书写　　B. 中药饮片以袋为单位

C. 片剂以袋为单位　　D. 胶囊剂以丸为单位

E. 颗粒剂以粒为单位

5. 医疗卫生机构违反《医疗废物管理条例》规定，导致传染病传播，给他人造成损害的，应当依法承担

A. 行政责任　　B. 行政赔偿责任　　C. 刑事责任

D. 刑事赔偿责任　　E. 民事赔偿责任

6. 某医疗机构在成立的时候，相关人员到卫生行政部门对医疗机构进行了执业登记，登记的主要事项不应该包括

A. 名称、地址　　B. 主要负责人　　C. 医疗机构人员数量

D. 诊疗科目、床位　　E. 注册资金

7. 以下情形中，可以参加执业医师资格考试的是

A. 具有医学专科学历，在医疗机构中工作满 1 年

B. 具有医学专科学历，在医疗机构中试用期满 2 年

C. 具有医学专科学历，在医疗机构中工作满 2 年

D. 具有医学专科学历，取得执业助理医师执业证书后，在医疗机构中执业满 2 年

E. 具有医学专科学历，取得执业助理医师执业证书后，在医疗机构中试用期满 2 年

8. 受理医师执业注册申请的卫生行政部门对不符合条件不予注册的，书面通知申请人并说明理由的期限应当是自收到申请之日起

A. 10 个工作日内　B. 15 个工作日内　C. 20 个工作日内

D. 60 个工作日内　E. 90 个工作日内

9.《中华人民共和国献血法》的施行日期是

A. 1996 年 10 月 1 日　B. 1998 年 10 月 1 日　C. 1997 年 12 月 29 日

D. 1998 年 12 月 29 日　E. 2000 年 10 月 1 日

10. 医务人员违反《中华人民共和国献血法》规定，将不符合国家规定标准的血液用于患者，可能承担以下法律责任，除了

A. 由县级以上卫生行政部门责令改正

B. 由县级以上卫生行政部门处以罚款

C. 给患者健康造成损害的，应当依法赔偿

D. 对直接负责的主管人员，依法给予行政处分

E. 构成犯罪的，依法追究刑事责任

11. 某大型企业计划在自然疫源地兴建旅游建设项目，在征询意见时，有专家提醒，根据《中华人民共和国传染病防治法》规定，应当事先由法定单位对该项目施工环境进行卫生调查。该法定单位是

A. 省级以上旅游主管部门　B. 省级以上疾病预防控制机构

C. 国务院卫生行政主管部门　D. 省级以上环境保护主管部门

E. 省级以上环境监测评价机构

12. 某患者咳嗽、发热 3 天到医院就诊，被医院初步诊断为疑似人感染高致病性禽流感，应住院治疗，但患者以工作离不开为由予以拒绝。医院对该患者应采取的措施是

A. 定期随诊　B. 居家观察　C. 进行单独隔离治疗

D. 请示卫生行政部门　E. 尊重患者的自主决定权

13. 某县暴发传染病，县政府主要领导以稳定、发展经济为由，要求并指示有关机构隐瞒传染疫情，造成传染病传播、流行。该主要领导应依法承担的行政责任是

A. 行政处分　B. 行政处罚　C. 行政赔偿

D. 行政拘留　E. 行政裁决

14. 医疗机构的负责人、药品采购人员、医师、药师等有关人员收受药品上市许可持有人、药品生产企业、药品经营企业或者其代理人给予的财物或者其他不正当利益的，应承担的法律责任中不包括

A. 由卫生健康主管部门给予处分　B. 没收违法所得

C. 吊销医师执业证书　D. 民事损害赔偿责任

E. 由本单位给予处分

15. 对药品上市许可持有人、药品生产企业、药品经营企业或者其代理人给予使用其药品的医疗机构的负责人、药品采购人员、医师等有关人员以财物或者其他不正当利益的有关处罚，不正确的是

A. 给予警告　B. 罚款　C. 没收违法所得

D. 情节严重的，吊销药品上市许可持有人、药品生产企业、药品经营企业的营业执照

E. 情节严重的，药品监督管理部门吊销药品批准证明文件、药品生产许可证、药品经营许可证

16.《中华人民共和国医师法》规定，卫生健康主管部门对医师的一些医疗行为可以予以警告或责令暂停6个月以上1年以下执业活动，直至吊销执业证书。下列各项在《中华人民共和国医师法》中没有规定的是

A. 开展禁止类医疗技术临床应用的

B. 因态度恶劣与患者发生医疗纠纷的

C. 索要、非法收受患者财物或牟取其他不正当利益的

D. 泄漏患者隐私

E. 未按规定给患者使用麻醉药品

17. 黄某2006年10月10因医疗事故受到吊销医师执业证书的行政处罚，2008年10月11日到当地卫生行政部门申请重新注册，被卫生行政部门拒绝，其理由是

A. 黄某的行政处罚自处罚决定之日起至申请注册之日刚满2年

B. 黄某的行政处罚自处罚决定之日起至申请注册之日止不满3年

C. 黄某的行政处罚自执业完毕之日起至申请注册之日止不满2年

D. 黄某的行政处罚自执业完毕之日起至申请注册之日止不满3年

E. 黄某的行政处罚自执业完毕之后尚未到规定的机构考核，并取得合格证明材料

18. 哈尔滨市某医疗机构需要使用第一类精神药品，经哈尔滨市卫生局批准取得第一类精神药品购用印鉴卡，此时，哈尔滨市卫生局应当将取得印鉴卡的医疗机构情况抄送

A. 哈尔滨市药品监督管理部门　　B. 黑龙江省人民政府卫生行政部门

C. 国务院药品监督管理部门　　D. 国务院卫生行政部门

E. 黑龙江省人民政府药品监督管理部门

19. 李某2008年毕业于省医科大学，毕业后就职于A市某三级甲等医院，现在正处于试用期，关于李某处方权的说法正确的是

A. 李某在试用期，没有处方权

B. 李某开具的处方经所在执业地点执业医师签名或加盖专用签章后方有效

C. 李某开具的处方有效，不需其他条件

D. 李某开具的处方应当经所在医疗机构有处方权的执业医师审核并签名或加盖专用签章后方有效

E. 李某开具的处方经所在执业地点执业医师签名后方有效

20. 钱某是吉林省某医疗机构的执业医师，其在3个月内出现超常处方4次，经过调查没有正当理由，此时，钱某所在的医疗机构对钱某的处罚应当是

A. 罚款　　B. 罚款，限制其处方权　　C. 取消其处方权

D. 警告，限制其处方权　　E. 吊销执业医师资格证书

21. 某镇卫生院3名医务人员违反《中华人民共和国献血法》规定，将不符合国家规定标准的血液用于患者。由于患者家属及时发现，经治医生采取果断措施，幸好未给受血者健康造成损害。根据《中华人民共和国献血法》规定，当地卫生局应对3名医务人员给予的行政处

理是

A. 责令改正　　B. 警告

C. 罚款1万元以下　　D. 暂停执业活动6个月以上1年以下

E. 吊销执业医师资格证书

22. 男，35岁。有长期的吸毒史，因为和他人共用同一针头注射而感染了艾滋病。患者所在地的疾病预防控制机构，欲以真实姓名公布他的相关病情和有关资料，以引起社会对艾滋病防治工作的关注。此时，应当得到谁的同意

A. 患者本人　　B. 患者的父母

C. 患者的配偶　　D. 患者的单位

E. 患者所在地的卫生行政部门

23. 男，20岁，在校大学生。经医疗机构确诊为艾滋病病毒感染者，依据《艾滋病防治条例》的规定，医疗机构的工作人员应当将其感染的事实告知

A. 患者的父母　　B. 患者本人

C. 医疗机构的负责人　　D. 医疗机构所在地的卫生行政部门

E. 患者所在的学校

24. 张某是某市中医院的一名注册执业医师，具有处方权，下列关于其开具的处方的描述，符合《处方管理办法》规定的是

A. 在2张处方上开具了2名患者的用药

B. 处方上药品用法上写的是“自用”

C. 将中药饮片和中成药开具在1张处方上

D. 在1张处方上开具了6种中成药

E. 患者年龄填写的是实足年龄

25. 吴某在被所在医疗机构取消处方权后仍旧为患者开具药品处方，所幸未造成严重后果，此时卫生行政部门可以对吴某进行的处罚是

A. 给予警告　　B. 责令暂停执业活动3个月

C. 罚款　　D. 责令暂停执业活动2年

E. 吊销执业证书

26. 吉林省长春市某医疗机构欲取得麻醉药品的购用印鉴卡，如果要获得长春市人民政府卫生主管部门的批准，应当具备以下条件，除外

A. 有获得麻醉药品处方资格的执业医师

B. 有专职的麻醉药品管理人员

C. 有保证麻醉药品安全储存的设施

D. 有保证麻醉药品和安全储存的管理制度

E. 有获得麻醉药品处方资格的执业助理医师

27. 周医生今天上午对5名孕妇进行了产前检查和诊断，按《中华人民共和国母婴保健法》规定，下列情况中不必提出终止妊娠的医学意见是

A. 赵某有致畸物质接触史

B. 张某胎儿有严重缺陷

C. 孙某胎儿患严重遗传性疾病

D. 周某患严重高血压，继续妊娠会危及其生命

E. 李某患严重糖尿病，继续妊娠会严重危害其健康

28. 刘某等人未经有关部门批准，私设地下血站，非法采集血液，获取可观利益，经群众举报被查获。根据《中华人民共和国献血法》规定，对刘某等人可以作出行政处罚的部门是

A. 县级以下地方人民政府卫生行政部门　B. 省级药品监督管理部门

C. 县级以上地方人民政府卫生行政部门　D. 县级人民政府药品监督管理部门

E. 县级人民政府公安部门

二、共用题干单选题

（29~31 题共用题干）

孙某是一肝癌晚期患者，现到其所在地的某医疗机构门诊就诊，医师要求其长期使用麻醉药品。

29. 此时应当由谁亲自诊查患者并建立相应的病历

A. 主治医师　B. 主任医师　C. 院长

D. 住院医师　E. 首诊医师

30. 假设该医师为其建立了病历资料，该病历资料中关于孙某诊断证明的复印件应当是由哪一级医院开具的

A. 一级以上医院　B. 二级以上医院　C. 三级以上医院

D. 接诊的医院　E. 村卫生室

31. 该医疗机构应当要求孙某多长时间复诊或者随诊一次

A. 1 个月　B. 2 个月　C. 3 个月

D. 4 个月　E. 6 个月

（32~33 题共用题干）

赵某因输血不幸成为一名艾滋病病毒感染者，现在妊娠 3 个月。赵某到其住所地的妇幼保健院进行正常的产前检查，医生钱某接待了她。

32. 医生钱某的做法中，不正确的是

A. 为赵某提供预防艾滋病母婴传播的咨询　B. 为赵某提供产前的指导

C. 为赵某提供治疗服务　D. 为赵某提供检测

E. 向医疗机构负责人请示后决定是否接诊

33. 假设钱某在听到赵某说她是一名艾滋病病毒感染者后，就拒绝为赵某进行相关的产前检查服务，此时卫生行政部门应当作出的处罚是

A. 对钱某所在的医院责令限期改正，通报批评，给予警告

B. 对妇幼保健院罚款 500 元

C. 吊销钱某的执业医师资格证书

D. 追究钱某的刑事责任

E. 开除钱某

答案与解析

1. A　2. B　3. D　4. A　5. E　6. C　7. D　8. C　9. B　10. B　11. B　12. C　13. A　14. D　15. A　16. B　17. E　18. A　19. D　20. D　21. A　22. A　23. B　24. E　25. A　26. E　27. A　28. C　29. E　30. B　31. C　32. E　33. A

1. A【**解析**】霍乱属于甲类传染病。甲类为强制管理传染病，发现甲类传染病患者或疑似患者，要求 2 小时内通过传染病疫情监测信息系统上报。

11. B【**解析**】《中华人民共和国传染病防治法》规定，在国家确认的自然疫源地计划兴建水利、交通、旅游、能源等大型建设项目的，应当事先由省级以上疾病预防控制机构对施工环境进行卫生调查。

17. E【**解析**】中止医师执业活动 2 年以上或者本法规定不予注册的情形消失，申请重新执业的，应当由县级以上人民政府卫生健康主管部门或者其委托的医疗卫生机构、行业组织考核合格，并依照本法规定重新注册。

25. A【**解析**】医师出现下列情形之一的，由县级以上卫生行政部门给予警告或者责令暂停 6 个月以上 1 年以下执业活动；情节严重的，吊销其执业证书：①未取得处方权或者被取消处方权后开具药品处方的。②未按照《处方管理办法》规定开具药品处方的。③违反《处方管理办法》其他规定的。

第二章　循证医学与临床科研设计

单选题

1. 循证医学中最好的证据是
A. 基础研究　B. 大规模的随机对照临床试验
C. 经验分析　D. 病例报告
E. 描述性研究

2. 常用的抽样方法不包括
A. 单纯随机抽样　B. 系统抽样　C. 分层抽样
D. 整群抽样　E. 随意抽样

3. 病例对照研究的局限性不包括
A. 适用于罕见病的研究　B. 不适用于研究人群中暴露比例很低的因素
C. 选择研究对象时难以避免选择偏倚　D. 难以判断暴露与疾病的时间先后顺序
E. 获取信息时难以避免回忆偏倚

4. 下列关于循证医学的说法，错误的是
A. 循证医学是强调科学方法和事实依据的医学
B. 系统评价是循证医学的重要组成部分
C. 医生应用循证医学替代临床思维
D. 循证医学是强调为人服务的医学
E. 实施循证医学需要建立相应的信息网络系统

5. 为了保证研究结果能够回答研究目的中提出的问题，使用的人、财、物、时间较少，结果可靠，应该作好的首要工作是
A. 资料搜集　B. 科研设计　C. 资料整理
D. 资料分析　E. 结果的表达

答案与解析

1. B　2. E　3. A　4. C　5. B

2. E【**解析**】常用的抽样方法包括单纯随机抽样、系统抽样、分层抽样、整群抽样等，抽样应保证样本具有代表性，因此不能随意抽样。

3. A【**解析**】病例对照研究收集病例更方便，更适用于罕见病的研究。

5. B【**解析**】科研设计是医学科研工作的第一步，是保证以较少的人力、物力和财力，使研究结果能够回答研究目的中提出的问题，获取准确、可靠的科学结论的一个重要手段。

第三章　医学伦理学

一、单选题

1. 从历史发展的角度看，医患关系的典型化类型有

A. 主动－被动型　　B. 家长式与民主式　　C. 指导－合作型

D. 共同参与型　　E. 指导－参与型

2. 患者的健康放在首位，切实为患者谋利益，该原则是

A. 不伤害原则　　B. 尊重原则　　C. 公正原则

D. 有利原则　　E. 公平原则

3. 关于医学伦理学基本原则的说法，以下正确的是

A. 四个基本原则中不伤害原则是最重要的

B. 在实际应用中，这四个原则只有在不冲突的情况下才有效

C. 四个基本原则中有利原则是最重要的

D. 这四个原则中公正原则是最不重要的

E. 这四个原则之间如果存在冲突的情况，需要具体判断

4. 下列属于医学伦理学特征的是

A. 灵活性　　B. 集体性　　C. 继承性

D. 组织性　　E. 专一性

5. 对医患之间信托关系的正确理解是

A. 陌生人关系　　B. 不同于一般陌生人关系

C. 类似于陌生人关系　　D. 父子关系

E. 主动－被动关系

6. 下列说法中违背道德要求的是

A. 从业人员要增强职业责任感

B. 从业人员要有一定的献身精神

C. 合理保护个人隐私

D. 从业人员要有临床技能

E. 从公共卫生工作的角度来说，个人利益优先，兼顾社会利益

7. 医学伦理学的研究对象是

A. 医学道德难题　　B. 医德基本理论　　C. 医学道德关系

D. 医德基本实践　　E. 医德基本规范

8. 在医疗实践活动中分配医疗收益与平衡时，类似的个案适用相同的准则，不同的个案适合不同的准则。这所体现的医学伦理基本原则是

A. 公正原则　　B. 有利原则　　C. 不伤害原则

D. 尊重原则　　　　E. 公益原则

9. 关于医学伦理学任务的说法，错误的是

A. 反映社会对医学的需求　　　　B. 为医学的发展导向

C. 为符合道德的医学行为辩护　　　　D. 努力解决医学活动中产生的伦理问题

E. 满足患者的所有要求和利益

10. 在医德评价中，自我评价方式及主观评价力量是指

A. 社会舆论　　　　B. 传统习俗　　　　C. 内心信念

D. 患者评议　　　　E. 院内评价

11. 德国某位孕妇在一次车祸中受重伤，送到医院后被判定为脑死亡，后来的全面检查表明当时该“患者”腹中 4 个月的胎儿完全正常，如果“患者”凭借现代医术使植物人状态长期维持下去，就可以保证胎儿发育成熟，直至出生；如果让“患者”体面地死去，就必须撤掉生命维持系统。这个难题，要求医学服务认真解决

A. 医学中能不能做与伦理上应不应做的矛盾

B. 临床诊断技术的问题

C. 临床治疗技术的问题

D. 服务态度的问题

E. 医药卫生资源宏观分配的矛盾

12. 女，40 岁。企图自杀，服用大量巴比妥严重中毒，送来医院时呼吸已经停止。医生马上对患者进行洗胃，但效果不明显。在没有其他对抗措施的条件下，采用了在当时还没有推广的人工肾透析治疗法进行抢救，收到了很好的疗效。为抢救患者，该医生采用了治疗性试验，对此做法，下面说法错误的是

A. 动机是好的，但得失结果一时难以下结论

B. 是符合医学道德的医学行为

C. 即使是抢救成功，也不合乎道德规范

D. 即使不幸造成死亡或伤残，也不能逆推动机不好

E. 本案例医生的选择在当时是正确的

13. 男，50 岁。患慢性阻塞性肺疾病多年，某日上午因用力咳嗽，突感胸痛、气促，立即被送到医院急诊科。查体：血压 100/70mmHg，呼吸 120 次/分，烦躁，唇、指发绀。气管明显偏左，右侧胸廓饱满，叩诊鼓音，呼吸音明显减弱。拟诊右侧气胸，未作相应处理，即送放射科做胸透。透视完后患者出现潮式呼吸，未来得及抢救即死亡。为防止类似现象，应该

A. 充分检查，明确诊断，不伤害患者

B. 依据症状，请相关医生会诊作决策，不伤害患者

C. 当机立断，审慎地作出诊断并予处置性穿刺，有利患者

D. 迅速判断并确定多种检查，作出恰当的医疗决策，有利患者

E. 先行观察，再作处理，有利患者

14. 连某因患严重的躁狂抑郁障碍，正在精神病专科医院住院治疗。因病情恶化，患者出现伤人毁物等行为，医院在没有其他可替代措施的情况下，对其实施了约束身体的措施，但实施后没有及时通知连某的监护人。连某的父亲作为监护人探视时，看到儿子被捆绑在病床上非

常气愤。该案例中所形成的医患关系模式是

A. 主动－被动型　　B. 指导－合作型　　C. 契约许可型

D. 指导参与型　　E. 共同参与型

15. 业务员纪某因身体不适去医院就诊，被初步诊断为疑似严重急性呼吸综合征，并被实施单独隔离治疗。2天后纪某厌倦了被隔离治疗的状态，要求出院。医院反复劝说，不予批准。纪某于当晚溜出医院并回家，医院发现纪某失踪后立即向有关部门报告。家人得知纪某情况后，动员其尽快返回医院接受隔离治疗，被纪某拒绝。纪某作为患者，未履行的主要道德义务是

A. 交纳医疗费用　　B. 尊重医生劳动　　C. 支持医学发展

D. 配合医生诊治　　E. 报告所在单位

16. 女，50岁。因子宫肌瘤行全子宫切除术。术中医生发现患者左侧卵巢有病变应切除，在未征得患者及其家属同意的情况下，将左侧卵巢与子宫一并切除。术后患者恢复良好。该案例中，医生违背的临床诊疗伦理原则是

A. 守信原则　　B. 最优化原则　　C. 患者至上原则

D. 知情同意原则　　E. 保密原则

17. 一位服用了60多片地西泮的精神病患者，被送到医院急救。患者父母表示无力承担抢救费用。按照急救伦理的要求，医生应该选择的处理措施是

A. 在征得患者父母同意和医院领导同意的情况下，迅速实施抢救

B. 在征得患者父母同意的情况下，放弃治疗

C. 放弃治疗，让患者父母将其接回家

D. 向民政部门反映，争取社会支持，并由他们决定是否抢救

E. 仅给予患者家庭能够承受费用的支持疗法

18. 女，17岁。因脑部受伤住院，入院后虽经积极救治，但3天后患者进入脑死亡状态。医生告知其父母，并建议撤掉呼吸机。其父母看到女儿在呼吸机支持下仍有呼吸，并能触及女儿的脉搏，坚决不接受医生的建议，此时，该医生符合伦理的做法是

A. 尊重其父母的意愿并不惜一切代价救治

B. 执行脑死亡标准并劝说其父母捐献患者器官

C. 直接撤掉呼吸机并填写死亡报告

D. 请公证机关来公证患者已经死亡

E. 向患者父母解释脑死亡，征得其同意后撤掉呼吸机

19. 某中年男性因突发急症在大街上摔倒并昏迷，由路人送至附近医院，被确诊为脑出血，急需手术，但医务人员无法联系到其亲属。在此情况下，可以决定为其急诊手术的人员是

A. 医院所在地民政部门负责人　　B. 医院所在地派出所负责人

C. 为其接诊医师的上级医生　　D. 院长或其授权人

E. 为其接诊的医生

20. 某癌症患者，心理状态较差且预后不良，治疗过程中需要家属的积极配合。对此，医生关于患者的最佳告知方式是

A. 告知家属部分病情并向患者保密　　B. 告知家属实情并对患者适度告知

C. 告知患者部分病情并向家属保密　　D. 直接告知患者实情

E. 告知患者及家属实情

21. 王某，女，75 岁。患病后始终不愿就诊，而是自行在家祈求病愈。王某的儿子见母亲病情加重，便请社区医生到家里为其母诊治，但遭到王某拒绝。医生符合伦理的做法是

A. 鉴于患者拒绝，社区医生应放弃诊治

B. 对患者不信医的行为进行严厉批评

C. 向患者进行耐心解析，规劝其接受相应诊治

D. 在家属协助下，对患者实施强制诊治

E. 患者行为影响健康，应及时报告派出所处置

22. 某医生给住院患者开具了药物医嘱后，很快发现自己的医嘱有误，但判断其不会给患者造成严重后果。此时，该医生的最佳做法是

A. 失误不会造成严重后果，可以隐瞒以避免纠纷

B. 不告知患者失误的实情，后续治疗中适当弥补

C. 不告知其他人，对患者进行密切观察

D. 纠正医嘱，并对出现的失误予以积极补救

E. 先不告知患者，若其知晓再为自己的失误辩护

23. 医生小刘在值班期间，发现某病房突然失火，小刘不顾个人安危，奋不顾身将卧床患者背下楼。其行为受到医患众人的好评。小李履行了下列哪项义务

A. 维护医务人员之间、医院间的和谐　　B. 维护医务人员和医院的声誉

C. 维护医务人员和医院的经济效益　　D. 维护医务人员和医院的自身利益

E. 维护患者的利益和社会公益

24. 某产妇病情危重，急需剖宫产，需其丈夫签字同意。其丈夫自认为未到预产期，其妻子能自己生产而不需要手术，拒绝签字，延误病情导致产妇死亡。医生在遵循知情同意权未果，且该患者为（　　）时，还应进一步行使特殊干涉权

A. 精神病患者，拒绝治疗

B. 自杀未遂患者，拒绝采取约束措施

C. 需要隔离的传染病患者，拒绝隔离

D. 人体试验性治疗时出现高度危险情况的患者

E. 危重病患者

25. 在高干病房，一些医护人员称呼患者总是用“赵书记”“钱局长”等，语调适中，而到了一般病房，称呼就换成了“3 床”“做肠透视的”等，话语十分生硬。从深层次上说，此类现象的本质和解决措施是

A. 敬业精神差，应加强管理　　B. 语言不文明，应加强培训

C. 专业技术差，应加强教育　　D. 公正意识差，应加强教育

E. 服务意识差，应加强教育

26. 一对夫妇带 5 岁的儿子看病，该患儿高热 2 天，体温 39℃。经检查考虑为病毒性感冒，一般情况良好，无继发感染。患儿父母不接受医生的意见，坚持要求该患儿使用高级抗生素治

疗。全科医生对此情况可能采取的最佳做法是

A. 坚持不开抗生素

B. 充分的解释、教育，说明不开抗生素的理由

C. 为了避免医患矛盾，顺从患儿父母的要求

D. 解释不开抗生素的理由，然后由患儿父母决定

E. 既然要求开好药，又能增加创收，何乐不为

27. 张某因分娩异常需行剖宫产术。经治医生在告知孕妇丈夫手术相关信息并取得签字后实施手术。胎儿被取出后，医生发现产妇患有双侧卵巢畸胎瘤，遂告知其丈夫并建议切除双侧卵巢。张某丈夫立即打电话与其他家属商议，医生在尚未得到家属商议结果的情况下，继续手术并切除双侧卵巢，于是发生医患纠纷。此案例中，医生侵犯的患方权利是

A. 生命权　　B. 知情同意权　　C. 隐私保护权

D. 疾病认知权　　E. 健康权

28. 女，46 岁。因双侧扁桃体反复感染伴化脓，发热，到某医院就诊。医生考虑病情，给其开了价格昂贵的新型抗生素，患者考虑经济状况要求改用平时常用的较便宜而有效的中药或青霉素。对此案的伦理分析，正确的是

A. 医生决定如何用药，患者的要求是无道理的

B. 医生有用药自主权，患者必须接受新型抗生素

C. 医生应向患者耐心解释为何使用新型抗生素，若患者不同意再考虑患者的要求

D. 在治疗中当医生的权利与患者权利发生冲突时，必须绝对服从患者的权利

E. 在医疗过程中，患者有拒绝治疗权，医生应当给患者换药

29. 男，7 岁。患急性淋巴性白血病，接受治疗 3 个月，病情没有改善。医生询问其父母是否愿意使用一种价格较贵的新药，其父母经过考虑，表示同意。因为从未使用过这种药物，也不知道这种药物的效果如何，所以医生决定谨慎使用，严格监控。结果表明，使用这种药物后的效果不明显。从医学伦理的角度分析，正确的说法是

A. 医生使用新药，应该征得患儿本人的同意

B. 该项治疗属试验性治疗

C. 效果不明显，与医生使用药物过于谨慎有关

D. 因为使用药物后的效果不明显，所以医生的行为不道德

E. 医生使用新药，应征得主管领导批准

30. 某医生在为患者施行右侧乳房肿瘤摘除术时，发现左侧乳房也有肿瘤，当即进行活检，确诊为乳腺病。医生判断将来可能癌变，未征求患者意见，同时切除了左侧乳房。医生的这种做法，违背了患者的哪项权利

A. 平等的医疗权　　B. 保密权　　C. 隐私权

D. 知情同意权　　E. 获得信息权

31. 男，65 岁。患糖尿病多年，目前血糖维持尚好，无并发症，无其他严重疾病，医生与其建立的最合适的医患关系模式为

A. 共同参与型　　B. 指导 - 合作型　　C. 主动 - 被动型

D. 被动 - 主动型　　E. 自主型

二、共用题干单选题

（32~34 题共用题干）

一对农村夫妇抱着白喉病患儿来医院求治，因患儿呼吸困难，面部发绀，生命垂危，医生决定马上做气管切开术，但父母坚决不同意。医生反复解释劝导，患儿父母仍拒绝手术签字。急诊医生看到患儿病情危急，为及时抢救患儿，毅然对患儿施行了手术，患儿得救，其父母感激不尽。

32. 该案例中，医生行为的道德价值主要体现了医德情感的

A. 感人性　　B. 绝对性　　C. 理智性

D. 主观性　　E. 原则性

33. 该案例中，医生不得不违背了患者（或监护人）的何种权利，除了

A. 监督权　　B. 同意权　　C. 平等的医疗权

D. 自主权　　E. 自我决定权

34. 该案例中，医生的行为主要是在行使何种权利

A. 自主权　　B. 干涉权　　C. 治疗权

D. 诊断权　　E. 监督权

答案与解析

1. B　2. D　3. E　4. C　5. B　6. E　7. C　8. A　9. E　10. C　11. A　12. C　13. C　14. A　15. D　16. D　17. A　18. E　19. D　20. B　21. C　22. D　23. E　24. E　25. D　26. B　27. B　28. C　29. B　30. D　31. A　32. C　33. A　34. B

1. B【解析】从历史发展的角度看医患关系有两种典型化的类型：家长式的和民主式的。传统的医患关系中医生具有绝对权威，在医疗过程中，医生始终占主动地位，充当患者的保护人。这种家长式的医患关系有其缺陷，即忽视了患者在医疗过程中的能动作用和患者的独立意志。现代医患关系中患者民主意识增强，患者不是完全被动地接受治疗，而是有权参与医疗意见和决策的调整。

2. D【解析】医学伦理的基本原则有不伤害原则、有利原则、尊重原则、公正原则。其中，有利原则要求医务人员的行为对患者确有助益，而且在利害共存的情况下要进行权衡。

3. E【解析】在进行具体案例分析时，基本原则之间很可能存在冲突的情况，需要根据具体情况具体分析。

4. C【解析】医学伦理学具有的 3 个具体显著特征是实践性、继承性和时代性。

5. B【解析】从伦理上说，医患关系是一种信托关系。医患信托关系是医方受患方的信任和委托，保障患方在医疗活动中的健康利益不受损害并有所促进的一种关系。在信托关系中，由于患方的医学知识和能力的缺乏，对医方抱着极大的信任而将患者的生命和健康交托给医方，甚至把自己的隐私告诉医方。因此这种关系不同于商品关系或陌生人之间的关系。

6. E【解析】一般从公共卫生工作的角度来说，在处理社会与个人的利益关系时，公共卫

生工作从业人员应坚持社会公益原则，即应将社会公共利益置于优先考虑，并兼顾个人权利与健康福利，要坚持个人利益服从社会利益、局部利益服从全局利益、眼前利益服从长远利益的原则。

7. C【解析】医学伦理学是运用一般伦理学原则解决医疗卫生实践和医学发展过程中的医学道德问题和医学道德现象的学科。它既是医学的重要组成部分，又是伦理学的一个分支。

8. A【解析】公正原则是指以形式公正与内容公正的有机统一为依据，分配和实现医疗和健康利益的伦理原则。形式公正是指分配负担和收益时，相同的人同样对待，不同的人不同对待。在医护实践中，即指类似的个案以同样的准则处理，不同的个案以不同的准则处理，在我国仅限于基本的医疗和护理。内容公正是指根据哪些方面来分配负担和收益，如人们提出公正分配时可根据需要、个人能力、对社会的贡献、在家庭中的角色地位等分配收益和负担，现阶段我国稀有卫生资源的分配，主要依据的就是内容公正。

10. C【解析】内心信念是指医学道德信念，即医务人员发自内心地对医学道德义务的真诚信仰和强烈的责任感，是对自己行为进行善恶评价的精神力量。内心信念是自我的力量，具有深刻性。

14. A【解析】主动－被动型指医师主动命令，患者被动服从，适合难以表述自己主观意见的患者。本例中医生对躁狂抑郁障碍患者连某实施了约束身体的措施，形成的医患关系模式是主动－被动型。

15. D【解析】患者纪某因被初步诊断为疑似严重急性呼吸综合征，被实施单独隔离治疗，在隔离期间纪某擅自脱离并拒绝隔离治疗，其主要未履行作为患者应配合医生诊治的道德义务。其余选项与题干关系不大。

16. D【解析】知情同意原则要求医务人员在选择和确定疾病的诊疗方案时要取得患者知情和自由选择与决定，对于一些特殊检查、特殊治疗和手术，还要以患者或患者家属（无家属者由监护人）签字为据。

19. D【解析】无法取得患者意见又无家属或者关系人在场，或者遇到其他特殊情况时，经治医生应当提出医疗处置方案，在取得医疗机构负责人或者被授权负责人员的批准后实施。

20. B【解析】在医学服务过程中，患者具有知情同意的权利。根据题干信息，该患者心理状态较差且预后不良，不可直接告知患者实情。此时家属应是第一知情同意权代理人，应如实告知。医生的最佳告知方式是告知家属实情并对患者适度告知。

21. C【解析】题干中患者自行在家祈求病愈，拒绝社区医生为其诊治，该患者可能会导致自己的生命健康受到损害，医生应遵循有利原则，争取向患者进行耐心解析，规劝其接受相应诊治，从而努力促进和维护患者的生命健康。

22. D【解析】不伤害原则要求医务人员在医疗行为中应尽量避免对患者造成生理及心理上的伤害，把不可避免但可控的伤害控制在最低限度内。本题中某医生开具了错误的医嘱，应遵循不伤害原则，尽快纠正医嘱，并对出现的失误予以积极补救。

23. E【解析】共同维护患者的利益和社会公益是医务人员共同的首要义务和天职。

24. E【解析】伦理上的知情同意要求医务人员优先考虑患者的生命健康权利，当患者或其家属的知情选择对其生命健康不利，危及患者的生命安危时，医务人员需要勇于承担风险，充分发挥医务人员的特殊干涉权，竭力捍卫患者的生命健康权利。

27. B【**解析**】一般在接受手术治疗之前，患者有权知晓自己病情及可能的治疗方案，并对医生提出的治疗方案有选择取舍的决定权。在确定采用手术治疗时，必须得到患者及其家属的真正理解和自主同意。本例中该医生在未得到家属商议结果的情况下切除患者双侧卵巢，违背了知情同意权。

31. A【**解析**】共同参与型是一种双向性的、以生物－心理－社会医学模式及健康为指导思想的医患关系，特征是医生帮助患者自我恢复，模式的原型是“成人－成人”。医患关系建立在平等的基础上，双方有近似相等的权利和地位，共同参与医疗决策和实施过程，相互尊重，相互依赖。这种模式主要适用于慢性疾病（如糖尿病）的治疗。

33. A【**解析**】在就医过程中，患者及其家属有权对医疗活动的合理性、公正性等进行监督；有权检举、控告侵害患者权益的医疗机构及其工作人员的违法失职行为；有权对保护患者权益方面的工作提出批评、咨询和建议。

第二篇　专业理论

第四章　专业相关基础理论

第一节　康复医学

一、单选题

1. 在社区康复中，下列哪项不是全科医生的社区服务方式

A. 社会化综合康复服务模式　　B. 家庭病床模式

C. 单一康复服务模式　　D. 社区卫生服务模式

E. 社区服务保障模式

2. 关于医学康复的叙述，正确的是

A. 是神经内科、神经外科的延续，使用药物和手术进一步治愈疾病的方法

B. 使用医学领域内不包括药物治疗的一切治疗方法，包括康复医学所特有的各种功能训练技术等医疗手段促进康复的学科

C. 尽可能使用医学领域内多种治疗方法，包括康复医学所特有的各种功能训练技术等医疗手段促进康复的学科

D. 使用医学领域内不包括手术治疗的一切治疗方法，包括康复医学所特有的各种功能训练技术等医疗手段促进康复的学科

E. 是只使用各种功能训练技术促使功能康复的一个学科

3. 不是康复的主要对象的是

A. 急性期及恢复早期的患者　　B. 各类残疾人

C. 老年人　　D. 呼吸心搏停止的患者

E. 各种慢性病患者

4. 关于康复评定的叙述，错误的是

A. 康复评定是评定功能性质、部位、范围、严重程度及发展趋势

B. 评估康复的效果

C. 指导确定康复目标

D. 指导制订康复计划

E. 等同于疾病诊断

5. 下列哪项不是社区康复的主要工作

A. 社区残疾预防　　B. 社区残疾调查　　C. 社区医疗康复

D. 建立专科康复中心　　E. 社区健康教育

6. 关于社区康复医疗的描述，下列哪项不妥

A. 是整个康复过程的重要组成部分

B. 具有转诊的功能

C. 在社区层次上采取综合性的康复措施

D. 有利于营造助残的良好社会风气

E. 以物理治疗师为最基本的康复实施形式

7. 为了康复的目的，研究有关功能障碍的预防、诊断和评定、训练和处理的医学学科是

A. 职业康复　B. 康复服务　C. 教育康复

D. 社会康复　E. 康复医学

8. 男，65 岁，脑卒中患者，病程 10 天，病情稳定，无并发症，此时需对患者进行运动功能评估，与单项运动功能评估无关的评定方法是

A. Brunnstrom 法　B. Fugl-Meyer 法　C. Barthel 指数法

D. Bobath 法　E. 上田敏法

二、共用题干单选题

（9~11 题共用题干）

肌力增强训练是康复治疗中常用技术之一，理解和掌握肌力增强的理论和方法（每种方法各有其优缺点）的正常运用，常可达到较好治疗效果。

9. 肌力的大小决定于

A. 肌肉本身体积的大小　B. 力学、解剖学和生理学条件的综合

C. 肌肉的初长　D. 肌肉收缩的长度

E. 后负荷的大小

10. 3 种增强肌力训练的类型是

A. 等张性、等长性和等速性　B. 向心性、离心性和等速性

C. 开放链性、闭合链性和抗阻力性　D. 等张性、闭合链性和抗阻力性

E. 等长性、等速性和抗阻力性

11. 运动处方制订的原则和注意点是

A. 统一标准

B. 个别对待、循序渐进、运动效应的可逆性和运动处方的调整

C. 运动量越大越有效

D. 运动强度越大越好

E. 运动时间越长越好

答案与解析

1. C　2. C　3. D　4. E　5. D　6. E　7. E　8. C　9. B　10. A　11. B

3. D【解析】康复的对象包括老年病和慢性病者，以及有功能缺失和障碍以致影响日常生活、学习、工作和社会生活的残疾人和伤病员。

4. E【解析】康复评定是通过客观、准确的评定，明确功能障碍的性质、部位、范围、严

重程度、发展趋势、预后和转归，为制订康复治疗计划提出科学依据，也是劳动力鉴定和残疾评级的依据。

8. C【解析】布伦斯特伦（Brunnstrom）法、Fugl-Meyer 法、博巴斯（Bobath）法、上田敏法等都是国际上对偏瘫运动功能评定的主要方法。巴塞尔（Barthel）指数法是日常生活活动能力的评定方法。

第二节　临床科研设计

单选题

1. 队列研究中最重要的偏倚是
A. 选择偏倚　B. 失访偏倚　C. 信息偏倚
D. 混杂偏倚　E. 暴露偏倚

2. 队列研究的分组依据是
A. 是否患有某种疾病　B. 是否暴露于所研究的因素
C. 是否给予干预措施　D. 是否为同一年龄组
E. 是否能痊愈

3. 临床试验主要用于何种研究
A. 病因研究　B. 预后研究　C. 疗效研究
D. 诊断试验评价　E. 疾病普查

4. 队列研究属于
A. 实验性研究　B. 相关性研究　C. 描述性研究
D. 分析性研究　E. 理论性研究

5. 评价某一新药治疗消化性溃疡的效果，最好采用
A. 横断面研究　B. 病例对照研究　C. 队列研究
D. 病例分析　E. 随机对照试验

6. 对某医院 5 年来所有 180 例住院治疗的急性心肌梗死患者的临床特点进行分析，这是
A. 筛查　B. 病例分析　C. 病例对照研究
D. 临床疗效评价　E. 普查

7. 前瞻性队列研究的主要优点为
A. 适用于研究罕见病　B. 节约人力、物力　C. 可以确定因果关系
D. 资料易获得　E. 没有测量偏倚

8. 试验性研究和观察性研究的最主要区别点在于
A. 观察性研究的分组是自然形成，试验性研究系研究者控制
B. 试验研究的各组样本数相等，观察性研究不相等
C. 试验研究时间短，易进行；观察性研究周期长，难进行
D. 观察性研究偏倚多，试验性研究偏倚少
E. 观察性研究可行性好，试验性研究难进行

9. 研究设计首先要确定的是

A. 研究目的　B. 研究对象　C. 样本含量
D. 研究方法　E. 调查项目

答案与解析

1. B　2. B　3. C　4. D　5. E　6. B　7. C　8. A　9. A

第三节　社区卫生服务管理

单选题

1. 社区卫生服务的特点不包括

A. 综合性　B. 阶段性　C. 广泛性
D. 连续性　E. 可及性

2. 双向转诊服务中，下列不需要从第一级机构转向第二级机构的患者是

A. 诊断不明确的患者　B. 治疗效果不佳的患者
C. 康复患者　D. 疑难重症患者
E. 缺乏基本诊断和治疗设备的患者

3. 社区全科医生对患者的任何医疗需求都要作出应答，并亲自解决其中大部分的问题，这体现了社区卫生服务的哪一特征

A. 第一线服务　B. 综合性服务　C. 持续性服务
D. 可及性服务　E. 协调性服务

4. 全科医学与社区卫生服务的关系可以体现为

A. 发展全科医学教育，培养全科医生
B. 全科医疗是社区卫生服务的最佳服务模式，全科医生是社区卫生服务的主力军
C. 全科医生在工作中应了解替代医学的知识，也应看到替代医学的局限性
D. 发展社区护理
E. 全科医生在工作中应充分掌握替代医学的方法，为患者提供及时服务

5. 下述哪项是社区卫生服务的特性

A. 重视疾病胜于重视人　B. 服务对象主要是老年人
C. 以临床治疗为主　D. 服务范围包括个人、家庭和社区
E. 服务方式是上门服务

答案与解析

1. B　2. C　3. D　4. B　5. D

1. B【解析】社区卫生服务的特点包括公益性、主动性、全面性、综合性、连续性和可及性。

2. C【解析】双向转诊服务中，常需要从第一级机构转向第二级机构的情况：不能确诊的疑难复杂病例；重大伤亡事件中处置能力受限的病例；有手术指征的危重患者；因技术、设备条件限制不能诊断、治疗的病例；由上级支援医院与受援社区卫生服务中心（站）共同商定的其他转诊患者。

4. B【解析】全科医生是社区卫生服务的核心力量。全科医学作为为基层医疗保健体系培养这种专门的新型医生的临床医学学科，在重新塑造医生形象、发展照顾医学、承担个体和群体的三级预防、推进卫生改革等方面发挥着重要作用，全科医疗代表了社区卫生服务发展的最佳服务模式。

5. D【解析】社区卫生服务是社区建设的重要组成部分，以基层卫生机构为主体，合理使用社区资源和适宜技术，以人的健康为中心、以家庭为单位、以社区为范围、以需求为导向，以妇女、儿童、老年人、慢性病患者、残疾人为重点，以解决社区主要卫生问题、满足基本卫生服务需求为目的。

第四节　社区预防保健

单选题

1. 下列选项中，不是碘缺乏病控制健康促进项目主要策略的是

A. 表彰碘盐使用率高的乡村领导　　B. 教育群众认识碘缺乏病的危害

C. 盐业部门生产合格碘盐　　D. 建立方便群众的碘盐销售网点

E. 完善强化盐业专营的制度

2. 口腔预防保健人员在与学校领导研究学龄儿童保健问题时，提出首先要做的并得到同意的是

A. 寻找适宜的口腔预防措施　　B. 收集口腔健康状况的资料

C. 分析存在的问题并找出原因　　D. 取得儿童家长的支持

E. 如何培养口腔卫生习惯

3. 围绝经期保健的内容不包括

A. 注意锻炼身体　　B. 保持外阴清洁

C. 定期体检　　D. 进食低蛋白、低维生素的食物

E. 进行肛提肌锻炼

答案与解析

1. E　2. B　3. D

1. E【解析】完善强化盐业专营的制度，是盐业制度上的完善，与题干关系不大。

3. D【解析】围绝经期应合理安排生活，重视蛋白质、维生素及微量元素的摄入，保持心情舒畅，注意锻炼身体。

第五节　实用卫生统计与流行病学原理与方法

一、单选题

1. 在统计学中，定量数据是指

A. 等级资料　B. 计数资料　C. 定性指标
D. 计量资料　E. 定性因素

2. 总体应该由

A. 研究对象组成　B. 研究变量组成　C. 研究目的而定
D. 同质个体组成　E. 个体组成

3. 样本是总体的

A. 有价值的部分　B. 有意义的部分　C. 有代表性的部分
D. 任意一部分　E. 不典型部分

4. 调查 1998 年某地正常成年男子的红细胞数，总体是 1998 年该地

A. 每个正常成年男子
B. 全部正常成年男子
C. 能调查到且愿意接受调查的全部正常成年男子红细胞数的集合
D. 全部正常成年男子的红细胞数的集合
E. 正常成年男子的红细胞数

5. 随机事件的概率为

A. $P=1$　B. $P=0$　C. $P=-0.5$
D. $0\leqslant P\leqslant 1$　E. $P=0.5$

6. 对于一个分布不明，或是分布一端或两端出现不确定值的资料，用于描述其集中趋势应使用

A. 均数　B. 几何均数　C. 中位数
D. 标准差　E. 四分位数间距

7. 下列哪项描述不是正态分布的特征

A. 曲线位于横轴上方，均数处最高　B. 以零为中心，左右对称
C. 均数为其位置参数　D. 标准差为其变异度参数
E. 正态曲线下的面积有一定的分布规律

8. 某社区医生欲了解社区老年人的糖尿病患病状况，先将全体老年人编号，然后决定起点，每隔固定的间隔抽取一例构成样本，此种抽样方法为

A. 单纯随机抽样　B. 系统抽样　C. 整群抽样
D. 分层抽样　E. 多级抽样

9. 某社区医生为确定本社区中的主要卫生问题及其排序，召集了 8 名相关人员讨论，此种

方法是

A. 观察法　　B. 深入访谈法　　C. 信访法

D. 选题小组讨论法　　E. 定量调查法

10. 为研究肥胖与脂质代谢的关系，在某地小学中随机抽取了20名肥胖儿童和20名正常儿童测定血中脂质过氧化物（LPO）含量（μmol/L），结果如下：肥胖儿童组均数为9.36，标准差为0.83；正常儿童组均数为7.58，标准差为0.64。正确的假设检验方法是

A. 样本均数与总体均数比较的 t 检验　　B. 样本均数与总体均数比较的 Z 检验

C. 配对设计的 t 检验　　D. 两样本均数比较的 t 检验

E. 两样本均数比较的 Z 检验

11. 在某地进行甲型病毒性肝炎的调查中，共发现患者231例。其中男性158例，占68.40%，女性73例，占31.60%，提示

A. 男性因在外就餐机会多发病机会就高　　B. 男性患者比例高于女性患者

C. 男性发病率高　　D. 男性患病率高

E. 不能说明任何问题

12. 某地抽样调查100名女性，其红细胞数（10^{12}/L）均数为4.18，标准差为0.29；血红蛋白（g/L）均数为117.6，标准差为10.2。要正确比较这两个指标的变异程度，适宜的指标是

A. 标准差　　B. 变异系数　　C. 极差

D. 百分位数　　E. 四分位数间距

13. 设某人群的身高 X 服从 N（155.4，5.32）分布，现从该总体中随机抽出一个 $n=10$ 的样本，得均值为 $X=158.36$，$S=3.83$，求得 μ 的95%可信区间为（155.62，161.10），发现该区间没有包括真正的总体均数155.4。若随机从该总体抽取含量 $n=10$ 的样本200个，每次都求95%置信区间，那么类似上面的置信区间（即不包括155.4在内）大约有

A. 5个　　B. 20个　　C. 10个

D. 1个　　E. 190个

二、共用题干单选题

（14~16题共用题干）

某研究者欲了解某地正常成年男性和女性的红细胞总体平均水平是否有差异，随机抽样测定了该地40名正常成年男性和40名正常成年女性的红细胞数，算得男性红细胞数的均数为 4.68×10^{12}/L，标准差为 0.57×10^{12}/L；女性红细胞数的均数为 4.16×10^{12}/L，标准差为 0.31×10^{12}/L。

14. 该研究资料的类型是

A. 定量资料　　B. 分类资料　　C. 综合资料

D. 等级资料　　E. 无法分类

15. 若男性和女性红细胞数的总体方差具有齐性，欲比较该地正常成年男性和女性的红细胞数平均水平是否有差异，宜选用

A. 检验　　B. 配对 t 检验

C. 独立样本 t 检验　　D. 配对设计差值的符号秩和检验

E. 成组设计两样本比较的秩和检验

16. 取 $\alpha=0.05$，若假设检验结果 $P<0.01$，可认为

A. 该地正常成年男性和女性的红细胞数总体均数无差异

B. 该地正常成年男性和女性的红细胞数总体均数有差异

C. 该地正常成年男性和女性的红细胞数总体均数有很大差异

D. 该地40名正常成年男性和40名正常成年女性的红细胞数均数无差异

E. 该地40名正常成年男性和40名正常成年女性的红细胞数均数有差异

(17~18 题共用题干)

霍乱属于甲类传染病，对人类危害很大。历史上在1817—1923年，霍乱已出现多次。

17. 霍乱多次流行，但发源于同一个国家，它是

A. 中国　　B. 美国　　C. 印度

D. 巴西　　E. 日本

18. 霍乱的流行强度属于

A. 散发　　B. 暴发　　C. 流行

D. 大流行　　E. 短期波动

答案与解析

1. D　2. D　3. C　4. D　5. D　6. C　7. B　8. A　9. D　10. D　11. E　12. B　13. C　14. A　15. C　16. B　17. C　18. D

1. D【解析】在统计学中，定量数据也称计量资料，包括离散型变量和连续型变量。

2. D【解析】总体是根据研究目的确定的同质研究对象（或称观察单位、个体）的总和；或者更确切地说，总体是根据研究目的确定的同质研究对象（或观察单位、个体）某种变量值的总和。

3. C【解析】样本是根据随机化的原则从总体中抽出的有代表性的观察单位组成的子集。

4. D【解析】总体是根据研究目的确定的同质研究对象（或观察单位、个体）某种变量值的总和，所以，1998年某地正常成年男子的红细胞数的总体是该年该地的全部正常成年男子的红细胞数的集合。

5. D【解析】概率指随机事件发生的可能性的大小，通常用符号 P 来表示。P 值介于0~1，$P=0$ 表示该事件不会发生，$P=1$ 表示该事件必然发生。

6. C【解析】中位数是指将一组观察值从小到大排序后居于中间位置的变量值，是用来描述集中趋势的指标之一。中位数适用于：①明显偏态分布或总体分布型不明的资料。②开放型数据，即数据的一端或两端没有界限的资料。均数适用于对称分布，尤其是正态或近似正态分布的资料。几何均数适用于：①变量值呈等比级数关系的资料。②对数正态分布的资料。标准差、四分位数间距是用来描述离散程度的指标。

7. B【解析】正态分布的特征：正态曲线在横轴上方，均数处最高；以均数为中心，左右

对称；正态分布有两个参数，即均数和标准差，均数为其位置参数，标准差为其变异度参数；正态分布曲线下的面积有一定分布规律。

8. A【解析】先将被研究的对象编号，再用随机数字表或抽签、摸球、计算机抽取等进行抽样，即单纯随机抽样，适用于数目不大的情况。

9. D【解析】选题小组方法是一种程序化的小组讨论，其目的是寻找问题，并将其按对健康影响的重要程度排序。例如，通过社区分析，找出某社区的健康问题，并按其对居民健康状况影响的大小确定哪一项是主要健康问题，并应优先解决。

10. D【解析】两样本均数的比较，小样本用 t 检验，大样本用 Z 检验。故选 D。

12. B【解析】变异系数用 CV 表示，用于比较度量单位不同或均数相差悬殊的两组（或多组）资料的变异程度。

13. C【解析】总体均数（μ）95% 置信区间的含义：理论上讲，进行 100 次抽样，可算得 100 个置信区间，平均有 95 个置信区间包括客观存在的总体均数，只有 5 个置信区间未包括总体均数。200 次随机抽样，会有 10 次置信区间不包含 μ 的机会。

14. A【解析】数值变量（或称定量变量、定量指标）是指变量值是连续的，通常有度量衡单位。即对每个观察单位用定量的方式测量其某项特征值（如身高、血压等），观察的结果以数值的大小来表示，具有量的连续性，且大多都有度量衡单位。如血压（mmHg）、血红蛋白（g/L）等。由数值变量构成的资料称为数值变量资料或计量资料、定量资料。人体的红细胞数属于定量资料。

15. C【解析】t 检验适用于两个小样本均数的比较。两样本均数比较时还要求所对应的总体方差具有齐性，资料服从正态分布。

16. B【解析】两独立样本资料的均数的比较，是在调查研究时通过随机抽样或实验研究时随机分组得到两个样本的资料，通过比较推断两个样本所代表的两个总体均数（μ_1，μ_2）是否相等。当 $P \leqslant \alpha$ 时，按所取检验水准，拒绝 H_0，接受 H_1，检查结果有统计学意义。假设检验只作出拒绝或不拒绝 H_0 的定性结论，不能给出总体参数间差别大小的结论。

第六节 临床心理咨询

一、单选题

1. 关于老年期抑郁症患者的说法，错误的是

A. 医护人员和患者家属要对患者安慰、劝解 B. 细心照料患者

C. 给予患者经济支持 D. 帮助患者解决生活困难

E. 告诉患者这不是病

2. 在心理治疗工作中，下列哪项是最重要的治疗原则

A. 必须详细地收集病史，包括个人成长史 B. 与药物配合治疗

C. 建立良好、信任的医患关系 D. 注意调动患者的主观能动性

E. 治疗者必须掌握各种心理治疗的理论

3. 恐惧症的首选心理治疗方法是

A. 支持疗法　B. 认知疗法　C. 行为疗法

D. 精神分析疗法　E. 暗示疗法

4. 心理治疗按治疗对象分类，不包括

A. 个别治疗　B. 夫妻治疗　C. 家庭治疗

D. 集体治疗　E. 母子治疗

5. 心理障碍是对不同种类的和异常的

A. 智力、认知、情绪的统称　B. 智力、情绪、行为的统称

C. 认知、情绪、适应能力的统称　D. 情绪、行为、社会关系的统称

E. 心理、情绪、行为的统称

6. 某心理咨询师的母亲出现了心理问题，其妹妹想让其进行心理治疗，但他却把母亲转给其他心理咨询师治疗。该心理咨询师遵循的原则是

A. 保密原则　B. 真诚原则　C. 中立原则

D. 回避原则　E. 系统原则

7. 某大学三年级医学生，学习成绩一直不理想，来到学校心理咨询室，诉其在大学生活中不知道自己该干什么，没有主见，经常轻信他人，轻易改变自己的方向。经该心理咨询师分析，该医学生在意志力上出现的问题是

A. 动摇　B. 武断　C. 执拗

D. 独断　E. 盲从

二、共用题干单选题

（8~10 题共用题干）

女，25 岁，已婚。近 1 周因家庭纠纷，出现情绪低落，头晕眼花，入睡困难，食欲缺乏，消化不良，乏力，多疑。

8. 目前最不考虑的诊断是

A. 神经衰弱　B. 精神分裂症前驱期症状　C. 抑郁发作

D. 心因性精神障碍　E. 脑器质性精神障碍

9. 随着病情发展，发现患者言语减少，不与人交流，动作迟缓。自觉家庭破裂，悲观失望，思维迟缓，且症状晨重夜轻，睡眠节律改变，比平时早醒 1~2 小时，醒后难入睡。最可能的诊断是

A. 抑郁发作　B. 分离（转换）障碍　C. 反应性精神障碍

D. 躁狂发作　E. 神经衰弱

10. 目前较合理的治疗方案是

A. 阿米替林治疗　B. 丙米嗪 + 电抽搐治疗　C. 碳酸锂 + 心理治疗

D. 丙米嗪 + 心理治疗　E. 支持性心理治疗

答案与解析

1. E　2. C　3. C　4. E　5. E　6. D　7. E　8. E　9. A　10. D

1. E【解析】老年期抑郁症在发达国家中，是老年人中最常见的精神障碍综合征。

2. C【解析】在心理治疗工作中，最重要的治疗原则是建立良好、信任的医患关系。

6. D【解析】心理治疗师应尽可能避免或减少为同事、亲属、朋友等直接或间接关系、利害关系人群进行心理治疗或咨询。亲人与熟人均应在治疗中回避。

7. E【解析】意志的自觉性具体表现在意志行动过程中确定目的的自觉性、行动服从目的的自觉性、克服困难的自觉性、行动结果时自我评价的自觉性。与意志的自觉性相反的是盲从和独断。本题中这位同学在生活中无自主的目标，没有主见，经常轻信他人，轻易改变自己的方向，符合盲从的特点。

10. D【解析】抑郁发作的治疗以药物治疗为主。特殊情况下可使用电休克或改良电休克治疗，并且心理治疗应贯穿治疗的始终。临床上常用的三环类药物有阿米替林、丙米嗪、氯米帕明。阿米替林镇静作用强，主要用于失眠严重或焦虑情绪严重的抑郁患者；丙米嗪和氯米帕明振奋作用较强，主要用于思维和行为抑制明显的患者。

第五章　全科医学概论

一、单选题

1. 全科医学的宗旨强调
A. 疾病的治疗
B. 以人为中心、以家庭为单位的照顾
C. 健康促进
D. 群体健康照顾
E. 初级卫生保健
2. POMR 记录方式的优点不包括
A. 简洁明了、重点突出
B. 有利于医疗质量管理和评价
C. 利于节约经费
D. 促进门诊服务中的教学与科研
E. 利于信息化管理
3. 关于周期性健康检查的叙述，不正确的是
A. 有利于早期发现常见疾病
B. 针对性强，个体化倾向
C. 计划表中的项目应固定不变
D. 有利于合理利用卫生资源
E. 检查项目和时间间隔都预先经过科学评价
4. 以人为中心的健康服务的基本点是
A. 进入患者的世界
B. 进入患者的家庭
C. 处理患者的心理和社会适应方面的问题，不需要解决患者的生物医学方面的问题
D. 全力救治患者
E. 只需考虑患者，不需要考虑患者所在的家庭和所在社区等
5. 家庭评估方法中的家庭圈主要用于
A. 健康家庭评估
B. 有功能障碍家庭评估
C. 主干家庭评估
D. 联合家庭评估
E. 家庭成员亲密程度的评价
6. 关于家系图目的的叙述，下列最准确的是
A. 对家庭背景和潜在的健康问题作出总结
B. 对家庭功能进行描述
C. 描述家庭生活周期
D. 描述家庭资源
E. 对家庭人际关系情感的描述
7. 某地为降低冠心病的发病率实施了一系列措施，下列属于一级预防的措施是
A. 在社区人群中进行冠心病普查
B. 减少饮食中饱和脂肪酸的摄入
C. 加强病例报告制度
D. 及早发现心电图的改变
E. 降低冠心病的病死率
8. 下述哪项不是以人为中心应诊中的任务
A. 确认并处理现患问题
B. 管理慢性活动性问题

C. 提供机会性预防　D. 改善患者的就医和遵医行为
E. 分析患者的社会、文化和经济相关问题

9. 社区卫生服务的主要特点是
A. 专业全面的卫生服务
B. 小伤小病治疗和家庭服务
C. 有效、经济、方便、综合、连续的基层卫生服务
D. 能满足社区内所有人群卫生需要的基本卫生服务
E. 有效地、经济地、方便地满足所有人群需要的卫生服务

10. 社区诊断的主要目的不包括
A. 发现社区的主要健康问题及排列顺序，辨明社区的需要、需求
B. 分析社区健康问题产生的主要原因及影响因素
C. 了解社区资源及解决卫生问题的能力
D. 提供制订社区卫生计划所需的资料
E. 确定社区中隐匿的、非主要健康问题

11. 下述哪一项不是社区诊断的资料来源
A. 社区文献资料　B. 健康档案资料　C. 询问病史
D. 社区调查　E. 社区筛检

12. 对家庭生活周期的恰当理解为
A. 家庭生活周期的各个阶段是连续的，家庭不可以在任意阶段开始或结束
B. 家庭自身随机产生、发展与消亡的过程
C. 恋爱和丧偶不属于家庭生活周期
D. 每个家庭都会经历家庭生活周期的各个阶段
E. 家庭可以在家庭生活周期的某个阶段开始或结束

13. 对于家庭功能的叙述，恰当的为
A. 家庭功能具有单一性
B. 家庭功能具有多样性、独立性
C. 家庭必须具备满足个人和社会的全部功能
D. 家庭最基本的功能是满足社会
E. 家庭功能与文化的发展关系不大

14. BATHE 问诊内容不包括
A. 了解患者的背景信息　B. 了解患者的情绪状态
C. 了解患者的疾病体征　D. 了解患者的自我管理能力
E. 了解问题对患者的影响程度

15. 全科医生还被称为
A. 家庭医生　B. 通科医生　C. 医治者
D. 专科医生　E. 住院医生

16. 综合性照顾是全科医学的基本原则之一，就服务范围而言，它
A. 涵盖个人、家庭与社区　B. 提供预防、康复、健康促进

C. 涉及生理、心理方面
D. 不分年龄、性别和疾病类型
E. 满足服务对象的全部需要

17. 全科医学“以社区为基础的服务”的含义是
A. 为社区所有人口提供医疗服务
B. 以一定的地域和人群需求为基础，将个体和群体健康服务紧密结合，互相促进
C. 全科医生走访社区内所有人，提供健康与疾病管理
D. 在社区内提供家庭病床为主的服务
E. 在社区内设立诊室，仅关注就医者的健康

18. 当今的医学模式为
A. 生物模式
B. 生物医学模式
C. 生物－社会医学模式
D. 心理－社会医学模式
E. 生物－心理－社会医学模式

19. 某全科医生发现，家庭的功能状况似乎对患者血糖的控制有一定的影响。为此，他将患者分成两组，对一组实施家庭功能改善的干预措施，另一组作为对照组不加干预，通过一段时间后，分析比较两组患者血糖的控制状况，并进行总结。这主要体现了全科医生
A. 强烈的人文情感
B. 执着的科学精神
C. 高尚的道德情感
D. 精湛的医疗技术
E. 出色的管理意识

20. 女，31 岁。农村人在城里打工，因婚后 8 年不能生育就诊。患者婚前曾有 2 次人工流产，婚后一直未孕。2 年前因不堪忍受家里及周围人的嘲讽进城打工，每次回家都十分紧张、恐惧，尤其是性生活时。此次就诊，下列哪项处理不恰当
A. 给予心理上的支持和疏导
B. 提供性生活知识
C. 确诊何种原因导致不孕后再予处理
D. 根据具体情况进行 CT、MRI 等检查
E. 提供不孕不育的相关知识

21. 居民王某为儿子管教问题与先生意见不合，甚至出现互不理睬现象。近日她又因儿子成绩不合格留级而情绪激动，致高血压有所加重。从家庭治疗角度出发，目前哪项干预措施最重要
A. 帮患者教导儿子
B. 嘱患者认真遵医嘱服药，控制血压
C. 设法协助患者夫妇协调关系
D. 研究改善患者儿子的学习态度与方法
E. 为患者介绍家教老师

22. 男，70 岁。平素体健，今晨出现腹泻 5～6 次，大便稀薄，带些许黏液，无发热、腹痛，精神尚可。目前对患者最重要的处理是
A. 严格卧床休息
B. 禁食
C. 输液
D. 立即送检大便标本
E. 清洁肛门周围皮肤

二、共用题干单选题

（23~24 题共用题干）

某社区医生调查各种疾病在人群中的患病率及发病率、死因构成及死因顺位等。

23. 该医生的主要目的是

A. 确定该社区的主要健康问题　　B. 了解居民对卫生服务的满意程度

C. 了解居民对慢性病的有关知识知晓率　　D. 了解居民的遵医行为

E. 了解居民的两周就诊率

24. 社区医生收集资料做需求评价时，应除外哪种方法

A. 收集各种健康档案　　B. 收集各种健康卡

C. 社区调查　　D. 社区干预

E. 社区筛查

（25~26 题共用题干）

根据下列家系图，完成相关题目。

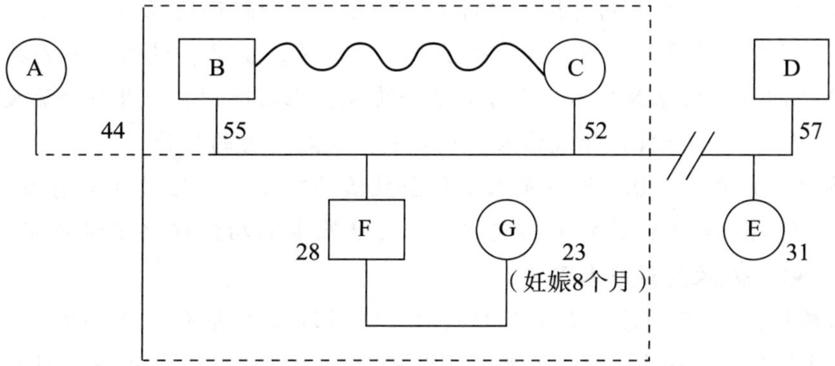

25. B 与 C 的关系是

A. 关系很亲密　　B. 已经分居　　C. 支配关系

D. 属于同居关系　　E. 婚姻不和谐

26. A 与 B、C 与 D 的关系是

A. A 与 B 离婚，C 与 D 不睦　　B. A 与 B 同居，C 与 D 离婚

C. A 与 B 同居，C 与 D 不睦　　D. A 与 B 不睦，C 与 D 同居

E. A 与 B 离婚，C 与 D 无关

答案与解析

1. B　2. C　3. C　4. A　5. E　6. A　7. B　8. E　9. C　10. E　11. C　12. E　13. B　14. C　15. A　16. A　17. B　18. E　19. B　20. D　21. C　22. D　23. A　24. D　25. E　26. B

1. B【解析】全科医学的宗旨是强调以人为中心、以家庭为单位、以整体健康的维护与促进为方向的长期负责式照顾，并将个体与群体健康照顾融为一体。

2. C【解析】以问题为中心的医疗记录（POMR）由基本资料、问题目录、问题描述、病情流程表等组成。其优点包括个体健康问题简明、重点突出、条理清楚、便于计算机数据处理和管理等。

4. A【解析】以人为中心的健康服务的基本点是进入患者的世界，需要研究完整的人及其健康问题，即以人为本，以健康为中心，从生物、心理、社会等多层面全面了解患者作为一个完整的人的特征和需要。

5. E【解析】家庭圈是某一家庭成员描述家庭内情感关系的方法，也是一种患者主观评价的方法。

6. A【解析】家系图可用来描述家庭结构、家庭遗传问题、家庭成员相互关系、家庭重要事件等，它能使全科医生迅速掌握家庭有关健康的基础情况和重要信息。

7. B【解析】高脂/高胆固醇饮食、脂代谢紊乱等是冠心病的主要危险因素。一级预防指病因预防，减少饮食中饱和脂肪酸的摄入，属于病因预防。

11. C【解析】询问病史是个人疾病诊断时的资料来源。社区文献资料、健康档案资料、社区调查、社区筛检等均属于社区诊断的资料来源。

12. E【解析】家庭生活周期是指家庭遵循社会与自然的规律所经历的产生、发展与消亡的过程。通常经历恋爱、结婚、妊娠、抚养孩子、孩子成家、空巢、退休、丧偶独居等时期。杜瓦尔（Duvall）（1997）将家庭生活周期分为 8 个阶段，在实际中，并非每个家庭都要经历 8 个阶段，家庭可在任何一个阶段开始或结束，对其划分仅是人为的行为。

13. B【解析】家庭可以独立地满足人们社会生活的需要，家庭功能具有多样性、基础性、独立性的特征并随着社会文化的发展而变化，但其最基本的功能始终是满足家庭成员在生理、心理及社会方面各个层次的最基本需要。

14. C【解析】BATHE 问诊方式是开放式的，它强调从患者的背景、情感、烦恼、自我管理能力四方面收集信息。其中，B 代表背景，了解患者的就医背景、心理和社会因素等。A 代表情感，了解患者的情绪状态及情感变化。T 代表烦恼，了解健康问题给患者带来的影响及其程度。H 代表处理，了解患者的自我管理能力。E 代表移情，即换位思考。

15. A【解析】全科医生又称家庭医生、全科医师或家庭医师，是全科医疗服务的提供者。

16. A【解析】综合性的照顾是全科医学“全方位”或“立体性”的体现。具体表现在：①就服务对象而言，不分年龄、性别、健康状况与疾病类型。②就服务内容而言，包括预防、医疗、保健、康复和健康管理等，需要强调的是这些服务的一体化，即要有机结合并协调应用于对健康与疾病问题的处理之中。③就服务层面而言，包括生理、心理和社会文化各个方面。④就服务范围而言，涉及个人、家庭和社区，提供以个人为中心、家庭为单位、社区为基础的全方位服务。⑤就服务手段而言，可利用一切对服务对象有利的方式与工具，包括现代医学、传统医学或替代医学，因此又被称为一体化服务。

25. E【解析】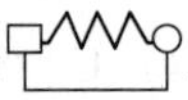表示婚姻不和谐，══════表示亲密关系，------表示同居关系，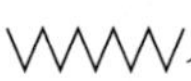表示冲突关系。

26. B【解析】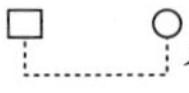表示同居，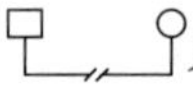表示离婚。

第六章 老年医学

一、单选题

1. 老年人体内免疫系统变化的特点是

A. 免疫功能下降
B. 免疫功能亢进
C. 免疫功能基本不变
D. 免疫功能下降，免疫异常增强
E. 免疫异常减弱

2. 老年人运动应遵循的原则不包括

A. 锻炼过程中加强心率监测
B. 运动强度要循序渐进
C. 坚持运动的经常性、系统性
D. 不做突击性的紧张运动
E. 冬季下雪或大风天气也要坚持到户外活动

3. 关于老年人血压的描述，正确的是

A. 老年人血压随年龄增长而增高是正常的
B. 老年人往往有单纯性收缩压升高，无碍健康
C. 老年人高血压的分类方法与一般成年人相同
D. 老年人高血压可根据一次随机抽查确定
E. 老年人血压波动一般不大

4. 关于老年人血糖特点，下列描述错误的是

A. 老年糖尿病患者以餐后高血糖为主
B. 糖耐量随年龄增长而下降
C. 多数老年糖尿病患者空腹血糖正常
D. 空腹血糖随年龄增长而增加
E. 老年人体检测定血糖时只需检测空腹血糖

5. 关于老年人智力特点，下列描述错误的是

A. 注意力逐渐减退
B. 近事记忆力减退
C. 词汇理解能力随增龄而逐渐减退
D. 晶体智力并不随增龄而逐渐减退
E. 液体智力随年龄增长而减退较早

6. 老年人的基础代谢，一般比年轻人下降

A. 5%~10%
B. 10%~15%
C. 15%~20%
D. 20%~25%
E. 25%~30%

7. 年龄增长伴随的生理变化影响老年人对药物的反应，下列哪项因素与此无关

A. 肝的解毒能力降低
B. 肾功能减退
C. 氨基转移酶活性降低
D. 心输出量降低
E. 脂肪与肌肉的比值下降

8. 一般情况下，老年人对下列哪种情况记忆力较好

A. 最近看过的事物
B. 最近听过的事物
C. 生疏事物的内容

D. 与过去有关的事物　E. 需要死记硬背的内容

9. 老年人人格变化的主要表现不包括

A. 猜疑与妒忌心理　B. 办事谨小慎微　C. 自我为中心

D. 适应能力下降　E. 安全感增强

10. 老年人的生理特点不包括

A. 皮肤变薄，皮下脂肪减少　B. 脏器组织中的细胞数量无减少

C. 脑的体积变小，重量减轻　D. 胃收缩力降低，蠕动减弱

E. 呼吸肌萎缩，呼吸功能下降

11. 关于老年人听力和视力的特点，下列描述正确的是

A. 50 岁常可见双侧角膜老年环，多为病理现象

B. 对高音的听力比对低音的听力损失晚

C. 常有耳鸣，在喧闹环境下明显

D. 老年人视力的病变主要有白内障、青光眼等

E. 老年人近视功能下降，出现近视眼

12. 老年人的胸部特点不包括

A. 常呈桶状改变，尤其是患有慢性支气管炎的老人

B. 部分老年人在没有疾病时，肺基底部可有少量湿啰音

C. 老年人心音强度的变化比杂音的变化更有临床意义

D. 老年人的收缩期杂音多为心音异常的反映

E. 部分慢性支气管炎患者的湿啰音部位固定且持久

13. 关于老年瘙痒症的治疗，错误的是

A. 可口服抗组胺药

B. 使用性激素治疗可能有一定疗效

C. 可根据病情选用含止痒药的炉甘石洗剂、皮质激素软膏和霜剂

D. 继发湿疹样变或苔藓样变者禁用皮质激素制剂

E. 可适当口服镇静催眠药

14. 老年抑郁症的特征性症状是

A. 自杀　B. 心境低落　C. 精力丧失

D. 精神运动迟缓　E. 睡眠障碍

15. 关于老年痴呆治疗的描述，错误的是

A. 目前尚无特效治疗方法，主要为对症治疗

B. 病因治疗能够使痴呆改善

C. 使用血管扩张药增加脑血流及脑细胞代谢药，可能改善症状或延缓病情进展

D. 目前对痴呆的治疗原则就是保证其基本生活和良好的护理

E. 银杏叶制剂等对改善症状能起到一定作用

16. 老年人骨质疏松症最常见和最严重的并发症为

A. 身长缩短　B. 骨折　C. 驼背

D. 胸闷　E. 背痛

17. 下列选项中，最能体现老年人患病特点的是

A. 年龄差异　　B. 性别差异　　C. 病史完整

D. 合并症复杂　　E. 起病急

18. 老年性白内障的主要症状为

A. 结膜充血伴视力下降　　B. 视力迅速下降

C. 眼痛，但不伴复视　　D. 眼痛伴视力下降

E. 无痛性、渐进性视力下降

19. 下列哪项不是老年人患病的特点

A. 常不能获得完整的病史

B. 个体差别不是很大

C. 原发病的自觉症状轻、不典型或没有症状

D. 常诱发和伴发多种疾病，临床表现复杂

E. 常伴随复杂心理社会因素

20. 老年性骨关节炎的好发部位是

A. 负重关节　　B. 负重较少的关节　　C. 曾经患病的关节

D. 活动较少的关节　　E. 小关节

21. 关于老年人便秘，下列说法错误的是

A. 与生理因素有关　　B. 与饮食因素有关　　C. 活动减少可引起

D. 与心理因素有关　　E. 药物不会引起便秘

22. 已知甲地老年人比例大于乙地，经普查得知甲地冠心病死亡率为5‰，乙地冠心病死亡率为4‰，若希望比较甲、乙两地冠心病死亡率的高低，则

A. 可用两地的死亡率直接进行比较　　B. 计算标化率后再比较

C. 应做秩和检验　　D. 应做两个率比较的χ^2检验

E. 应做率的Z检验

23. 男，62岁。因心前区压榨性闷痛1小时入院，临床症状不除外心肌梗死，为确定诊断，采取下列哪一步骤最重要

A. 观察血压变化　　B. 抽血测肌酸磷酸激酶

C. 严密观察心电图演变　　D. 观察含服硝酸甘油效果

E. 进行超声心动图检查

24. 男，67岁。慢性咳嗽、咳痰15年，气急2年，逐渐加重。胸部X线片示肋间隙增宽，双肺透亮度增加，双下肺纹理紊乱。最可能的诊断是

A. 急性支气管炎　　B. 支气管扩张

C. 肺源性心脏病　　D. 慢性支气管炎、肺气肿

E. 支气管周围炎

25. 女，65岁。丧偶，儿女均在国外，现独居于家。近日因跌倒致股骨颈骨折卧床，感到孤独，特别思念儿女，有自怜和无助的表述。不正确的处理措施是

A. 主动关心老人，满足其合理需要　　B. 鼓励老人利用现代通信工具与子女沟通

C. 左邻右舍、亲朋好友多探视　　D. 志愿者提供及时的、个性化的服务

E. 立即送老人至清静处疗养

26. 男，65 岁。体格检查时发现有早期白内障，追问病史，患者皮肤经常发生化脓性毛囊炎，肢端刺麻，空腹血糖 2 次检测结果分别为 7.9mmol/L、8.0mmol/L。该患者最可能的诊断为

A. 单纯白内障　　B. 皮肤不清洁　　C. 颈腰椎增生

D. 糖尿病　　E. 肢端肥大症

27. 男，64 岁。长期嗜烟，慢性咳嗽、咳痰 20 余年，活动后呼吸困难 2 年，因高热 2 天、意识模糊、呼吸困难来院急诊。为判断病情，应立即行下列哪一项检查

A. 急诊胸部 CT 检查　　B. 床旁超声胸部探查

C. 动脉血气分析　　D. 抽血查氨茶碱浓度

E. 肺动脉漂浮导管测定肺毛细血管楔压

28. 女，68 岁。肥胖，血清甘油三酯、胆固醇长期升高，降脂药效果不明显，一次在赶乘公共汽车时，突然感觉胸下部闷紧、窒息感，停步 2~3 分钟后才缓解，此时应首先考虑

A. 心绞痛　　B. 急性心肌梗死　　C. 脑供血不足

D. 心力衰竭　　E. 阿尔茨海默病

29. 男，72 岁。肥胖体形，同睡者发现其打鼾，一个晚上常有 30 多次的呼吸暂停，每次常常停止呼吸 10 秒。这种情况已有数年，此情况属于

A. 生理现象　　B. 肥胖人常有的正常现象

C. 老年睡眠呼吸暂停低通气综合征　　D. 个人习惯，不能诊断为疾病

E. 阿尔茨海默病

30. 男，65 岁。胃溃疡病史 20 年，常于餐后出现中上腹疼痛，口服氢氧化铝可缓解，近 1 年来疼痛不似从前有规律，且服用氢氧化铝也难以缓解，伴消瘦。检查：大便隐血阳性。最可能的诊断是

A. 胃溃疡伴溃疡出血　　B. 胃十二指肠溃疡出血

C. 胃癌出血　　D. 慢性胃炎出血

E. 食管出血

31. 男，72 岁。晨起发现左侧肢体不能活动，急诊入院，诊断为脑血栓形成，下列处理错误的是

A. 降颅压，治疗脑水肿　　B. 抗凝治疗

C. 保持呼吸道通畅　　D. 恰当使用自由基清除剂

E. 静脉滴注止血药

32. 男，58 岁。突感剧烈头痛、恶心、呕吐、眩晕，下肢疼痛，检查见脑膜刺激征阳性，脑脊液检查呈血性，压力增高。最可能的诊断是

A. 脑血栓形成　　B. 脑栓塞　　C. 蛛网膜下腔出血

D. 脑供血不足　　E. 高血压脑病

33. 男，72 岁。因失眠、少语、不愿活动、悲观厌世，有自杀倾向而来诊，检查记忆力、计算能力尚可，肢体感觉及运动良好。最有可能的诊断为

A. 脑卒中后遗症　　B. 老年抑郁症　　C. 失语症

D. 焦虑症　　E. 帕金森病

34. 男，74 岁。腹泻 3 天，神志不清 1 天，伴尿量增多。检查：体温 37.5℃，血压 90/60mmHg，皮肤黏膜干燥。尿糖（++++），尿酮体（±）。最可能的诊断为

A. 脑血管意外　　B. 中毒性痢疾

C. 感染中毒性脑病　　D. 糖尿病酮症酸中毒

E. 糖尿病非酮症高渗性昏迷

35. 女，72 岁。最近曾发生不明原因猝倒 2 次，作为一名全科医生，最合适的处理措施是

A. 避免外出活动　　B. 口服血管扩张药

C. 建议到大医院检查猝倒原因　　D. 口服抗眩晕药

E. 观察，不予理会

二、共用题干单选题

（36~37 题共用题干）

女，68 岁。2 个月前跌倒后发生股骨颈骨折，一直卧床休息。既往糖尿病史 15 年。

36. 为避免患者长期卧床，以下措施不正确的是

A. 积极治疗骨折　　B. 积极治疗糖尿病

C. 让老人尽早康复训练　　D. 让老人尽早下床活动

E. 为促进骨折尽早愈合，让老人减少活动，绝对卧床休息

37. 关于患者的饮食护理，最恰当的是

A. 高蛋白质、糖、脂肪、维生素、矿物质和低纤维素食物

B. 高蛋白质、糖、脂肪、维生素、矿物质食物，多饮水

C. 高糖、脂肪、维生素、矿物质和纤维素食物，多饮水

D. 高蛋白质、脂肪、维生素、矿物质和纤维素食物，适当多饮水

E. 高蛋白质、脂肪、维生素和矿物质食物，少饮水

（38~40 题共用题干）

男，76 岁。有慢性支气管炎、肺气肿史。咳嗽、脓痰伴气急加重 2 周，今晨起神志恍惚，查体：嗜睡，口唇青紫，两肺湿啰音。血压 165/105mmHg，心率 116 次/分，律齐。神经系统检查未发现定位体征。下肢水肿。

38. 为明确诊断，首选的检查是

A. 脑 CT　　B. 心电图　　C. 动脉血气分析

D. 血糖　　E. 肾功能

39. 最可能的诊断是

A. 脑血管意外　　B. 呼吸衰竭　　C. 急性左心衰竭

D. 右心衰竭　　E. 高血压危象

40. 此时最主要的处理为

A. 氧疗＋降压药　　B. 氧疗＋利尿药　　C. 利尿药＋强心药

D. 激素＋祛痰药　　E. 氧疗＋呼吸兴奋药＋抗感染

答案与解析

1. D　2. E　3. C　4. E　5. C　6. C　7. E　8. D　9. E　10. B　11. D　12. D　13. D　14. B　15. D　16. B　17. D　18. E　19. B　20. A　21. E　22. D　23. C　24. D　25. E　26. D　27. C　28. A　29. C　30. C　31. E　32. C　33. B　34. E　35. C　36. E　37. D　38. C　39. B　40. E

3. C【解析】老年人高血压的分类方法与一般成年人相同。老年人高血压的特点：①以收缩压增高为主、单纯收缩期高血压（ISH）更为常见。②脉压增大。③血压波动幅度增大。④易发生直立性低血压。⑤常伴血压昼夜节律异常。⑥常并存多种疾病。⑦继发性高血压更为常见且易漏诊。

5. C【解析】老年人的智力变化中，记忆、注意力、反应速度随年龄增长而减退。一般认为，老年人的晶体智力（是指随神经系统的成熟而提高的智力，如机械记忆、识别图像关系等）易保持，而液体智力（是指通过掌握社会经验而获得的智力，如词汇、概念、言语理解、常识等以记忆储存信息为基础的能力）却下降。

6. C【解析】由于老年人促进蛋白质合成的激素如雄激素、生长激素等分泌减少，体内分解代谢大于合成代谢，基础代谢率下降 15%~20% 。

8. D【解析】老年人的记忆力特点：记忆力下降。有意识记忆占主导地位、无意识记忆则减少；机械记忆能力下降，意义记忆较好：远期记忆的保存效果较好，对往事的回忆准确而生动，近期记忆的保存效果差。

9. E【解析】老年人由于生活环境改变，人际交往减少，容易发生性格和情绪的变化，常见的有对环境、家庭发生变化的不适应产生焦虑不安，容易产生不安全感、适应性差、易激动、抑郁、情绪多变、多疑、孤独感、谨慎固执、以自我为中心等改变。

10. B【解析】人体的老化带来各脏器结构和功能的改变，常表现为脏器组织中细胞数量减少，出现不同程度的萎缩，特别突出表现为肌肉组织的重量减少而出现肌肉萎缩。

14. B【解析】抑郁障碍是指由于各种原因引起的以显著而持久的心境低落为主要临床特征的一类心境及情感障碍。

16. B【解析】骨折是老年骨质疏松症最常见和最严重的并发症，常因轻微活动或跌倒而诱发，好发部位为脊柱、股骨颈和前臂。

18. E【解析】老年性白内障的主要症状有视物模糊、眼易疲劳、眼前有固定黑影、单眼复视或多视、视物变形、视力逐渐减退，严重时可致盲。

20. A【解析】老年性骨关节炎是一种慢性退行性非炎症骨关节疾病，好发于髋、膝部等负重较多的关节。

21. E【解析】老年人便秘的影响因素是多方面的，生理因素、饮食因素（饮食过少、食物过精细）、活动减少、心理因素、药物因素（如抗胆碱药、镇静药）等都是影响因素。

22. D【解析】甲地老年人比例大于乙地，甲、乙两地普查的冠心病死亡率不同，因此应计算标化率后再比较。

23. C【解析】心电图对心肌梗死的诊断有重要价值。心电图诊断急性心肌梗死的关键在于其动态演变，演变过程可持续数小时至数天，最后可长期遗留 Q 波和倒置 T 波。

24. D【解析】根据患者为 67 岁男性，主要表现为慢性咳嗽、咳痰、呼吸困难，可考虑为慢性支气管炎，胸部 X 线片表现提示存在肺气肿。

27. C【解析】根据题干信息，考虑患者最可能为慢性阻塞性肺疾病，目前出现高热、意识障碍，提示急性加重期的可能性大，应立即行动脉血气分析，有助于判断有无呼吸衰竭、酸碱失衡等，并指导下一步治疗。

34. E【解析】患者为 74 岁男性，有脱水的诱因及相应表现，出现意识障碍，检查见尿糖强阳性、酮体可疑阳性，综合考虑，糖尿病非酮症高渗性昏迷的可能性大。

第七章　内科疾病

一、单选题

1. 下列类型的甲状腺功能亢进中，哪项不宜手术治疗

A. 甲状腺巨大，有压迫症状

B. 中度至重度 Graves 病，长期服药无效者

C. 妊娠早期

D. 胸骨后甲状腺肿伴甲状腺功能亢进

E. 结节性甲状腺肿伴甲状腺功能亢进

2. 下列哪项不是引起血清 TT_4 增高的原因

A. 口服糖皮质激素　　B. 甲状腺功能亢进　　C. 妊娠

D. 病毒性肝炎　　E. 口服雌激素

3. 以下哪项不是甲状腺危象的诱发因素

A. 术前准备充分　　B. 应激　　C. 严重精神创伤

D. 合并严重全身性疾病　　E. 放射性核素治疗后

4. 诊断甲亢最有意义的体征是

A. 甲状腺动脉血管杂音

B. 舌、手震颤

C. 心率快、第一心音亢进及二尖瓣收缩期杂音

D. 甲状腺肿大

E. 突眼

5. 调整胰岛素剂量最简便的检查是

A. 空腹静脉血糖　　B. 空腹指尖血糖　　C. 糖基化血红蛋白

D. 葡萄糖耐量试验　　E. 胰岛素释放试验

6. 免疫抑制剂治疗 ITP，正确的是

A. 适用于初发患者

B. 与糖皮质激素交替使用可提高疗效

C. 适用于疑有脑出血者

D. 可作为 ITP 的首选治疗

E. 一般不作为首选治疗

7. 诊断慢性肾盂肾炎，说法错误的是

A. 肾盂、肾盏狭窄变形

B. 病史超过半年

C. 两个肾脏大小不等

D. 大量蛋白尿

E. 持续性肾小管功能受损

8. 关于白血病和对应的典型染色体改变，下列不正确的是

A. M_3—t（15；17）

B. M_2—t（8；21）

C. CMML—t（9；21）

D. M_4Eo—inv/del（16）

E. L_3—t（8；14）

9. 洋地黄中毒多见的心律失常是

A. 室上性心动过速　　B. 室性期前收缩二联律　　C. 心房颤动

D. 房室传导阻滞　　E. 房性期前收缩

10. 降压作用明显，对血糖、血脂代谢无不良影响，但易引起直立性低血压的药物是

A. 卡托普利　　B. 尼群地平　　C. 哌唑嗪

D. 美托洛尔　　E. 吲达帕胺

11. 下述疾病中，骨髓象不会出现骨髓增生低下的是

A. 急性白血病　　B. 再生障碍性贫血　　C. 溶血性贫血危象

D. 缺铁性贫血　　E. 骨髓纤维化

12. 特发性血小板减少性紫癜的首选治疗方法为

A. 免疫抑制剂　　B. 糖皮质激素　　C. 抗纤溶药物

D. 脾切除　　E. 氨肽素

13. 不符合特发性血小板减少性紫癜实验室检查的是

A. PAC3 阳性　　B. 产板型巨核细胞增多　　C. PAIg 阳性

D. 血小板计数减少　　E. 骨髓巨核细胞数量增多

14. 下列情况不宜应用洋地黄制剂的是

A. 缺血性心肌病伴心房颤动　　B. 预激综合征合并心房颤动

C. 急性心肌梗死伴急性肺水肿　　D. 有症状心力衰竭伴窦性心动过速

E. 炎症性心肌病合并快速室率心房颤动

15. 肾病综合征并发血栓的原因不包括

A. 血液浓缩及高脂血症造成血液黏度增加

B. 凝血、抗凝和纤溶系统失衡

C. 血小板功能亢进

D. 与蛋白质营养不良有关

E. 应用利尿药和糖皮质激素加重高凝状态

16. 对于甲状腺功能亢进的早期诊断，下列检查最为敏感的是

A. 血清总三碘甲状腺原氨酸（TT_3）和血清总甲状腺素（TT_4）

B. 血清游离三碘甲状腺原氨酸（FT_3）和血清游离甲状腺素（FT_4）

C. 敏感促甲状腺激素（sTSH）

D. 基础代谢率

E. 甲状腺摄^{131}I 率测定

17. 伴高血压的消化性溃疡患者不宜用

A. 制酸剂　　B. 西咪替丁　　C. 糖皮质激素

D. 抗胆碱药　　E. 硫糖铝

18. 上消化道出血时，短期内常出现异常的血清学指标是

A. 结合胆红素　　B. 非结合胆红素　　C. 白蛋白

D. 铁　　E. 尿素氮

19. 二尖瓣狭窄晚期最常见的并发症是
A. 右心衰竭　B. 急性心律失常　C. 亚急性感染性心内膜炎
D. 脑血管意外　E. 急性肺水肿
20. 上消化道大出血几乎都发生在
A. 胃幽门近端　B. 十二指肠球部的近端　C. 十二指肠 Vater 乳头的近端
D. Treitz 韧带的近端　E. 回盲瓣的近端
21. 下列症状与体征证明仍有活动性出血的情况是
A. 肠鸣音 5 次/分　B. 频繁排暗红色血便
C. 经补液后，血压 120/80mmHg　D. 尿量增多
E. 血尿素氮降低
22. 消化性溃疡的主要典型症状为
A. 嗳气、反酸　B. 呕血、黑便　C. 恶心、呕吐
D. 食欲缺乏、消瘦　E. 上腹疼痛
23. 十二指肠溃疡好发于
A. 乳头的近段降部　B. 十二指肠球部　C. 十二指肠水平部
D. 十二指肠壶腹部　E. 乳头的远段降部
24. 下述哪个部位出血更易见柏油样便
A. 乙状结肠　B. 回盲部　C. 直肠
D. 十二指肠球部　E. 肛门
25. 消化道出血出现黑便时，一般出血量大于
A. 5ml　B. 50ml　C. 250ml
D. 400ml　E. 1000ml
26. 下列关于慢性肺源性心脏病（简称肺心病）心律失常的治疗，错误的是
A. 偶发房性早搏，以纠正缺氧为主　B. 频发房性早搏选用常规剂量洋地黄
C. 频发室性早搏选用利多卡因　D. 室性心动过速可用利多卡因
E. 注意控制感染，纠正缺氧、酸碱失衡和电解质紊乱
27. 有关慢性肺心病的心电图诊断，下列不正确的是
A. 可有右心肥大的心电图改变　B. 可有肺性 P 波
C. V_1 至 V_3 导联可出现 QS 波　D. 重度顺钟向转位
E. 电轴左偏
28. 下列禁用吗啡或哌替啶的情况是
A. 肺心病合并肺性脑病　B. 肺水肿
C. 肺结核小量咯血　D. 肺癌
E. 干性胸膜炎
29. 慢性肺心病心力衰竭时，应用洋地黄类药物的注意事项是
A. 以心率快慢作为衡量强心药的疗效　B. 用强心药的同时，兼用普萘洛尔
C. 属禁忌证，易发生中毒　D. 选用作用快、排泄快的强心药缓慢静注

E. 应口服并迅速达到洋地黄化

30. 肺心病心力衰竭强心药的应用指征是

A. 感染控制，利尿药无效　　B. 双肺底湿啰音

C. 心率 >80 次/分　　D. 发绀明显

E. 下肢明显水肿

31. 支气管哮喘的特点不包括

A. 是多种细胞参与的气道慢性炎症性疾病

B. 与气道高反应性相关

C. 通常出现广泛多变的可逆性气流受限

D. 可自行缓解或经治疗后缓解

E. 通常出现不完全可逆的气流受限

32. 下列选项中，心源性哮喘与支气管哮喘最重要的鉴别点是

A. 呼吸困难　　B. 咳嗽　　C. 咳粉红色泡沫样痰

D. 水肿　　E. 发绀

33. 下列有关哮喘特征的描述，不正确的是

A. 凡气道高反应性者都是支气管哮喘　　B. 不同程度的可逆性气道阻塞

C. 反复发作性呼气性呼吸困难　　D. 典型发作时可闻及哮鸣音

E. 常在夜间及凌晨发作或加重

34. 支气管哮喘急性发作患者血气分析示 $PaCO_2$增高，提示

A. 出现呼吸性碱中毒　　B. 病情好转

C. 病情恶化　　D. 没有临床意义

E. 出现心力衰竭

35. 左心功能不全由代偿转变为失代偿的表现是

A. 双肺出现湿啰音　　B. 第三心音奔马律　　C. 出现心房颤动

D. 劳力性呼吸困难　　E. 夜间阵发性呼吸困难

36. 下列选项中，鉴别心源性哮喘和支气管哮喘最有意义的是

A. 端坐呼吸　　B. 血中 BNP 含量　　C. 干湿啰音的多少

D. 夜间呼吸困难　　E. 是否在受凉感冒后出现

37. 抢救糖尿病酮症酸中毒，采用小剂量胰岛素连续静脉滴注方案，推荐剂量为

A. 0.1U/（kg·h）　　B. 0.2U/（kg·h）　　C. 0.3U/（kg·h）

D. 0.4U/（kg·h）　　E. 1.0U/（kg·h）

38. 2 型糖尿病的发病机制是

A. 胰岛素拮抗激素分泌增多　　B. 胰岛 B 细胞遗传缺陷

C. 胰岛素抵抗和胰岛素分泌缺陷　　D. 胰岛 B 细胞破坏，胰岛素绝对不足

E. 胰岛 B 细胞自身免疫反应性损伤

39. 磺脲类降糖药主要适用于

A. 糖尿病合并感染时

B. 糖尿病患者手术前控制血糖
C. 用饮食和运动管理不能获得满意控制的 2 型糖尿病患者
D. 1 型糖尿病可合并应用本药加双胍类
E. 糖尿病合并妊娠

40. 反映糖尿病病情控制的指标是
A. 空腹及餐后 2 小时血糖　B. 尿糖定性
C. 血清胰岛素水平　D. 口服葡萄糖耐量试验
E. 血清胰岛素细胞抗体

41. 慢性肾盂肾炎早期肾功能不全的表现是
A. 水肿　B. 血尿　C. 尿蛋白增多
D. 多尿，尿比重降低　E. 高血压

42. 关于糖尿病的病因和发病机制，不正确的是
A. 1 型糖尿病系单基因遗传引起　B. 1 型糖尿病与病毒感染有关
C. 1 型糖尿病与自身免疫有关　D. 2 型糖尿病与胰岛 B 细胞功能缺陷有关
E. 中心性肥胖可加重胰岛素抵抗

43. 呼吸有烂苹果味最常见于
A. 乙醇中毒　B. 有机磷农药中毒　C. 肝性脑病
D. 尿毒症　E. 糖尿病酮症酸中毒

44. 肾功能不全引起的慢性贫血，采用下列哪种药物治疗疗效显著
A. 促红细胞生成素　B. 口服铁剂　C. 反复输血
D. $VitB_{12}$肌内注射　E. 血液透析

45. 急性痛风性关节炎最常受累的部位是
A. 踝关节　B. 膝关节　C. 腕关节
D. 肘关节　E. 第一跖趾关节

46. 下列关于原发性痛风的说法，不正确的是
A. 多见于中、老年男性　B. 女性多在更年期后发病
C. 多有家族史　D. 急性发作时，血尿酸一定高于正常
E. 常与肥胖、高血压、高血脂伴发有关

47. 下列表现对痛风最有诊断价值的是
A. 第一跖趾关节急性关节炎　B. 尿路结石
C. 高尿酸血症　D. 痛风石
E. 痛风家族史

48. 原发性痛风最主要的发病机制是
A. 磷酸核糖焦磷酸合成酶活性增强　B. 次黄嘌呤 - 鸟嘌呤磷酸核糖转移酶缺乏
C. 胰岛素抵抗　D. 尿酸排泄减少
E. 尿酸生成增多

49. 痛风属于哪种物质代谢障碍性疾病
A. 糖　B. 蛋白质　C. 脂肪

D. 嘌呤　　E. 核糖

50. 急性痛风关节炎频繁发作合并肾结石者，降尿酸治疗目标是

A. 血尿酸 <420μmol/L　　B. 血尿酸 <300μmol/L　　C. 血尿酸 <360μmol/L

D. 血尿酸 <380μmol/L　　E. 血尿酸 <180μmol/L

51. 急性痛风发作的特点是

A. 缓慢起病、首发大关节，如膝关节、髋关节等，活动后加重

B. 缓慢起病、首发小关节，如双手指间关节、掌指关节等，休息后加重

C. 缓慢起病、首发腕、膝关节，休息后缓解

D. 急性起病、首发第一跖趾关节，疼痛剧烈伴红、肿、热、痛，夜间加重

E. 缓慢起病、以腰背部疼痛明显，部位不固定，阴天时加重

52. 以下不属于痛风急性期治疗措施的是

A. 卧床休息　　B. 抬高患肢　　C. 秋水仙碱

D. 糖皮质激素　　E. 别嘌醇

53. 关于痛风，下列说法中错误的是

A. 痛风关节炎的发作无自限性

B. 确诊痛风的依据之一是痛风石针吸活检有尿酸盐结晶

C. 用秋水仙碱治疗痛风性关节炎有效

D. 确诊痛风的依据之一是关节液内有尿酸盐结晶

E. 痛风间歇期可见受累关节局部皮肤脱屑、瘙痒

54. 关于上呼吸道感染的说法，错误的是

A. 上呼吸道感染简称上感

B. 好发于冬春季节

C. 是指鼻腔、咽、喉部急性炎症的总称

D. 绝大多数由病毒引起

E. 咽炎是上呼吸道感染最常见的症状

55. 关于特发性血小板减少性紫癜急性型的临床表现，不正确的叙述是

A. 常见于儿童　　B. 骨髓中巨核细胞减少

C. 发病前常有上呼吸道感染史　　D. 起病急而重

E. 血小板计数常低于 20×10^9/L

56. 急性上呼吸道感染主要的病原体为病毒，少数为细菌，为区别病毒和细菌感染，以下检查不能达到效果的是

A. 胸部 CT　　B. 病毒分离鉴定　　C. 酶联免疫吸附检测法

D. 血清学诊断　　E. 免疫荧光法

57. 下列关于急性上呼吸道感染发病期间注意事项的描述，不正确的是

A. 戒烟　　B. 休息　　C. 多饮水

D. 多运动提高免疫力　　E. 保持室内空气流通

58. 以下不是普通感冒主要特点的是

A. 起病较急，病程短　　B. 常有高热，全身症状明显

C. 常见病原体为鼻病毒、冠状病毒
D. 可出现流泪，呼吸不畅，声嘶
E. 血白细胞计数正常或偏少

59. 急性上呼吸道感染的并发症一般不包括
A. 急性鼻窦炎
B. 中耳炎
C. 肺结核
D. 气管－支气管炎
E. 心肌炎

60. 关于尿路感染，下列错误的是
A. 肾实质有病变时，易发生尿路感染
B. 尿路感染与遗传因素有关
C. 尿路有异物存在时，易发生尿路感染
D. 妇科炎症易引起尿路感染
E. 细菌进入膀胱后能否引起尿路感染，与机体抵抗力有关，与细菌致病力无关

61. 下列关于泌尿系统感染的实验室检查，说法不正确的是
A. 新鲜清洁中段尿培养，尿含菌数小于 10^4 个/ml，无诊断意义
B. 尿白细胞数大于 3×10^5/h，为阳性
C. 新鲜清洁中段尿培养，尿含菌数大于等于 10^5/ml，且为同一菌种，有诊断意义
D. 尿白细胞数小于 2×10^5/h，可认为属于正常范围
E. 清洁中段尿培养大肠埃希菌在 100~1000/ml 者，无诊断意义

62. 诊断尿路感染，下列哪项最有意义
A. 清洁中段尿培养，尿培养菌落计数≥10^5/ml
B. 清洁中段尿白细胞 >5 个/HP
C. 尿频、尿急、尿痛
D. 畏寒、发热、白细胞计数增多
E. 尿亚硝酸盐还原试验阳性

63. 关于急性白血病骨髓移植治疗，错误的是
A. 应采用 HLA 匹配的同胞异基因骨髓
B. 应在第一次化疗后进行
C. 应及早进行，与年龄有关
D. 可选择自体干细胞移植
E. 异基因骨髓移植可能治愈急性白血病

64. 右心衰竭的患者常因组织液生成过多而致下肢水肿，其主要原因是
A. 血浆胶体渗透压降低
B. 毛细血管流体静压增高
C. 组织液静水压降低
D. 组织液胶体渗透压升高
E. 淋巴回流受阻

65. 慢性心力衰竭时推荐使用的 β 受体阻断药是
A. 所有已上市的 β 受体阻断药
B. 美托洛尔
C. 阿替洛尔
D. 普萘洛尔
E. 吲哚洛尔

66. 治疗慢性心功能不全和逆转心肌肥厚并能降低病死率的药物是
A. 强心苷
B. 哌唑嗪
C. 硝酸甘油
D. 酚妥拉明
E. 卡托普利

67. 慢性肺心病出现右心衰竭时，可能不出现的表现是
A. 咳粉红色泡沫样痰　　B. 肝大和压痛
C. 双下肢水肿　　D. 胸腔积液
E. 肝颈静脉回流征阳性
68. 治疗慢性肺心病心力衰竭的首要措施是
A. 卧床休息、低盐饮食　　B. 使用小剂量强心药
C. 使用小剂量作用缓和的利尿药　　D. 应用血管扩张药减轻心脏负荷
E. 积极控制感染和改善呼吸功能
69. 稳定型心绞痛的心电图常见表现不包括
A. 非特异性 ST-T 改变较常见
B. 静息心电图多数出现 ST-T 改变
C. 发作时原倒置 T 波可以直立
D. 冠状动脉造影是诊断冠心病最可靠的方法
E. 出现 Q 波不一定代表心肌梗死
70. 下列体征中，最能提示存在心源性水肿的是
A. 肝颈静脉回流征阳性　　B. 腹水
C. 肝脾大　　D. 胸腔积液
E. 双踝部水肿
71. 磺脲类口服降糖药的主要作用机制是
A. 增加胰岛素作用　　B. 增加葡萄糖的利用　　C. 抑制葡萄糖吸收
D. 刺激胰岛素分泌　　E. 减少胰岛素分泌
72. 判断糖尿病近 8～12 周控制程度的最好指标是
A. 餐后血糖　　B. 糖化血红蛋白　　C. 24 小时尿量测定
D. 体重减少　　E. 空腹血糖
73. 下列选项中，继发性甲状旁腺功能亢进症最常见的病因是
A. 甲状旁腺腺瘤　　B. 急性肾炎　　C. 肾小管酸中毒
D. 尿毒症　　E. 甲状旁腺增生
74. 上消化道出血的患者，其出血部位一般不低于
A. 幽门　　B. 空肠下端　　C. 十二指肠悬韧带水平
D. 十二指肠球部　　E. 贲门
75. 上消化道出血除呕血外，常出现黑便，其机制是
A. 血红蛋白与肠内的肠激酶结合
B. 血红蛋白与肠内的黏液结合
C. 血红蛋白与肠内硫化物结合形成硫化亚铁
D. 血红蛋白与肠内细菌分泌的氨基酸氧化酶结合
E. 血红蛋白与肠内硫化物结合形成硫化铁
76. 上消化道出血大便隐血试验阳性，出血量最少为
A. 15ml　　B. 10ml　　C. 2ml

D. 20ml　E. 5ml

77. 腹泻伴里急后重多见于

A. 痔疮　B. 末端回肠炎　C. 结肠癌

D. 回盲部结核　E. 直肠炎或直肠癌

78. 慢性胃炎活动期的判定根据是

A. 胃黏膜主要为淋巴细胞，浆细胞浸润　B. 胃黏膜淋巴滤泡形成

C. 胃黏膜有糜烂　D. 胃黏膜出血

E. 胃黏膜中性粒细胞增多

79. 诊断慢性胃炎最可靠的依据是

A. X线钡餐检查　B. 胃酸降低　C. 胃脱落细胞检查

D. 胃镜检查及胃黏膜活检　E. 慢性上腹部痛

80. 治疗慢性胃炎伴胆汁反流，下列药物中宜选用

A. 糖皮质激素　B. 口服链霉素　C. 甲硝唑

D. 甲氧氯普胺　E. 酚妥拉明

81. 不宜用于慢性胃炎治疗的药物是

A. 糖皮质激素　B. 保护胃黏膜药　C. 抑酸药

D. 解痉药　E. 抗生素

82. 典型肺炎链球菌肺炎的临床特征是

A. 胸痛、咳嗽、脓痰、呼吸困难、消瘦

B. 寒战、高热、咳嗽、白色痰、呼吸困难

C. 寒战、低热、咳嗽、脓痰、胸膜摩擦音

D. 发热、咳嗽、咳砖红色胶冻状痰、双肺干湿啰音

E. 寒战、高热、胸痛、咳嗽、咳铁锈色痰

83. 下述应考虑消化性溃疡发生后壁慢性穿孔的情况是

A. 突然剧烈腹痛　B. 腹痛顽固而持续　C. 膈下游离气体

D. 全腹肌紧张呈板状　E. 患者处于休克状态

84. 肺炎链球菌肺炎抗菌治疗常首选

A. 青霉素　B. 丁胺卡那　C. 氧氟沙星

D. 红霉素　E. 链霉素

85. 甲亢患者 FT_3增高，FT_4、TT_4正常，最可能的诊断为

A. T_3型甲亢　B. T_4型甲亢　C. 亚临床型甲亢

D. 轻度甲亢　E. 功能型甲亢

86. 甲亢的临床表现不正确的是

A. 多汗，多食　B. 心率缓慢多见　C. 心悸及心动过速

D. 肌肉无力　E. 体重减轻

87. 骨质疏松症的诊断标准是骨密度较成年人的平均值

A. 低1个标准差　B. 高1个标准差　C. 低2.5个标准差以上

D. 低1.5个标准差　E. 高1.5个标准差

88. 慢性肺源性心脏病急性加重的主要诱因为

A. 过劳　B. 服用利尿药　C. 使用镇静药

D. 呼吸道感染　E. 使用支气管扩张药

89. 下列选项中，引起慢性肾功能不全最常见的继发性肾病是

A. 乙肝相关性肾炎　B. 淀粉样变肾病　C. 糖尿病肾病

D. 良性肾小动脉硬化　E. 系统性红斑狼疮

90. 关于骨质疏松症临床表现的说法，错误的是

A. 主要为疼痛　B. 以腰背、腰骶和下肢多见

C. 可有压痛及放射痛　D. 骨痛常为弥漫性，无固定部位

E. 弯腰久后，再挺起身时疼痛更重

91. 骨质疏松症的危险因素不包括

A. 酗酒　B. 吸烟　C. 肥胖

D. 制动　E. 长期卧床

92. 糖尿病患者胰岛素治疗最主要的不良反应是

A. 注射处红肿疼痛　B. 注射处脂肪萎缩　C. 发生低血糖

D. 荨麻疹样皮疹　E. 过敏性休克

93. 痛风患者常出现的主要生化异常是

A. 尿尿酸减少　B. 低脂血症　C. 高尿酸血症

D. 尿素氮升高　E. 高脂血症

94. 女，50 岁。突然发生呼吸困难，查体：满肺哮鸣音，心率 146 次/分，杂音听不清，既往史不详。下列处置中正确的是

A. 给予麻黄碱　B. 给予异丙肾上腺素　C. 给予肾上腺素

D. 给予氨茶碱　E. 给予洛贝林

95. 男，67 岁。发现高血压 20 年，近日出现活动后胸闷、气短，心电图显示左室高电压，运动试验阴性，超声心动图检查示左心室射血分数（LVEF）56%。该患者可能发生了

A. 左心衰竭　B. 右心衰竭

C. 收缩功能不全性心力衰竭　D. 舒张功能不全性心力衰竭

E. 冠心病

96. 男性，54 岁。高血压病史 10 年。因血压未能控制就诊。为了解患者有无早期左心功能不全，最应询问下列哪项有关病史

A. 心绞痛　B. 夜间阵发性呼吸困难　C. 下肢水肿

D. 咳嗽、咳痰　E. 心悸

97. 女，76 岁。以反复胸闷伴心悸 5 年为主诉就诊，患者此次发生心悸，持续 6 小时不缓解，伴呼吸困难，不能平卧，咳嗽，咳少量泡沫样痰，BP 110/86mmHg，听诊心率 130 次/分。首选的治疗药物为

A. 毛花苷 C + 呋塞米　B. 维拉帕米

C. 普罗帕酮　D. 硝酸甘油静脉滴注

E. 氨茶碱静脉注射

98. 风湿性心脏病、心功能不全患者应用洋地黄和利尿药后，出现恶心、食欲缺乏，心电图示室性期前收缩二联律。首先考虑以下最可能的情况是

A. 心衰加重　　B. 低钾　　C. 洋地黄中毒

D. 风湿活动　　E. 利尿药中毒

99. 男，50 岁。主诉中上腹不适，疼痛 15 年。B 超示肝胆无特殊，胃镜示胃黏膜红白相间。病理检查示胃腺减少，腺间距增宽，伴中等淋巴细胞浸润和中度肠腺化生，偶见黏膜肌层。下列目前哪项措施最合适

A. 予以 H^+-K^+-ATP 酶抑制剂，降低胃酸，防止出血

B. 给予吲哚美辛镇痛

C. 应用胃黏膜保护药，查 Hp，定期随访胃镜

D. 多饮浓茶

E. 应用抗生素

100. 男，45 岁。2 年前发生急性心肌梗死，近 1 个月活动后喘憋、口唇发绀、下肢水肿、双肺底可闻及湿啰音。该患者可能存在的病理生理学改变有

A. 心输出量增加　　B. 心肌收缩力明显降低

C. 肾素 – 血管紧张素 – 醛固酮系统抑制　　D. 交感神经系统抑制

E. 心房钠尿肽分泌降低

101. 男，76 岁。因急性肺水肿入院。查体：血压 150/60mmHg，心率 120 次/分，给予患者吸氧、利尿、强心、扩血管等治疗后症状逐渐减轻。吸氧时在湿化瓶中加入少量乙醇，其目的是

A. 降低肺泡表面张力　　B. 扩张肺泡毛细血管床

C. 增加气体交换面积　　D. 增加心肌供氧

E. 增加迷走神经兴奋性

102. 男，66 岁。因患急性广泛前壁心肌梗死合并急性左心衰竭急诊住院治疗，下列哪一药物不宜应用

A. 硝酸甘油　　B. 硝普钠　　C. 吗啡

D. β 受体阻断药　　E. 呋塞米

103. 男，26 岁。原有 A 型预激综合征，心悸发作 2 小时来院急诊。血压 120/70mmHg，心电图示预激综合征伴心房颤动，心室率 170 次/分。在治疗上不宜应用的药物是

A. 毛花苷 C　　B. 普罗帕酮

C. 美托洛尔　　D. 奎尼丁

E. 胺碘酮

104. 女，25 岁。风湿性心脏病，心功能Ⅲ级。长期服用地高辛，0.25mg，每天 1 次，自觉尚好，今来复诊。心电图示窦性心律，心率 80 次/分，PR 间期 0.20 秒，ST 段呈“鱼钩”形下移。对此患者的处理应为

A. 停用地高辛，观察

B. 继续服用地高辛 0.25mg，每天 1 次维持

C. 加大地高辛用量　　D. 加服氯化钾　　E. 改用苯妥英钠

105. 男，70 岁。突感心悸 1 天，心率 140 次/分，节律不整、心电图示房颤。治疗首选

A. 缓释维拉帕米　　B. 普萘洛尔　　C. 毛花苷 C

D. 利多卡因　　E. 呋塞米

106. 女，30 岁。心悸、气促 10 年，3 小时前心悸加重，不能平卧。查体：心界向左下扩大，心率 180 次/分，心律不齐，脉率 68 次/分，心尖区闻及 2 级收缩期杂音及舒张中晚期杂音，颈静脉怒张，肝于肋下 5cm，有触痛，肝颈静脉回流征阳性，下肢水肿。对于该患者，下列药物中应首选

A. 普萘洛尔静脉注射　　B. 地高辛口服

C. 毛花苷 C 静脉注射　　D. 间羟胺静脉注射

E. 吗啡皮下注射

107. 某患者因少尿 3 天，发生完全性房室传导阻滞后，出现心搏骤停。心电图见心房波很快呈一直线。下列抢救药物不宜使用的是

A. 利多卡因　　B. 肾上腺素　　C. 甲氧明

D. 阿托品　　E. 碳酸氢钠

108. 女，41 岁。自觉发作性心悸，在休息及卧床时明显，活动后症状可缓解，不影响正常工作。近 2 周前有上呼吸道感染史。查体：BP 120/70mmHg，P 68 次/分，双肺（－），心界不大，心律整，心音正常。为明确诊断，应首选的检查是

A. 动态心电图（Holter）　　B. 心肌酶谱

C. 心电图　　D. 超声心动图

E. 胸部 X 线平片

109. 男，62 岁。患急性广泛前壁心肌梗死 2 天，晕厥 2 次，心室率 40 次/分，律齐，三度房室传导阻滞，首选治疗是

A. 麻黄碱　　B. 异丙肾上腺素　　C. 阿托品

D. 人工心脏起搏器　　E. 溴甲胺太林

110. 男，60 岁。冠心病患者，突然出现心悸、气短、大汗。查体：BP 80/60mmHg，心率 180 次/分，节律轻度不规则。心电图示室性心动过速。该患者的治疗应首选

A. 普萘洛尔　　B. 普罗帕酮　　C. 胺碘酮

D. 非同步直流电复律　　E. 同步直流电复律

111. 男，38 岁。房性心动过速，曾行射频消融治疗，术后 6 天，患者出现间断性左胸部痛，24 小时前再次发作，并出现呼吸困难。呼吸频率 30 次/分，血氧分压 62mmHg，查体无异常发现，ECG 和 X 线胸片无明显异常。下一步的最佳检查是

A. 超声心动图　　B. Holter　　C. 运动试验

D. 肺通气灌注扫描　　E. 冠状动脉造影

112. 女，30 岁。风湿性心脏病二尖瓣狭窄 10 年，频发房性期前收缩 1 年，平时能做一般性家务劳动。2 天前上 3 楼时突感心悸，伴胸闷、头晕、气短，自测脉搏快慢不等，脉率数不清，即刻卧床休息，服“救心丸”约 3 小时后症状逐渐缓解。该患者最可能发生了

A. 窦性心动过速　　B. 频发房性期前收缩　　C. 心房颤动

D. 房室传导阻滞　　E. 束支传导阻滞

113. 男，40 岁。10 年前开始经常自觉心悸发作，近来心悸发作频繁，持续时间有逐渐增加趋势，药物治疗效果不佳。心电图诊断为预激综合征伴快速房颤。最确切的治疗应为

A. 植入心脏永久起搏器　　B. 植入埋藏式心脏复律除颤器

C. 切断 His 束　　D. 切断旁路传导

E. 切除心室内膜

114. 女，21 岁，医学院学生。近 1 周来睡眠不足。上午在参观手术时自觉胸闷、乏力，继而出现精力不集中、颜面苍白、出冷汗，跌倒伴意识不清数秒。此后检查血压、脉搏，心脏听诊、神经系统检查、胸部 X 线片、心电图等未见明显异常。既往中学二年级时有类似发作史一次。其可能的诊断为

A. 脑缺氧发作　　B. 血管迷走性晕厥　　C. 特发性直立性低血压

D. 一过性脑缺血发作　　E. 脑血管畸形

115. 男，28 岁。突发心悸 5 分钟来诊，检查示 BP 100/70mmHg，心电图示阵发性室上性心动过速，心率 176 次/分。应首选

A. 硫酸阿托品静脉注射　　B. 普罗帕酮静脉注射

C. 胺碘酮静脉注射　　D. 利多卡因静脉注射

E. 腺苷静脉注射

116. 男，35 岁。阵发性心悸 3 年。发作时心电图示心室率 190 次/分，Ⅱ、Ⅲ、aVF 可见逆行 P 波，QRS 波群形态与时限正常。为防止该患者复发，首选

A. 按摩颈静脉窦　　B. 射频消融术　　C. 美托洛尔

D. 地高辛　　E. 普罗帕酮

117. 女，48 岁。诊断风湿性心脏病、二尖瓣狭窄伴关闭不全 5 年，夜里出现心悸伴呼吸困难，不能平卧。查体：BP 100/80mmHg，脉搏 101 次/分，心律不齐，第一心音强弱不等，心率 136 次/分。应给予静脉注射

A. 硫酸阿托品　　B. 普罗帕酮　　C. 毛花苷 C

D. 利多卡因　　E. 腺苷

118. 男，78 岁。因突然意识丧失数秒来诊，脉搏 35 次/分，心率 35 次/分，每分钟可闻及 4~5 次响亮的第一心音。治疗上应首选

A. 阿托品静脉注射　　B. 异丙肾上腺素静脉滴注

C. 氨茶碱静脉滴注　　D. 植入心脏起搏器

E. 植入埋藏式心脏复律除颤器

119. 女，60 岁。头晕 7 年，血压 180/100mmHg，心率 75 次/分，心电图示一度房室传导阻滞，治疗宜用

A. 地尔硫䓬　　B. 维拉帕米

C. 美托洛尔　　D. 普萘洛尔

E. 卡托普利

120. 男，75 岁。自述头晕、无规律心悸、轻微活动受限 1 周，12 导联心电图显示房颤，监护器上示心率 100~120 次/分，下列治疗最恰当的是

A. 镇静，镇痛，然后电复律

B. 鼻导管吸氧（2~6L/min），正常补液

C. 胺碘酮 300mg 静脉推注

D. 美托洛尔 5mg 静脉推注，每 5 分钟重复 1 次，总量 15mg

E. 硝酸甘油一片含服

121. 男，18 岁，运动员。身体健壮，查体：血压 120/80mmHg，心率 50 次/分。心电图示窦性心动过缓。为初步判断其窦性心动过缓是否为生理性，应让其做下列哪项动作后再测心率

A. 深吸气　　B. 深呼吸　　C. Valsalva 动作

D. 运动　　E. 安静休息

122. 女，40 岁。心悸、胸闷半年，1 个月前晕厥 2 次。来院时心率 50 次/分，阿托品治疗后症状未见改善。心电图示三度房室传导阻滞，交界性逸搏节律。最好选用的治疗是

A. 应用麻黄碱　　B. 应用异丙肾上腺素

C. 阿托品静脉滴注　　D. 维拉帕米静脉滴注

E. 安装起搏器

123. 女，68 岁。3 年前因急性下侧壁心肌梗死接受 PTCA 治疗，左心功能正常，无高血压及糖尿病史。其血液生化检查结果：TC 5. 33mmol/L，TG 1. 40mmol/L，LDL-C 3. 12mmol/L，HDL-C 0. 98mmol/L，空腹血糖 5. 20mmol/L。以下不适用于该患者的药物是

A. 吉非贝齐，0. 3g，3 次/天　　B. 辛伐他汀，10mg，睡前服

C. 口服雌激素替代治疗　　D. 阿司匹林肠溶片，75mg/d

E. 烟酸，1g，2 次/天

124. 男，71 岁。食欲缺乏、消瘦 3 个月，嗜睡 2 天入院。查体：极度消瘦呈恶病质，嗜睡状，呼之可应。双眼不突，甲状腺Ⅰ度肿大，巩膜轻度黄染。HR 100 次/分。下列处理不正确的是

A. 可能是淡漠型甲状腺功能亢进，应密切观察病情，防止甲状腺功能亢进危象的发生

B. 可能是淡漠型甲状腺功能亢进，应立即测定 FT_3、FT_4水平

C. 可能是晚期肿瘤，应积极寻找病因

D. 可能是病毒性肝炎，应立即隔离

E. 可能是淡漠型甲状腺功能亢进，但应明确诊断后再应用抗甲状腺药物治疗

125. 男，58 岁。心悸、手抖 3 年，加重 1 个月。查体：P 110 次/分，BP 160/60mmHg，消瘦，皮肤潮湿，甲状腺可触及，可闻及血管杂音，颈静脉无怒张，心界不大，心率 134 次/分，律绝对不整，心音强弱不等，肺、腹（－），下肢不肿。该患者最可能的病因是

A. 冠心病　　B. 老年退行性心脏病　　C. 扩张型心肌病

D. 高血压性心脏病　　E. 甲亢性心脏病

126. 男，80 岁。糖尿病病史 10 余年，口服降糖药 7 年，胰岛素治疗 3 年，血糖控制可。出现下肢痛，发冷 1 个月，行走时明显，休息后可缓解。查体：双侧足背动脉搏动消失，皮肤完好。对于进一步检查应首选

A. 下肢关节 X 线片　　B. 下肢神经诱发电位检测

C. 下肢骨密度检测　　D. 下肢动脉超声检测

E. 下肢肌电图检测

127. 男，60 岁。进食后呕吐，腹泻、抽搐、昏迷入院。既往有肝大和谷丙转氨酶偏高病史。查体：心率 90 次/分，血压 152/88mmHg，肝于右肋下可触及，质中度硬，表面平滑，脾未触及，血糖 50mmol/L，血钠 158mmol/L，血二氧化碳结合力 23mmol/L，血尿素氮 25mmol/L，尿糖（+++），尿酮体阴性。下列可能性最大的是

A. 脑血管意外　　B. 糖尿病酮症酸中毒　　C. 糖尿病非酮症高渗性昏迷

D. 肝性昏迷　　E. 尿毒症

128. 男，35 岁。1 型糖尿病患者，行胰岛素强化治疗，糖化血红蛋白 6.0%。晨起，家属发现其不能唤醒，最可能的原因是

A. 脑血栓　　B. 脑出血　　C. 糖尿病酮症酸中毒

D. 低血糖昏迷　　E. 糖尿病非酮症高渗性昏迷

129. 男，71 岁。反复尿频、尿不尽感、排尿困难 10 年，发热伴腰痛 5 天，1 周前因尿潴留曾行导尿术，尿液检查示白细胞（+++）/HP，红细胞 2~4 个/HP，诊断为前列腺肥大并急性肾盂肾炎。临床选用抗生素时，应注意针对下列哪种病原微生物

A. 结核分枝杆菌　　B. 铜绿假单胞菌　　C. “L”型细菌

D. 金黄色葡萄球菌　　E. 真菌

130. 男，24 岁。颜面部水肿、肉眼血尿伴咳嗽、痰中带血 1 周，少尿 3 天。检查：BP 160/100mmHg。尿液检查：尿蛋白（++），RBC 20~30 个/HP。血 Cr 420μmol/L，血清抗肾小球基底膜抗体阳性。B 超示双肾增大。目前最关键的治疗是

A. 血液透析　　B. 泼尼松　　C. 血浆置换

D. 丙种球蛋白　　E. 泼尼松联合环磷酰胺

131. 女，49 岁。反复腰痛伴尿频、尿痛 12 年，尿液检查示白细胞 10~19 个/HP，红细胞 6~8 个/HP，静脉肾盂造影示双肾肾盂畸形，临床考虑慢性肾盂肾炎。为进一步确诊，下列检查意义不大的是

A. 尿渗透压　　B. 浓缩稀释试验　　C. 肾小管酸化功能试验

D. 晨尿比重　　E. 血常规

132. 女，61 岁。反复尿频、尿急、尿痛 14 年，尿常规示白细胞（+++），蛋白（+），中段尿培养（+），尿浓缩稀释试验异常，血 Cr 107μmol/L。最可能的诊断为

A. 慢性肾小球肾炎合并尿路感染　　B. 急性肾盂肾炎

C. 慢性肾盂肾炎　　D. 急性膀胱炎

E. 肾结核

133. 女，23 岁。突发尿频、尿急、尿痛 1 周，加重伴肉眼血尿 1 天，尿常规示白细胞（++）、红细胞（+++），清洁中段尿培养（+）。最可能的诊断为

A. 膀胱肿瘤　　B. 急性肾盂肾炎　　C. 急性肾小球肾炎

D. 急性膀胱炎　　E. 女性尿道综合征

134. 女，22 岁。寒战、发热，肾区痛，尿痛、尿频、尿急 1 天来院就诊。尿常规：白细胞满视野/HP。应选择的施治方法是

A. 取中段尿做培养后，立即给予对革兰阴性杆菌有效药物

B. 取中段尿做培养后，立即给予对革兰阳性球菌有效药物

C. 取中段尿做培养，待报告后决定治疗方案

D. 取中段尿做培养和药敏试验，待报告后决定给药方案

E. 对症治疗和酸化尿液

135. 女，65 岁。3 年来反复尿频、尿痛，伴夜尿量增多。检查发现血压轻度增高，双肾区轻叩痛。尿蛋白（±），白细胞 25～30 个/HP，红细胞 3～5 个/HP，血红蛋白 100g/L，肾功能正常。中段尿培养为变形杆菌生长，菌落计数 $>10^5$/mL，药敏试验尚未报告。本例宜采用的治疗方案是

A. 单剂抗生素治疗　　B. 抗生素 3 日疗法

C. 低剂量抑菌治疗　　D. 标准的抗生素 2 周治疗

E. 去除诱因 + 抗生素联合治疗

136. 女，32 岁。便秘多年，反复发作尿路感染，多次中段尿培养为大肠埃希菌生长，夜尿增多。检查：尿蛋白（±），白细胞 5～10 个/HP，红细胞 3～5 个/HP，尿渗透压下降，临床诊断为慢性肾盂肾炎，已行正规治疗。下列最不具有预防复发意义的是

A. 继续抗菌治疗　　B. 禁用肾毒性抗生素　　C. 保持大便通畅

D. 多饮水　　E. 注意经期卫生

137. 女，50 岁。反复低热伴尿急、尿频、尿痛 20 多年，每次发病时尿沉渣镜检示白细胞 20～30 个/HP，抗菌药治疗有效。近 1 年来经常乏力，半年来食欲缺乏。尿蛋白（+），尿沉渣镜检示白细胞少数，血肌酐 265.2μmol/L。最可能的诊断是

A. 急性膀胱炎　　B. 急性肾盂肾炎　　C. 急进性肾小球肾炎

D. 慢性肾盂肾炎　　E. 急性肾小球肾炎

138. 女，30 岁。持续性镜下血尿 2 年，曾有尿路感染病史。尿液检查：尿蛋白（+），尿红细胞 10～20 个/HP，白细胞 2～3 个/HP。下列首选的检查是

A. 尿培养 + 药敏　　B. 肾 B 超　　C. 尿红细胞形态学检查

D. 肾活检　　E. 膀胱镜检查

139. 女，36 岁。平素身体健康，2 周前腹痛、腹泻，尿液检查示白细胞 20 个/HP，红细胞 3 个/HP，诊断为泌尿系统感染。考虑其感染途径可能为

A. 邻近脏器直接感染引起　　B. 通过淋巴管感染

C. 血行性感染　　D. 上行感染

E. 尿路梗阻反流引起感染

140. 女，43 岁。尿频、尿多、尿痛、腰痛伴发热，偶有寒战 1 天，T 39.2℃，膀胱区压痛，双肾区痛，尿液检查示白细胞 10～15 个/HP，临床考虑为急性肾盂肾炎。尿液检查除了白细胞增多外，最可能见的管型是

A. 红细胞管型　　B. 透析细胞管型　　C. 白细胞管型

D. 蜡样管型　　E. 脂肪管型

141. 女，40 岁。5 天来高热，腰痛伴尿频、尿痛、尿急，曾口服环丙沙星 2 天不见好转。既往无类似发作史，1 个月前曾发现肾盂结石，未积极治疗。查体：体温 39℃，右肾区有叩击痛。尿液检查：尿蛋白（+），白细胞 20～30 个/HP，偶见白细胞管型，尿比重 1.025。最可能

的诊断是

A. 非复杂性膀胱炎　B. 非复杂性急性肾盂肾炎

C. 复杂性膀胱炎　D. 复杂性急性肾盂肾炎

E. 慢性肾盂肾炎

142. 男，65 岁。尿频、夜尿增多 5 年，伴排尿困难，尿路感染反复发作 1 年余，自服抗菌药治疗有效，未做系统检查。本例最有诊断价值的检查应是

A. 肾区叩诊和触诊　B. 膀胱区触诊和叩诊

C. 肛门指诊　D. 肾 B 超及残余尿测定

E. 肾功能测定

143. 女，26 岁。妊娠 3 个月，2 周来尿频、尿急、尿痛，尿白细胞（++），白细胞管型（+），尿蛋白（++），清洁中段尿培养示粪链球菌的菌落计数为 10^5/ml。最可能诊断为

A. 膀胱炎　B. 肾盂肾炎

C. 尿道综合征　D. 妊娠合并肾病征

E. 慢性肾小球肾炎

144. 女，32 岁。因尿频、尿急、尿痛 3 天就诊，查体：T 38℃。实验室检查：白细胞 11×10^9/L，中性粒细胞 0.85。尿液不清，尿蛋白阳性，镜检示白细胞满视野/HP。其最可能的诊断是

A. 急性肾小球肾炎　B. 急性肾盂肾炎　C. 肾病综合征

D. 急性膀胱炎　E. 急性输尿管炎

145. 女，30 岁。尿急、尿频、尿痛 1 周。尿沉渣镜检：白细胞 10~20 个/HP，红细胞 20~30 个/HP。最可能的诊断是

A. 急性膀胱炎　B. 慢性肾盂肾炎　C. 慢性肾盂肾炎急性发作

D. 急性肾小球肾炎　E. 尿道综合征

146. 男，40 岁。以急进性肾炎综合征的特征起病，病初（1 个月前）血 Cr 为 150μmol/L，现为 320μmol/L，无咯血。既往无其他肾病及系统性疾病史，血清抗肾抗体检测（-）。为证实急进性肾炎的诊断，拟施肾活检，最可能的光镜检查结果是

A. 弥漫性系膜细胞增生伴基质增多　B. 弥漫性系膜内皮细胞增生

C. 弥漫性系膜细胞增生，渗入内皮下　D. 广泛新月体形成，超过 50%

E. 局灶节段性肾小球硬化

147. 女，24 岁。新婚，突然有尿频、尿急、尿痛即来院就诊。尿蛋白微量、尿沉渣镜检见白细胞增多，最可能的诊断是

A. 急性尿道炎　B. 急性膀胱炎　C. 急性肾盂肾炎

D. 慢性膀胱炎急性发作　E. 泌尿系统结核

148. 女，30 岁。咽痛 2 周，突发腰痛、发热 1 天。尿液检查：蛋白（+），红细胞 20~30 个/HP，形态正常，白细胞 10~20 个/HP。最可能的诊断是

A. IgA 肾病　B. 急性肾小球肾炎　C. 急性肾盂肾炎

D. 输尿管结石　E. 急性肾小球肾炎合并急性肾盂肾炎

149. 尿毒症患者，内生肌酐清除率 <5ml/min，3 天前发热，尿培养见大肠埃希菌生长，适合选用下列哪种抗菌药治疗

A. 庆大霉素　　B. 阿米卡星　　C. 氨苄西林

D. 青霉素　　E. 复方新诺明

150. 女，24 岁。因 1 天来发热、腰痛、尿急、尿频来院。以往无类似发作史。肾区有叩击痛。此时对诊断最有帮助的辅助检查是

A. 中段尿培养和药敏试验　　B. 双肾 B 超

C. 尿浓缩试验　　D. 排泄性尿路造影

E. 核素肾图

151. 女，27 岁。因尿急、尿痛 3 天入院。尿液检查示白细胞（+），红细胞 2~3 个/HP，双肾 B 超正常，清洁中段尿培养（+）。下列治疗方案最合理的是

A. 应选用单种有效抗菌药常规剂量 3 日疗法

B. 应选用单种有效抗菌药连续治疗 2 周

C. 应选用低剂量抗菌药抑菌疗法

D. 应选用 2 种有效抗菌药连续治疗 2~4 周

E. 应选用常规剂量有效抗菌药 1 次顿服

152. 女，53 岁。患 2 型糖尿病 10 年，发热 3 天，测血压 80/60mmHg。尿常规：蛋白（+）/HP，白细胞（++）/HP，尿培养示大肠埃希菌生长。心电图示窦性心动过速，超声心动图及双肾 B 超正常。临床诊断应考虑糖尿病合并

A. 糖尿病肾病　　B. 上呼吸道感染　　C. 血管病变

D. 心脏病变　　E. 急性肾盂肾炎

153. 女，82 岁。因白内障入院手术。术前生化全项基本正常，术后半天患者极度口渴，逐渐出现嗜睡、昏迷，查血糖 35.2mmol/L。此时的尿液检查结果最可能是

A. 尿糖强阳性　　B. 尿酮体强阳性　　C. 尿蛋白强阳性

D. 尿胆红素强阳性　　E. 尿比重 1.005

154. 女，76 岁。健康体检发现糖尿病。查体无特殊，BMI 22.5，经饮食控制后查血糖，空腹 7.8mmol/L，餐后 12.4mmol/L，尿糖（+），酮体（-）。首选药物是

A. 格列齐特　　B. 优降糖　　C. 格列吡嗪

D. 格列喹酮　　E. 阿卡波糖

155. 女，48 岁。糖尿病合并糖尿病肾病，经控制饮食后，空腹血糖在 9~12mmol/L，此时宜选用的药物为

A. 优降糖　　B. 苯乙双胍　　C. 氯磺本脲

D. 胰岛素　　E. 甲苯磺丁脲

156. 男，25 岁。胰岛素依赖型糖尿病，2 天前自行中断胰岛素治疗后出现昏迷，血糖 23mmol/L，经抢救并静脉注射碳酸氢钠后血糖下降，酸中毒减轻，但不久后又进入昏迷，其最可能的原因是

A. 并发脑水肿　　B. 并发低血糖　　C. 并发脑血管意外

D. 并发乳酸酸中毒　　　　　　E. 并发肾衰竭

157. 男，60岁。肾绞痛，血尿，血钙高，血磷低，肾功能检查正常，血清甲状旁腺激素测定值增高，X线片示骨质疏松，下列最可能的疾病是

A. 肾结核　　　　　　B. 肾结石病

C. 原发性甲状旁腺功能亢进症　　　　　　D. 老年性骨质疏松症

E. 肾性骨病

158. 女，28岁，未婚。心悸、多汗2个月就诊。曾有支气管哮喘史。查体：甲状腺Ⅱ度肿大，双上极可闻及血管杂音，HR 120次/分，TT_3 4.9nmol/L，TT_4 200nmol/L。^{131}I摄取率：3小时39%，24小时92%。下列合理的治疗方案为

A. ^{131}I治疗　　　　　　B. 甲巯咪唑+普萘洛尔

C. 甲巯咪唑　　　　　　D. 丙硫氧嘧啶+碘剂

E. 充分术前准备后手术治疗

159. 男，48岁。心悸、胃纳亢进4月余就诊。既往有哮喘史。查体：甲状腺Ⅰ度肿大，心界向左扩大。HR 124次/分，律齐，肝肋下2cm，质中，肝颈回流征（+），双下肢可有凹陷性水肿。FT_3、FT_4均升高，TSH 0.1U/ml。下列处理不正确的是

A. 抗甲状腺药物加地西泮类药物　　　　　　B. 抗甲状腺药物加小剂量地高辛

C. 可首选丙硫氧嘧啶　　　　　　D. 抗甲状腺药物加利尿药

E. 抗甲状腺药物加β受体阻断药

160. 女，34岁。5年前诊断为甲状腺功能亢进，已连续服药5年，症状完全缓解，已停药1年。近1个月来出现心悸、多汗、手抖。测定T_3、T_4水平升高。双眼突出明显，突眼度左18mm，右21mm。甲状腺Ⅱ度肿大，双侧杂音。下列治疗方案不妥的是

A. 可暂不考虑手术治疗　　　　　　B. 继续应用抗甲状腺药物治疗

C. ^{31}I治疗　　　　　　D. 口服抗甲状腺药物加甲状腺片

E. 口服抗甲状腺药物加普萘洛尔加甲状腺片

161. 女，Graves病患者。应用甲巯咪唑治疗，1个月后症状缓解，但甲状腺肿及突眼加重，此时最适当的治疗措施是

A. 加大甲巯咪唑用量　　　　　　B. 改用丙硫氧嘧啶

C. 应用^{131}I治疗　　　　　　D. 改用普萘洛尔

E. 加小剂量甲状腺激素

162. 男，19岁。两侧腰痛2周。尿频、尿痛3天，B超示双肾结石，尿液检查示尿白细胞（+++）/HP，红细胞（+）/HP，已行清洁中段尿培养（药敏试验结果未报），选用的抗生素最应针对的常见致病菌是

A. 克雷伯菌　　　　　　B. 大肠埃希菌　　　　　　C. 粪链球菌

D. 产碱杆菌　　　　　　E. 葡萄球菌

163. 男，72岁。消瘦2年，明显乏力、食欲缺乏、腹泻，进行性加重3个月。查体：恶病质，无欲状，甲状腺肿大，无明显杂音，肺（-），心率54次/分，心尖部Ⅱ~Ⅲ级收缩期吹风样杂音，较粗糙，呈舟状腹，双下肢肌力2~3级，腱反射减弱，胸片阴性。首先应进行的检

查是

A. 腹部 B 超　　B. 消化道造影　　C. T_3、T_4测定

D. hCG 测定　　E. 结核菌素试验

164. 男，30 岁。突发上腹剧痛伴恶心、呕吐 2 小时，查体：BP 120/80mmHg，腹软，上腹轻压痛。化验示 WBC $11.0 \times 10^9/L$，血淀粉酶高于正常值上限的 3 倍。该患者最可能的诊断为

A. 溃疡病穿孔　　B. 急性肠梗阻　　C. 急性阑尾炎

D. 慢性胃炎　　E. 急性胰腺炎

165. 男，56 岁。4 个月来出现上腹部隐痛，无规律性。需行胃镜检查以区分良、恶性，下列说法错误的是

A. 良性溃疡底部光滑　　B. 恶性溃疡直径较大，形状不规则

C. 恶性溃疡边缘呈结节状隆起　　D. 良性溃疡边缘光滑，无僵硬

E. 良性溃疡外形呈火山口状

166. 女，50 岁。上腹痛，饱胀感，嗳气，食欲缺乏。胃镜及病理检查诊断：慢性胃炎伴轻度肠上皮化生，^{14}C 尿素呼气试验阳性。目前最主要的治疗是

A. 应用抑酸药　　B. 应用抗酸药　　C. 应用促胃动力药

D. 根除幽门螺杆菌　　E. 应用胃黏膜保护药

167. 女，60 岁。糖尿病 10 年，高血压 5 年，近 3 个月双上下肢相继出现麻木和无力，以手和足为重，查体：四肢远端无力，双肘下和双膝下痛觉、触觉均减退，四肢腱反射未引出。最可能的诊断是

A. 多发性肌炎　　B. 运动神经元病

C. 多发性神经炎　　D. 脊髓亚急性联合变性

E. 急性炎症性脱髓鞘性多发性神经病

168. 男，50 岁。半年前体检发现 2 型糖尿病，无口渴、多尿症状，身高 165cm，体重 66kg。坚持饮食控制及运动锻炼，近 3 个月空腹血糖 5.0~6.0mmol/L，餐后血糖 10.0~13.0mmol/L，拟加用

A. 双胍类降血糖药　　B. 磺脲类降糖药　　C. α-葡萄糖苷酶抑制药

D. 短效胰岛素　　E. 中效胰岛素

169. 女，20 岁。近 2 个月胸闷、乏力、咳嗽。查体：颈部淋巴结肿大，心肺（-）。胸片：肺门及纵隔淋巴结肿大，WBC $7.2 \times 10^9/L$，结核菌素试验 48 小时观察结果为（+++），诊断应首先考虑为

A. 胸内淋巴结结核　　B. 肺结节病　　C. 淋巴细胞白血病

D. 支气管肺癌　　E. 淋巴肉瘤

170. 男，25 岁。10 天前左臀疖肿，前天开始发热伴寒战、咳嗽、咳脓痰，3 天来痰中带血，胸痛。血常规：WBC $25 \times 10^9/L$，N 0.91，胸片示两肺有散在密度较淡的片状阴影，内有透光区及可疑气液平面。最可能的诊断为

A. 金黄色葡萄球菌肺炎　　B. 肺炎链球菌肺炎

C. 肺炎克雷伯菌肺炎　　D. 多发性肺囊肿并感染

E. 肺结核

171. 女，35 岁。ITP 患者，血小板 $20\times10^9/L$，骨髓增生活跃，巨核细胞 200 个/片，产板巨核细胞减少，以下治疗不适宜的是

A. 反复输浓缩血小板

B. 首选糖皮质激素

C. 激素使用 7 个月无效，可行脾切除

D. 如患者妊娠，可采用大剂量免疫球蛋白

E. 如患者应用激素无效，也可加用长春新碱

172. 女，19 岁。贫血貌，牙龈出血，双下肢紫癜，月经多，肝脾不大。血常规：血红蛋白 100g/L，白细胞 $8\times10^9/L$，分类正常，血小板 $20\times10^9/L$。首选治疗为

A. 丙种球蛋白　　B. 免疫抑制剂　　C. 输注血小板

D. 糖皮质激素　　E. 脾切除

173. 女，30 岁。因重度哮喘急性发作住院治疗缓解，平时亦有哮鸣音存在。出院后最有效和推荐长期应用的抗炎药是

A. 抗生素　　B. 色甘酸钠　　C. 酮替芬

D. 沙丁胺醇　　E. 吸入型糖皮质激素

174. 男，65 岁。确诊慢性支气管炎、肺气肿 5 年，此次再次发作，呼吸困难加重且伴有发绀入院，未吸氧。下列血气结果最与之相符的是

A. PaO_2降低，$PaCO_2$升高　　B. PaO_2正常，$PaCO_2$升高

C. PaO_2升高，$PaCO_2$正常　　D. PaO_2升高，$PaCO_2$升高

E. PaO_2正常，$PaCO_2$降低

175. 男，40 岁。高血压患者，血压 180/100mmHg，经服硝苯地平及血管紧张素转化酶抑制剂治疗 2 周后，血压降至 120/80mmHg。关于停药问题的叙述，正确的是

A. 可以停服降压药

B. 停药后血压增高再服

C. 继续服药，在数月期间如血压保持稳定后，再逐渐减少剂量至停服一种药，如血压不稳定，即表明需长期

D. 为避免血压下降过低，应停药，待症状出现时恢复用药

E. 立即减少药物剂量

176. 男，45 岁。突然呕血 400ml 并伴黑便。血压 100/70mmHg，心、肺检查未见明显异常，可见腹壁静脉曲张，肝未触及，脾于肋下 2cm 可触及。下列选项中，应首选的治疗是

A. 静脉注射止血药　　B. 静脉推注奥美拉唑　　C. 静脉滴注垂体后叶激素

D. 静脉滴注血浆代用品　　E. 冰盐水洗胃

177. 男，32 岁。阵发性右上腹痛 1 天，疼痛时大汗淋漓，向右肩放射，昨日大便呈黑色来诊。查体：巩膜轻度黄染，右上腹压痛，Murphy 征（+），肝区叩痛（+），脾未扪及。最可能的诊断是

A. 十二指肠溃疡并出血　　B. 胃溃疡并出血

C. 胃癌并出血　　　　D. 胆道出血

E. 急性胃黏膜病变

178. 男，28 岁。上腹痛 1 周，黑便 3 天，每天排便 3~4 次，量较多。头晕、乏力、心悸、间断上腹痛 3 年，每次发病持续 2~4 周方缓解。饮酒史 4 年，每天 100g 白酒，曾患乙肝。首先考虑的诊断是

A. 急性胃黏膜病变出血　　　　B. 下消化道出血

C. 消化性溃疡出血　　　　D. 肝硬化食管静脉曲张出血

E. 食管贲门黏膜撕裂综合征出血

179. 男，53 岁。1 周来频繁心悸、胸闷，偶尔会出现气短，甚至胸痛，有时会伴有出汗，在家属陪伴下来院就诊，心电图检查如下，考虑为

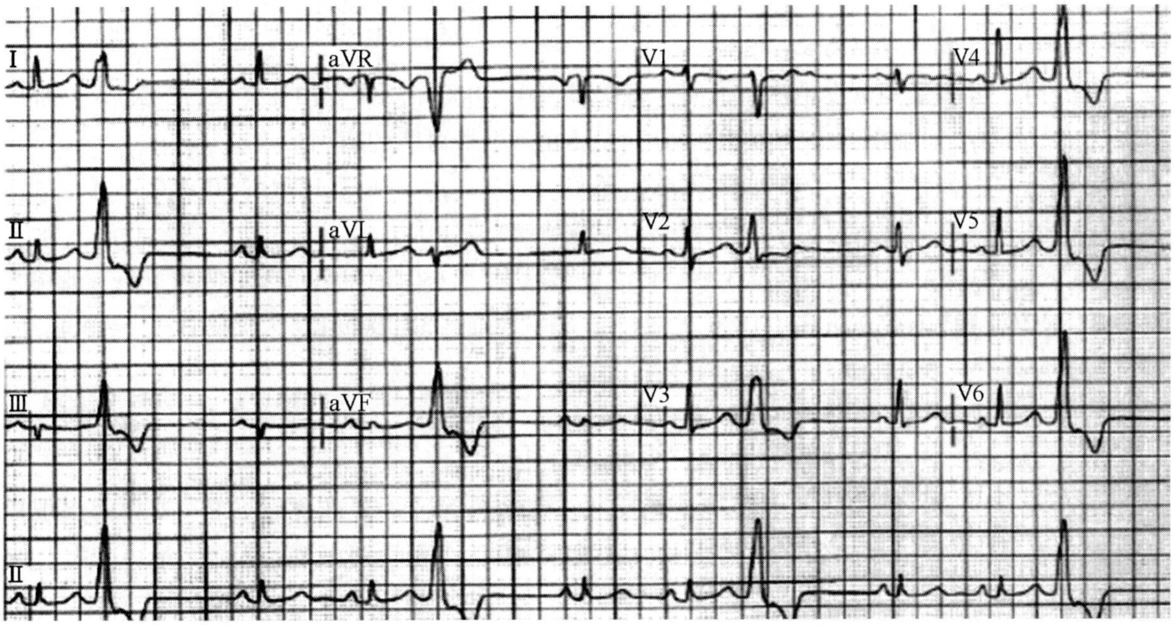

A. 室性早搏呈三联律　　　　B. 房早伴心室内差异传导呈二联律

C. 交界性早搏呈二联律　　　　D. 心室预激

E. 正常心电图

180. 女，32 岁。反复中上腹痛 3 年余，多于进餐后 30 分钟开始，至下一餐前缓解，劳累或季节改变可有疼痛加剧。近 2 天大便黑色、成形，大便隐血试验（+++）。最可能的诊断是

A. 胃溃疡并出血　　　　B. 十二指肠溃疡并出血

C. 食管静脉曲张破裂并出血　　　　D. 急性胃黏膜病变

E. 胃癌并出血

181. 男，27 岁。因十二指肠球部溃疡并发出血就诊。大便黑色、成形，大便隐血试验（++）。血压、心率正常。其出血量最少为

A. 5ml　　　　B. 30ml　　　　C. 50ml

D. 500ml　　　　E. 1000ml

182. 男，32 岁。10 年来阵发性心悸，每次心悸突然发作，持续半小时至 3 小时不等，此次因发作持续半小时就诊。查体：血压 90/60mmHg，心率 200 次/分，心律绝对规则，无杂音，肺（-）。此次心律失常最可能是

A. 2∶1 心房扑动　　B. 阵发性室性心动过速

C. 窦性心动过速　　D. 阵发性室上性心动过速

E. 心房颤动

183. 男，58 岁。突然呕血 300ml，排不成形黑便 2 次，共约 200ml。查体：血压 100/70mmHg，心率 112 次/分，心律齐，无杂音，腹软，脾肋下 2cm，移动性浊音阳性。心电图示在 V_4、V_5 导联 ST 段水平下移 1mm。下列处理错误的是

A. 必要时输血　　B. 口服 8% 去甲肾上腺素冰盐水

C. 应用静脉止血药　　D. 静脉应用抑酸药

E. 垂体后叶激素静脉滴注

184. 男，34 岁。间歇发生呕血 1 周，每次量 300~1000ml，伴有柏油样便，2 次/天，否认肝炎病史。查体：贫血貌，心率 100 次/分，血压正常。最可能的病因是

A. 胃十二指肠溃疡　　B. 出血性胃炎　　C. 门静脉高压症

D. 肝内胆道感染　　E. 胃十二指肠肿瘤

185. 男，23 岁。口服阿司匹林 3 片后自觉胃部不适，5 小时前排黑色成形便约 100g。既往无胃病史。查体：BP 100/70mmHg，P 86 次/分。实验室检查：Hb 100g/L，大便隐血（+++）。应首选的治疗是

A. 质子泵抑制剂　　B. 氨甲苯酸　　C. 6-氨基己酸

D. 紧急输血　　E. 血管升压素

186. 女，22 岁。既往间断上腹痛，伴反酸、胃灼热等，常于进食后好转。1 天前出现黑便，无呕血，辅助检查示大便隐血（+++），考虑诊断为上消化道出血，其病因最可能为

A. 急性胃炎　　B. 慢性胃炎　　C. 十二指肠球部溃疡

D. 反流性食管炎　　E. 食管贲门黏膜撕裂

187. 男，32 岁。经常周期性上腹痛 3 年，空腹发作，夜间加重，进食可缓解，服用西咪替丁可镇痛。最可能的诊断为

A. 胃溃疡　　B. 十二指肠淤积症　　C. 慢性胃炎

D. 胃黏膜脱垂症　　E. 十二指肠球部溃疡

188. 男，58 岁。黑便 3 天，呕血 1 天伴头晕、心悸，被送入急诊室。既往有“慢性胃病史”，无肝病史。查体：T 36.6℃，P 96 次/分，BP 108/70mmHg，意识清楚，面色苍白，巩膜无黄染，心、肺检查未见异常。腹软，未见腹壁静脉曲张，肝、脾肋下未触及，移动性浊音阴性，肠鸣音活跃。实验室检查：Hb 85g/L，WBC 4.0×10^9/L，PLT 122×10^9/L。此时最重要的处理原则是

A. 合理饮食　　B. 急诊内镜　　C. 肌内注射止血药

D. 急诊手术治疗　　E. 观察

189. 女，50 岁。2 年来经常出现后背痛，夜间饥饿痛，内镜检查提示为十二指肠球后溃

疡。关于十二指肠球后溃疡，下列说法正确的是

A. 指十二指肠球后壁发生的溃疡　　B. 距离幽门管 1~2cm

C. 易并发出血　　D. 临床症状不典型

E. 内科药物治疗效果好

190. 男，46 岁。与家人交流时突感心悸、胸闷、头晕，立即准备在家属陪同下入院，路上不适感突然消失。心电图检查如下，考虑最可能为

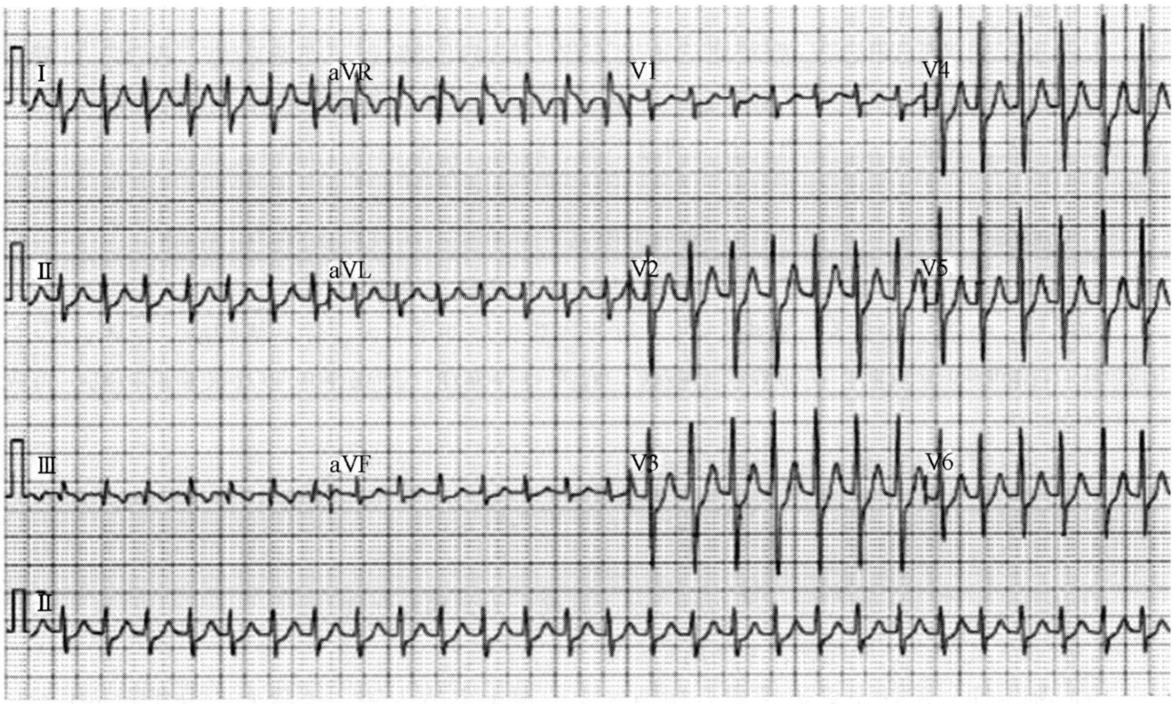

A. 阵发性室上性心动过速　　B. 心房扑动

C. 窦性心动过速　　D. 室性期前收缩

E. 心室颤动

191. 女，35 岁。既往十二指肠溃疡病史 10 年，着凉后上腹部痛，2 天前突然呕咖啡样胃内容物，排柏油样便，随后晕厥，估计出血量在

A. 300ml　　B. 400ml　　C. 500ml

D. 600ml　　E. 1000ml 以上

192. 男，20 岁。1 年来中上腹时有疼痛，向背部放射，尤以夜间为甚，且先后有 3 次黑便。钡餐透视无异常发现。该患者的诊断宜考虑为

A. 胰腺癌　　B. 胆道出血　　C. 幽门管溃疡

D. 球后溃疡　　E. 结肠癌

193. 男，57 岁。既往消化性溃疡 10 余年，近 1 个月加重。24 小时合并上消化道大出血，入院经积极治疗，出血仍未停止，下列处置最适合的是

A. 静脉注射质子泵抑制剂　　B. 胃内灌注去甲肾上腺素

C. 手术治疗　　D. 立即输血输液

E. 静脉注射垂体后叶激素

194. 男，76岁。反复咳嗽、喘息25年，加重伴少尿、双下肢水肿2天，失眠，间断烦躁不安1天。查体：呼吸困难，烦躁不安，口唇发绀，心率130次/分，律不齐，双肺散在湿啰音及哮鸣音，肝颈静脉反流征阳性，双下肢凹陷性水肿。错误的治疗是

A. 抗生素控制感染　　B. 静脉滴注氨茶碱

C. 静脉推注常规剂量1/2的毛花苷C　　D. 给予镇静药

E. 吸氧

195. 男，50岁。因咳嗽、憋喘加重4天入院，有慢性肺源性心脏病病史。查体：口唇发绀，颈静脉怒张，双肺闻及干、湿啰音，心率110次/分，双下肢重度水肿，经抗生素、吸氧、利尿治疗3天，水肿消失，但患者出现神志不清、躁动、四肢肌肉小抽动。下列检查最有意义的是

A. 动脉血气分析　　B. 肝功能检测　　C. BUN + Cr检测

D. 心电图　　E. 血钾、钠、氯等电解质检测

196. 男，45岁。慢性支气管炎15年，呼吸困难突然加重1天，伴右侧胸痛。查体：发绀，桶状胸，右肺呼吸音减低，左肺散在干啰音，心浊音界缩小，剑突下可触及收缩期搏动。首先考虑的诊断为

A. 慢性支气管炎，肺气肿，肺部感染

B. 慢性支气管炎，肺气肿，早期肺心病，右侧气胸

C. 慢性支气管炎，肺癌

D. 慢性支气管炎，肺气肿，早期肺源性心脏病，右侧胸腔积液

E. 慢性支气管炎，肺气肿，右侧胸腔积液

197. 肺源性心脏病患者因受凉后病情加重，神志不清入院。动脉血气分析示pH 7.2，$PaCO_2$ 90mmHg，PaO_2 35mmHg，血钾5.0mmol/L，血钠137mmol/L，AB 38mmol/L，人工通气10小时后，血钠140mmol/L，血钾2.7mmol/L，AB 43mmol/L，$PaCO_2$ 40mmHg，患者抽搐死亡，死亡的主要原因是

A. 低氧血症　　B. 肺性脑病加重

C. $PaCO_2$下降过快出现急性碱中毒　　D. 急性脑血管病

E. 电解质紊乱

198. 男，60岁。原有肺源性心脏病史，发热、咳脓痰1周，神志恍惚1天。查体：发绀，颈静脉充盈，两肺湿啰音。心率120次/分，律齐，血压90/60mmHg，下肢水肿。尿蛋白(+)，大便隐血(-)。患者最可能出现的并发症是

A. 肺性脑病　　B. 消化道出血　　C. 肾衰竭

D. 脑梗死　　E. 弥散性血管内凝血

199. 男，55岁。咳嗽、咳痰、憋喘8年，加重伴双下肢水肿10天。查体：肺部干、湿啰音，心率120次/分，肝肋下3cm，轻触痛，颈静脉反流征(+)。首选下列哪种治疗

A. 强心药　　B. 利尿药　　C. 兴奋药

D. 控制感染　　E. 化痰、镇咳、平喘

200. 男，65 岁。诊断为肺源性心脏病、右心衰竭，经抗生素、利尿药治疗后水肿消退，但出现躁动、四肢肌肉抽动，治疗宜选用

A. 强心药　　B. 增加氧流量　　C. 镇静药
D. 呼吸兴奋药　　E. 氯化钾

201. 男，62 岁。咳嗽、咳痰 30 余年，查体：桶状胸，两肺闻及干、湿啰音，肺动脉瓣区第二心音亢进。心电图示电轴右偏，$V_1 \sim V_3$ 导联 QS 波，$R_{V1} + S_{V5} = 1.5mV$。应诊断为

A. 慢性支气管炎、肺气肿　　B. 慢性支气管炎急性发作、肺气肿
C. 慢性肺源性心脏病　　D. 肺气肿、冠心病
E. COPD、心肌梗死

202. 男，65 岁。间断咳嗽、咳痰 15 年，活动后心悸、气短 3 年。近 5 天来发热、咳嗽、咳黄痰、憋气加重，伴尿少、双下肢水肿。以下治疗措施最重要的是

A. 应用有效抗生素控制肺部感染　　B. 祛痰、镇咳、平喘
C. 应用利尿药消除下肢水肿　　D. 静脉滴注酚妥拉明以减轻心脏负荷
E. 应用呼吸兴奋药改善呼吸功能

203. 男，57 岁。慢性咳嗽、咳痰 15 年，伴活动后气短 2 年。因病情加重伴呼吸困难、发绀收入院，在未吸氧时做动脉血气分析，下列结果与其病情相符的是

A. PaO_2 正常，$PaCO_2$ 降低　　B. PaO_2 正常，$PaCO_2$ 升高
C. PaO_2 降低，$PaCO_2$ 升高　　D. PaO_2 升高，$PaCO_2$ 降低
E. PaO_2 升高，$PaCO_2$ 正常

204. 女，65 岁。反复咳嗽、咳白色黏液样痰 10 年，每年冬季加重。查体：双肺呼吸音略减低，左下肺可闻及少许湿啰音。胸部 X 线正位片示肺纹理增多，该患者最可能的诊断是

A. 支气管哮喘　　B. 慢性阻塞性肺气肿　　C. 支气管扩张
D. 慢性支气管炎　　E. 慢性肺源性心脏病

205. 男，42 岁。哮喘史 30 年，近 1 周咳嗽、气喘，昨夜气急突然加重。查体：发绀、大汗，双肺叩诊过清音，满布哮鸣音，左肺呼吸音减弱，心率 126 次/分，律齐，用氨茶碱、激素后，哮鸣音改善，但气急无好转。病情加重的原因最可能是

A. 哮喘并发胸腔积液　　B. 哮喘并发左心衰竭
C. 哮喘并发气胸　　D. 哮喘继发肺部感染
E. 哮喘并发呼吸衰竭

206. 女，25 岁。自 10 岁起发作性喘息，每逢春天易于发病，尤其在花园或郊外等环境。此次发作已 2 天，自服氨茶碱无效前来急诊。下列处理不妥当的是

A. 沙丁胺醇　　B. 吸入激素
C. 应用大剂量抗生素　　D. 补液
E. 酮替芬

207. 男，58 岁。反复咳嗽、咳白黏痰 10 年，冬季症状加重。查体：两下肺湿啰音，有散在哮鸣音。诊断首先考虑为

A. 肺结核　　B. 支气管扩张　　C. 支气管哮喘

D. 慢性支气管炎　　　　E. 支气管肺癌

208. 男，20 岁。过敏性哮喘急性发作前来就诊。查体见患者严重呼吸困难伴轻度发绀，两肺满布哮鸣音，心率 110 次/分，下列治疗不作为首选的是

A. 脱（减）敏治疗　　　　B. 应用激素　　　　C. 应用 β_2 受体激动药

D. 补液　　　　E. 吸氧

209. 男，50 岁。因哮喘急性重度发作已持续 3 天前来急诊。下列处理哪项欠妥

A. 静脉滴注甲泼尼龙

B. 应用 β_2 受体激动药

C. 持续静脉滴注氨茶碱，24 小时不超过 1.0g

D. 立即静脉滴注 5% 的碳酸氢钠 250ml

E. 进行胸片、心电图、动脉血气、峰流速等检查

210. 男，20 岁。因重度哮喘发作住院治疗缓解，出院后推荐其长期使用的药物是

A. 抗生素　　　　B. 泼尼松　　　　C. 氯雷他定

D. 激素　　　　E. β_2 受体激动药

211. 女，50 岁。既往无高血压及糖尿病病史，间断凌晨 4 时左右发作胸痛，每次 20～30 分钟，动态心电图检查示发作时心电图Ⅱ、Ⅲ、aVF 导联 ST 段抬高约 0.2mV，发作后心电图很快恢复正常。有关该患者，治疗最合理的是

A. 不需长期服药，发作时含化硝酸甘油

B. 口服长效钙通道阻滞药

C. 口服 β 受体阻断药

D. 口服 ACEI

E. 考虑溶栓

212. 女，76 岁。持续胸骨后疼痛 1 小时来院就诊。查体：血压 90/60mmHg，双肺湿啰音。心电图示胸前导联 ST 普遍抬高，可见室性期前收缩。在送往病房途中突然抽搐，经抢救无效死亡。最可能的死亡原因是

A. 心力衰竭　　　　B. 心脏破裂　　　　C. 心源性休克

D. 心室颤动　　　　E. 脑出血

213. 某男性患者，因“视物模糊 3 个月”就诊，查空腹血糖 18.2mmol/L，入院接受胰岛素强化治疗。3 天后，血糖降至正常范围，但患者自觉双眼视物模糊加重。其视力下降最可能的原因是

A. 视网膜出血　　　　B. 合并糖尿病性白内障　　　　C. 黄斑水肿

D. 玻璃体积血　　　　E. 晶状体渗透压改变

214. 男，65 岁。突发左膝关节疼痛 1 天，查体：左膝关节红肿，压痛（+）。X 线片示关节腔内有平行于关节皮质的细线状高密度影，关节周围可见软组织钙化影。为明确诊断，首选的检查是

A. 血清钙　　　　B. 血尿酸　　　　C. 类风湿因子

D. 抗核抗体　　　　E. 关节腔穿刺滑液检查

215. 男，45 岁。饮酒后 4 小时出现左足关节剧烈疼痛、伴红肿。既往发作过 2 次，每次发作 5~7 天可自行缓解，曾用过青霉素治疗效果不明显。最可能的诊断是

A. 风湿性关节炎　　B. 急性痛风性关节炎　　C. 强直性脊柱炎
D. 类风湿关节炎　　E. 骨关节炎

216. 男，54 岁。近 1 年内发作了 2 次急性痛风性关节炎，目前无症状，检查：血肌酐 269mmol/L，血尿酸 620μmol/L。最恰当的药物治疗是

A. 别嘌呤醇　　B. 苯溴马隆　　C. 丙磺舒
D. 别嘌呤醇 + 碳酸氢钠　　E. 碳酸氢钠 + 苯溴马隆

217. 男，50 岁。左跖趾急性关节炎多次复发 1 年，检查示血尿酸高，尿尿酸正常。为增加尿酸排泄，最好用

A. 氢氯噻嗪　　B. 苯溴马隆　　C. 秋水仙碱
D. 别嘌呤醇　　E. 静脉输液

218. 男，38 岁。痛风急性发作 1 天。不宜在急性痛风性关节炎期加用的药物是

A. 别嘌呤醇　　B. 糖皮质激素　　C. 非甾体抗炎药
D. 秋水仙碱　　E. ACTH

219. 男，65 岁。吸烟 30 年，有痛风 17 年，高血脂、冠心病 4 年，血压升高 3 年，最高达 160/90mmHg。选择降压药时慎用

A. 利尿药　　B. ACEI　　C. 钙通道阻滞药
D. β 受体阻断药　　E. ARB

220. 男，40 岁。因肾病综合征入院，经检查发现其合并肾静脉血栓形成。下列哪种因素与肾静脉血栓形成无关

A. 免疫复合物损伤血管内皮细胞　　B. 低血容量、血液浓缩、血流缓慢
C. 高脂血症促使血黏度增加　　D. 大量抗凝血因子随蛋白尿丢失
E. 低白蛋白血症促使肝合成凝血因子增多

221. 女，51 岁。风湿性心脏病二尖瓣狭窄并关闭不全 20 年，心房颤动 4 年。无高血压及高脂血症病史。3 小时前在家做饭时突然跌倒在地伴失语，最可能的原因是

A. 脑出血　　B. 脑血栓　　C. 脑动脉硬化
D. 脑血肿　　E. 脑栓塞

222. 女孩，1 岁。因反复上呼吸道感染来门诊，做 PPD 试验后 72 小时结果：硬结直径为 0. 9cm，颜色浅红，质地较软，边缘不整。新生儿期接种过卡介苗。判断为

A. 曾经有结核感染　　B. 其他分枝杆菌感染　　C. 新近有结核感染
D. 卡介苗反应　　E. 体内有活动性结核病灶

223. 男，32 岁。2 周前患上呼吸道感染、发热，近 2 天开始心悸、气短、胸闷不适，脉搏有间歇现象，经心电图诊断为频发房性期前收缩。出现下列哪项表现，符合房性期前收缩的心电图诊断

A. QRS 后有逆行 P 间期 0. 20 秒

B. QRS 波前有逆行 P 波，P-R 间期 0. 10 秒

C. QRS 波前可见正向 P 波，P-R 间期 0.05 秒

D. QRS 波前有异位 P′波，呈双相，P-R 单相 0.18 秒

E. 具有完全性代偿间歇

224. 男，18 岁。患上呼吸道感染 5 天，心悸、胸闷、乏力，心率 90 次/分，心电图示 P-R 间期 0.24 秒，应诊断为

A. 室性心动过速

B. 窦性心动过速伴不齐

C. 一度房室传导阻滞

D. 三度Ⅰ型房室传导阻滞

E. 二度Ⅱ型房室传导阻滞

225. 男，35 岁。突感心悸，立即做心电图，频率 180 次/分，QRS 波时间为 0.08 秒，R-R 间期绝对规整，每个 QRS 波之后可见逆行 P 波，R-P 间期 0.14 秒，最可能的诊断是

A. 房性阵发性心动过速

B. 室性阵发性心动过速

C. 快速型心房颤动

D. 交界性阵发性心动过速

E. 窦性心动过速

226. 女，23 岁。肢体紫癜反复发作伴月经过多 3 年，肝脾不大，血常规三系正常，出血时间 3 分钟，凝血时间 7 分钟，束臂试验（+），血小板聚集功能正常，骨髓象正常。最可能诊断是

A. 血小板减少性紫癜

B. 过敏性紫癜

C. 急性白血病

D. 急性关节炎

E. 急腹症

227. 女，42 岁。因皮肤紫癜入院，血小板计数 65×10^9/L，血块回缩不良，其血小板减少与之无关的是

A. 药物如苯及其衍生物、噻嗪类等

B. 病毒感染

C. 电离辐射

D. 自身免疫性疾病如 SLE 或 Evans 综合征等

E. 大量出血如月经过多

228. 女，14 岁。月经来潮后出血不止伴皮肤瘀点、瘀斑。发病前 2 周有感冒史，脾轻度增大，PLT 20×10^9/L，PAIgG 和 PAC3 升高，PT 正常，骨髓象示增生活跃，巨核细胞增多，颗粒型为主。最可能的诊断为

A. 再生障碍性贫血

B. 急性 ITP

C. 急性白血病

D. MDS

E. 过敏性紫癜

229. 男，56 岁。充血性心力衰竭，心率长期维持在 100~110 次/分，口服地高辛 0.25mg，1 次/日，治疗 2 周后心率无明显下降。为了控制心率，应首先选择的措施是

A. 增加地高辛用量

B. 加用普罗帕酮

C. 加用胺碘酮

D. 加用维拉帕米

E. 加用 β 受体阻断药

230. 男，32 岁。风湿性心脏病心力衰竭用洋地黄和利尿药治疗，出现恶心、食欲缺乏，心电图为室性期前收缩二联律，下列最可能的情况是

A. 心衰加重

B. 低钾

C. 风湿病活跃

D. 洋地黄中毒　　　　E. 洋地黄剂量不足

231. 女，55 岁。自觉胸闷、气短 1 周，3 天来加重，前来急诊求治。既往有高血压和糖尿病。查体：气短，能平卧，呼吸 30 次/分，呼吸幅度较深大。血压 150/100mmHg，心界轻度向左扩大，心率 90 次/分，律齐。两肺无啰音。诊断时要考虑哪种可能性

A. 高血压性心脏病左心功能不全　　　　B. 更年期综合征

C. 神经症　　　　D. 糖尿病酸中毒

E. 高血压危象

232. 女，28 岁。风湿性心脏病，二尖瓣狭窄并关闭不全，心悸、气短、下肢水肿，每天服地高辛 0. 25mg，间断服氢氯噻嗪已 2 个月，心电图示室性早搏、二联律。首选的治疗措施是

A. 利多卡因　　　　B. 钾盐

C. 停用地高辛，给钾盐和苯妥英钠　　　　D. 美西律

E. 普萘洛尔

233. 男，60 岁。以往有慢性支气管炎，肺源性心脏病 10 余年，高血压 5 年。此次因突然气急、大汗淋漓 5 小时来诊。查体：发绀，两肺闻及哮鸣音及湿啰音。血压 180/105mmHg。最可能的诊断为

A. 喘息性支气管炎急性发作　　　　B. 右心衰竭

C. 严重肺部感染　　　　D. 左心衰竭

E. 呼吸衰竭

234. 男，52 岁。中度肥胖，空腹血糖 8mmol/L，餐后 1 小时血糖 12mmol/L，胰岛素基础值 50mU/L（正常 5~25mU/L），应首选的药物是

A. 格列齐特　　　　B. 格列吡嗪　　　　C. 双胍类

D. 格列本脲　　　　E. 格列喹酮

235. 女，48 岁。反复发生尿急、尿频、尿痛，伴腰痛与低热 10 余年。曾查尿蛋白（++）。近 1 年来出现无力、食欲缺乏、清晨恶心，偶尔呕吐。近日症状再现，检查：尿蛋白（+）、尿沉渣镜检白细胞 20~30 个/HP、红细胞偶见/HP。血尿素氮 13. 6mmol/L，血肌酐 353. 6μmol/L。血红蛋白 90g/L。除肾功能不全的诊断外，还应有的诊断是

A. 慢性肾盂肾炎　　　　B. 急性肾盂肾炎

C. 慢性肾炎合并肾盂肾炎　　　　D. 慢性肾盂肾炎急性发作

E. 慢性肾炎合并下尿路感染

236. 男，42 岁。上腹烧灼样痛半年，近 1 周排柏油便，为确诊，下列检查方法中首选

A. B 超　　　　B. 胃镜　　　　C. X 线胃肠钡餐透视

D. 大便隐血试验　　　　E. X 线钡灌肠透视

237. 女，25 岁。1 个月前曾患泌尿系统感染，服用阿莫西林治疗 1 周后未就诊自行停药。现突发寒战、高热，腰痛，尿频、尿痛 1 天，T 39. 5℃，两侧肋腰点压痛，尿常规：WBC 满视野/HP，应首选的治疗方案

A. 给予氨基糖苷类抗生素

B. 留取尿培养标本后，给予头孢唑林钠

C. 留取尿培养标本后，给予呋喃妥因口服

D. 喹诺酮类治疗 1 周后复查

E. 继续应用阿莫西林治疗

238. 男，43 岁。近 2 个月来下腹痛，腹泻、大便为脓血便，排便后腹痛减轻，最可能的诊断是

A. 肠套叠　　B. 过敏性紫癜　　C. 溃疡性结肠炎

D. 内痔　　E. 小肠结核

239. 女，42 岁。自述在家洗衣服时突感心前区压榨性疼痛，自觉胸闷、濒死感，满头大汗。心电图检查如下，考虑为

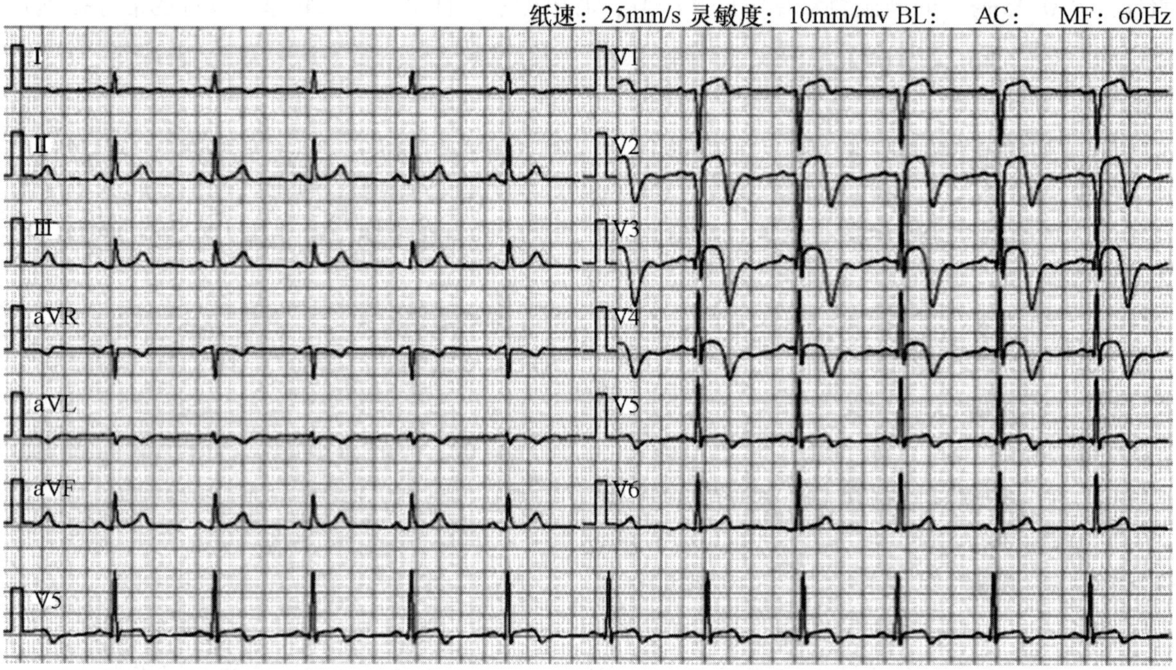

A. 急性下壁心肌梗死　　B. 急性后壁心肌梗死

C. 急性侧壁心肌梗死　　D. 急性前间壁、前壁心肌梗死

E. 急性后壁心肌梗死

240. 男，26 岁。1 年前眼睑水肿，近 3 天少尿，水肿加重。检查：贫血，呼吸深大，血压 170/110mmHg，血红蛋白 60g/L，尿比重 1.010，尿蛋白（++），BUN 23mmol/L，二氧化碳结合力 11.25mmol/L。诊断最可能为

A. 急性肾炎肾功能不全　　B. 急进性肾炎肾功能不全

C. 慢性肾炎肾功能不全　　D. 隐匿性肾炎肾功能不全

E. 急进型高血压

241. 男，30 岁。咳嗽 1 月，伴发热、痰中带血 5 天。胸片示左肺上叶尖段片状阴影。诊断为左上肺浸润性肺结核。最需与哪种疾病鉴别

A. 肺脓肿　　B. 慢性支气管炎　　C. 左上肺炎

D. 癌性空洞伴感染　　E. 支气管扩张

242. 女，70 岁。3 个月来消瘦、无力、嗜睡、表情呆板，其祖母和姐姐也曾患甲状腺肿

大，脉搏 92 次/分，伴阵发性房颤，甲状腺稍大。最可能的诊断是

A. 原发性甲状腺功能减退　　B. 桥本甲状腺炎

C. 淡漠型甲亢　　D. 亚急性甲状腺炎

E. 单纯性甲状腺肿

243. 男，50 岁。慢性肾炎肾功能不全病史已数年，因再次出现尿毒症中毒入院。尿量少，利尿效果不好，出现呼吸困难，肺底少许水泡音，心率 120 次/分。此时进一步处置为

A. 应用 5% 碳酸氢钠　　B. 改用利尿合剂

C. 给予强心药、血管扩张药治疗　　D. 吸氧

E. 应用乳酸钠

244. 男，60 岁。慢性肾炎肾功能不全的患者，有高度水肿及轻度左心衰竭，同时又有严重的代谢性酸中毒，应给药纠正酸中毒，最好用

A. 11.2% 乳酸钠　　B. 10% 葡萄糖　　C. 10% 葡萄糖酸钙

D. 白蛋白　　E. 5% 碳酸氢钠

245. 男，26 岁。喉痛 4 天后少尿，水肿加重，出现意识障碍。检查：贫血，呼吸深大，BP 170/110mmHg，全身水肿，尿蛋白（++），BUN 30mmol/L，二氧化碳结合力 11mmol/L。可诊断为

A. 急性肾小球肾炎肾功能不全　　B. 高血压脑病

C. 急进性肾小球肾炎肾功能不全　　D. 肾病综合征肾功能不全

E. 慢性肾炎肾功能不全

246. 男，40 岁。恶心、呕吐伴腹泻 1 个月，有关节炎及肾绞痛史，尿比重 1.015，尿蛋白（+），红细胞 10~20 个/HP，血 BUN 20mmol/L，血尿酸 739μmol/L，血肌酐 560μmol/L，可诊断是

A. 狼疮肾炎尿毒症　　B. 痛风肾功能不全　　C. 肾结石并尿毒症

D. 肾结核伴尿毒症　　E. 肾动脉硬化伴尿毒症

247. 女，50 岁。糖尿病肾病伴高血压，BP 170/100mmHg，心率 54 次/分，血肌酐 158μmol/L。最适宜的治疗药物组合是

A. 氢氯噻嗪、吲达帕胺　　B. 氨氯地平、缬沙坦

C. 美托洛尔、维拉帕米　　D. 普萘洛尔、卡托普利

E. 螺内酯、福辛普利

248. 女，25 岁。乏力 3 个月。查体：BP 170/105mmHg。血常规：Hb 84g/L。尿常规：蛋白（++），颗粒管型 2~3 个/HP，血 BUN 12.3mmol/L，SCr 276.8μmol/L。对该患者不应采取的措施是

A. 低磷饮食　　B. 控制血压　　C. 根据尿量适当限水

D. 高蛋白饮食　　E. 低钠饮食

249. 女，48 岁。慢性腹泻 3 年，大便每日 3~4 次，伴有少量黏液，多次大便致病菌培养阴性。纤维结肠镜检查见直肠与降结肠充血、水肿，有少数散在分布的浅溃疡。拟诊为溃疡性结肠炎。首选的治疗方案为

A. 氟哌酸口服　　B. 泼尼松口服　　C. 柳氮磺吡啶口服

D. 甲硝唑保留灌肠　　E. 氢化可的松保留灌肠

250. 患儿，6 岁。黏液水肿面容，智力低下，口服甲状腺素片治疗 3 个月，近日出现心悸、多汗、烦躁、食欲亢进，血压 150/90mmHg，心率 130 次/分，心尖区 2 级收缩期杂音。该患儿最可能的诊断是

A. 心肌炎　　B. 儿童神经症　　C. 原发性高血压

D. 糖尿病　　E. 甲亢

251. 男，38 岁。上腹痛 6 年。餐前痛，伴反酸，近日疼痛加重，且呈持续性向腰背部放射，有时低热。胃肠钡餐示十二指肠球部变形。WBC 11×10^9/L，N 0.78。诊断首先考虑为

A. 慢性胃炎　　B. 胃溃疡　　C. 胃癌

D. 十二指肠穿透性溃疡　　E. 胃黏膜脱垂

252. 男，25 岁。反复上腹部痛 7 年，反酸、嗳气，下列检查中应首选的是

A. 腹部 B 超　　B. 消化道钡餐　　C. 胃镜

D. 大便隐血试验　　E. 胃液分析

253. 男，50 岁。上腹胀满、不适 1 个月，餐后稍轻，明显反酸，恶心、呕吐，腹部查体见蠕动波，触之有振水音。可能为

A. 十二指肠球溃疡并幽门梗阻　　B. 胃体溃疡并幽门梗阻

C. 慢性胃体炎并幽门梗阻　　D. 慢性胃窦炎并幽门梗阻

E. 胃角溃疡并幽门梗阻

254. 男，40 岁。6 小时前发生十二指肠壶腹（球部）溃疡前壁穿孔，以下症状及体征中不应出现的是

A. 全腹压痛及肌紧张　　B. 肠鸣音亢进

C. 肝浊音界消失　　D. 呼吸浅快，腹肌呈板样

E. 发热及白细胞计数增多

255. 男，45 岁。腹胀、呕吐已半年，多于午后发作，吐出物为隔夜食物，量较大，吐后舒服。由于长期呕吐除脱水外，还会造成

A. 低氯、高钾性碱中毒　　B. 低氯、低钾性碱中毒

C. 低氯、高钾性酸中毒　　D. 低氯、低钾性酸中毒

E. 低钾性酸中毒

256. 女，42 岁。间断性上腹痛 2 年。疼痛多在餐前，进食后缓解。查体：腹平软，剑突下偏右压痛。钡餐透视示十二指肠球变形。此患者最可能是

A. 十二指肠球炎　　B. 慢性胃炎　　C. 十二指肠球后溃疡

D. 十二指肠球溃疡　　E. 非溃疡性消化不良

257. 男，56 岁。患胃溃疡 10 年。近 1 个月又有上腹部疼痛，抑酸药治疗效果不明显。钡餐透视：胃腔轮廓之内见直径 2.0cm 龛影，周围皱襞中断。为进一步确诊，应选择的检查是

A. 再做气钡双重造影　　B. 胃镜 + 活检

C. 癌胚抗原测定　　D. 胃酸测定

E. 抗壁细胞抗体阳性

258. 女，63 岁。反复冬季上腹痛 3 年，腹痛多于餐后半小时发作，餐前缓解，发病 1 周。

查体：神志清，无贫血貌。腹部剑突下压痛（+），肝脾未触及。最可能的疾病是

A. 胃癌　　B. 慢性胃炎　　C. 十二指肠溃疡

D. 慢性胆囊炎　　E. 胃溃疡

259. 男，72岁。10小时前突发昏迷。CT诊断为脑出血，2小时前胃管引流出咖啡色液体约50ml，其上消化道出血最可能的原因是

A. 缺血性胃病　　B. 胆汁反流性胃炎

C. 感染引起急性胃黏膜病变　　D. 药物性胃炎

E. 应激引起急性胃黏膜病变

260. 男，52岁。头颈部、双上肢浅Ⅱ度烧伤。伤后第3天出现黑便，出血量约700ml。查体：P 107次/分，BP 85/60mmHg。最可能的原因是

A. 胆道出血　　B. 消化性溃疡出血　　C. 慢性胃炎出血

D. 食管溃疡出血　　E. 应激性溃疡出血

261. 男，46岁。为门静脉高压症患者，大量腹水，中度黄疸，急性上消化道出血6小时入院。查体：血压90/78mmHg。胃管抽出暗红色血性液体600ml。对于此病例，控制出血的首选方法为

A. 快速输液输血　　B. 立即手术止血　　C. 三腔二囊管止血

D. 内镜下止血　　E. 选用冷盐水洗胃

262. 男，68岁。既往有慢性支气管炎病史10年，1周前因感冒后咳嗽加重来诊，查体：神志模糊，两肺哮鸣音，心率110次/分，血气分析示pH 7.30，PaO_2 50mmHg，$PaCO_2$ 80mmHg。下列治疗措施正确的是

A. 静脉滴注尼可刹米　　B. 静脉注射毛花苷C

C. 静脉滴注4%碳酸氢钠　　D. 静脉注射呋塞米

E. 人工机械通气

263. 男，60岁。确诊为COPD慢性肺心病失代偿期。实验室检查如下：pH 7.43，$PaCO_2$ 58mmHg，PaO_2 60mmHg，HCO_3^- 39mmol/L，K^+ 2.89mmol/L，Na^+ 135mmol/L，Cl^- 86mmol/L。此患者的酸碱失衡类型为

A. 呼吸性酸中毒　　B. 呼吸性碱中毒

C. 代谢性酸中毒　　D. 呼吸性碱中毒+代谢性酸中毒

E. 呼吸性酸中毒+代谢性碱中毒

264. 某患者慢性咳嗽8年，有肺气肿征，1周来黄痰不易咯出，气短加重，发绀。血气分析示pH 7.31，$PaCO_2$ 66mmHg，PaO_2 52mmHg。改善该患者缺氧适宜的方法是

A. 立即吸入高浓度的氧　　B. 间歇吸入纯氧

C. 气管切开　　D. 低浓度低流量持续给氧

E. 高流量给氧

265. 男，60岁。有呼吸衰竭缺氧伴二氧化碳潴留，氧疗时给氧浓度应

A. 小于25%　　B. 小于35%　　C. 小于45%

D. 小于55%　　E. 小于65%

266. 女，65岁。有慢性支气管炎和高血压病史10年。近3天黄痰不易咳出，家属发现患

者烦躁不安，随之呼吸困难2小时急诊。查体：体温38.7℃，血压150/90mmHg。嗜睡，口唇发绀，双肺可闻及湿啰音，心率100次/分。该患者最可能的诊断是

A. 左心衰竭　　B. 右心衰竭　　C. 肺性脑病

D. 肺梗死　　E. 脑出血

267. 女，79岁。1小时前家属发现其呼吸困难而来诊。查体：T 36.8℃，R 32次/分，BP 140/90mmHg。嗜睡，球结膜水肿，皮肤潮湿，口唇发绀，双下肺可闻及湿啰音和哮鸣音。心率120次/分，双下肢水肿。为明确诊断，进一步检查宜首选

A. 胸部CT　　B. 心肌坏死标志物　　C. 心电图

D. 头颅CT　　E. 动脉血气分析

268. 某高血压患者，突然胸闷，气短，咳嗽，不能平卧。查体：血压180/100mmHg，心尖区舒张期奔马律。心率120次/分，两肺底湿啰音。下列哪组治疗最为适宜

A. 地高辛，氢氯噻嗪，美托洛尔　　B. 呋塞米，利血平，硝酸甘油

C. 毛花苷C，呋塞米，硝普钠　　D. 甘露醇，利血平，地西泮

E. 酚妥拉明，氨茶碱

269. 男，55岁。有高血压，伴心动过速，轻度充血性心衰症状，有哮喘和痛风史。治疗药物首选为

A. α受体阻断药　　B. β受体阻断药

C. 血管紧张素转换酶抑制剂　　D. 中枢抗交感神经药

E. 血管收缩药

270. 男，40岁。陈旧性心肌梗死3年，高血压病史4年，查体：BP 150/95mmHg，心率90次/分，降压治疗宜首选

A. β受体阻断药　　B. 利尿药　　C. 神经节阻断药

D. α受体阻断药　　E. 二氢吡啶类钙通道阻滞药

271. 男，65岁。高血压病史10余年，既往有痛风病史。查体：BP 180/100mmHg，双肺呼吸音清，心率50次/分，律齐，心脏各瓣膜区未闻及杂音。实验室检查：血Cr 320μmol/L。该患者最适宜的降压药是

A. 血管紧张素转换酶抑制剂　　B. β受体阻断药

C. 血管紧张素Ⅱ受体阻断药　　D. 钙通道阻滞药

E. 噻嗪类利尿药

272. 女，71岁。2型糖尿病病史10年。查体：BP 140/95mmHg，心率65次/分。实验室检查：血Cr 160μmol/L，血K^+ 4.2mmol/L，尿蛋白（+）。该患者降压药应首选

A. 利尿药　　B. α受体阻断药

C. 血管紧张素Ⅱ受体阻断药　　D. β受体阻断药

E. 钙通道阻滞药

273. 男，50岁。突发眼底出血1小时。高血压病史10年。规律服用降压药1年，平时血压140/（95~100）mmHg。查体：血压210/120mmHg，结膜无出血、充血。双肺呼吸音清，心率90次/分，律齐，双下肢无水肿。治疗宜首选

A. 口服美托洛尔　　B. 静脉滴注硝普钠　　C. 口服卡托普利

D. 肌内注射利血平　　E. 口服氨氯地平

274. 男，35 岁。发现高血压 7 个月，未服药，改善生活行为后血压为（140~150）/(90~95）mmHg，心率 56 次/分。该患者治疗首选的药物是

A. 维拉帕米　　B. 哌唑嗪　　C. 利血平

D. 培哚普利　　E. 比索洛尔

275. 女，37 岁。Graves 病甲状腺次全切除术后 8 年。近 2 个月心悸、怕热、多汗、手颤抖，体重下降 5kg。血 TSH、FT_3、FT_4检查证实甲亢复发，服用甲巯咪唑 2 周后因严重药疹而停药。下一步治疗应

A. 继续服用甲巯咪唑加抗过敏药物　　B. 改用丙硫氧嘧啶

C. 改用 β 受体阻断药　　D. 再次手术治疗

E. 用放射性核素^{131}I 治疗

276. 男，32 岁。3 天前淋雨，次日出现寒战、高热，继之咳嗽，咳少量黏液脓性痰，伴右侧胸痛。查体：体温 39℃，急性病容，口角和鼻周有疱疹。心率 110 次/分，律齐。血白细胞计数 11×10^9/L。最可能的诊断是

A. 急性肺脓肿　　B. 干酪性肺炎　　C. 葡萄球菌肺炎

D. 肺炎支原体肺炎　　E. 肺炎链球菌肺炎

277. 女，36 岁。咳嗽、咳痰、发热 3 天就诊。X 线片如图所示，最可能的诊断是

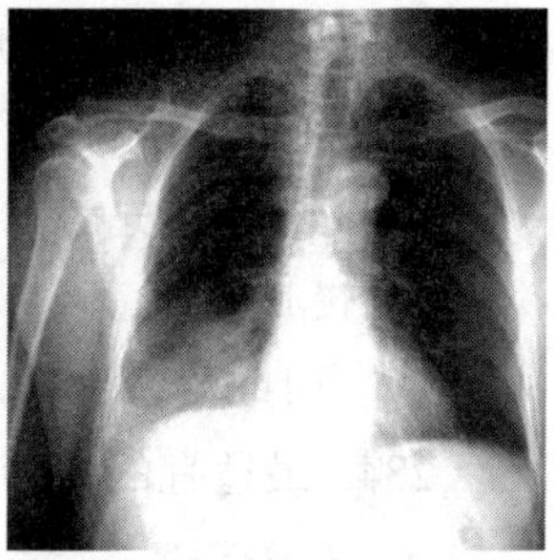

A. 右肺下叶大叶性肺炎

B. 右侧气胸

C. 右侧锁骨骨折

D. 左侧气胸

E. 左侧锁骨骨折

278. 女，30 岁。乏力、食欲缺乏、咳嗽 1 个月，低热、盗汗 1 周，胸片示右肺上叶尖段片状模糊阴影伴空洞形成。查体未发现阳性体征。最不应遗忘的检查为

A. 上消化道造影　　B. 痰抗酸染色检查　　C. 外周血白细胞计数

D. 痰细菌培养　　E. 呼吸功能检查

二、共用题干单选题

（279~280 题共用题干）

女，19 岁。近 2 周来发热 38℃左右，伴恶心、呕吐、腹泻。继而出现心悸、胸痛、呼吸困难、晕厥发作。查体发现面色苍白，精神萎靡，心率 40 次/分，律齐，心尖部第一心音低钝，且可闻及“大炮音”。临床诊断为病毒性心肌炎。

279. 心电图表现最可能是

A. 窦性心动过缓　　B. 一度房室传导阻滞　　C. 二度房室传导阻滞

D. 三度房室传导阻滞　　E. 心肌梗死

280. 最适宜的治疗措施为

A. 静脉注射阿托品　　B. 静脉滴注硝酸甘油　　C. 皮下注射肾上腺素

D. 临时植入心脏起搏器　　E. 电除颤

（281~282 题共用题干）

女，30 岁。乏力伴牙龈出血 1 周，近 2 日皮肤出现片状瘀斑，注射部位有渗血。血红蛋白 70g/L，白细胞 3.4×10^9/L，血小板 25×10^9/L；血浆纤维蛋白原 1.5g/L；骨髓有核细胞增生明显活跃，异常早幼粒细胞 0.85，其胞质内充满粗大、染紫红色的嗜天青颗粒，可见较多的 Aüer 小体。

281. 患者出血的主要原因是

A. 异常早幼粒细胞浸润血管壁　　B. 贫血

C. 血小板减少伴功能障碍　　D. 凝血因子缺乏

E. DIC

282. 首选的治疗方案应为

A. 小剂量阿糖胞苷　　B. DA 方案

C. DA 方案 + 小剂量肝素　　D. HA 方案

E. 维 A 酸

（283~287 题共用题干）

男，25 岁。2 天前不明原因地出现干咳、胸闷，继之气喘，静脉滴注氨茶碱无效。近 3 年来，秋季常出现发作性咳嗽、气短。查体：端坐呼吸，发绀，双肺呼吸音降低，有散在哮鸣音，心界不大，无杂音，脉搏 120 次/分，有奇脉。

283. 诊断首先考虑为

A. 慢性支气管炎　　B. 支气管哮喘　　C. 肺源性心脏病

D. 急性心包炎　　E. 心源性哮喘

284. 最适宜的治疗是

A. 免疫治疗　　B. 抗生素治疗　　C. 利尿药治疗

D. 抗凝治疗　　E. β 受体激动药治疗

285. 若该患者突起胸痛，显著呼吸困难、发绀、烦躁不安，一侧胸部饱满膨隆，呼吸运动消失，语颤消失，叩诊呈鼓音，听诊呼吸音明显减弱或消失。表明该患者可能并发了

A. 气胸　　B. 纵隔气肿　　C. 肺不张

D. 感染　　E. 肺心病

286. 如要明确诊断，最需要做的检查是

A. 心电图　　B. 动脉血气分析　　C. 胸部 X 线检查

D. 支气管舒张试验　　E. PEF 及其变异率测定

287. 诊断明确后，适宜的治疗是

A. 抗炎治疗　　B. 排气治疗　　C. 外科手术治疗

D. 高浓度吸氧　　E. 糖皮质激素治疗

（288~291 题共用题干）

男，50 岁。有高血压、糖尿病病史。右踝关节疼痛 20 天。20 天前感冒后出现右踝关节剧烈疼痛，疼痛多在夜间发作，呈间歇性，影响睡眠。查体：右踝关节有红、肿、热、痛。其余关节无异常。

288. 诊断应首先考虑为

A. 风湿性关节炎　B. 创伤性关节炎　C. 银屑病性关节炎

D. 痛风性关节炎　E. 化脓性关节炎

289. 该病的发病原因是

A. 血中尿酸增高　B. 甲状腺功能亢进　C. 缺钙

D. 维生素缺乏　E. 肾衰竭

290. 初步诊断的证据是

A. 类风湿因子阳性　B. 血尿酸升高　C. 红细胞沉降率增快

D. 白细胞计数增多　E. 关节功能障碍

291. 若该患者血尿酸升高，导致尿酸生成增多的原因是

A. 酶的缺陷　B. 家族史　C. 白细胞计数减少

D. 红细胞计数增多　E. 单基因遗传

(292~293 题共用题干)

男，67 岁。患高血压、心脏病 5 年，因情绪激动，血压突然增高，达 200/120mmHg，继而发生急性左心衰竭来诊。

292. 首选的血管扩张药是

A. 哌唑嗪　B. 硝酸甘油　C. 卡托普利

D. 硝苯地平　E. 硝普钠

293. 导致急性左心衰竭的原因为

A. 感染　B. 过劳　C. 血压骤升

D. 心律失常　E. 电解质紊乱

(294~297 题共用题干)

男，55 岁。身高 172cm，体重 80kg。因食欲亢进易饥饿，伴心悸、多汗 2 个月就诊。查体：明显肥胖，情绪较急躁，皮肤略潮湿，甲状腺不大。心率 124 次/分，血压 140/70mmHg。双手细微震颤（－）。

294. 在初次就诊考虑可能的诊断时，下列哪项考虑是错误的

A. 可能存在糖尿病　B. 可能存在糖耐量异常

C. 可以除外甲状腺功能亢进　D. 可能存在高胰岛素血症

E. 可能存在反复发作的低血糖

295. 为了进一步明确诊断，应做多种实验室检查，下列哪项是不必要的

A. 糖基化血红蛋白测定　B. 胰岛素及 C 肽水平测定

C. 24 小时尿香草基杏仁酸测定　D. OGTT

E. 甲状腺功能测定

296. 此时患者糖化血红蛋白（HbA1c）8.7%，推测患者血糖水平持续增高的时间至少是

A. 2~3 周　B. 2~3 月　C. 4~6 周

D. 2~3 天　E. 6 个月

297. 假如患者此时同时伴有甲状腺功能亢进，下列哪种情况是不可能出现的

A. 糖耐量增加　B. 糖耐量下降

C. 高胆固醇血症可能减轻　　D. 降糖药剂量可能增加

E. 发生心绞痛的机会增大

(298~300 题共用题干)

女，64 岁。曾被诊断为糖尿病，用饮食管理即能控制血糖在正常范围。近 10 天因口齿不清，外院诊断为脑血管意外，昏迷 2 天后转入本院治疗。

298. 在本院急诊室考虑患者为某一种糖尿病昏迷，在鉴别诊断时，下列应首先进行的检查是

A. 头颅 CT 或 MRI　　B. 脑脊液检查

C. 动脉血气分析　　D. 血糖、电解质、肾功能检查

E. 糖化血红蛋白测定

299. 转入病房后经上述检查，CT 发现为广泛性脑腔隙性梗死，血糖 30mmol/L，血钠 165mmol/L，尿酮（+）。患者昏迷的原因应为

A. 糖尿病酮症酸中毒　　B. 糖尿病非酮症高渗性昏迷

C. 乳酸性酸中毒　　D. 广泛性脑腔隙性梗死

E. 脑血栓形成

300. 患者入院后 2 天，昏迷加深，并出现局限性癫痫发作多次。应立即给予的最佳治疗为

A. 足量镇静药　　B. 生理盐水及小剂量胰岛素治疗

C. 25% 山梨醇静脉滴注　　D. 碳酸氢钠静脉滴注

E. 呼吸兴奋药

(301~302 题共用题干)

男，32 岁。发热、咽痛伴牙龈出血及乏力半个月，查体：浅表淋巴结和脾轻度增大。血常规示 Hb 60g/L，WBC 2.5×10^9/L，N 0.52，PLT 42×10^9/L；血涂片红细胞形态正常；骨髓有核细胞增生明显活跃，原始细胞 0.46。

301. 本例最可能的诊断是

A. 特发性血小板减少性紫癜　　B. 再生障碍性贫血

C. 巨幼细胞贫血　　D. 粒细胞缺乏症

E. 急性白血病

302. 该患者外周血白细胞计数不增多，血涂片也未见幼稚细胞，可能的原因是

A. 骨髓原始细胞数少，不能进入血液循环　　B. 白血病合并粒细胞缺乏症

C. 急性增生性白血病　　D. 急性低增生性白血病

E. 白血病细胞分化成熟未受阻

(303~305 题共用题干)

男，44 岁。发热、畏寒、全身酸痛 1 周，按感冒治疗，体温未退反有升高，2 天来牙龈出血，出现皮肤瘀点。查体：体温 40℃，两肺听诊（－），脾肋下 2cm，胸骨有压痛。化验：Hb 68g/L，WBC 46.3×10^9/L，PLT 36.2×10^9/L，骨髓检查证实为急性白血病。

303. 此患者发热的最可能原因是

A. 白血病细胞高代谢引起　　B. 细菌感染

C. 病毒感染　　D. 真菌感染

E. 药物热

304. 此时最合适的处理是

A. 立即给予强烈联合化学治疗，停止使用引起发热的可疑药物

B. 立即进行病原学检查，根据结果及药敏试验选择抗生素

C. 立即经验性给予足量、广谱、联合抗生素治疗

D. 立即给予氟康唑抗真菌治疗

E. 立即给予甲硝唑加克林霉素抗厌氧菌治疗

305. 为寻找发热原因，下列检查必须立即进行，除外

A. 咽拭子培养加痰培养　　B. 胸部 X 线摄片

C. 血培养　　D. 腹腔 CT

E. 尿液及大便培养

(306~308 题共用题干)

男，15 岁。发热、头痛、呕吐伴皮肤瘀点、瘀斑 1 周入院。查体：颈有阻力，多组浅表淋巴结肿大，胸骨压痛（+），肝肋下 2cm，脾肋下 3cm，骨髓检查确诊为急性白血病，并拟诊合并中枢神经系统白血病。

306. 下列哪项最有助于确诊为中枢神经系统白血病

A. 脑脊液压力升高

B. 脑脊液中蛋白含量升高

C. 脑脊液中糖降低

D. 脑脊液中白细胞 $>10\times10^6$/L，涂片中找到白血病细胞

E. 脑脊液中 β_2 微球蛋白升高

307. 关于中枢神经系统白血病，下列哪项说法是错误的

A. 最常发生在白血病的缓解期

B. 最常见于成人急性非淋巴细胞白血病

C. 常见于儿童急性淋巴细胞白血病

D. 常引起白血病复发

E. 最常累及脑膜，亦可累及脑实质与脊髓

308. 中枢神经系统白血病最常用的治疗方法是

A. 甲氨蝶呤、阿糖胞苷加地塞米松鞘内注射

B. 甲氨蝶呤加地塞米松鞘内注射

C. 去甲柔红霉素加阿糖胞苷鞘内注射

D. 阿糖胞苷加高三尖杉酯碱化疗

E. 长春新碱、泼尼松化疗

(309~311 题共用题干)

男，60 岁。肥胖体型，有“三多一少”表现半月余，查空腹血糖 6.4mmol/L，口服糖耐量 2 小时血糖 13.5mmol/L，尿酮体（-）。

309. 最可能的诊断是

A. 糖耐量减低　　B. 1 型糖尿病　　C. 2 型糖尿病

D. 营养不良性糖尿病　　　　E. 糖尿病酮症酸中毒

310. 糖尿病的诊断标准是

A. 空腹血糖≥6.1mmol/L 和/或餐后血糖＞7.8mmol/L

B. 空腹血糖≥6.1mmol/L 和/或餐后血糖＞10mmol/L

C. 空腹血糖≥7.0mmol/L 和/或餐后血糖＞13.5mmol/L

D. 糖尿病症状加随机血糖≥11.1mmol/L，或空腹血糖≥7.0mmol/L，或 OGTT 2 小时血糖＞11.1mmol/L

E. 空腹血糖≥7.8mmol/L 和/或餐后血糖＞11.1mmol/L

311. 该病例如饮食控制和/或运动治疗无效，最早应用的药物是

A. 磺脲类药物　　　　B. 双胍类药物

C. 胰岛素　　　　D. 血管紧张素转换酶抑制剂

E. 利尿药

（312～313 题共用题干）

女，28 岁。头晕、乏力 2 年，加重 2 个月。化验：Hb 60g/L，骨髓亚铁氰化钾染色示骨髓小粒含铁血黄素（+++～++++）。

312. 该患者应除外哪种疾病

A. 缺铁性贫血　　　　B. 慢性再生障碍性贫血　　　　C. 慢性溶血性贫血

D. 巨幼细胞贫血　　　　E. 慢性感染所致的贫血

313. 假如该例骨髓亚铁氰化钾染色骨髓小粒内含铁血黄素（++++），幼红细胞内铁粒明显增多，20% 幼红细胞铁粒环核分布，见于下列哪种疾病

A. 巨幼细胞贫血　　　　B. 慢性溶血性贫血　　　　C. 地中海贫血

D. 白血病　　　　E. 铁粒幼细胞性贫血

（314～316 题共用题干）

男，67 岁。慢性咳嗽、咳痰 20 多年。活动后气短 4 年，查体：双肺散在干、湿啰音，心脏正常。血 WBC 11×10^9/L，胸片示双肺中下肺野纹理增强。

314. 患者首先考虑的诊断为

A. 肺结核　　　　B. 支气管肺癌　　　　C. 支气管扩张

D. 慢性支气管炎　　　　E. 支气管哮喘

315. 该患者做胸部 X 线检查的目的是

A. 确定诊断　　　　B. 了解病情变化

C. 帮助判定预后　　　　D. 疗效的客观指标

E. 鉴别诊断和确定有无并发症

316. 该患者最主要的治疗措施是

A. 解痉平喘　　　　B. 祛痰镇咳　　　　C. 低流量吸氧

D. 控制感染　　　　E. 中药治疗

（317～318 题共用题干）

男，50 岁。吸烟 10 年，发作性咳嗽、咳痰 6 年，伴有喘息症状，多于冬季发作，持续 3 个月以上，纤维支气管镜检查未见异常，X 线胸片示肺纹理增粗，PPT 试验阴性。

317. 对该患者进行肺功能检查，下列选项中符合患者病情的是

A. FEV_1/FVC 大于 0.8　　B. VC 升高

C. VC 降低　　D. RV 降低

E. RV/TLC 降低

318. 下列治疗中患者适合采用的为

A. 抗结核治疗　　B. 手术治疗　　C. 放疗

D. 应用支气管舒张药　　E. 长年抗生素治疗

（319~320 题共用题干）

男，65 岁。患高血压心脏病 4 年，病情控制尚稳定。现因与人争执情绪激动，血压突然升高为 220/120mmHg，继而出现烦躁不安，呼吸急促，口唇发绀，咳泡沫痰，心率 140 次/分。

319. 患者最可能发生了

A. 高血压危象　　B. 脑梗死　　C. 恶性高血压

D. 突发脑出血　　E. 急性心肌梗死

320. 如果应用血管扩张药，首选的是

A. 硝酸甘油　　B. 硝普钠　　C. 哌唑嗪

D. 卡托普利　　E. 硝苯地平

（321~323 题共用题干）

女，20 岁。反复发作性呼吸困难、胸闷、咳嗽 3 年，每年春季发作，可自行缓解。此次发作 1 天，症状仍继续加重就诊。查体：双肺满布哮鸣音，心率 82 次/分，律齐，无杂音。

321. 该患者应首先考虑的诊断为

A. 慢性支气管炎　　B. 阻塞性肺气肿　　C. 心源性哮喘

D. 支气管哮喘　　E. 慢性支气管炎并气肿

322. 对该患者的治疗，应选用下列哪种药物

A. β_2 受体激动药　　B. β_2 受体阻断药

C. 抗生素类药物　　D. α 受体阻断药

E. β_1 受体激动药

323. 入院后给予足量沙丁胺醇和异丙托溴铵治疗 1 天多，病情仍无好转，呼吸困难加重，口唇发绀。此时应采取下列哪种措施

A. 大剂量二丙酸倍氯米松雾化吸入　　B. 静脉滴注第三代头孢菌素

C. 原有药物加大剂量再用 24 小时　　D. 静脉滴注琥珀酸氢化可的松

E. 静脉滴注 5% 碳酸氢钠

三、案例分析题

（324~326 题共用题干）

男，65 岁。慢性心力衰竭 3 年，5 天前出现夜间阵发性呼吸困难。查体：血压 130/60mmHg，双下肺可闻及细湿啰音，心界向左下增大，心率 110 次/分，心尖部可闻及收缩期杂音，双下肢轻度凹陷性水肿。

324. 患者夜间阵发性呼吸困难的原因是

A. 夜间交感神经兴奋性增加
B. 夜间迷走神经兴奋性增加
C. 卧位回心血量增多
D. 卧位回心血量减少
E. 肺活量减少
F. 肺活量增加
G. 小气道收缩
H. 小气道舒张

325. 如患者长期服用地高辛，存在阵发性房颤，入院后突发一过性晕厥，心率 30 次/分，此时最恰当的治疗是

A. 停用地高辛，给予补钾
B. 停用地高辛，给予苯妥英钠
C. 停用地高辛，植入临时起搏器
D. 继续应用地高辛，加用阿托品
E. 静脉滴注异内肾上腺素

326. 患者此次诱发心功能不全的原因可能是

A. 呼吸道感染
B. 情绪激动
C. 劳累
D. 严重贫血
E. 发生急性心梗
F. 心率变慢
G. 入量过多
H. 低盐低脂饮食

（327~330 题共用题干）

女，65 岁。既往有心肌梗死病史 5 年。反复发作劳力性呼吸困难 2 年，加重 1 周来诊。查体：BP 120/70mmHg，颈静脉充盈，双肺下野可闻及小水泡音，肝大，双下肢水肿。

327. 关于患者体液因子水平的变化，下列说法正确的是

A. 脑钠肽降低
B. 心钠肽升高
C. 精氨酸加压素升高
D. 醛固酮升高
E. 血管紧张素Ⅱ增高
F. 醛固酮降低
G. 去甲肾上腺素降低

328. 下列不是引发心力衰竭的诱因的是

A. 贫血
B. 呼吸道感染
C. 限制液体入量
D. 妊娠
E. 应用降压药
F. 心律失常

329. 关于利尿药治疗此类疾病，描述正确的是

A. 提高心肌收缩力
B. 增加循环血量
C. 减轻水肿
D. 减轻心脏前负荷
E. 可缓解淤血症状
F. 所有心力衰竭患者都应使用
G. 减轻心脏后负荷

330. 关于血管紧张素转换酶抑制剂治疗心力衰竭，正确的是

A. 重症心力衰竭应用时从小剂量起始
B. 病情好转后以最小剂量维持
C. 可引起高血钾
D. 对肾功能有保护作用
E. 用药后咳嗽提示患者对此药过敏
F. 无症状心力衰竭也需应用
G. 可引起低血压，不宜大剂量应用

（331~334 题共用题干）

男，30 岁，肥胖体型。体检发现血压 160/110mmHg。

331. 要对该患者的心血管危险进行分层，还应了解的病史有

A. 肾病史
B. 饮酒史

C. 血胆固醇情况　　D. 有否糖尿病

E. 有否早发心血管疾病家族史　　F. 吸烟史

G. 职业　　H. 文化程度

332. 高血压引起的早期主要病理改变为

A. 主动脉硬化　　B. 周身微血管硬化　　C. 小动脉玻璃样变

D. 冠状动脉粥样硬化　　E. 主动脉夹层动脉瘤　　F. 左室扩大

333. 关于胰岛素抵抗引起高血压的机制的解释，不正确的是

A. 增加血压对食物盐摄入的敏感性

B. 加强对血管紧张素Ⅱ的加压和醛固酮反应

C. 使血管张力增高

D. 减少细胞内钙离子潴留

E. 降低交感神经活性

F. 影响血管舒缩功能

334. 关于高血压患者的生活方式，下列说法不正确的是

A. 控制体重　　B. 戒烟　　C. 高血压者不适合体力活动

D. 限盐　　E. 限制饮酒　　F. 减少膳食中脂肪量

（335～337 题共用题干）

男，50 岁。因头晕 2 年就诊，门诊查心率 70 次/分，血压 165/85mmHg，余未发现异常，以高血压收住院。

335. 该患者为排除继发性高血压，下列检查无明显意义的是

A. 血常规　　B. 肾功能　　C. 肾上腺 B 超

D. 双肾动脉 B 超　　E. 化验血电解质　　F. 化验血儿茶酚胺

G. 化验 24 小时尿 17－羟类固醇和 17－酮类固醇

336. 对该患者进行心血管危险分层，下列对分层无意义的是

A. 糖尿病肾病　　B. 吸烟　　C. 血脂

D. 血糖　　E. 心血管病家族史　　F. 左室肥厚

G. 经济情况　　H. 动脉粥样斑块　　I. 眼底检查

J. 心绞痛　　K. 脑出血

337. 该患者住院后，其检查结果：心电图二度Ⅰ型房室传导阻滞，血钾 5.5mmol/L，血肌酐 600μmol/L，下列降压药组合最合适的是

A. 阿替洛尔＋维拉帕米　　B. 地尔硫䓬＋氢氯噻嗪

C. 硝苯地平＋卡托普利　　D. 阿替洛尔＋卡托普利

E. 硝苯地平＋氢氯噻嗪　　F. 地尔硫䓬＋卡托普利

G. 硝苯地平＋螺内酯

（338～341 题共用题干）

男，40 岁。既往血压 150/90mmHg，未治疗。糖尿病 1 年。吸烟 15 年，20 支/日。头晕 1 周，1 周前血压 150/100mmHg，今日头晕加重来诊。血压 180/110mmHg。化验示肝、肾功能

正常。

338. 该患者高血压分级为

A. 正常血压　B. 正常高值血压　C. 高血压1级
D. 高血压2级　E. 高血压3级　F. 高血压危象

339. 合理的联合药物治疗是

A. 利尿药，钙通道阻滞药
B. 血管紧张素转换酶抑制剂，血管紧张素Ⅱ受体阻断药
C. 钙通道阻滞药，血管紧张素转换酶抑制剂
D. 钙通道阻滞药，血管紧张素Ⅱ受体阻断药
E. β受体阻断药，血管紧张素Ⅱ受体阻断药
F. 利尿药，β受体阻断药
G. 利尿药，α受体阻断药

340. 该患者高血压治疗目标值为

A. <150/100mmHg　B. <140/90mmHg　C. <140/80mmHg
D. <125/75mmHg　E. <130/80mmHg　F. <120/70mmHg

341. 高血压常见损害的靶器官包括

A. 心　B. 肾　C. 肝
D. 视网膜　E. 脑　F. 脾
G. 胃肠道　H. 肺　I. 骨骼

（342~344题共用题干）

男，26岁。发现血压高1个月。最高血压200/120mmHg，查体未见其他异常体征。低密度脂蛋白4.6mmol/L。

342. 为排除继发性高血压，一般无须做的检查是

A. 尿常规　B. 血钾测定　C. 冠状动脉造影
D. 尿儿茶酚胺测定　E. 四肢血压测定　F. 肾彩超检查
G. 心脏核素心肌灌注扫描　H. 肺功能测定

343. 经筛查未发现继发性因素，下列降压治疗方案适合该患者的有

A. 厄贝沙坦+氢氯噻嗪　B. 贝那普利+氨氯地平
C. 哌唑嗪+氢氯噻嗪　D. 氢氯噻嗪+贝那普利
E. 硝苯地平+地尔硫䓬　F. 比索洛尔+氢氯噻嗪

344. 该患者的降压目标应为

A. ≤150/100mmHg　B. ≤140/90mmHg　C. ≤130/80mmHg
D. ≤125/75mmHg　E. ≤120/70mmHg　F. ≤110/80mmHg

（345~347题共用题干）

男，60岁。发现血压高1年，最高血压180/90mmHg，查体未见异常体征。既往高脂血症、糖尿病史。

345. 如诊断原发性高血压，与该患者出现高血压可能有关的因素是

A. 高钠饮食　B. 遗传因素　C. 高血脂

D. 糖尿病　　E. 肥胖　　F. 吸烟

G. 睡眠呼吸暂停综合征

346. 如患者服用降压药后出现反射性心动过速，可能是下列哪些药物所致

A. 硝酸甘油　　B. 硝苯地平　　C. 厄贝沙坦

D. 倍他乐克　　E. 地尔硫䓬　　F. 尼群地平

G. 维拉帕米

347. 如患者为双肾动脉狭窄引起的高血压，下列禁用的药物是

A. 培哚普利　　B. 硝苯地平　　C. 氯沙坦

D. 厄贝沙坦　　E. 螺内酯　　F. 氨氯地平

（348~352 题共用题干）

男，76 岁。既往高血压 20 余年，糖尿病 8 年，近 1 年血压、血糖控制良好，无心绞痛发作。1 周前因胃癌行手术治疗，术后应用静脉营养补液，2 天前开始出现气短，夜间憋醒，今日输液中突然出现呼吸困难，端坐呼吸。查体：BP 180/110mmHg，HR 132 次/分。神志淡漠，口唇发绀，双肺满布干、湿啰音，心音强弱不等，心律不规整。双下肢轻度水肿。实验室检查：血糖 7. 2mmol/L，肌钙蛋白正常，D－二聚体正常。心电图为快速房颤，心肌缺血。

348. 该患者目前主要诊断为

A. 急性心肌梗死　　B. 急性右心衰竭　　C. 肺内感染

D. 急性左心衰竭　　E. 糖尿病高渗昏迷　　F. 高血压 2 级，高危

349. 患者输液中出现呼吸困难的原因是

A. 肺内感染所致气体交换障碍　　B. 静脉输液过多过快所致急性左心衰竭

C. 冠心病加重　　D. 术后长期卧床致肺梗死

E. 糖尿病高渗昏迷影响中枢神经系统　　F. 糖尿病神经损害

350. 适宜的治疗包括

A. 控制输液量及速度　　B. 地尔硫䓬静脉滴注降压

C. 更换高级抗生素　　D. 利尿药静脉应用

E. 口服氢氯噻嗪利尿　　F. β 受体阻断药静脉注射控制心率

G. 硝普钠静脉滴注　　H. 毛花苷 C 静脉注射

351. 该患者病情平稳后，可用于控制房颤心室率的药物有

A. 二氢吡啶钙通道阻滞药　　B. 维拉帕米

C. 美托洛尔　　D. 洋地黄

E. 地尔硫䓬　　F. 普萘洛尔

352. 用于对房颤患者复律的药物包括

A. 氟卡尼　　B. 地高辛　　C. 普罗帕酮

D. 胺碘酮　　E. 多非利特　　F. 伊布利特

（353~356 题共用题干）

男，48 岁。4 年前开始心悸，每年发作 4~5 次，发作时感心悸、胸闷，持续约 30 分钟可自然终止，有时可持续 3~6 小时不等。此次因胸闷、心悸 2 小时来诊。查体：血压 95/60mmHg，第一心音强弱不等，心律不齐，心率 116 次/分，脉搏不齐，102 次/分。肝大，双下肢凹陷性

水肿。

353. 根据上述提供信息，考虑其心律失常的诊断为

A. 心绞痛　B. 心室性期前收缩　C. 三度房室传导阻滞

D. 室上性心动过速　E. 阵发性心房颤动　F. 频发房早

354. 心脏彩超检查结果：舒张期左房内径：46mm，舒张期左室内径：65mm，舒张期右房内径：39mm，舒张期右室内径：23mm，并提示各室壁运动普遍减弱，二尖瓣有轻度反流，EF 0.34。其病因诊断考虑为

A. 冠心病　B. 风湿性心脏病　C. 扩张型心肌病

D. 肥厚型心肌病　E. 心包积液　F. 瓣膜病

355. 关于心律失常的治疗，不恰当的观点为

A. 缓解和消除心律失常的症状

B. 纠正心律失常引起的血流动力学障碍

C. 终止致命性心律失常

D. 预防并发症的出现

E. 防止心律失常复发

F. 所有心律失常都可能导致威胁生命的情况发生，必须治疗

356. 对于该患者，目前治疗措施必要的是

A. 应用洋地黄类药物　B. 置入抗心律失常起搏器　C. 氨茶碱静脉注射

D. 呋塞米静脉推注　E. 心脏移植　F. 应用 β 受体阻断药

G. 应用 ACEI　H. 抗凝治疗　I. 应用改善心肌代谢类药物

(357~359 题共用题干)

男，60 岁。因“广泛前壁心肌梗死”住院治疗 1 天，住院过程中突然出现晕厥。

357. 该患者晕厥最可能的原因为

A. 脑栓塞　B. 一度房室传导阻滞　C. 二度房室传导阻滞

D. 室速　E. 室颤　F. 心脏破裂

358. 在没有其他检查的情况下，对该患者最有效的处理为

A. 电除颤　B. 气管插管　C. 心脏按压

D. 口对口人工呼吸　E. 静脉给予多巴胺　F. 静脉给予肾上腺素

G. 静脉给予阿托品

359. 假设该患者晕厥为心梗后恶性室性心律失常所致。下列可以起到预防作用的药物是

A. 地高辛　B. 阿司匹林　C. 阿替洛尔

D. 维拉帕米　E. 胺碘酮　F. 普罗帕酮

G. 奎尼丁　H. 华法林　I. 硝酸甘油

(360~362 题共用题干)

男，65 岁。20 年前健康体检时出现“心电图异常”，近 2 个月来，发作 2 次，走路时眼前发黑。查体：心率 40 次/分，节律规整，可闻及大炮音。BP 130/80mmHg。

360. 最可能的诊断为

A. 窦性心律不齐　B. 窦性心动过缓伴室性停搏

C. 二度Ⅰ型房室传导阻滞　　D. 二度Ⅱ型房室传导阻滞
E. 完全性房室传导阻滞　　F. 完全性左束支传导阻滞

361. 下列治疗措施可改善症状的有
A. 硫酸阿托品　　B. α受体激动药　　C. β受体激动药
D. 抗血小板药物　　E. 植入心脏起搏器　　F. 射频消融

362. 病态窦房结综合征的主要心电图表现包括
A. 非药物引起的持续而显著的窦性心动过缓
B. 窦性停搏
C. 窦房传导阻滞与房室传导阻滞
D. 心动过缓-心动过速综合征
E. 右束支传导阻滞
F. 心脏固有心率超过80次/分
G. 房性期前收缩
H. 室性期前收缩
I. 阵发性房颤

(363~365题共用题干)

女，40岁。因心悸伴呼吸困难2年，不能平卧2小时入院。查体：脉率110次/分，血压90/60mmHg，双肺底可闻及水泡音，心率140次/分，第一心音强弱不等，二尖瓣听诊区可闻及舒张期隆隆样杂音，肝肋下2cm，双下肢轻度水肿。1年前有脑栓塞病史。无冠心病病史。

363. 该患者最可能的心律失常是
A. 房性早搏　　B. 室性早搏　　C. 房性心动过速
D. 心房颤动　　E. 心房扑动　　F. 阵发性室上性心动过速

364. 为明确诊断，应该进行的检查是
A. 心电图　　B. 拍摄胸片　　C. 头颅CT
D. 胸腔穿刺　　E. 脑脊液压力测定　　F. 超声心动图
G. 血气分析　　H. 心肌酶测定

365. 如对该患者出现的心律失常进行转律，首先应进行的检查是
A. 超声心动图　　B. 血糖　　C. 血脂
D. 拍摄胸片　　E. 头颅CT　　F. 肺灌注扫描
G. 血气分析

(366~367题共用题干)

男，62岁。10年前健康体检时提示“窦性心动过缓”，近2个月来，发生黑矇3次。查体：脉搏38次/分，节律规整，BP 120/70mmHg，心电图如下图所示。

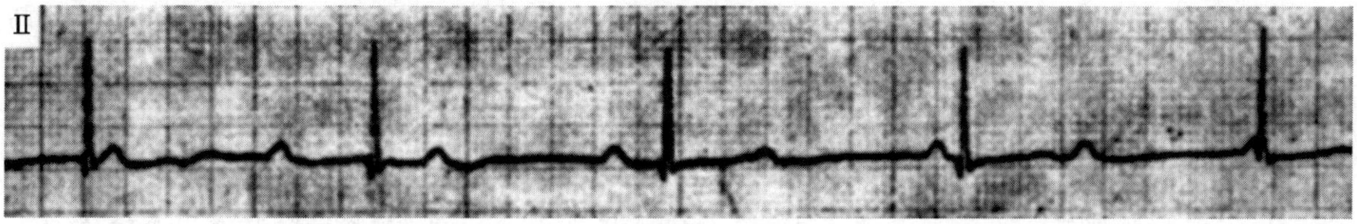

366. 根据心电图所示，最可能的诊断为

A. 室性心动过速　　B. 一度房室传导阻滞
C. 二度Ⅰ型房室传导阻滞　　D. 二度Ⅱ型房室传导阻滞
E. 三度房室传导阻滞　　F. 窦性心动过缓

367. 最合适的治疗应选择

A. 硫酸阿托品　　B. α受体激动药　　C. β受体激动药
D. 抗血小板药物　　E. 植入心脏永久起搏器　　F. 氨茶碱

（368~370题共用题干）

女，12岁。因“多饮、多食、多尿伴体重减轻15天”来诊。无恶心、呕吐。无糖尿病家族史。查体：生命体征正常，体型偏瘦。心、肺无明显异常，腹软，无压痛。实验室检查：空腹血糖13.9mmol/L，餐后2小时血糖24.8mmol/L；尿酮体阳性，血酮体弱阳性。诊断：1型糖尿病合并糖尿病酮症酸中毒。

368. 该患者诊断1型糖尿病的依据是

A. 起病年龄小　　B. 症状典型　　C. 自发酮症倾向
D. 初诊时血糖高　　E. 无糖尿病家族史　　F. 血、尿酮体阳性

369. 针对该患儿的治疗方案为

A. 启动皮下胰岛素治疗　　B. 糖尿病教育
C. 严格饮食控制，不宜运动　　D. 口服抗糖尿病药物，如二甲双胍
E. 积极静脉补液　　F. 卧床休息

370. 针对该患儿的胰岛素治疗方案，应选择

A. 多次皮下注射胰岛素　　B. 预混胰岛素治疗
C. 静脉滴注小剂量胰岛素　　D. 胰岛素联合口服抗糖尿病药物
E. 胰岛素泵持续皮下输注胰岛素　　F. 有条件者建议胰岛移植

（371~373题共用题干）

男，72岁。因“恶心、呕吐2天，意识不清3小时”来诊。患者有糖尿病病史4年，不规则服用二甲双胍、格列齐特等治疗，余无特殊。查体：T 36.5℃，P 110次/分，BP 80/50mmHg。浅昏迷，深大呼吸，皮肤、黏膜干燥，四肢湿冷，双肺无湿啰音，双下肢无水肿。

371. 为明确诊断，必须立即进行的检查项目包括

A. 血糖　　B. 血气分析　　C. 电解质
D. 尿常规　　E. 血乳酸　　F. 心肌酶谱、心电图

372. 该患者目前诊断考虑为（血常规：WBC 12.3 $\times 10^9$/L，N 0.80，RBC 4.2 $\times 10^{12}$/L，Hb 130g/L，PLT 204 $\times 10^9$/L。尿常规：葡萄糖（+++），酮体（+++），蛋白质（+）；血糖32.1mmol/L。血气分析：pH 7.12，P_aO_2 98mmHg，P_aCO_2 40mmHg，HCO_3^- 18.0mmol/L，CO_2CP 8.5mmol/L，BE 3.2mmol/L。血电解质：钾5.8mmol/L，钠138mmol/L，氯100mmol/L，钙2.5mmol/L，镁1.0mmol/L，磷1.4mmol/L；血乳酸1.1mmol/L。心肌酶：CK 40U/L，GOT 25U/L，LDH 158U/L，CK-MB 92U/L。ECG：窦性心动过速，ST-T改变）

A. 2型糖尿病　　B. 脑卒中　　C. 乳酸酸中毒
D. 急性心肌梗死　　E. 高渗性高血糖状态　　F. 糖尿病酮症酸中毒昏迷

373. 关于该患者的治疗，叙述正确的是

A. 如无心力衰竭，开始时补液速度应较快

B. 开始治疗时即可予以输注葡萄糖溶液，其中加入速效胰岛素

C. 小剂量胰岛素使用剂量一般为 0.1U/（kg·h）

D. 开始治疗 2 小时后如血糖无肯定下降，胰岛素用量可适当加大

E. 当血糖降至 13.9mmol/L 时，改用 5% 葡萄糖溶液并加入普通胰岛素

F. 只要存在酸中毒，在治疗开始即可用碳酸氢钠纠酸治疗

（374~376 题共用题干）

男，75 岁。因“夜间阵发性呼吸困难 1 周”来诊。糖尿病肾病病史 3 年。查体：T 36.5℃，P 160 次/分，R 24 次/分，BP 90/50mmHg；双肺底较多湿啰音；HR 160 次/分，律不齐；双下肢水肿。

374. 目前应主要考虑的诊断有

A. 支气管哮喘

B. 糖尿病肾病并急性左心衰竭

C. 肺部感染

D. 心脏压塞

E. 急性呼吸窘迫综合征

F. 心源性休克

375. 为明确诊断，应立即进行的检查项目包括

A. 心电图

B. 胸部 X 线

C. 血常规

D. 肺功能

E. 血生化

F. 动脉血气分析

376. 应尽快做的处理包括

A. 积极补充血容量

B. 静脉滴注 5% 碳酸氢钠溶液 250ml

C. 血液滤过

D. 腹膜透析/血液透析

E. 强心、利尿、扩血管

F. 结肠透析

（377~380 题共用题干）

男，68 岁。因“多尿、多饮 20 余年，伴双下肢麻痛 2 年”来诊。患者有糖尿病病史，平素血糖控制在 FPG 7.0~8.0mmol/L，2hPG 10.0~11.0mmol/L。既往有高血压病史 20 年。查体：BP 135/76mmHg；意识清楚，精神可；口唇无发绀，颈静脉无充盈；双肺呼吸音清，未闻及明显干、湿啰音。HR 80 次/分，律齐，无杂音；腹部（－）；双下肢无水肿，双下肢浅感觉减退。

377. 患者入院后应检查

A. 糖化血红蛋白

B. 肌电图测定

C. 定量振动觉测定

D. 皮肤温度感觉测定

E. 下肢血管彩超

F. 血液流变学检查

378. 周围神经病变损害的症状与体征包括（提示：患者诊断为糖尿病周围神经病变）

A. 有中等到严重程度的持续性疼痛

B. 四肢（至少双下肢）感觉障碍

C. 双下肢踇趾（或至少有一足踇趾）有振动觉的异常

D. 腱反射早期亢进、后期减弱或消失

E. 右侧腓总神经感觉传导速度值比同龄人均值低 1SD

F. 四肢肌力减退

379. 针对患者目前的状况应采取的治疗为（提示：患者入院检测空腹及餐后 2 小时血糖，平均值分别为 8. 0mmol/L、10. 0mmol/L）

A. 控制血糖　　B. 戒酒　　C. B 族维生素等支持治疗
D. 改善循环　　E. 对症治疗　　F. 戒烟

380. 本病需要患者改善生活方式以有利于治疗，其中影响最大的是

A. 清淡饮食，不宜油腻，注意安排粗纤维饮食
B. 合理控制血糖
C. 注意保暖
D. 锻炼适度
E. 戒烟、戒酒
F. 疼痛时以休息为主

（381～383 题共用题干）

男，36 岁。因“体检发现血糖偏高 3 天”来诊，3 天前患者于体检时发现空腹血糖为 6. 7mmol/L，无明显自觉不适。无糖尿病的家族史。

381. 下列措施中可以实施的是

A. 复查空腹血糖，加查早餐后 2 小时血糖　　B. 进行口服葡萄糖耐量试验
C. 进行静脉葡萄糖耐量试验　　D. 进行小剂量地塞米松抑制试验
E. 进行大剂量地塞米松抑制试验　　F. 进行禁水试验

382. 如果该患者的 OGTT 结果是空腹血浆血糖 6. 5mmol/L，服糖后 1 小时 7. 7mmol/L，服糖后 2 小时 7. 1mmol/L，则该患者应考虑的诊断是

A. 正常糖耐量　　B. 糖耐量减低
C. 空腹血糖调节受损　　D. 1 型糖尿病
E. 2 型糖尿病　　F. 难以下结论，建议再次行 OGTT

383. 如果患者身高 165cm，体重 80kg，诊断为空腹血糖调节受损（IFG），目前一般认为应该选择的干预措施是

A. 饮食治疗　　B. 运动治疗　　C. 糖尿病教育
D. 短效胰岛素治疗　　E. 噻唑烷二酮类　　F. 双胍类药物

（384～387 题共用题干）

男，23 岁，学生。由于“昏迷半小时”，于上午 11 点被送来急诊。病史（同伴提供）：患者近几日来饮水较多，每日饮水约 4000ml，但仍常诉口渴，而且喜冷饮。约每 1 小时需排尿一次（量不详），夜尿 4～5 次。食欲缺乏，昏迷前 1 天曾有呕吐胃内容物 2～3 次，未见咖啡色样物，曾听患者诉“由于饮水太多，口淡，胃口不好，不如改喝可乐有味”。查体：T 38. 6℃，R 16 次/分，P 72 次/分，BP 130/80mmHg，昏迷，双瞳孔等大等圆，d = 2. 5cm，对光反射存在，皮肤干燥，弹性差，中度脱水貌。呼吸较深大，有烂苹果味，双肺呼吸音清，未闻及干湿啰音。心界不大，HR 72 次/分，各瓣膜区未闻及明显病理性杂音。生理反射存在，病理反射可疑。

384. 目前患者首先应考虑的诊断是

A. 脑出血　　B. 脑梗死　　C. 严重心律失常

D. 糖尿病酮症酸中毒　　E. 糖尿病非酮症高渗性昏迷

385. 目前急诊最应先进行的检查是

A. 心电图　　B. 头部 CT

C. 血清钾、钠、氯、渗透压　　D. 尿常规

E. 血清葡萄糖　　F. 血清二氧化碳结合力、碳酸氢根浓度

386. 目前诊断主要考虑以下哪种疾病？［提示：血常规：WBC $12.3\times10^9/L$，N 0.83，Hb 156g/L，PLT $140\times10^9/L$；血生化：Na^+ 140mmol/L，K^+ 4.5mmol/L，Glu 33.6mmol/L，CO_2CP 14mmol/L；尿常规：Glu（++++），酮体（+++），尿比重 1.021］

A. 重症感染合并应激性高血糖　　B. 糖尿病酮症酸中毒

C. 糖尿病非酮症高渗性昏迷　　D. 糖尿病乳酸性酸中毒

E. 糖尿病合并重症感染　　F. 尿毒症性昏迷

387. 下列措施中属于治疗关键环节的是

A. 吸氧，纠正酸中毒　　B. 补液，纠正脱水

C. 大剂量胰岛素治疗降低血糖　　D. 补碱，纠正酸中毒

E. 脱水治疗脑水肿，防止脑疝　　F. 给糖皮质激素对抗应激

(388~390 题共用题干)

女，28 岁。无性生活史，因“昏迷半小时”入院，生化检查提示糖尿病，抢救后患者苏醒。

388. 为进一步诊断和治疗，目前还需要的检查是

A. OGTT　　B. IVGTT

C. 空腹血糖和餐后 2 小时血糖　　D. 空腹胰岛素和餐后 2 小时胰岛素

E. 空腹 C 肽和餐后 2 小时 C 肽　　F. 谷氨酸脱羧酶抗体

389. 患者听力正常，无糖尿病家族史，检查结果：空腹胰岛素和 C 肽水平很低，几乎测不到，餐后 2 小时不被激发，谷氨酸脱羧酶抗体（+）。考虑可能性最大诊断的诊断是

A. 强直性肌营养不良　　B. Turner 综合征

C. 2 型糖尿病　　D. 1 型糖尿病

E. 线粒体糖尿病　　F. 妊娠糖尿病

390. 最适宜该患者的长期治疗方案是

A. 单纯饮食加运动

B. 单用双胍类药物

C. 单用 α – 葡萄糖苷酶抑制剂

D. 在饮食和运动的基础上加用胰岛素

E. 在运动的基础上加用第二代磺脲类药物

F. 在饮食的基础上加用第三代磺脲类药物

(391~393 题共用题干)

男，35 岁。因“心悸、乏力、食欲亢进 2 个月，双眼畏光、流泪 1 个月”来诊。患者 1 年前发现甲状腺功能亢进，曾口服丙硫氧嘧啶后出现轻度皮疹，后改为甲巯咪唑治疗，半年前自行停药。近 2 个月自觉心悸、乏力、食欲亢进，近 1 个月双眼畏光、流泪，无明显球后压迫感、

眼痛及复视，口服甲巯咪唑后出现白细胞计数减少（0.8×10^9/L），无明显发热。查体：双甲状腺Ⅱ度肿大，HR 90 次/分，律齐；双眼睑水肿，无明显眼睑红斑，无明显结膜充血、水肿，无明显眼阜水肿，双眼突眼度 20mm，双眼睑挛缩 +2mm，无眼睑闭合不全。

391. 为进一步治疗，尚需做的检查是

A. 甲状腺功能　　B. 血常规　　C. 肝功能

D. 动态心电图　　E. 颈部增强 CT　　F. 颅脑 X 线片

392. 控制甲状腺功能的治疗方案是（提示：患者停用甲巯咪唑后白细胞进行性上升至 2.0×10^9/L，但患者自觉心悸明显。HR 100 次/分。甲状腺功能：FT_3 12.9pmol/L，FT_4 38.8pmol/L，sTSH 0.005mU/L，TRAb 24U/L）

A. 口服甲巯咪唑　　B. 口服丙基硫氧嘧啶

C. ^{131}I 治疗　　D. 甲状腺功能亢进手术治疗

E. 甲状腺动脉栓塞　　F. 生长抑素治疗

393. 患者突眼，目前的一般治疗措施是

A. 戒烟

B. 高枕卧位

C. 限制钠盐，合理使用利尿药

D. 注意用眼卫生

E. 戴有色眼镜

F. 睡眠时眼睑不能闭合者可使用盐水纱布保护角膜

（394～396 题共用题干）

女，36 岁。甲亢患者，服丙硫氧嘧啶 1 个月余，症状好转，近 2 日喉痛，心率增快，全身乏力，似有低热。

394. 首先应进行的是

A. 肌内注射青霉素　　B. 加用普萘洛尔　　C. 增加丙硫氧嘧啶剂量

D. TT_3、TT_4的测定　　E. 白细胞计数及分类　　F. 肝功能检查

395. 抗甲状腺药物的不良反应包括

A. 甲状腺功能减退　　B. 皮疹　　C. 粒细胞缺乏症

D. 中毒性肝病　　E. 消化道症状　　F. 肌无力

396. 下述提示可以停用抗甲状腺药物的最佳指标是

A. TRAb 转为阴性　　B. 甲状腺功能正常　　C. 不发生皮疹

D. TSH 恢复正常　　E. 粒细胞减少　　F. 肝功损害

（397～399 题共用题干）

女，53 岁。体形胖，平素食欲佳，近 1 个月饮水量逐渐增多，每日约 1500ml，尿量多，空腹血糖 6.7mmol/L，尿糖（+）。

397. 下列可确诊糖尿病的检查是

A. 24 小时尿糖定量　　B. 24 小时尿蛋白定量　　C. 血、尿 C 肽测定

D. 血胰岛素释放试验　　E. 葡萄糖耐量试验　　F. 糖化血红蛋白测定

398. 1 型糖尿病和 2 型糖尿病的鉴别要点不包括

A. 病因　　B. 家族史　　C. 体重

D. 性别　　E. 酮症倾向　　F. 血糖高低

399. 糖尿病综合治疗原则不包括

A. 早期　　B. 长期　　C. 综合

D. 个体化　　E. 大量用药　　F. 短期

(400～402 题共用题干)

女，30 岁。主诉头晕、乏力、月经量多 3 年，查体：贫血貌，浅表淋巴结及肝、脾无增大，Hb 58g/L，WBC 8.0×10^9/L，PLT 185×10^9/L，网织红细胞计数 0.005，血片可见红细胞中心淡染区扩大，血清铁 7.0μmol/L，骨髓外铁阴性。

400. 下列各类贫血发病机制属红细胞破坏增加的是

A. 阵发性睡眠性血红蛋白尿　　B. 再生障碍性贫血

C. G-6-PD 缺乏症　　D. 卟啉病

E. 骨髓增生异常综合征　　F. 急性白血病

401. 属于组织缺铁表现的是

A. 异食癖　　B. 乏力、易倦

C. 儿童生长发育迟缓、智力低下　　D. 易感染

E. 头晕、头痛　　F. 心悸、气短

G. 匙状甲　　H. 腹痛、黑便

I. 血红蛋白尿

402. 下列关于 IDA 应用铁剂治疗时的叙述正确的是

A. 宜选用亚铁制剂

B. 与饮茶同时服用无影响

C. 血红蛋白 7～10 天达高峰

D. 网织红细胞在 2 周后开始升高

E. 应选择含铁量高、容易吸收、胃肠道反应小的铁剂

F. 小剂量开始应用

G. 血红蛋白在 3～6 个月恢复正常

H. 血红蛋白正常后仍继续服铁剂 1～2 个月

I. 与维生素 C 配伍应用

(403～406 题共用题干)

男，53 岁。消瘦、乏力 5 个月。患者 5 个月前无明显诱因出现乏力，自觉体重减轻，后出现低热，体温 37.2℃左右，自诉有盗汗。3 天前行血常规发现白细胞计数明显高于正常，行骨髓穿刺诊断为慢性粒细胞白血病慢性期。患者无头晕、头痛，无口腔或鼻出血，无腹痛、腹胀、腹泻症状，精神、饮食、睡眠可，体重下降约 10kg。查体：T 36.3℃，P 84 次/分，R 18 次/分，BP 110/70mmHg。神清，皮肤黏膜无黄染，浅表淋巴结未触及肿大，周身皮肤及黏膜无出血点及瘀斑，胸骨无压痛，心肺未及异常。腹软，无压痛及反跳痛，肝肋下未触及，脾大，平脐，

质硬，无触痛，肝、肾区无叩痛，双下肢无水肿。

403. 可引起脾大的疾病有

A. 血吸虫病　B. 钩虫病　C. 慢性疟疾
D. 菌痢　E. 肝硬化　F. 胃溃疡
G. 黑热病　H. 脾功能亢进

404. 慢粒的特征性改变有

A. Ph 染色体阳性
B. *BCR-ABL* 融合基因阳性
C. *AM*1-*TEL* 融合基因阳性
D. *CBFβ-MYH*11 融合基因阳性
E. 骨髓增生活跃，以粒系为主，其中中幼、晚幼及杆状核粒细胞明显增多
F. 骨髓增生活跃，以粒系为主，其中原粒细胞明显增多
G. 偶见 Gaucher 样细胞
H. NAP 强阳性
I. 粒细胞胞质常有中毒颗粒和空泡

405. 需与该病鉴别的疾病是

A. 脾大可能的原发病　B. 类白血病反应
C. 自身免疫性贫血　D. 再生障碍性贫血
E. MDS　F. 骨髓纤维化
G. ITP

406. 该患者可采取的治疗措施有

A. 口服羟基脲　B. IFN-α　C. IFN-β
D. 高三尖杉酯碱　E. 口服白消安　F. 糖皮质激素
G. 甲磺酸伊马替尼　H. 利妥昔单抗　I. 异基因造血干细胞移植

（407～409 题共用题干）

男，52 岁，下岗工人。反复发作性咳嗽、喘息 5 年。近 5 年间常咳嗽，喘息，少许白黏痰。症状常于天气变化或气温变化较大时加重。日、夜均可发作，夜间稍重。活动、接触油烟味等可诱发。在当地医院多次胸部 X 线检查均未见异常。查体：未发现阳性体征。诊断为支气管炎合并哮喘，予沙丁胺醇气雾剂吸入，二丙酸倍氯米松吸入，抗菌药治疗后，症状好转但仍有反复。

407. 有助于诊断支气管哮喘的依据有哪些

A. 临床症状　B. 临床体征　C. 肺功能检查
D. 变应原筛选　E. 胸部 X 线或 CT 检查　F. 肝肾功能
G. 心电图　H. 支气管激发或舒张试验

408. 提示：患者症状虽有好转，但每周仍有 2～3 次咳嗽、胸闷等症状发作。进一步检查示肺功能检查，FEV_1 占预计值 61%，支气管舒张试验后 FEV_1 增加 430ml，缓解率 39%，FEV_1/FVC 65%。根据以上症状及肺功能检查，该患者目前哮喘病情程度为

A. 急性发作期　B. 缓解期　C. 间歇发作期

D. 慢性持续期　　E. 间歇期　　F. 治愈

409. 与哮喘相关的疾病有哪些

A. 变应性鼻炎　　B. 药物过敏　　C. 过敏性眼结膜炎

D. 过敏性皮肤疾病　　E. 食物过敏　　F. 胃食管反流

答案与解析

1. C　2. A　3. A　4. A　5. B　6. E　7. D　8. C　9. B　10. C　11. D　12. B　13. B　14. B　15. D　16. C　17. C　18. E　19. A　20. D　21. B　22. E　23. B　24. D　25. B　26. B　27. E　28. A　29. D　30. A　31. E　32. C　33. A　34. C　35. D　36. B　37. A　38. C　39. C　40. A　41. D　42. A　43. E　44. A　45. E　46. D　47. D　48. D　49. D　50. B　51. D　52. E　53. A　54. E　55. B　56. A　57. D　58. B　59. C　60. E　61. E　62. A　63. B　64. B　65. B　66. E　67. A　68. E　69. B　70. A　71. D　72. B　73. D　74. C　75. C　76. E　77. E　78. E　79. D　80. D　81. A　82. E　83. B　84. A　85. A　86. B　87. C　88. D　89. C　90. C　91. C　92. C　93. C　94. D　95. D　96. B　97. A　98. C　99. C　100. B　101. A　102. D　103. A　104. B　105. C　106. C　107. A　108. A　109. D　110. E　111. D　112. C　113. D　114. B　115. E　116. B　117. C　118. D　119. E　120. B　121. D　122. E　123. A　124. D　125. E　126. D　127. C　128. D　129. B　130. C　131. E　132. C　133. D　134. A　135. E　136. B　137. D　138. C　139. D　140. C　141. D　142. C　143. B　144. B　145. A　146. D　147. B　148. C　149. C　150. A　151. A　152. E　153. A　154. E　155. D　156. A　157. C　158. C　159. E　160. C　161. E　162. B　163. C　164. E　165. E　166. D　167. C　168. C　169. A　170. A　171. A　172. D　173. E　174. A　175. C　176. C　177. D　178. C　179. A　180. A　181. C　182. D　183. E　184. A　185. A　186. C　187. E　188. B　189. C　190. A　191. E　192. D　193. C　194. D　195. A　196. B　197. C　198. A　199. D　200. E　201. C　202. A　203. C　204. D　205. C　206. C　207. D　208. A　209. D　210. D　211. B　212. D　213. E　214. E　215. B　216. A　217. B　218. A　219. A　220. A　221. E　222. D　223. D　224. C　225. D　226. B　227. E　228. B　229. E　230. D　231. D　232. C　233. D　234. C　235. D　236. B　237. C　238. C　239. D　240. C　241. C　242. C　243. C　244. E　245. E　246. B　247. B　248. D　249. C　250. E　251. D　252. C　253. A　254. B　255. B　256. D　257. B　258. E　259. E　260. E　261. D　262. E　263. E　264. D　265. B　266. C　267. E　268. C　269. C　270. A　271. D　272. C　273. B　274. D　275. E　276. E　277. A　278. B　279. D　280. D　281. E　282. E　283. B　284. E　285. A　286. C　287. B　288. D　289. A　290. B　291. A　292. E　293. C　294. C　295. C　296. B　297. A　298. D　299. B　300. B　301. E　302. D　303. B　304. C　305. D　306. D　307. B　308. A　309. C　310. D　311. B　312. A　313. E　314. D　315. E　316. D　317. C　318. D　319. A　320. B　321. D　322. A　323. D　324. BCEG　325. C　326. ABCDEG　327. BCDE　328. CE　329. CDE　330. ACDF　331. ACDEF　332. C　333. DE　334. C　335. A　336. G　337. E　338. D　339. ACD　340. E　341. ABDE　342. CGH　343. ABD　344. B　345. ABCDEFG　346. ABF　347. ACD　348. DF　349. B　350. ADGH

351. BCDEF　352. ACDEF　353. E　354. C　355. F　356. ADFGH　357. E　358. A　359. CE　360. E　361. ACE　362. ABCD　363. D　364. ABFGH　365. A　366. E　367. E　368. ABCEF　369. AB　370. AE　371. ABCDE　372. AF　373. ACDE　374. B　375. ABCEF　376. CD　377. ABCD　378. ABCDE　379. ABCDEF　380. B　381. AB　382. C　383. ABCEF　384. D　385. CDEF　386. B　387. B　388. DEF　389. D　390. D　391. ABC　392. C　393. ABCDEF　394. E　395. BCD　396. AB　397. E　398. DF　399. EF　400. ACD　401. ACDG　402. AEFI　403. ACEGH　404. ABEG　405. ABF　406. ABDEGI　407. ABCDEH　408. D　409. ABCDEF

3. A【解析】甲状腺危象与甲状腺激素大量进入循环有关，可危及生命。多发生于较重甲状腺功能亢进（甲亢）未予治疗或治疗不充分的患者。常见诱因有感染、劳累、手术、创伤、精神刺激等。

4. A【解析】甲亢时由于血管扩张和血流加速，肿大的甲状腺上可闻及血管杂音和触及震颤。甲状腺血管杂音是甲亢时有意义的体征。

6. E【解析】一般情况下，糖皮质激素是特发性血小板减少性紫癜（ITP）的一线治疗。免疫抑制剂治疗一般不作为首选治疗，初治后数月或数年复发者可选用免疫抑制剂治疗。与免疫抑制剂合用可提高疗效，减少糖皮质激素用量。

7. D【解析】慢性肾盂肾炎诱因常包括尿路畸形，尿路梗阻如结石、肿瘤等，机体免疫功能降低如糖尿病患者或应用肾上腺皮质激素者等。在此基础上反复尿路感染病史超过半年，有以下一项者即可诊断为慢性肾盂肾炎：①静脉肾盂造影有肾盂、肾盏狭窄变形者（此项检查阳性率不高）。②肾外形表面凹凸不平、两个肾脏大小不等。③持续性肾小管功能受损，如尿浓缩功能减退、夜尿增多、晨尿比重和渗透压降低、肾小管酸化功能减退等。

8. C【解析】95%以上的慢性髓细胞性白血病（CML）细胞中出现Ph染色体，显带分析为t（9；22）（q34；q11）。9号染色体长臂上*c-ABL*原癌基因易位至22号染色体长臂的断裂点簇集区（*BCR*）形成*BCR-ABL*融合基因。

9. B【解析】洋地黄制剂应用过程中应警惕洋地黄中毒的发生。心肌缺血、缺氧及低血钾、低血镁、甲状腺功能减退、肾功能不全的情况下更易出现洋地黄中毒，其最重要的表现为各类心律失常，以室性期前收缩常见，多表现为二联律、非阵发性交界区心动过速、房性期前收缩、心房颤动及房室传导阻滞等。快速房性心律失常伴传导阻滞是洋地黄中毒的特征性表现。

10. C【解析】哌唑嗪是选择性的α_1受体阻断药，可阻断交感神经对血管平滑肌的支配，扩张动、静脉，使外周血管阻力降低，血压下降。首次服用可有恶心、眩晕、头痛、嗜睡、心悸、直立性低血压。

11. D【解析】急性白血病的骨髓象一般是增生活跃到极度活跃，但也有增生低下性急性白血病。再生障碍性贫血的原因是造血干细胞功能障碍，骨髓造血功能低下。溶血性贫血骨髓增生应活跃，但出现危象时会增生低下。缺铁性贫血是由于体内铁不足引起的贫血，外周血常见网织红细胞增多，骨髓增生活跃。骨髓纤维化时，正常骨髓细胞减少，造血功能低下。

12. B【解析】糖皮质激素是治疗特发性血小板减少性紫癜的首选治疗。泼尼松效果较好。初始用量为1mg/（kg·d），一次顿服。待血小板恢复正常或接近正常后逐渐减量。

13. B【解析】特发性血小板减少性紫癜患者可见PAIg阳性、PAC3阳性；血小板计数减少，血小板平均体积偏大，血小板功能一般正常；骨髓巨核细胞数正常或增加，巨核细胞发育成熟障碍，表现为体积变小，胞质内颗粒减少，幼稚巨核细胞增加，产板型巨核细胞显著减少；红系、粒系、淋巴系及单核系正常。

14. B【解析】洋地黄类药物不宜应用的情况：①预激综合征合并心房颤动。②二度或高度房室传导阻滞。③病态窦房结综合征，特别是老年人。④单纯性舒张性心力衰竭如肥厚型心肌病。⑤单纯性重度二尖瓣狭窄伴窦性心律而无右心衰竭的患者。⑥急性心肌梗死，尤其在最初24小时内，除非合并心房颤动和/或心腔扩大。

15. D【解析】肾病综合征患者发生肾静脉血栓形成及系统性血管血栓及栓塞并发症并非少见。易发生血栓的原因：①由于血液浓缩（有效血容量减少）及高脂血症，造成血液黏稠度增加。②因某些蛋白质从尿中丢失，肝代偿性合成蛋白增加，引起机体凝血、抗凝和纤溶系统失衡。③肾病综合征时血小板过度激活、应用利尿药和糖皮质激素等进一步加重高凝状态。

16. C【解析】血清促甲状腺激素（TSH）浓度的变化是反映甲状腺功能最敏感的指标，敏感TSH成为筛查甲亢的第一线指标，甲亢时TSH通常<0.1mU/L。

17. C【解析】糖皮质激素可诱发或加剧胃、十二指肠溃疡，甚至造成消化道出血或穿孔。长期应用糖皮质激素，由于钠、水潴留和血脂升高可引起高血压和动脉粥样硬化。

18. E【解析】上消化道出血时，由于大量血液蛋白质的消化产物在肠道被吸收，血中尿素氮浓度可暂时增高，称为肠源性氮质血症。一般出血后数小时血尿素氮开始上升，24～48小时达高峰，大多不超出14.3mmol/L，3～4日后降至正常。

19. A【解析】二尖瓣狭窄的并发症：①心房颤动，房颤为二尖瓣狭窄最常见的心律失常，也是相对早期的常见并发症，可能为患者就诊的首发症状。②急性肺水肿，为重度二尖瓣狭窄的严重并发症。③血栓栓塞，20%的患者可发生体循环栓塞，其中80%伴房颤。④右心衰竭，右心衰竭为晚期常见并发症。⑤感染性心内膜炎，较少见，在瓣叶明显钙化或合并房颤时更少发生。⑥肺部感染，常有肺静脉压力增高及肺淤血，易合并肺部感染，感染后常诱发或加重心力衰竭。

20. D【解析】上消化道大出血是常见急症，指十二指肠悬韧带［屈氏（Treitz）韧带］以近的消化道，包括食管、胃、十二指肠、胆管和胰管等病变引起的出血。常见病因为消化性溃疡、食管－胃底静脉曲张破裂、急性糜烂出血性胃炎和上消化道肿瘤。

21. B【解析】考虑有消化道活动出血的情况：①反复呕血，或黑粪（血便）次数增多，肠鸣音活跃。②周围循环状态经充分补液及输血后未见明显改善，或虽暂时好转而又恶化。③血红蛋白浓度、血细胞比容继续下降，红细胞计数减少。④补液与尿量足够的情况下，血尿素氮持续或再次升高。

22. E【解析】消化性溃疡典型症状为上腹痛，性质可有钝痛、灼痛、胀痛、剧痛、饥饿样不适。疼痛呈慢性过程，可反复或周期性发作，部分患者有与进餐相关的节律性上腹痛，餐后痛多见于胃溃疡（GU），饥饿痛或夜间痛、进餐缓解多见于十二指肠溃疡（DU）；腹痛可被抑酸药或抗酸药缓解。部分病例仅表现上腹胀、上腹部不适、食欲缺乏、嗳气、反酸等消化不良症状。呕血、黑便是上消化道出血的常见症状。

23. B【解析】消化性溃疡主要指发生在胃和十二指肠的慢性溃疡，典型的胃溃疡多见于胃角附近及胃窦小弯侧，十二指肠溃疡多发生在球部。

24. D【解析】上消化道（包括食管、胃、十二指肠、胆管和胰管）或小肠上段出血并在肠内停留时间较长，因红细胞破坏后，血红蛋白在肠道内与硫化物结合形成硫化亚铁，使得粪便呈黑色，更由于附有黏液而发亮，类似柏油，故称柏油便。

25. B【解析】每日消化道出血 >5ml，大便隐血试验阳性；每日出血量超过 50ml，则出现黑便；胃内积血量 >250ml 可引起呕血。一次出血量不超过 400ml 时，可由组织液及脾贮血所补充，一般不引起全身症状。出血量 >400ml，可出现头晕、心悸、乏力等症状。短时间内出血量 >1000ml，可有休克表现。

27. E【解析】慢性肺心病时心电图可见电轴右偏，额面平均电轴≥ +90°。

29. D【解析】慢性肺心病患者对洋地黄类药物的耐受性低，易致中毒，出现心律失常。是否应用应持慎重态度，根据指征选用。原则上选用作用快、排泄快的洋地黄类药物，按常规剂量的 1/2 或 2/3 静脉给药。用药前注意纠正缺氧，防治低钾血症。低氧血症、感染等均可使心率增快，故不宜以心率作为衡量洋地黄类药物的应用和疗效考核指征。

30. A【解析】慢性肺心病心力衰竭患者，洋地黄类药物的应用指征：①感染已控制，呼吸功能已改善，利尿治疗后右心功能无改善者。②以右心衰竭为主要表现而无明显感染的患者。③合并室上性快速心律失常，如室上性心动过速、心房颤动（心室率 >100 次/分）者。④合并急性左心衰竭的患者。

31. E【解析】支气管哮喘简称哮喘，是一种以慢性气道炎症和气道高反应性为特征的异质性疾病。主要特征包括气道慢性炎症，气道对多种刺激因素呈现的高反应性，多变的可逆性气流受限，以及随病程延长而导致的一系列气道结构的改变，即气道重构。

35. D【解析】劳力性呼吸困难是左心衰竭最早出现的症状。

37. A【解析】糖尿病酮症酸中毒患者采用小剂量胰岛素连续静脉滴注方案，推荐剂量 0. 1U/（kg·h），随后根据血糖下降速度调整胰岛素泵速。

42. A【解析】1 型糖尿病绝大多数是自身免疫性疾病，遗传因素和环境因素共同参与其发病。1 型糖尿病遗传易感性涉及 50 多个基因，包括 *HLA* 基因和非 *HLA* 基因，现尚未被完全识别。

45. E【解析】痛风急性关节炎期多在午夜或清晨突然起病，关节剧痛；数小时内受累关节出现红、肿、热、痛和功能障碍；单侧第一跖趾关节最常见；发作呈自限性。

46. D【解析】临床多见于 40 岁以上男性，女性多在更年期后发病，近年发病有年轻化趋势。常有家族遗传史。常伴有肥胖、高脂血症、高血压、糖耐量异常或 2 型糖尿病、动脉硬化和冠心病等。急性关节炎期可伴高尿酸血症，但部分急性发作时血尿酸水平正常。

47. D【解析】痛风慢性期的主要表现为痛风石及慢性关节炎。痛风石是痛风的特征性表现，对痛风最有诊断价值。

48. D【解析】原发性痛风是先天性的，由遗传因素和环境因素共同致病，绝大多数为尿酸排泄障碍，具有一定的家族易感性。

49. D【解析】痛风是嘌呤代谢紊乱和/或尿酸排泄障碍所致的一组异质性疾病，其临床特征为血清尿酸升高，反复发作性急性关节炎，痛风石及关节畸形，尿酸性肾结石，肾小球、肾小管、肾间质及血管性肾脏病变等。分为原发性、继发性和特发性 3 类，原发性痛风占绝大多数。

50. B【解析】对于有痛风石、慢性关节炎、痛风频繁发作者，治疗目标是血尿酸 < 300μmol/L。

51. D【解析】急性痛风发作的特点为多在午夜或清晨突然起病，关节剧痛；数小时内受累关节出现红、肿、热、痛和功能障碍；单侧第一跖趾关节最常见，秋水仙碱可迅速缓解症状。

52. E【解析】痛风急性期治疗，应卧床休息、抬高患肢，可选用非甾体抗炎药、秋水仙碱、糖皮质激素治疗，一般不进行降尿酸治疗。发作间歇期和慢性期口服别嘌醇类药物，促进尿酸排泄。

54. E【解析】急性上呼吸道感染（简称上感）是鼻腔、咽或喉部急性炎症的总称。常见病原体为病毒，仅少数由细菌引起。本病全年均可发病，冬春季节好发。普通感冒系最常见的上呼吸道病毒感染。

55. B【解析】急性特发性血小板减少性紫癜多见于儿童，发病前常有上呼吸道感染史。起病急骤，可有发热、畏寒，通常有较严重的全身性皮肤、黏膜出血，皮肤瘀斑可融合成片或形成血疱，口腔黏膜血疱，少数患者可有胃肠道和尿路出血，颅内出血常为本病的致死原因。血小板计数常低于 20×10^9/L。其骨髓巨核细胞数正常或增多，幼稚巨核细胞增多。

57. D【解析】急性上呼吸道感染的一般治疗包括注意休息、多饮水，注意呼吸道隔离，预防并发症。合理运动，提高免疫力属于预防内容。

63. B【解析】异基因造血干细胞移植（allo-HSCT）适应证：第一次完全缓解期，有人白细胞抗原（HLA）相合（目前有条件的医院也可用 HLA 部分相合或半相合）供者的成人急性淋巴细胞白血病（ALL），高危型儿童 ALL，除 M_3 型之外的 AML，患者年龄60岁以下，应行异基因造血干细胞移植治疗，它是唯一能使患者获得持久细胞遗传学缓解或治愈白血病的方法。

64. B【解析】右心衰竭时，毛细血管内流体静压升高，可导致全身性水肿的发生。相关原因：①由于心力衰竭，心肌收缩力减弱，静脉系统淤血，使静脉压升高，一方面致使毛细血管内流体静压升高，另一方面使淋巴回流受阻。②心输出量的降低，肾素－血管紧张素－醛固酮系统（RAAS）兴奋，使小静脉收缩，使毛细血管内流体静压增高。③钠水的潴留，使血容量增加，也使静脉压升高。④心力衰竭患者由于消化功能障碍，导致蛋白质摄入、吸收和合成障碍，导致血浆胶体渗透压下降。⑤水钠潴留，使血液稀释，也使血浆胶体渗透压下降。

65. B【解析】β受体阻断药可抑制交感神经激活对心力衰竭代偿的不利作用。心力衰竭患者长期应用β受体阻断药能减轻症状、改善预后、降低死亡率和住院率。可用于心力衰竭治疗的β受体阻断药主要有比索洛尔、卡维地洛和美托洛尔 3 种。

66. E【解析】血管紧张素转化酶抑制剂（ACEI）类药物通过抑制血管紧张素转化酶（ACE）减少血管紧张素Ⅱ生成而抑制 RAAS，并通过抑制缓激肽降解而增强缓激肽活性及缓激肽介导的前列腺素生成，发挥扩血管作用，改善血流动力学，通过降低心衰患者神经－体液代偿机制的不利影响，改善心室重塑。临床研究证实 ACEI 早期足量应用除可缓解症状，还能延缓心力衰竭进展，降低不同病因、不同程度心力衰竭患者及伴或不伴冠心病患者的死亡率。常用药物如卡托普利等。

67. A【解析】慢性肺心病右心衰竭体征包括发绀明显，颈静脉怒张，心率增快，可出现心律失常，剑突下可闻及收缩期杂音，甚至出现舒张期杂音。肝大且有压痛，肝颈静脉回流征阳性，下肢水肿，重者可有腹水。少数患者可出现肺水肿及全心衰竭的体征。咳粉红色泡沫样痰常见于急性肺水肿。

68. E【解析】慢性肺心病患者一般在积极控制感染、改善呼吸功能、纠正缺氧和二氧化碳潴留后，心力衰竭便能得到改善，患者尿量增多，水肿消退，不需常规使用利尿药和正性肌力药。

70. A【解析】右心衰竭患者，如按压其增大的肝脏时，则颈静脉充盈更为明显，称肝颈静脉回流征阳性，是右心衰竭的重要征象之一。

71. D【解析】磺脲类口服降糖药的主要作用为刺激B细胞分泌胰岛素，其作用于B细胞膜上的ATP敏感的钾离子通道（K_{ATP}），促进钙离子内流及细胞内钙离子浓度增高，刺激含有胰岛素的颗粒外移和胰岛素释放，使血糖下降。其促胰岛素分泌作用不依赖于血糖浓度。

72. B【解析】血糖控制不良者糖化血红蛋白（HbA1c）升高，并与血糖升高的程度相关，由于红细胞在血循环中的寿命约为120天，因此HbA1c反映患者近8~12周总血糖水平，为糖尿病控制情况的主要检测指标之一。

73. D【解析】继发性甲状旁腺亢进症是由于各种原因所致的低钙血症，刺激甲状旁腺代偿性分泌过多甲状旁腺激素（PTH），常见于肾功能不全、骨软化症和小肠吸收不良等。

78. E【解析】慢性胃炎病理表现为黏膜层以淋巴细胞和浆细胞为主的慢性炎症细胞浸润，幽门螺杆菌感染时黏膜常见淋巴滤泡形成，当见有中性粒细胞时提示炎症的活动性。

79. D【解析】慢性胃炎的确诊依靠胃镜检查及胃黏膜活组织病理学检查，仅依靠临床表现不能确诊。

82. E【解析】肺炎链球菌肺炎发病前常有受凉淋雨、疲劳、醉酒、病毒感染等诱因；起病多急骤，高热，寒战、数小时内体温升至39~40℃，或呈稽留热，全身肌肉酸痛；胸痛，并可放射至肩部或腹部；咳嗽、咳痰，但痰少，可带血或呈铁锈色；食欲缺乏，偶有恶心、呕吐、腹痛或腹泻，可被误诊为急腹症。咳砖红色胶冻状痰常见于肺炎克雷伯菌肺炎。

83. B【解析】十二指肠或胃后壁的溃疡深至浆膜层时已与邻近的组织或器官发生粘连，穿孔时胃肠内容物不流入腹腔，称为慢性穿孔，又称为穿透性溃疡。这种穿透性溃疡改变了腹痛规律，腹痛变得顽固而持续，疼痛常放射至背部。穿破入空腔器官形成瘘管。

84. A【解析】肺炎链球菌治疗包括抗菌药物治疗、支持疗法和并发症的处理。抗菌药物治疗首选青霉素，用药途径及剂量视病情轻重及有无并发症而定。对青霉素过敏者，或感染耐青霉素菌株者，用呼吸氟喹诺酮类、头孢噻肟或头孢曲松等药物，感染多药耐药性（MDR）菌株者可用万古霉素、替考拉宁或利奈唑胺。

86. B【解析】甲亢的临床症状主要有易激动、烦躁、失眠、心悸、乏力、怕热、多汗、消瘦、食欲亢进、大便次数增多或腹泻、女性月经稀少。可伴发周期性瘫痪（亚洲、青壮年男性多见）和近端肌肉进行性无力、萎缩，后者称为甲亢性肌病。

91. C【解析】骨质疏松症（OP）的危险因素很多，如高龄、吸烟、制动、体力活动过少、酗酒、跌倒、长期卧床、长期服用糖皮质激素、光照减少、钙和维生素D摄入不足等。

92. C【解析】胰岛素的主要不良反应是低血糖，与药物剂量过大和/或饮食失调有关，多见于重型患者，尤其接受强化治疗者。胰岛素过敏反应通常表现为注射部位瘙痒或荨麻疹样皮疹，罕见严重过敏反应。

94. D【解析】患者突发呼吸困难、肺部哮鸣音，提示哮喘可能。当支气管哮喘与心源性哮喘难以鉴别时可先静脉注射氨茶碱或雾化吸入 β_2 受体激动药，待症状缓解后再做进一步检查，此时应禁用肾上腺素、吗啡等，以免抑制呼吸。

95. D【解析】LVEF≥50% 的心衰称为射血分数保留性心衰，通常存在左室肥厚或左房增大等充盈压升高、舒张功能受损的表现，以前称为舒张性心衰。本患者心电图显示左心室高电压，超声心动图检查 LVEF≥50%，提示舒张功能不全，结合高血压病史和活动后胸闷、气短，可诊断为舒张功能不全性心力衰竭。

97. A【解析】根据题干信息，考虑患者最可能为急性心衰发作、伴心率快，可给予洋地黄类药物强心、控制心室率，并做利尿处理，减轻心脏负荷。

98. C【解析】患者应用洋地黄药剂后出现恶心、食欲缺乏，心电图示室性期前收缩二联律，首先考虑为洋地黄中毒。洋地黄类药物中毒的表现：①胃肠道表现，如恶心、呕吐。②心脏毒性，主要表现为各种类型的心律失常，室性期前收缩呈二联律、室性期前收缩呈三联律等。③神经系统症状，如视物模糊、黄视、绿视、定向力障碍、意识障碍等。

99. C【解析】根据题干信息，最可能考虑为慢性萎缩性胃炎，目前治疗主要是对因治疗（如根除 Hp 等）、对症治疗（如胃黏膜保护药）。患者病理检查示中度肠腺化生，需要定期胃镜随访，预防演变为胃癌。

100. B【解析】根据题干，考虑患者可能为急性心力衰竭。最主要的发病机制是急性发作或加重的左心功能异常所致的心肌收缩力降低、心脏负荷加重。

101. A【解析】急性肺水肿患者吸氧时，适宜浓度的乙醇可以起到降低肺泡表面张力的作用。

102. D【解析】β 受体阻断药对心肌收缩力、房室传导及窦性心律均有抑制，禁用于急性心衰患者。

103. A【解析】预激综合征患者发生心房扑动与颤动时伴有晕厥或低血压，应立即电复律。治疗药物宜选择延长房室旁路不应期的药物，如普罗帕酮或胺碘酮。注意，预激综合征合并心房颤动患者，应用洋地黄、利多卡因与维拉帕米等药物，可因抑制房室结 – 浦肯野纤维传导而加速心室率，甚至会诱发心室颤动，因此应禁用。

104. B【解析】患者应用地高辛强心治疗，心衰症状控制，心电图 ST 段呈“鱼钩”形下移，提示服用过洋地黄，未出现中毒或过量。患者一般情况好，应继续维持。

105. C【解析】伴有快速心房颤动或心房扑动的收缩性心力衰竭是应用洋地黄类制剂（毛花苷 C）的最佳指征，包括扩张型心肌病、二尖瓣或主动脉瓣病变、陈旧性心肌梗死及高血压心脏病所致慢性心力衰竭。

107. A【解析】利多卡因主要用于室性心律失常，对房性心律失常疗效差。

108. A【解析】患者有发作性心悸，活动后可缓解，现无明显不适，可选用 24 小时动态心电图，以监测有无阵发性心律失常。

109. D【解析】三度房室传导阻滞，出现症状性心动过缓，宜及早应用人工心脏起搏器。

110. E【解析】室性心动过速如已发生低血压、休克、心绞痛、充血性心力衰竭或脑灌注不足等症状，应迅速施行电复律。本例患者有冠心病史，突然出现心悸、气短，心率明显增快，心电图为室性心动过速，且伴低血压、大汗等表现，提示存在血流动力学障碍，首选使用同步直流电复律。非同步直流电复律主要用于室颤。

111. D【解析】射频消融的并发症可有下肢静脉血栓与肺栓塞，患者为射频消融治疗术后6天，出现呼吸困难、呼吸频率加快、血氧分压降低，考虑肺部疾病肺栓塞的可能性大。肺通气灌注扫描是肺血栓栓塞症的重要诊断方法。

112. C【解析】心房颤动是风湿性心脏病的常见并发症。本患者有风湿性心脏病史，且有频发房性期前收缩，此次发病提示脉搏短绌，最可能发生了心房颤动。

113. D【解析】导管消融旁路可根治预激综合征。对于心动过速发作频繁或伴发心房颤动或心房扑动的预激综合征患者，应尽早行导管消融治疗。

114. B【解析】血管迷走性晕厥，又称单纯性晕厥，多见于年轻体弱女性，发作常有明显诱因（如疼痛、情绪紧张、恐惧等），在天气闷热、空气污浊、疲劳、空腹、失眠及妊娠等情况下更易发生。晕厥前可有头晕、眩晕、恶心、上腹不适、面色苍白、肢体发软、坐立不安和焦虑等，持续数分钟继而突然意识丧失，常伴有血压下降、脉搏微弱，持续数秒或数分钟后可自然苏醒，无后遗症。根据题干信息，考虑该患者最可能为血管神经性晕厥。

115. E【解析】阵发性室上性心动过速的急性发作期首选治疗药物为腺苷，起效迅速，副作用为胸部压迫感、呼吸困难、面部潮红、窦性心动过缓、房室传导阻滞等。如腺苷无效可改静脉注射维拉帕米等。

116. B【解析】根据题干信息，考虑患者为阵发性室上性心动过速。治疗方法：①刺激迷走神经。②药物治疗首选腺苷，腺苷无效，可改用维拉帕米、普罗帕酮、地高辛等。③直流电复律，当患者出现严重的心绞痛、心肌缺血、低血压或心力衰竭时，应立即进行同步电复律。④射频消融术，安全、迅速、有效且能根治心动过速。为防止复发，可首选射频消融术。

117. C【解析】根据题干信息，患者最可能为二尖瓣疾病伴发快速房颤，首选洋地黄类药物。

118. D【解析】患者为78岁男性，症状表现符合严重的房室传导阻滞，为起搏器适应证，应安装起搏器。

119. E【解析】患者为60岁女性，高血压患者，合并房室传导阻滞，卡托普利既可以降血压又不影响房室传导，患者可选用。地尔硫䓬、维拉帕米有抑制心肌收缩和传导功能作用；美托洛尔、普萘洛尔有抑制心肌收缩、延缓心房和房室结的传导的作用，可加重房室传导阻滞，不宜应用。

120. B【解析】房颤常发生于器质性心脏病患者，多见于高血压、冠心病、风湿性心脏病二尖瓣狭窄等患者。治疗原则主要为抗凝、转复并维持窦性心律，控制心室率。本例患者病情尚平稳，在明确房颤原因之前，可先给予鼻导管吸氧（2~6L/min），正常补液，以便为后续治疗奠定基础。

122. E【解析】患者病史长，1个月前晕厥2次，药物治疗无效，心电图示三度房室传导阻滞，符合安装起搏器的适应证。

123. A【解析】吉非贝齐属于贝特类降脂药，有较好的降低甘油三酯的作用。该患者血脂升高以胆固醇为主，其甘油三酯水平正常，不宜选用吉非贝齐。

125. E【解析】患者有心悸、手抖、脉率快、消瘦、出汗、甲状腺可闻及血管杂音等典型甲亢表现，心律失常表现为心房颤动，最可能的病因为甲亢性心脏病。

127. C【解析】患者为60岁男性，有呕吐、腹泻病史，主要表现为抽搐、昏迷，化验提示尿糖（+++），尿酮体阴性，血糖明显升高，血钠高，最可能为糖尿病非酮症高渗性昏迷。

129. B【解析】革兰阴性杆菌为尿路感染最主要的致病菌。铜绿假单胞菌多见于尿路器械检查后，金黄色葡萄球菌常见于血源性尿路感染。医疗器械操作（如导尿、膀胱镜等）可以损伤泌尿道黏膜，并直接带入病原菌而致病。根据题干信息，患者有导尿史，目前考虑急性肾盂肾炎，应注意选用针对铜绿假单胞菌的抗生素。

130. C【解析】急进性肾小球肾炎指在肾炎综合征（血尿、蛋白尿、水肿和高血压）基础上短期内出现少尿、无尿，肾功能急骤恶化，短期内到达尿毒症的一组临床综合征。根据题干信息，考虑患者为急进性肾小球肾炎。抗肾小球基底膜抗体阳性是血浆置换的主要适应证之一，是患者目前最关键的治疗。

134. A【解析】根据题干信息，该例患者最可能的诊断为急性肾盂肾炎，常见感染细菌为革兰阴性杆菌。故取中段尿做培养后，可立即给予对革兰阴性杆菌有效的药物。

135. E【解析】根据题干信息，考虑该患者的临床诊断为慢性肾盂肾炎急性发作，病情迁延，单纯抗菌治疗无明显的效果，必须同时除去引起反复感染的诱因。抗菌药可选用2种有效药物联合使用2~4周，仍有复发者换用其他2种药物继续治疗，如此轮换应用2~4个月。如症状不明显、尿菌阳性，可采用低剂量抗菌药抑菌疗法。

136. B【解析】患者临床诊断为慢性肾盂肾炎，预防复发的措施是除去引起反复感染的诱因，同时合理应用抗生素。禁用肾毒性抗生素可以保护肾。

138. C【解析】本例主要表现为持续性血尿，应查明血尿原因，首选尿红细胞形态学检查。尿路感染尿检中一般以白细胞增多为主，急性期可以有少量蛋白和红细胞。

141. D【解析】复杂性尿路感染指患者同时伴有尿路功能性异常或结构性异常或免疫低下。非复杂性尿路感染主要发生在无泌尿生殖系统异常的女性，多数为膀胱炎，偶然可为急性肾盂肾炎。复杂性尿路感染常见于尿路有结构性梗阻（如结石梗阻、先天异常等）或功能性梗阻（如膀胱输尿管反流）、泌尿道介入等。根据患者急性起病，发热、腰痛，尿频、尿急、尿痛，肾区叩痛，尿检示白细胞增多和白细胞管型，考虑最可能为急性肾盂肾炎。

142. C【解析】前列腺增生者易发生尿路感染。本例为65岁男性，主要表现为尿频、夜尿增多、排尿困难，考虑前列腺增生的可能；反复发作尿路感染，可行肛门指诊检查前列腺的情况，有助于进一步寻找病因，获得更好的治疗效果。

143. B【解析】妊娠时由于孕酮的分泌增加，使输尿管及肾盂蠕动减弱并扩张，导致尿路的功能性梗阻，易发生无症状或症状性菌尿。本例为妊娠妇女，主要表现为尿频、尿急、尿痛，有尿蛋白、白细胞管型，清洁中段尿培养提示有意义菌尿，考虑最可能的诊断为肾盂肾炎。

144. B【解析】育龄女性，急性起病，主要表现有尿路刺激征，发热、血白细胞计数增多（以中性粒细胞为主）等全身感染症状，尿检示脓尿，最可能的诊断是急性肾盂肾炎。

146. D【解析】急进性肾炎病情危重、预后差，病理改变特征为肾小球广泛新月体形成（>50%的肾小球有大新月体形成），又名新月体性肾小球肾炎。

149. C【解析】患者有尿毒症，发热、尿培养阳性，应给予抗菌治疗，首先选用肾毒性最小的抗菌药，氨苄青霉素最合适。

150. A【解析】患者为青年女性，发热、尿急、尿频、腰痛、肾区叩痛。既往无类似发作史，应考虑急性泌尿系统感染。中段尿培养和药敏试验有助于明确病原菌，指导治疗，对诊断最有帮助。双肾B超、X线排泄性尿路造影、核素肾图等影像学检查可帮助了解泌尿系统有无梗阻、结石、尿路畸形等基础疾病，尿浓缩试验可帮助了解肾小管功能。

153. A【解析】根据题干信息，考虑患者最可能为糖尿病非酮症高渗性昏迷。本病的实验室检查常见尿糖强阳性，尿酮体阴性或弱阳性，血糖明显升高，常为33.3~66.6mmol/L，血钠高，可达155mmol/L以上，血渗透压多在350mmol/L以上。

154. E【解析】根据题干信息，患者为糖尿病，经饮食控制后餐后血糖仍较高，需加用阿卡波糖类药物控制血糖。

155. D【解析】糖尿病合并重症感染、消耗性疾病、视网膜病变、肾病变、神经病变、急性心肌梗死、脑血管意外时，应采用胰岛素治疗。

156. A【解析】如经治疗后血糖有所下降，酸中毒改善，但昏迷反而加重，或虽然一度清醒又再次昏迷，或出现烦躁、心率慢而血压偏高、肌张力增高，应警惕脑水肿的可能。

158. C【解析】根据题干信息，考虑患者为甲状腺功能亢进的可能性大，可首先给予抗甲状腺药物（如甲巯咪唑）治疗。患者有支气管哮喘病史，禁用普萘洛尔。

160. C【解析】停药后复发患者优先考虑手术治疗，有手术禁忌证或手术无效者考虑^{131}I治疗。

161. E【解析】根据题干信息，Graves病患者应用甲巯咪唑治疗，1个月后症状缓解，但甲状腺肿及突眼加重，是由于T_3、T_4减少后对TSH反馈抑制减弱，以致分泌TSH偏多使腺体增生肥大及突眼，此时宜加小剂量甲状腺激素。

164. E【解析】急性胰腺炎的临床表现常见急性腹痛，常较剧烈，多位于中左上腹，甚至全腹，部分患者腹痛向背部放射。病初可伴有恶心、呕吐，轻度发热。常见体征：中上腹压痛，肠鸣音减少，轻度脱水貌。结合该患者表现及血淀粉酶水平，最可能为急性胰腺炎。

165. E【解析】恶性溃疡镜下可见溃疡形状不规则，呈火山口状或皿状，一般较大；底凸凹不平，苔污秽；边缘不整齐，呈结节状隆起；周围皱褶中断；胃壁僵硬，蠕动减弱。良性溃疡多呈圆形或椭圆形，也有线性的，边缘光整，底部较平坦，附有灰黄色或灰白色渗出物，周围黏膜充血、水肿，可有皱襞向溃疡集中。

166. D【解析】根据题干信息，患者诊断为慢性胃炎伴轻度肠上皮化生，^{14}C尿素呼气试验阳性提示存在幽门螺杆菌感染，幽门螺杆菌感染是慢性胃炎的病因之一，也与胃癌发生有关。胃的肠上皮化生与胃癌发生有一定关系。故目前最主要的治疗是根除幽门螺杆菌。

167. C【解析】根据题干信息，患者有10年糖尿病病史，可能发生了周围神经病变。多发性神经炎时，出现对称性四肢远端肌肉瘫痪和萎缩，并伴手套-袜形感觉障碍。

168. C【解析】α-葡萄糖苷酶抑制药可延迟碳水化合物的吸收，降低餐后的高血糖。适用于空腹血糖基本正常而餐后血糖升高的患者。常见不良反应为胃肠反应。常用药物如阿卡波糖和伏格列波糖等。

169. A【解析】患者胸闷、乏力、咳嗽2个月，符合结核的一般表现，颈部淋巴结肿大及结核菌素试验均提示结核感染。胸片显示肺门、纵隔淋巴结肿大，综合考虑为胸内淋巴结结核。

170. A【解析】金黄色葡萄球菌肺炎的X线特征为肺段或肺叶实变，早期形成空洞，或呈小叶状浸润，有单个或多发的液气囊腔及阴影易变性。本患者有左臀疖肿感染史，出现发热、寒战、咳嗽、咳痰、咯血、胸痛等全身表现，血白细胞计数增多，结合胸片，最可能为血源性金黄色葡萄球菌肺炎。

171. A【解析】患者诊断为ITP，结合题干信息，不宜反复输浓缩血小板。血小板输注适用于伴消化系统、泌尿生殖系统、中枢神经系统或其他部位的活动性出血或需要急诊手术的重症ITP患者（$PLT < 10 \times 10^9/L$）。

172. D【解析】特发性血小板减少性紫癜的诊断：①至少2次检查血小板计数减少，血细胞形态无异常。②查体脾一般不增大。③骨髓检查巨核细胞数正常或增多，有成熟障碍。④需排除其他继发性血小板减少症。根据题干信息，该患者主要表现为皮肤黏膜出血、月经多、贫血、血小板计数减少、脾不大，最可能的诊断为特发性血小板减少性紫癜。糖皮质激素为治疗的首选药物。

173. E【解析】治疗哮喘的药物主要有：①解痉平喘药，按需使用，可迅速解除支气管痉挛，从而缓解哮喘症状。包括短效β_2受体激动药、短效吸入型抗胆碱药、短效茶碱类药、全身用糖皮质激素。②抗炎药物，需长期使用，主要用于气道慢性炎症，使哮喘维持临床控制。包括吸入型糖皮质激素（目前哮喘长期治疗的首选药物）、白三烯调节剂、长效β受体激动药、茶碱缓释剂、色甘酸钠、酮替酚等。

174. A【解析】根据患者为65岁，有长期慢性支气管炎、肺气肿的病史，出现发绀，提示存在低氧血症。目前病情加重，属于阻塞性通气功能障碍，常引起通气和换气障碍，除引起低氧血症外，很容易出现二氧化碳潴留。

175. C【解析】降压治疗的益处主要是通过长期控制血压达到的，所以高血压患者需要长期降压治疗，高血压患者使用降压药时，不要骤然停药或突然停服某一种药，以免引起血压反跳，导致心脑血管意外。

176. C【解析】垂体后叶激素可通过对内脏血管的收缩作用，减少门脉血流量，降低门脉及其侧支循环的压力，从而控制食管、胃底静脉曲张出血。根据患者病史及体征，考虑为门静脉高压症，食管－胃底静脉曲张破裂出血的可能性大，根据选项，首选静脉滴注垂体后叶激素。奥美拉唑主要用于消化性溃疡出血患者。

177. D【解析】典型的胆道大量出血有胆绞痛、黄疸和上消化道出血（呕血、便血），出血量少者仅表现为黑便或大便隐血试验阳性，胆道出血在我国的常见原因是胆道结石感染等。由病例可知，患者为青年男性，出现阵发性右上腹痛，向右肩放射，巩膜轻度黄染，右上腹压痛，Murphy征（+），肝区叩痛（+），考虑胆囊炎的可能。黑便1天，考虑为上消化道出血。综上考虑为胆道出血。

178. C【解析】上消化道出血以黑便为主要临床表现，可伴或不伴呕血，而下消化道出血则多表现为暗红色或鲜红色血便。该患者为28岁男性，有4年饮酒史，间断上腹痛3年，考虑消化性溃疡，此次出现黑便，考虑诊断为消化性溃疡导致的上消化道出血。

179. A【解析】室性期前收缩的心电图特点是提前发生的QRS波宽大畸形，其前无P波，时限通常超过0.12秒，代偿间歇完全。室性期前收缩规律出现，每2个窦性搏动后跟随1个室性期前收缩，为室性早搏三联律。

180. A【解析】患者为32岁女性，主要表现为长期反复中上腹痛，餐后痛，劳累或季节改变可有疼痛加剧，考虑胃溃疡的可能性大。近2天出现黑便，大便隐血试验阳性，最可能为胃溃疡并出血。

182. D【解析】阵发性室上性心动过速通常发生在无器质性心脏病的患者，临床表现为发作突然开始与突然终止，持续时间长短不一。症状包括心悸、胸闷、焦虑不安、头晕，少见有晕厥、心绞痛、心力衰竭与休克。心电图检查心率150~250次/分，节律规则。根据题意，该患者最可能诊断为阵发性室上性心动过速。2∶1心房扑动时心室率通常在150次/分左右；阵发性室性心动过速发作时间短于30秒；窦性心动过速常见于正常人活动或情绪激动时，较少引起血压下降；心房颤动时心室率绝对不规则。

183. E【解析】患者主要表现为呕血、黑便，脾大、移动性浊音阳性，考虑消化道出血的可能性大。处理上可先应用止血药等，必要时输血。常见的垂体后叶激素不良反应有腹痛、血压升高、心律失常、心绞痛，严重者可发生心肌梗死。该患心电图示ST段水平下移1mm，提示已有心肌缺血，故不宜使用垂体后叶激素静脉滴注。

184. A【解析】消化性溃疡是上消化道出血最常见的病因，根据该患者的病史，判断最可能为胃十二指肠溃疡。

185. A【解析】根据题干信息，考虑患者最可能为药物引起的急性胃炎出血，治疗首选抑制胃酸分泌的质子泵抑制剂。

186. C【解析】上消化道出血的常见病因为消化性溃疡、肝硬化合并食管或胃底静脉曲张破裂、胃癌、应激性溃疡等，其中以消化性溃疡最常见。根据该患者有“腹痛→进食→缓解”的规律，考虑十二指肠溃疡的可能性大。

187. E【解析】本例患者有“腹痛→进食→缓解”的规律，并伴夜间痛重，符合十二指肠球部溃疡的症状。

188. B【解析】根据患者病史及体征，怀疑消化性溃疡并出血的可能性大。目前生命体征稳定，行急诊胃镜不仅能明确诊断，还可以经内镜进行止血措施如注射药物、电凝及使用止血夹等。

189. C【解析】球后溃疡多位于十二指肠降段的初始部及乳头附近，溃疡多在后内侧壁。疼痛可向右上腹及背部放射。严重的炎症反应可导致胆总管引流障碍，出现梗阻性黄疸等。临床症状典型，对药物治疗反应差，较易并发出血。

191. E【解析】一般成人消化道出血量>400ml，可出现头晕、心悸、乏力等症状。短时间内出血量>1000ml，可出现休克表现。患者有消化道出血表现，已出现晕厥，考虑出血量应在1000ml以上。

192. D【解析】十二指肠球后溃疡以夜间痛及背部放射痛多见，较易并发出血，且上消化道造影容易漏诊。

193. C【解析】患者考虑为上消化道大出血，经内科积极治疗后仍大量出血不止，可能危及患者生命，须及时行手术治疗。

203. C【解析】慢性阻塞性肺疾病随着病情的严重程度进展可引起一系列病理生理改变，首先表现为低氧血症，病情进一步加重可合并二氧化碳潴留，最终出现呼吸衰竭。根据题干信息，考虑患者可能为慢性阻塞性肺疾病，病情加重时，血气分析结果在非吸氧情况下可能为动脉血氧分压降低，二氧化碳分压增高。

206. C【解析】患者考虑为支气管哮喘发作，在花园或郊外等环境易发，考虑与花粉可能有关。细菌性感染虽然是诱发哮喘发作的原因之一，但与本患者发作的关系不大，故没有必要使用抗生素。当患者有发热、黄脓痰（需排除痰中嗜酸性粒细胞增高致使痰色变黄）等相应表现时可应用抗生素。

210. D【解析】吸入激素治疗是目前推荐长期抗炎治疗支气管哮喘的最常用方法。

213. E【解析】根据题干信息，考虑此患者主要因糖尿病导致眼部并发症，又因血糖降低速度过快，晶状体渗透压改变，引起视物模糊。

214. E【解析】假性痛风为关节软骨钙化所致，多见于老年人，膝关节最常受累。急性发作时症状类似痛风，但血尿酸不高，X 线检查软骨呈线状钙化，与痛风性关节炎不同。根据题干信息，该患者提示假性痛风，关节液找二水焦磷酸钙结晶是最好的诊断方法。

215. B【解析】急性痛风性关节炎常为痛风的首发症状。受寒、劳累、饮酒、高蛋白、高嘌呤饮食或穿鞋、外伤、手术、感染等为其常见的发病诱因。表现为急性起病，突然发作的下肢远端单一关节（可为足跗趾、跖趾关节等）红、肿、热、痛和功能障碍，初次发作呈自限性，一般经 1 周左右可自行缓解。

216. A【解析】苯溴马隆和丙磺舒是促进尿酸排泄的药物，适用于肾功能正常、尿酸排出不多的患者。肾功能不全患者降尿酸，宜选择抑制尿酸生成的药物，如别嘌呤醇。

217. B【解析】苯溴马隆可抑制肾小管对尿酸的重吸收，从而增加尿酸的排泄，降低尿酸水平，适合肾功能良好者。

221. E【解析】心房颤动可引起心房血栓，栓子脱落后引起脑栓塞。根据患者风湿性心脏病二尖瓣狭窄并关闭不全、心房颤动病史，结合其表现，最可能为脑栓塞。

229. E【解析】充血性心力衰竭又称慢性心功能不全，地高辛属于正性肌力药物，盲目增加洋地黄剂量不仅易引起中毒反应，且可能加重心力衰竭。对老年、心功能不全和缺血性心脏病患者，普罗帕酮有明显的致心律失常作用，不宜选用。胺碘酮和维拉帕米，均可降低地高辛的经肾排泄率而增加其中毒的可能性，均排除。β 受体阻断药可减慢心率，本患者用洋地黄类药物不能有效控制心室率时，可加用本药。

232. C【解析】氢氯噻嗪属于排钾型利尿药，低钾易致洋地黄中毒，导致室性心律失常。根据题干信息，可停用地高辛，给钾盐和苯妥英钠。

240. C【解析】患者病程较长，主要表现为眼睑水肿、少尿、贫血，血压高，尿蛋白（++）,BUN 升高，二氧化碳结合力降低（提示代谢性酸中毒），最可能的诊断是慢性肾炎肾功能不全。

241. C【解析】肺炎可有咳嗽、发热、痰中带血等临床表现，左上肺炎时胸片可见左肺上叶片状阴影。故该患者最需与肺炎鉴别。癌性空洞伴感染、肺脓肿的影像学表现均可见空洞形成；支气管扩张 X 线胸部检查常见肺野纹理粗乱或呈卷发状。慢性支气管炎可见肺纹理增粗、紊乱，以双下肺多见。

243. C【解析】心血管病变是慢性肾衰竭患者常见的并发症。根据本患者出现呼吸困难，肺底少许水泡音，考虑可能为心力衰竭的征象，给予强心药、血管扩张药治疗。

244. E【解析】慢性肾炎肾功能不全患者有严重的代谢性酸中毒时，需积极补碱治疗，可用5%碳酸氢钠。

245. E【解析】急性肾功能不全一般没有贫血。本例主要表现为少尿、贫血、水肿、蛋白尿、高血压，血尿素氮高，二氧化碳结合力下降，出现代谢性酸中毒，考虑诊断最可能为慢性肾炎肾功能不全。

246. B【解析】该患者有关节炎病史，血尿酸明显升高，血尿、蛋白尿、血尿素氮和肌酐升高，最可能的诊断是痛风肾功能不全。

247. B【解析】吲达帕胺禁用于肾功能不全、糖尿病患者。β受体阻断药慎用于心动过缓者。螺内酯有保钾作用，肾功能不全者慎用。氨氯地平可以降低血压，使心率加快，缬沙坦可降压、降低尿蛋白和保护肾脏。钙通道阻滞药可以降低血压，使心率加快，对血糖、血脂无影响；血管紧张素Ⅱ受体阻断药可降压、降低尿蛋白和保护肾脏，适用于合并糖尿病肾病的患者。综上，患者可选氨氯地平、缬沙坦。

248. D【解析】根据题干信息，考虑患者可能为慢性肾功能不全。可选择高热量、优质低蛋白、低磷饮食，配以必需氨基酸及适当的维生素、矿物质和微量元素。根据尿量适当限水及食用低钠饮食。同时注意控制血压。

249. C【解析】腹泻<4次/日，便血轻或无，无发热，贫血无或轻，红细胞沉降率正常，属于轻型溃疡性结肠炎。根据题干信息，考虑患者为轻型溃疡性结肠炎。柳氮磺吡啶是治疗溃疡性结肠炎的常用药物，5-氨基水杨酸是该药的主要有效成分，适用于轻、中型患者或重型经糖皮质激素治疗已有缓解者。糖皮质激素适用于对氨基水杨酸制剂疗效不佳的轻、中型患者，以及重型活动期患者及暴发型患者。

250. E【解析】根据题干信息，可以初步诊断患儿为先天性甲状腺功能减退，服用甲状腺素片治疗期间未进行T_3和T_4的检测，现出现心悸、多汗、烦躁、食欲亢进、心动过速等甲亢的症状，考虑为左甲状腺素片过量引起的毒性反应。

251. D【解析】反酸、餐前痛多见于十二指肠溃疡，胃肠钡餐示十二指肠球部变形，进一步提示十二指肠溃疡。穿透性溃疡指溃疡穿孔至并受阻于毗邻实质性器官如肝、胰、脾等。持续性向腰背部放射，提示可能已出现穿透性溃疡。

253. A【解析】患者主要表现为上腹部不适，餐后疼痛减轻，提示十二指肠溃疡的可能。反酸、呕吐、腹部肠型、振水音，提示幽门梗阻。

254. B【解析】十二指肠壶腹（球部）溃疡前壁穿孔，内容物流出，引起急性腹膜炎，可表现为全腹肌紧张、压痛、反跳痛，板状腹，肝浊音界消失或减小，出现肠麻痹而使肠蠕动减少、肠鸣音减弱或消失。呼吸浅快，脉搏细速、出冷汗、血压下降等休克征兆。

255. B【解析】根据题干信息，考虑患者最可能的诊断是幽门梗阻。梗阻严重者可出现脱水征及严重营养不良、低血钾、低氯碱中毒的表现。

256. D【解析】十二指肠球溃疡是发生于十二指肠球部的溃疡。进食后缓解，提示空腹痛，是典型十二指肠溃疡的疼痛特点，结合钡餐透视示十二指肠球变形，考虑十二指肠溃疡。

257. B【解析】患者有长期胃溃疡病史，近期上腹部疼痛在应用抑酸药治疗后效果不明显，钡餐透视示龛影位于胃腔轮廓之内、周围皱襞中断，考虑胃癌的可能性大，应行胃镜和活组织检查来明确诊断。

259. E【解析】患者为老年男性，10小时前突发脑出血，胃管引流出咖啡色液体，提示上消化道出血，考最可能为脑出血后引起的应激性溃疡，表现为急性胃黏膜病变。缺血性胃病常有胃痛、胃胀等表现。胆汁反流性胃炎常有恶心、呕吐、腹胀、消瘦、体重减轻等。感染引起急性胃黏膜病变，常有感染的前驱病史。药物性胃炎，常有服用非甾体抗炎药等药物的相关病史。

260. E【解析】胆道出血多为周期性，常有胆道疾病或手术的相关病史。消化性溃疡出血多有溃疡病病史。患者为中年男性，头颈部、双上肢烧伤后 3 天出现黑便，提示消化道出血，存在脉搏增快、血压低等休克征象，考虑最可能为严重烧伤后引起的应激性溃疡出血。

261. D【解析】门静脉高压症患者存在大量腹水、中度黄疸，符合肝功能 Child C 级，应禁忌或慎用手术治疗，首选非手术疗法。在急性出血期间，目前公认控制急性出血的首选方法是内镜下止血，可在内镜下行硬化剂注射和套扎止血，成功率较高。

262. E【解析】根据题干信息，患者为老年男性，既往有慢性支气管炎病史 10 年，感冒（提示前驱感染病史）后出现咳嗽加重，神志模糊，两肺哮鸣音，提示慢性支气管炎急性加重；血气分析示 pH 降低，PaO_2 降低，$PaCO_2$ 升高，支持高碳酸血症型呼吸衰竭（Ⅱ型呼吸衰竭）的诊断。因此，首选的治疗措施为人工机械通气。

263. E【解析】根据题干信息，本例为代偿性酸碱平衡失调。PaO_2 小于 60mmHg，说明有低氧血症，$PaCO_2$ 大于 45mmHg，提示有呼吸性酸中毒。HCO_3^- 正常值为 22~27mmol/L，该患者 HCO_3^- 39mmol/L，血钾 2. 89mmol/L（正常值是 3. 5~5. 5mmol/L），血氯 86mmol/L（正常值是 95~105mmol/L），提示有低氯低钾性碱中毒，考虑患者是代偿性的呼吸性酸中毒合并代谢性碱中毒。

264. D【解析】考虑患者为低氧血症伴二氧化碳潴留，为改善缺氧，应予以低流量低浓度持续吸氧。

265. B【解析】对低氧血症伴有明显 CO_2 潴留者，应予低浓度（<35%）持续吸氧。原则是在保证 PaO_2 迅速提高到 60mmHg 或经皮动脉血氧饱和度（SpO_2）达 90% 以上的前提下，尽量降低吸氧浓度。

266. C【解析】患者为 65 岁女性，有慢性支气管炎病史，近期出现咳黄痰、呼吸困难，烦躁、嗜睡，符合 CO_2 潴留时先兴奋后抑制的特点，最可能的诊断是肺性脑病。

267. E【解析】呼吸困难是呼吸衰竭最早出现的症状，发绀是缺氧的典型表现，球结膜水肿是 CO_2 潴留的典型表现。根据题干信息，考虑患者为Ⅱ型呼吸衰竭。为明确诊断，应首选动脉血气分析。

268. C【解析】根据题干信息，考虑患者目前突然出现了急性左心衰竭，治疗原则常为强心、利尿、扩血管，利尿药首选呋塞米；增强心肌收缩力，主要应用洋地黄制剂（如毛花苷 C）；硝普钠可扩张动脉和静脉，减少回心血量，从而减轻心脏前负荷和静脉淤血。

269. C【解析】β 受体阻断药适用于不同程度高血压，尤其是心率较快的中、青年者或合并心绞痛患者，对老年人高血压疗效相对较差；禁用于支气管哮喘、病态窦房结综合征等患者。血管紧张素转换酶抑制剂有良好的降压、防治心肌增厚、改善心衰的作用，还有保护肾脏的作用，对于高血压伴痛风或兼有心衰者，疗效尤佳。所以，此患者考虑选血管紧张素转换酶抑制剂（ACEI）。

270. A【解析】β 受体阻断药主要作用机制是通过抑制肾上腺素受体，减慢心率，减弱心肌收缩力，降低血压，减少心肌耗氧量，防止儿茶酚胺对心脏的损害，改善左心室和血管的重构及功能。适用于不同程度高血压，尤其是心率较快的中、青年者或合并心绞痛患者。

271. D【解析】血肌酐大于265μmol/L的患者，不宜使用血管紧张素转换酶抑制剂、血管紧张素Ⅱ受体阻断药（ARB）。噻嗪类利尿药可诱发高尿酸血症，痛风患者不宜使用。β受体阻断药可减慢心率，患者心率仅50次/分，不宜使用。

272. C【解析】高血压伴糖尿病、蛋白尿的患者，降压药首选血管紧张素转换酶抑制剂或血管紧张素Ⅱ受体阻断药。这两类降压药禁用于血肌酐大于265μmol/L、血钾大于5.5mmol/L者。根据题干信息，本例患者可以使用血管紧张素Ⅱ受体阻断药。

273. B【解析】高血压急症是指原发性或继发性高血压患者，在某些诱因作用下，血压突然明显升高，舒张压大于130mmHg和/或收缩压大于200mmHg，伴有进行性心、脑、肾、眼底、大动脉等重要靶器官功能不全的表现。应采用静脉给药的方法、迅速降低血压。本例患者考虑为高血压急症，可首选硝普钠。高血压急症禁用利血平，因利血平肌内注射的降压作用较缓慢，如果短期内反复注射可导致难以预测的蓄积效应，发生严重低血压。

274. D【解析】哌唑嗪和利血平不作为首选治疗高血压的药物。目前常用降压药：①利尿药。②β受体阻断药，心动过缓者不能用。③钙通道阻滞药，维拉帕米抑制心肌收缩和自律性，本例不能用。④ACEI，培哚普利是ACEI类药物，可以作为患者首选。⑤ARB。

275. E【解析】Graves病甲状腺次全切除术后8年复发，应用甲巯咪唑后发生严重皮疹，不可换用其他抗甲状腺药物。甲状腺药物治疗或手术治疗后复发是^{131}I治疗的适应证之一，故该患者下一步治疗应用放射性核素^{131}I治疗。

276. E【解析】患者有受凉（淋雨）史，后出现寒战、高热，咳嗽，咳脓性痰，伴右侧胸痛。查体见急性病容，口角和鼻周有疱疹。心率快，律齐，实验室检查示血白细胞计数明显增多，最可能的诊断是肺炎链球菌肺炎。

279. D【解析】“大炮音”的机制是当心室收缩正好即刻出现在心房收缩之后（心电图上表现为QRS波接近P波出现），心室在相对未完全舒张和未被血液充分充盈的情况下，二尖瓣位置较低，急速的心室收缩使二尖瓣迅速有力地关闭使S_1增强，为三度房室传导阻滞的特征性表现。

280. D【解析】三度房室传导阻滞症状明显、阻滞部位低及病变不可逆者，应及早植入人工心脏起搏器。

281. E【解析】患者为青年女性，急性起病，主要表现为乏力伴皮肤黏膜出血。血常规提示三系减低，结合骨髓穿刺见异常早幼粒细胞0.85，较多奥氏（Aüer）小体，考虑为急性早幼粒细胞白血病。本病易并发DIC而出现全身广泛性出血。

282. E【解析】患者考虑急性早幼粒细胞白血病，诱导缓解治疗多采用全反式维A酸和/或砷剂治疗。

306. D【解析】脑脊液检查出现以下情况应考虑为中枢神经系统白血病：①脑脊液压力增高（>200mmH_2O）或大于60滴/分。②白细胞计数>10×10^6/L。③找到白血病细胞。④蛋白>450mg/L或Pandy试验阳性。

308. A【解析】中枢神经系统白血病的防治采用静脉大剂量甲氨蝶呤、阿糖胞苷化疗，甲氨蝶呤、阿糖胞苷、糖皮质激素鞘内注射。此外可用颅脑脊髓放射治疗。

311. B【解析】双胍类药物主要通过减少肝脏葡萄糖的输出而降低血糖。双胍类药物有降低体重的趋势，尤其适用于肥胖或超重的 2 型糖尿病患者。目前主张对新诊断的 2 型糖尿病患者首先应用双胍类药物。

312. A【解析】缺铁性贫血时骨髓铁染色显示骨髓小粒可染铁消失，与题干不符，不考虑。

313. E【解析】经题干叙述，该患者可被诊断为铁粒幼细胞贫血遗传或不明原因导致的红细胞铁利用障碍性贫血。表现为小细胞性贫血，但血清铁蛋白浓度增高、骨髓小粒含铁血黄素颗粒增多、铁粒幼细胞增多，并出现环形铁粒幼细胞。血清铁和铁饱和度增高，总铁结合力不低。

314. D【解析】慢性支气管炎在临床上以咳嗽、咳痰为主要症状或伴有喘息，每年发病持续 3 个月，并连续 2 年或以上，并排除具有咳嗽、咳痰、喘息症状的其他疾病。

315. E【解析】患者首先应考虑的诊断为慢性支气管炎，根据病史分析，做胸部 X 线检查主要是为了鉴别肺气肿或肺心病等疾病的发生。

316. D【解析】该患者考虑诊断为慢性支气管炎急性发作期。血白细胞明显增多，双肺干、湿啰音，提示感染的可能，所以应首先控制感染。

317. C【解析】根据题干信息，考虑患者可能为慢性支气管炎，肺功能检查可见 FEV_1/FVC 降低、VC 降低或正常，RV 增加，RV/TLC 明显增加。

318. D【解析】支气管舒张药可松弛支气管平滑肌、扩张支气管、缓解气流受限，是控制慢性支气管炎症状的主要治疗措施。

321. D【解析】患者具有反复发作性呼吸困难、胸闷，春季发作，可自行缓解等哮喘的典型症状，结合发作时满布哮鸣音，考虑最可能的诊断是支气管哮喘。

322. A【解析】患者考虑为支气管哮喘，β_2 受体激动药可舒张支气管，改善通气，缓解哮喘的急性症状。

323. D【解析】给予足量沙丁胺醇和异丙托溴铵治疗 1 天多，效果不佳时，可以全身加用糖皮质激素。

324. BCEG【解析】夜间阵发性呼吸困难的原因：①夜间迷走神经兴奋性增加。②夜间卧位睡觉导致回心血量增多，加重心脏负荷。③肺活量减少。④小气道收缩痉挛诱发呼吸困难发作。

325. C【解析】患者有长期服用地高辛的病史，存在阵发性房颤，心动过缓，提示洋地黄中毒可能性大，此时应立即停用地高辛，植入临时起搏器，待地高辛代谢完全后评估是否植入永久性起搏器。

326. ABCDEG【解析】诱发心功能不全的原因包括感染、心律失常、治疗不当、体力或精神负担过大，合并代谢需求增加的疾病（如甲状腺功能亢进症等），水、钠摄入过多，风湿性瓣膜病出现风湿活动等。

327. BCDE【解析】患者有心肌梗死病史，劳力性呼吸困难，双肺小水泡音，提示左心衰竭；有颈静脉充盈、肝大、双下肢水肿等体循环淤血症状，考虑存在右心衰竭。故患者考虑诊断为全心衰竭。心力衰竭时，心钠肽（与心房压正相关）和脑钠肽（与心室压正相关）均可升高；心房牵张感受器敏感性下降，不能抑制精氨酸加压素释放而使血浆精氨酸加压素水平升高；肾素－血管紧张素－醛固酮系统（RAAS）激活，肾素、血管紧张素、醛固酮增加；患者的交感神经兴奋性增加，去甲肾上腺素分泌增加。

328. CE【解析】限制液体入量可以降低心脏前负荷，应用降压药可以降低心脏后负荷，减轻心力衰竭症状，不属于引发心力衰竭的诱因。

329. CDE【解析】利尿药没有正性肌力的作用，原则上在慢性心力衰竭急性发作和明显体液潴留时应用。利尿药可以减少循环血量，减轻容量负荷（前负荷），控制体液潴留。

330. ACDF【解析】ACEI 的使用应以小剂量起始，如能耐受则逐渐加量。ACEI 可以抑制血管紧张素Ⅱ生成和缓激肽的降解，从而发挥扩血管作用，改善血流动力学，使肾血流量增加，发挥保护肾的作用。临床研究证实 ACEI 早期足量应用能延缓心力衰竭进展、改善心室重塑，对无症状心力衰竭也适用。ACEI 的副作用主要包括低血压、肾功能一过性恶化、高血钾、干咳和血管性水肿等，用药后咳嗽不一定是过敏。

331. ACDEF【解析】高血压心血管危险的重要因素包括年龄、吸烟、空腹血糖异常、血脂异常、早发心血管病家族史、肥胖、靶器官损害及糖尿病等临床合并症情况。

332. C【解析】小动脉病变是高血压最重要的病理改变，高血压早期阶段全身小动脉痉挛，长期反复的痉挛使小动脉内膜因压力负荷增加、缺血缺氧出现玻璃样变，中层则因平滑肌细胞增殖、肥大而增厚，出现血管壁重构，最后管壁纤维化、管腔狭窄呈现出不可逆病变。

333. DE【解析】胰岛素抵抗（IR）是指必须以高于正常的血胰岛素释放水平来维持正常的糖耐量，表示机体组织对胰岛素处理葡萄糖的能力减退。胰岛素抵抗引起高血压的机制，多数认为是 IR 造成继发性高胰岛素血症引起的，继发性高胰岛素血症使肾脏水钠重吸收增强，交感神经系统活性亢进，动脉弹性减退，从而使血压升高。D 项，胰岛素可影响许多跨膜离子交换系统，通过调节相关系统，可使细胞内 Ca^{2+} 浓度升高。血管平滑肌细胞内 Ca^{2+} 水平升高，可使平滑肌收缩，从而使外周阻力增加，血压升高。胰岛素可引起交感神经活化，使一系列物质磷酸化和去磷酸化。胰岛素水平的升高可使血中去甲肾上腺素水平升高，去甲肾上腺素作用于血管、心脏、肾脏，导致血压升高。

334. C【解析】运动有利于减轻体重和改善胰岛素抵抗，提高心血管调节适应能力，稳定血压水平，因此高血压患者宜增加运动。

335. A【解析】继发性高血压的常见病因和相应检查如下：肾实质性高血压（肾功能），肾血管性高血压（双肾动脉 B 超），原发性醛固酮增多症（肾上腺 B 超、血电解质），嗜铬细胞瘤（肾上腺 B 超、血儿茶酚胺），皮质醇增多症（17 - 羟和 17 - 酮类固醇）。

337. E【解析】C、D、F 三项，血肌酐超过 265μmol/L 时，患者需谨慎使用 ACEI 或 ARB 类药物（如卡托普利）。A、B 两项，非二氢吡啶类钙通道阻滞药（地尔硫䓬、维拉帕米）抑制心肌收缩和传导功能，该患者存在二度Ⅰ型房室传导阻滞，不宜使用。G 项，螺内酯属于保钾利尿药，易导致高血钾，患者血钾 5.5mmol/L（血钾正常范围为 3.5～5.5mmol/L），不宜使用。

338. D【解析】根据《中国高血压临床实践指南》，推荐我国成人高血压患者按血压水平分为 1 级（收缩压 130～139mmHg 和/或舒张压 80～89mmHg）和 2 级（收缩压≥140mmHg 和/或舒张压≥90mmHg）。

339. ACD【解析】大多数无并发症的患者可单独或联合使用噻嗪类利尿药、β 受体阻断药、钙通道阻滞药（CCB）、血管紧张素转换酶抑制剂和血管紧张素Ⅱ受体阻断药（ARB），治疗应从小剂量开始。B 项，ACEI 与 ARB 联用并不能增加疗效，反而会增加不良反应，特别是低血压和肾功能损害的发生，目前不主张二者联用。E、F 两项，β 受体阻断药可以增加胰岛素抵抗，还可能掩盖和延长低血糖反应，患者有糖尿病，不宜使用。G 项，α 受体阻断药副作用较多，与 β 受体阻断药合用，可作为次要推荐使用的联合方案。

340. E【解析】糖尿病、心力衰竭或病情稳定的冠心病合并高血压患者，血压控制目标值≤130/80mmHg。该患者有糖尿病，高血压治疗目标值＜130/80mmHg。

341. ABDE【解析】高血压常见损害的靶器官有心、脑、肾、眼。

342. CGH【解析】A 项，可排除部分肾疾病。B 项，可排除原发性醛固酮增多症。D 项，可排除嗜铬细胞瘤。E 项，可排除主动脉缩窄。F 项，可排除肾动脉狭窄。C、G 两项，有助于诊断高血压引起的继发性改变，但与继发性高血压的原因关系不大。H 项，肺功能测定，常用于肺部疾病的辅助诊断。

343. ABD【解析】合理地联合用药，选择作用机制不同药物联合使用可使降压作用协同或作用相加，而其不良作用可以相互抵消或至少不重叠或相加。较为理想的联合方案有：①ACE 抑制剂（或血管紧张素Ⅱ受体阻断药）与噻嗪类利尿药。②二氢吡啶类钙通道阻滞药与 β 受体阻断药。③ACE 抑制剂（或血管紧张素Ⅱ受体阻断药）与二氢吡啶类钙通道阻滞药。④二氢吡啶类钙通道阻滞药与噻嗪类利尿药。F 项，β 受体阻断药与利尿药联用，为高血压治疗的次选方案，因其有诱发糖尿病风险。C 项，哌唑嗪副作用较多。E 项，硝苯地平和地尔硫䓬二者均为钙通道阻滞药，合用易增加副作用。

344. B【解析】根据《中国高血压临床实践指南》，推荐我国建议无临床合并症、年龄＜65 岁的高血压患者血压控制目标值为＜130/80mmHg。

345. ABCDEFG【解析】与高血压发病有关的因素：①遗传因素。②环境因素，包括饮食(如摄入盐过多、高蛋白质摄入)、精神刺激、吸烟。③其他因素，包括体重、药物、睡眠呼吸暂停综合征。

346. ABF【解析】硝酸甘油及二氢吡啶类钙通道阻滞药可以引起反射性心率加快。硝苯地平、尼群地平属于二氢吡啶类钙通道阻滞药。

347. ACD【解析】双肾动脉狭窄是 ACEI/ARB 类药物应用的绝对禁忌证。培哚普利属于 ACEI 类，厄贝沙坦、氯沙坦属于 ARB 类。

348. DF【解析】按照《中国高血压临床实践指南》，收缩压≥140mmHg 和/或舒张压≥90mmHg 者，属于高血压 2 级，高危。输液中突然出现端坐呼吸，口唇发绀，双肺满布干、湿啰音，提示急性左心衰竭。

349. B【解析】患者术后应用静脉营养补液，2 天前开始出现气短，夜间憋醒，今日输液中突然出现呼吸困难，端坐呼吸。首先考虑为静脉输液过多过快所致急性左心衰竭。

350. ADGH【解析】本患者考虑为静脉输液过多过快所致急性左心衰竭，治疗时应控制输液量，应用利尿药、降压、强心。E 项，患者处于急性期，应快速利尿，因此选用静脉制剂。B、F 两项，钙通道阻滞药和 β 受体阻断药可降低心肌收缩力，急性期一般不用。C 项，患者无感染的症状，无须使用高级抗生素。

351. BCDEF【解析】降低心室率的药物有非二氢吡啶钙通道阻滞药（维拉帕米、地尔硫䓬），β 受体阻断药（美托洛尔、普萘洛尔）和洋地黄。二氢吡啶钙通道阻滞药，主要用于降压，可反射性地引起心率增快。

352. ACDEF【解析】氟卡尼、普罗帕酮、胺碘酮、伊布利特、多非利特等抗心律失常药物，均可能转复房颤。

353. E【解析】患者主要表现为心悸、第一心音强弱不等、心律不齐、脉率小于心率，考虑诊断为房颤。阵发性房颤的诊断标准为持续时间≤7天（一般≤48小时），能自行转复。故患者考虑诊断为阵发性房颤。

354. C【解析】扩张型心肌病超声特点为各心腔扩大，以左心系统为著，室壁运动普遍减弱。射血分数（EF）减小提示收缩性心力衰竭。根据患者心脏彩超结果，符合扩张型心肌病的诊断。

355. F【解析】并非所有的心律失常均需应用抗心律失常药物，只有直接导致明显的症状或血流动力学障碍或具有引起致命危险的恶性心律失常时，才需要针对心律失常的治疗。无明显症状、无明显预后意义的心律失常，如期前收缩、短暂的非持续性心动过速等，一般不需要抗心律失常治疗。

356. ADFGH【解析】根据患者的表现，可判断其有房颤合并右心衰竭。出现快速性心律失常的收缩性心力衰竭是洋地黄的最佳适应证。患者目前未出现休克，LVEF＜40%的心力衰竭患者若无禁忌证均应使用ACEI和β受体阻断药，从小剂量开始，逐渐递增，直至达到目标剂量。β受体阻断药可抑制交感神经激活对心力衰竭代偿的不利作用，主要目的在于延缓疾病进展，减少猝死。对于存在体液潴留的患者应与利尿药同时使用。ACEI可降低心力衰竭患者神经－体液代偿机制的不利影响，改善心室重塑，延缓心衰进展。呋塞米可缓解水钠潴留。患者有房颤，易发生血栓，宜抗凝治疗。氨茶碱常用于支气管哮喘、心源性哮喘患者。置入抗心律失常起搏器、心脏移植不适合患者目前的病情。

357. E【解析】心律失常见于75%~95%的心肌梗死（心梗）患者，多发生在起病1~2天，可伴乏力、头晕、晕厥等症状。各种心律失常中以室性心律失常最多。室颤是急性心梗早期主要的死因。

358. A【解析】患者考虑为室颤，电除颤可以迅速恢复有效心律，安全有效。

359. CE【解析】β受体阻断药能明显减少急性心肌梗死、心肌梗死后及充血性心力衰竭患者心脏性猝死的发生。胺碘酮没有明显的负性肌力作用，对心肌梗死后合并左心室功能不全或心律失常患者能显著减少心律失常导致的死亡，但对总死亡率无明显影响。

360. E【解析】患者心率40次/分，可闻及大炮音，为完全性房室传导阻滞的典型体征。

361. ACE【解析】阿托品可提高房室传导阻滞的心率，适用于阻滞位于房室结的患者。β受体激动药适用于任何部位的房室传导阻滞，但应用于急性心肌梗死时应十分慎重，因可能导致严重室性心律失常。对于症状明显、心室率缓慢的房室传导阻滞，应及早给予临时性或永久性心脏起搏治疗。抗血小板药物能降低血栓形成的风险，改善症状的意义不大。

362. ABCD【解析】病态窦房结综合征心电图主要表现包括：①非药物引起的持续而显著的窦性心动过缓（50次/分以下）。②窦性停搏或窦性静止与窦房传导阻滞。③窦房传导阻滞与房室传导阻滞并存。④心动过缓－心动过速综合征，指心动过缓与房性快速型心律失常（心房扑动、心房颤动或房性心动过速）交替发作。

363. D【解析】第一心音强弱不等、脉搏短绌为房颤的特征性表现。该患者第一心音强弱不等，脉率 110 次/分，心率 140 次/分，脉率小于心率，考虑最可能为房颤。

364. ABFGH【解析】患者存在心悸、呼吸困难，不能平卧、双肺底水泡音、肝大、双下肢水肿等表现，提示存在心力衰竭；二尖瓣听诊区可闻及舒张期隆隆样杂音，考虑诊断为二尖瓣狭窄；心音强弱不等、脉搏短绌，考虑房颤。心电图检查有助于确诊房颤，胸片、超声心动图、心肌酶可了解患者心功能和是否有心肌损伤；血气分析，有助于了解患者有无酸碱失衡等。

365. A【解析】房颤患者的栓塞发生率较高，此患者同时合并瓣膜病变和脑栓塞病史，栓塞发生率更高。应行食管超声心动图除外心房血栓后再行复律，防止栓子脱落造成栓塞。

366. E【解析】完全性房室传导阻滞时，全部心房的冲动均不能传至心室，心室率过慢导致脑缺血，患者可出现暂时性意识丧失，甚至抽搐，称为阿 – 斯（Adams-Strokes）综合征，严重者可致猝死。心电图示心房与心室活动各自独立、互不相关，且心房率快于心室率，心室率（此处等于脉搏）为 38 次/分，考虑诊断为三度（完全性）房室传导阻滞。

367. E【解析】有症状的三度房室传导阻滞是永久起搏器的绝对适应证。

373. ACDE【解析】立即静脉滴注生理盐水或复方氯化钠溶液，如无心功能不全，开始 1~2 小时内输注 1000~2000ml，以后根据血压、心率、尿量、外周循环状态决定补液量及速度。小剂量胰岛素治疗方案，即 0.1U/（kg·h），简便、有效、安全。开始治疗 2 小时后如血糖无肯定下降，提示患者对胰岛素敏感性差，胰岛素用量可适当加大。当血糖降至 13.9mmol/L 时，改用 5% 葡萄糖溶液并加入普通胰岛素。轻症者经上述处理后可逐步纠正失钠和酸中毒，不必补碱。重症者如血 pH < 7.1、血 HCO_3^- < 5mmol（相当于 CO_2结合力 4.5~6.7mmol/L），可少量补充等渗碳酸氢钠。

376. CD【解析】该患者糖尿病肾病病史 3 年，目前出现心力衰竭，考虑心力衰竭原因为尿量减少导致的心脏负荷加重，首要治疗为透析，透出多余容量，降低心负荷。

395. BCD【解析】抗甲状腺药物的不良反应包括粒细胞缺乏症、皮疹、中毒性肝病、血管炎、胎儿皮肤发育不良等畸形。

396. AB【解析】抗甲状腺药物的最佳停药指标是甲状腺功能正常和 TRAb 阴性。

400. ACD【解析】红细胞破坏增加所致的贫血即为溶血性贫血，发病机制之一为红细胞自身异常所致的溶血性贫血：①红细胞膜异常，如遗传性球形细胞增多症、阵发性睡眠性血红蛋白尿（PNH）。②遗传性红细胞酶缺乏，如葡萄糖 – 6 – 磷酸脱氢酶（G-6-PD）缺乏症等。③遗传性珠蛋白生成障碍。④血红素异常，如红细胞生成性血卟啉病；铅中毒。此外，脾功能亢进也可造成红细胞破坏过多导致贫血。

401. ACDG【解析】缺铁性贫血的组织缺铁表现：精神行为异常，如烦躁、易怒、注意力不集中、异食癖；体力、耐力下降；易感染；儿童生长发育迟缓、智力低下；口腔炎、舌炎、舌乳头萎缩、口角炎、缺铁性吞咽困难；毛发干枯、脱落；皮肤干燥、皱缩；指（趾）甲缺乏光泽、脆薄易裂，重者指（趾）甲变平，甚至凹下呈勺状（匙状甲）。普卢默 – 文森（Plummer-Vinson）综合征为铁不足引起上皮层的改变，导致缺铁性吞咽困难。主要症状为间歇性吞咽困难。多数是在吃硬食时出现，患者感到有食物停留在上胸部。

402. AEFI【解析】缺铁性贫血的补铁治疗：首选口服铁剂，如硫酸亚铁或右旋糖酐铁。铁剂应选择含铁量高，容易吸收，胃肠道反应小的铁剂。餐后服用胃肠道反应小且易耐受。应注意，进食谷类、乳类和茶等会抑制铁剂的吸收，鱼、肉类、维生素 C 可加强铁剂的吸收。口服铁剂后 5~10 天网织红细胞上升达高峰，2 周后血红蛋白浓度上升，一般 2 个月左右恢复正常。铁剂治疗在血红蛋白恢复正常后至少持续 3~6 个月，待铁蛋白正常后停药。若口服铁剂不能耐受或吸收障碍，可用右旋糖酐铁肌内注射，注意做过敏试验。

403. ACEGH【**解析**】引起脾大的病因：①感染性疾病，传染性单核细胞增多症、亚急性感染性心内膜炎、血行播散性肺结核、布鲁菌病、血吸虫病、黑热病及疟疾等。②免疫性疾病，自身免疫性溶血性贫血、类风湿关节炎的费尔蒂（Felty）综合征、系统性红斑狼疮及结节病等。③淤血性疾病，充血性心力衰竭、缩窄性心包炎、巴德－基里亚（Budd-Chiari）综合征、肝硬化、门静脉或脾静脉血栓形成等。④血液系统疾病，遗传性球形红细胞增多症、地中海贫血，急慢性白血病、淋巴瘤、骨髓增生性疾病等。⑤脾的疾病，脾淋巴瘤等。⑥原发性脾大。

404. ABEG【**解析**】慢性粒细胞白血病慢性期：①血象示白细胞计数明显增高，嗜酸性、嗜碱性粒细胞增多，血小板可正常、增多，晚期减少，中性粒细胞碱性磷酸酶活性减低或呈阴性反应。②骨髓增生明显至极度活跃，以粒细胞为主，粒红比例明显增高，其中，中幼、晚幼及杆状核粒细胞明显增多，原始细胞 $<10\%$，嗜酸、嗜碱性粒细胞增多，红细胞相对减少，巨核细胞正常或增多，晚期减少。③偶见戈谢（Gaucher）细胞。④细胞遗传学及分子生物学改变 95% 以上的 CML 细胞中出现 Ph 染色体，常见 *BCR-ABL* 融合基因阳性。

405. ABF【**解析**】慢性粒细胞白血病需与以下疾病鉴别：①其他原因引起的脾大，如血吸虫病、慢性疟疾、黑热病、肝硬化、脾功能亢进等。②类白血病反应，常并发于严重感染、恶性肿瘤等基础疾病，并有相应原发病的临床表现。③骨髓纤维化，原发性骨髓纤维化脾大显著，血象中白细胞计数增多，并出现幼粒细胞等，易与 CML 混淆。

406. ABDEGI【**解析**】患者为慢性粒细胞白血病慢性期，可选的治疗包括：①分子靶向治疗，常用甲磺酸伊马替尼，为第一代酪氨酸激酶抑制剂。②α－干扰素（INF-α）。③其他药物，包括羟基脲、Ara-C、高三尖杉酯碱、砷剂、白消安等。④异基因造血干细胞移植是目前根治慢性粒细胞白血病最有效的方法，但在慢性期不作为一线选择。

第八章　急诊科疾病

一、单选题

1. 急性心肌梗死（AMI）的早期标志物是
A. AST　　B. LD　　C. 肌红蛋白
D. CK-MB　　E. 肌钙蛋白
2. 患者入院后第 2 天发生急性心肌梗死，为了判断梗死面积大小，下列哪项检查最有价值
A. 疼痛程度和持续时间　　B. 血白细胞计数增多的程度
C. Q 波的宽度和深度　　D. 红细胞沉降率增快的程度
E. 血清肌酸激酶同工酶 CK-MB 增高的程度
3. 以下关于 ARDS 的临床特点及实验室检查的叙述，正确的是
A. 因本病主要病理变化为肺水肿，故不会出现管状呼吸音
B. 呼吸困难可经过吸氧改善
C. 临床表现为呼吸窘迫及难治性低氧血症
D. 早期体征为双侧肺底湿啰音
E. X 线胸片演变过程符合肺水肿，不会出现肺间质纤维化
4. 对于咯血患者，下列处理不合适的是
A. 剧烈咳嗽者给予哌替啶镇咳镇静　　B. 患侧卧位
C. 静脉滴注垂体后叶激素　　D. 鼓励患者咳出滞留于呼吸道的陈血
E. 肌内注射维生素 K_1
5. 大咯血窒息患者体位引流取
A. 半坐卧位　　B. 患侧卧位、头低、脚高　　C. 健侧平卧位
D. 患侧平卧位　　E. 平卧位
6. ARDS 共同病理变化有
A. 气道阻塞　　B. 肺部感染　　C. 肺不张
D. 急性心力衰竭　　E. 肺血管内皮和肺泡损害，肺间质水肿
7. 关于自发性气胸，以下说法错误的是
A. 气胸是常见的急症
B. 原发性自发性气胸常发生在无基础肺疾病的健康人
C. 原发性气胸女性的发病率大于男性
D. 自发性气胸按病因可分为原发性气胸和继发性气胸
E. 继发性自发性气胸常发生在有基础肺疾病的患者
8. 心搏骤停复苏后最易出现
A. 肝功能衰竭　　B. 消化道出血　　C. 脑损伤

D. 肾衰竭　　E. 心肌损伤

9. 急性心肌梗死时，最先恢复正常的心肌损伤标志物是

A. CK　　B. CK-MB　　C. 肌红蛋白

D. 肌钙蛋白 I　　E. 肌钙蛋白 T

10. 急性心肌梗死的并发症不包括

A. 心脏破裂　　B. 主动脉窦瘤破裂　　C. 乳头肌断裂

D. 心室壁瘤　　E. 栓塞

11. 急性心肌梗死患者，心力衰竭加重，同时胸骨左缘第 3、4 肋间新出现响亮的 3 级收缩期杂音，提示

A. 并发室间隔穿孔　　B. 并发乳头肌功能不全　　C. 并发心包炎

D. 并发心室游离壁穿孔　　E. 并发感染性心内膜炎

12. 急性非 ST 段抬高型心肌梗死，以下处理方式不正确的是

A. 低分子量肝素抗凝　　B. 氯吡格雷抗血小板

C. 尿激酶溶栓　　D. 有心源性休克时给予升压药维持血压

E. 三度房室传导阻滞时安置临时心脏起搏器

13. 急性心肌梗死早期（24 小时内）死亡的主要原因是

A. 心律失常　　B. 急性左心衰竭　　C. 心源性休克

D. 心脏破裂　　E. 缺血再灌注损伤

14. COPD 急性加重伴呼吸功能不全早期，为防止呼吸功能不全加重，最常用的是

A. 有创机械通气　　B. 无创机械通气　　C. 间断高浓度吸氧

D. 持续高频呼吸机通气　　E. 持续低流量吸氧

15. 下列哪项最有助于区别心绞痛与心肌梗死

A. 心电图变化　　B. 疼痛部位　　C. 疼痛性质

D. 有无发热　　E. 有无心率增快

16. 诊断变异型心绞痛，下述哪项是错误的

A. 安静时可以发病　　B. 发作时心电图 ST 段明显压低

C. 每天可在同一时间发病　　D. 疼痛时间延长

E. 发作时可有室性早搏

17. 休克的治疗原则应除外

A. 尽早去除引起休克的原因　　B. 尽快恢复有效血容量

C. 恢复正常代谢　　D. 纠正微循环障碍

E. 及时应用血管收缩药

18. 下列关于感染性休克中的冷休克的描述，错误的是

A. 躁动、淡漠或嗜睡　　B. 皮肤色泽苍白、发绀或花斑样发绀

C. 皮肤湿冷或出冷汗　　D. 脉搏细速

E. 脉压小于 40mmHg

19. 急性呼吸衰竭的诊断主要是依靠

A. 临床表现　　B. 血气分析　　C. 电解质测定

D. 脉搏，血氧饱和度　　　　E. 血常规

20. 男，43 岁。间断胸痛 1 年，10 分钟前于睡眠中突发心前区痛，伴冷汗，不敢活动，心电图示 V_1~V_4导联 ST 段抬高 0.1~0.4mV，ST 段与 T 波升支融合，宜选的紧急措施是

A. 静脉给予硝酸甘油

B. 含服硝酸甘油，给予吸氧，立即送医院急诊

C. 含服硝酸甘油并测血清肌酸激酶

D. 含服硝酸甘油并立即拍胸部 X 线片

E. 含服硝酸甘油并做超声心动图检查

21. 女，47 岁。曾患风湿性心脏病 20 余年，近日发热、咳嗽，夜间睡眠中出现阵发性呼吸困难，面色青紫，出汗，双肺底部有湿啰音。下列符合该例患者咳痰性质的是

A. 黏稠暗红色血痰　　　　B. 粉红色泡沫样血痰　　　　C. 砖红色胶冻样血痰

D. 白色泡沫样痰　　　　E. 大量黄脓臭痰

22. 女，20 岁。出现低热、乏力、盗汗 2 周，近 3 日少量咯血。胸片见右上肺尖淡片阴影。该患者最可能的诊断是

A. 大叶性肺炎　　　　B. 肺结核　　　　C. 肺脓肿

D. 肺梗死　　　　E. 肺吸虫

23. 女，35 岁。因呕吐、昏迷就诊，就诊时血压 120/80mmHg，脉搏规则，116 次/分，血糖 30mmol/L，血钠 130mmol/L，血钾 3.5mmol/L，动脉血气结果：pH 7.2，PCO_2 20mmHg、HCO_3^- 14mmol/L，有关输液治疗下列何种组合最适当

A. 生理盐水、普通胰岛素、KCl　　　　B. 生理盐水、普通胰岛素、$NaHCO_3$

C. 普通胰岛素、KCl、3% 氯化钠液　　　　D. 普通胰岛素、$NaHCO_3$、3% 氯化钠液

E. 生理盐水、普通胰岛素、KCl、$NaHCO_3$

24. 女，60 岁。慢性咳喘 20 年，剧烈咳嗽 3 天，无咳痰、咯血及发热，半小时前突发胸痛，呼吸困难，不能平卧，伴发绀。查体：血压 150/100mmHg，呼吸 40 次/分，心率 110 次/分。右胸语颤减弱，呼吸音减低。以上表现符合

A. 肺梗死　　　　B. 急性心肌梗死　　　　C. 自发性气胸

D. 阻塞性肺气肿　　　　E. 反流性食管炎

25. 男，22 岁。因剧烈运动后突然出现左胸痛，深吸气时胸痛明显加重，伴有气促。体格检查：气管向右偏移，左胸廓稍膨隆，呼吸音减弱。下列诊断正确的是

A. 支气管哮喘　　　　B. 心源性呼吸困难　　　　C. 心绞痛

D. 左侧自发性气胸　　　　E. 心肌梗死

26. 男，40 岁。因感肢体无力，精神差，并多处骨痛就诊。患者曾在 2 周前因恶心、腹胀、便秘，至胃肠科门诊就诊。该患者生命体征稳定，脸色苍白，略呈脱水。查体发现腱反射减弱。心电图示 Q-T 缩短。下列优先的处置是

A. 给予生理盐水，并适当给予氢氯噻嗪

B. 检查血清电解质（包括钾离子、钙离子）及肾功能

C. 检查头颅 CT

D. 检查血清清蛋白、球蛋白，必要时做电泳分析

E. 立即静脉输注地塞米松

27. 男，23 岁。因晨起时发现全身无力、双下肢不能运动而至急诊。患者叙述 4 个月前亦有 1 次类似发作。半年来有心悸、体重下降等表现。就诊时生命体征平稳，查体除四肢肌力对称减退外，无异常。下列叙述不正确的是

A. 生化检查应检测钾离子

B. 诊断可能为甲状腺功能亢进合并阵发性肢体无力

C. 该患者剧烈运动及食用淀粉多的食物时较易发病

D. 可给予患者葡萄糖溶液加氯化钾

E. 患者肢体无力以近端为主

28. 女，68 岁。清晨锻炼时突发心肌梗死，心搏骤停 3 分钟后实施心肺复苏，5 分钟后心搏、呼吸恢复，10 分钟后到医院。查体：P 100 次/分，BP 100/65mmHg，浅昏迷，两侧瞳孔不等大。不必要的治疗措施是

A. 足量抗生素静脉滴注　　B. 呋塞米静脉应用

C. 物理降温使体温降至 33~35℃　　D. 高压氧疗

E. 20% 甘露醇 250ml 静脉快速滴注

29. 男，22 岁。咳嗽伴发热 3 天，给予青霉素静脉滴注抗感染治疗，用药后患者突然出现气短、胸闷、烦躁不安。查体：T 38.5℃，P 140 次/分，R 32 次/分，BP 75/40mmHg。面色苍白，大汗淋漓，两肺可闻及哮鸣音，身体多部位红色皮疹。最可能的原因是

A. 感染性休克　　B. 哮喘急性发作　　C. 急性呼吸窘迫综合征

D. 过敏性休克　　E. 急性左心衰竭

30. 女，65 岁。因阵发性胸闷 8 年，持续胸痛 8 小时收入院。入院时血压为 150/90mmHg，诊断急性前壁心肌梗死。住院第 2 日患者出现胸闷、大汗、面色苍白。查体：心率 126 次/分，律齐，双肺未闻及干湿啰音，血压 90/60mmHg，考虑合并心源性休克。此时不宜用

A. 主动脉内气囊反搏术　　B. 静脉注射呋塞米

C. 静脉滴注多巴胺　　D. 静脉滴注多巴酚丁胺

E. 皮下注射低分子量肝素

31. 男，49 岁。4 小时前突然出现胸骨后闷痛，呈持续性疼痛。ECG 示Ⅱ、Ⅲ、aVF 导联 ST 段弓背向上抬高 0.2mV。最可能的诊断是

A. 变异型心绞痛　　B. 急性心包炎　　C. 急性心肌梗死

D. 急性肺动脉栓塞　　E. 主动脉夹层分离

32. 男，25 岁。饱餐后上腹剧痛 6 小时，伴呕吐、发热。上腹压痛，反跳痛，肌紧张，Cullen 征阳性，化验血清淀粉酶升高，下列符合短期用糖皮质激素情况的是

A. 腹水　　B. 明显的低钙血症　　C. 高血糖症

D. ARDS　　E. 氮质血症

33. 某急性广泛前壁心肌梗死患者，入院半天后胸闷、憋气明显，心率 140 次/分，双肺可闻及弥漫性小水泡音，首选的处理为

A. 给予洋地黄制剂，以增加心肌收缩力

B. 给予 β 受体阻断药，以降低心室率

C. 给予血管扩张药，以降低心脏前后负荷

D. 给予钙通道阻滞药，以缓解冠状动脉痉挛

E. 给予快速补液，以补充循环血容量

34. 男，55 岁。确诊为稳定型心绞痛来住院。该患者应具有以下哪组症状

A. 胸前区刀扎样剧痛 30 分钟

B. 心前区钝痛，每次 1~2 天

C. 胸骨后压榨性疼痛，含硝酸甘油 3 分钟可缓解

D. 胸前区针刺样痛，每次 15 秒

E. 安静时发作胸痛，含硝酸甘油 30 分钟后方可缓解

35. 男，48 岁。胸痛、气短，心电图示 AMI（广泛前壁）伴房室传导阻滞，血压 50/40mmHg，临床诊断为心源性休克，最好的治疗方法是应用

A. 主动脉内气囊反搏　　B. 去甲肾上腺素　　C. 异丙肾上腺素

D. 酚妥拉明　　E. 多巴胺

36. 女，38 岁。被发现昏迷，室内有炉火，且在室内发现有敌敌畏空瓶，查体：血压 85/60mmHg，心率 80 次/分，面色苍白，四肢厥冷，腱反射明显减弱。化验：尿糖（+）、尿酮体（-），血胆碱酯酶活性 100%，血 COHb 55%，最有可能的诊断是

A. 急性有机磷中毒　　B. 急性安定中毒　　C. 急性一氧化碳中毒

D. 急性食物中毒　　E. 糖尿病酮症酸中毒

37. 男，50 岁。胸骨后疼痛 2 小时来诊，查体：BP 90/60mmHg，肺底有湿啰音。心电图示胸前导联 ST 段普遍抬高，偶发室性早搏。收住院治疗，在护送进病房途中，患者突发抽搐、发绀，经抢救无效死亡。死因最有可能是

A. 心力衰竭　　B. 心源性休克　　C. 心脏破裂

D. 心搏骤停　　E. 脑栓塞脑病

38. 女，80 岁。因发热、右上腹痛 2 天就诊。查体：T 39℃，面色苍白，冷汗淋漓，右上腹压痛，墨菲征阳性，脉细速，P 120 次/分，BP 98/50mmHg。血白细胞 1.5×10^9/L，中性粒细胞 0.90。下列最可能的诊断是

A. 心源性休克　　B. 创伤性休克　　C. 感染性休克

D. 过敏性休克　　E. 失血性休克

39. 男，28 岁。2 天来排柏油便 8 次，今晨昏倒后被家属送医院。以往无上腹痛及肝病史，近期无服药史。查体：BP 60/40mmHg，P 130 次/分。下列选项中首选的措施是

A. 补充血容量　　B. 口服抑酸药　　C. 冰盐水洗胃

D. 口服去甲肾上腺素　　E. 三腔二囊管止血

40. 女，59 岁。肺心病，呼吸衰竭，心率 154 次/分，有多发房性早搏，血气分析示 pH 7.1，PaO_2 55mmHg，$PaCO_2$ 75mmHg。下列纠正心律失常最重要的措施是

A. 改善通气，应用 5% 碳酸氢钠　　B. 应用普萘洛尔

C. 应用胺碘酮　　D. 应用维拉帕米

E. 应用毛花苷 C

41. 男，41 岁。1 周来反复呕血 3 次，每日黑便 3~5 次，下列能判断上消化道出血已基本

停止的指标是

A. 血尿素氮持续升高　B. 红细胞计数减少、血红蛋白继续下降

C. 由鲜红色血便变成黑便　D. 血压、脉搏输血后恢复正常又恶化

E. 中心静脉压不稳定

42. 女，62 岁。高血压患者，突然心悸、气短，咳粉红色泡沫痰。查体：血压 200/126mmHg，心率 146 次/分。除一般治疗外，还应选用下列哪组药物

A. 毛花苷 C、硝酸甘油、异丙肾上腺素　B. 毒毛花苷 K、硝普钠、普萘洛尔

C. 胍乙啶、酚妥拉明、毛花苷 C　D. 硝普钠、毛花苷 C、呋塞米

E. 硝酸甘油、毛花苷 C、多巴胺

43. 男，70 岁。高血压病史 30 年，夜间阵发性呼吸困难 10 年，间断双下肢水肿、少尿 5 年。近 1 个月上述症状加重，伴食欲缺乏和腹胀。查体：BP 180/100mmHg，端坐位，心界向两侧扩大。心率 110 次/分，心律绝对不齐。双下肺可闻及中小水泡音。肝肋下 4cm，质软，有压痛，移动性浊音阳性。肝颈静脉回流征阳性。双下肢有凹陷性水肿。该患者最恰当的心功能评价为

A. 全心衰竭　B. 右心衰竭代偿期

C. 心功能正常　D. 心功能Ⅲ级（Killip 分级）

E. 心功能Ⅳ级（Killip 分级）

44. 男，68 岁。陈旧性前壁心肌梗死 5 年，劳累后心悸、气短 3 年，双下肢水肿半年，近 1 周气短加重，体力活动明显受限，从事一般家务活动即感喘憋。入院时心电图与 2 个月前相比，无明显变化。该患者的心功能分级为

A. NYHA 分级Ⅱ级　B. NYHA 分级Ⅲ级　C. Killip 分级Ⅱ级

D. Killip 分级Ⅲ级　E. Killip 分级Ⅳ级

45. 男，50 岁。二尖瓣狭窄患者，突起呼吸困难，咳粉红色泡沫痰，血压 190/100mmHg，诊断为急性左心衰竭。该患者的最佳治疗药物是

A. 毛花苷 C　B. 氢氯噻嗪　C. 硝普钠

D. 多巴酚丁胺　E. 硝酸甘油

46. 女，31 岁。产后第 5 天。3 小时前突然出现呼吸困难、胸痛、咳嗽、咯血。该患者最可能的诊断是

A. 慢性支气管炎　B. 支气管哮喘　C. 肺血栓栓塞症

D. 急性心肌梗死　E. 细菌性肺炎

47. 一建筑工地因野蛮施工使煤气管破裂，煤气外溢，致使多名工人及附近居民中毒。其中昏迷者被送到医院。此时最有效的抢救措施是

A. 20% 甘露醇快速静脉滴入　B. 亚冬眠治疗

C. 血液透析　D. 鼻导管吸氧

E. 高压氧舱治疗

48. 男，24 岁。溺水后发生急性呼吸窘迫综合征。在呼吸室内空气时，血气分析显示 pH 7.50，PaO_2 48mmHg，$PaCO_2$ 28mmHg。面罩吸 80% 的氧气后复查血气，结果为 pH 7.50，

PaO_2 53mmHg，$PaCO_2$ 29mmHg。此患者发生低氧血症最主要的原因是

A. 气道阻力增加

B. 肺容积减少、肺顺应性降低和严重通气/血流比例失调

C. 氧耗量增加　　D. 低通气　　E. 心输出量下降

49. 男，55 岁。突发持续胸痛 4 小时。查体：BP 110/50mmHg，心率 30 次/分，律齐，心电图示急性下壁、右室心肌梗死，三度房室传导阻滞。为提高心室率，应立即采取的治疗措施是

A. 静脉滴注异丙肾上腺素　　B. 静脉滴注多巴酚丁胺

C. 静脉注射肾上腺素　　D. 同步直流电复律

E. 植入临时性心脏起搏器

50. 男，60 岁。有冠心病、心绞痛病史 6 年。因胸痛 10 小时来院急诊，诊为急性心肌梗死。下列哪种药物不宜应用

A. β 受体阻断药　　B. 抗凝药　　C. ACEI

D. 洋地黄　　E. 硝酸酯类

51. 男，60 岁。咳喘反复发作 10 余年，昨晚一阵剧烈咳嗽后突感左侧胸痛，呼吸困难，则最可能是出现了

A. 自发性气胸　　B. 心肌梗死　　C. 肺气肿

D. 急性左心衰竭　　E. 发生肺栓塞

52. 男，67 岁。有长期吸烟史。被家属发现呼之不应半小时，急送医院。有 COPD 病史 30 余年。查体：BP 150/50mmHg，浅昏迷，球结膜水肿。双肺可闻及干湿啰音，A_2 小于 P_2。下肢水肿。为明确诊断，首选的检查是

A. 动脉血气分析　　B. 拍胸部 X 线片　　C. 心脏超声

D. 动态心电图　　E. 肺功能

53. 男，44 岁。心前区疼痛 12 小时，向上腹部和背部放射。查体：四肢厥冷，血压 80/60mmHg，心音低，可听到心包摩擦音。可能的诊断为

A. 急性肺动脉栓塞　　B. 变异型心绞痛　　C. 急性心肌梗死

D. 病毒性心肌炎　　E. 心室膨胀瘤

54. 男，56 岁。既往体健，吸烟 30 余年，剧烈咳嗽 2 天，无咳痰、咯血及发热，半小时前突发胸痛，呼吸困难，不能平卧，伴发绀。查体：呼吸 36 次/分，心率 100 次/分，左侧语颤减弱，呼吸音降低。此患者最可能的诊断是

A. 支气管肺癌　　B. 急性左心衰竭　　C. 肺梗死

D. 自发性气胸　　E. 急性心肌梗死

55. 女，60 岁。胃溃疡术后 4 天突发呼吸困难，既往 COPD 病史 30 余年。查体：血压 120/80mmHg，心率 116 次/分，烦躁不安，不能平卧，大汗淋漓，口唇发绀，双肺可闻及少量湿啰音。该患者呼吸困难，可能出现的并发症是

A. 急性呼吸窘迫综合征　　B. 右心衰竭

C. 急性左心衰竭　　D. 自发性气胸

E. 继发肺部感染

56. 男，34 岁。四肢广泛挤压伤后 3 小时，急诊入院。查体：BP 85/65mmHg，呼吸急促，口唇发绀，双肺可闻及湿啰音，心率 140 次/分。血气分析（未吸氧）：PaO_2 50mmHg，$PaCO_2$ 30mmHg。除扩容治疗外，此时应首选的治疗措施为

A. 持续低浓度吸氧　　B. 镇静治疗　　C. 持续高浓度吸氧

D. 静脉应用抗生素　　E. 应用糖皮质激素

57. 男，16 岁。溺水，经急救后来急诊。查体：P 120 次/分，R 32 次/分，BP 95/65mmHg，神志清楚，口唇发绀，双肺可闻及湿啰音。面罩吸氧后氧饱和度监测显示为 85%。该患者应立即采取的治疗措施是

A. 静脉注射地塞米松　　B. 无创通气　　C. 静脉注射呋塞米

D. 静脉注射毛花苷 C　　E. 皮下注射吗啡

二、共用题干单选题

（58~61 题共用题干）

男，42 岁。1 年来反复发作胸骨后疼痛，发作和劳累关系不大，常在面迎冷风疾走时或凌晨 5 时发作。发作时含硝酸甘油可缓解。平时心电图示Ⅱ、Ⅲ、aVF 导联 ST 段水平压低 0.75mm。发作时心电图正常。

58. 最可能的诊断是

A. 劳力性心绞痛　　B. 急性心肌梗死极早期　　C. 变异型心绞痛

D. 心绞痛合并心包炎　　E. 卧位型心绞痛

59. 以下情况可能是发生心肌梗死，除了

A. 冠状动脉内膜下出血使管腔闭塞时

B. 冠状动脉持续痉挛使管腔闭塞时

C. 原有冠脉病变严重发生室性心动过速

D. 当患者进食大量脂肪食物以后

E. 已建立充分的侧支循环的冠状动脉分支发生闭塞

60. 当胸痛发作剧烈且持续时间长时，最多见的心律失常是

A. 室性心律失常　　B. 房性心律失常　　C. 束支传导阻滞

D. 房室传导阻滞　　E. 非阵发性室上性心动过速

61. 若发生心肌梗死，最可能的梗死部位是

A. 前间壁心肌梗死　　B. 下壁心肌梗死　　C. 正后壁心肌梗死

D. 右室梗死　　E. 广泛前壁心肌梗死

（62~65 题共用题干）

男，65 岁。冠心病 10 年。6 小时前出现胸骨后剧痛，为压榨性，并向左臂放射。先后含服硝酸甘油 4 次，疼痛稍减轻，烦躁不安，出汗。查体：急性痛苦面容，体温 36.5℃，血压 100/70mmHg，脉率 110 次/分；心界不大，律齐，心音低，未闻奔马律及杂音；双肺少许湿啰音；肝脾未触及。

62. 最可能的诊断是

A. 变异型心绞痛　　B. 急性左心衰竭　　C. 心包积液

D. 肺动脉栓塞　　E. 急性心肌梗死

63. 于入院后第 3 天突发剧烈胸痛，端坐呼吸，心脏超声见明显二尖瓣反流。查体时最有诊断意义的体征为

A. 胸骨左缘中下部收缩期杂音　　B. 心音遥远，心界增大

C. 血压降低，脉压减小　　D. 心尖区响亮的全收缩期杂音

E. 满肺湿啰音及颈静脉曲张

64. 该例患者可诊断为

A. 急性心脏压塞　　B. 乳头肌断裂　　C. 急性左心衰竭

D. 室间隔破裂　　E. 室壁瘤破裂

65. 该并发症最常见于何部位的梗死

A. 右室梗死　　B. 广泛前壁心肌梗死　　C. 下壁心肌梗死

D. 前间壁心肌梗死　　E. 正后壁心肌梗死

（66~67 题共用题干）

男，66 岁。活动后突发左侧胸痛伴呼吸困难 1 天。既往慢性阻塞性肺疾病病史 10 余年。查体：R 26 次/分，BP 95/60mmHg。口唇发绀，左肺呼吸音明显减弱，心率 102 次/分，律齐。

66. 该患者最可能的诊断是

A. 急性心肌梗死　　B. 自发性气胸　　C. 阻塞性肺不张

D. 胸腔积液　　E. 肺栓塞

67. 为明确诊断，应先采取的检查措施是

A. CT 肺动脉造影　　B. 胸腔穿刺　　C. 支气管镜

D. 拍胸部 X 线片　　E. 心电图

三、案例分析题

（68~70 题共用题干）

男，82 岁。有长期吸烟史。因胸闷、憋气半年余，加重伴咳黄痰 4 天入院。查体：血压 130/80mmHg，脉搏 90 次/分，双肺呼吸音粗，右下肺可闻及湿啰音，心率 90 次/分，律齐，未闻及杂音，双下肢轻度水肿。

68. 该患者诊断应考虑以下哪些疾病

A. 冠心病、心力衰竭　　B. 支气管扩张　　C. 肺心病

D. 肺癌　　E. 慢性阻塞性肺疾病　　F. 急性心肌梗死

G. 肺栓塞

69. 目前该患者进一步应选择的检查是

A. 血常规　　B. ECG　　C. 胸片

D. 冠脉造影　　E. 心脏彩超　　F. 胸部 MRI

70. 如考虑为冠心病心力衰竭，目前该患者治疗应选用

A. 利尿药　　B. 普罗帕酮　　C. 强心药

D. ACEI 或 ARB 类　　E. 糖皮质激素　　F. 硝酸酯类

G. α 受体阻断药　　H. 敏感抗生素

（71~73 题共用题干）

女，40 岁。既往有游走性关节病疼痛史，常有咽部疼痛、扁桃体肿大，近 3 年来出现劳力性呼吸困难，1 天前因受凉出现发热、咳嗽，咳粉红色泡沫样痰，不能平卧。查体：半卧位，口唇发绀，两肺大量水泡音及哮鸣音，心界无明显扩大，心率 130 次/分，节律不整，二尖瓣听诊区可听到舒张期隆隆样杂音。心电图示房颤，心室率 150 次/分。

71. 最可能的诊断是

A. 支气管哮喘　　B. 大叶性肺炎　　C. 急性左心衰竭
D. 急性心肌炎　　E. 急性心包炎　　F. 肺栓塞

72. 发病的病因是

A. 二尖瓣狭窄　　B. 心肌病　　C. 心律失常
D. 先心病　　E. 感染性心内膜炎　　F. 心肌炎
G. 心包炎

73. 正常成人的二尖瓣瓣口面积为

A. $1\sim2cm^2$　　B. $4\sim6cm^2$　　C. $5\sim7cm^2$
D. $6\sim8cm^2$　　E. $7\sim8cm^2$　　F. $8\sim9cm^2$

（74~76 题共用题干）

男，68 岁。3 年前发生急性心肌梗死，经保守治疗好转。阵发性夜间呼吸困难 1 周来诊。查体：血压 120/70mmHg，两肺下野可闻及水泡音，心界向左下扩大，HR 110 次/分，心尖部 2 级收缩期杂音，双下肢水肿。

74. 下列因素是导致心肌梗死主要危险因素的是

A. 吸烟　　B. 饮酒　　C. 高血压
D. 糖尿病　　E. 高脂血症　　F. 摄钠过多
G. 缺乏体力活动　　H. 高热量饮食

75. 该患者一直应用地高辛及利尿药，1 天前发生腹泻后出现心动过缓，心率 48 次/分，BP 95/60mmHg，心电图示二度房室传导阻滞。应该首先

A. 应用甲氧明　　B. 植入临时起搏器　　C. 加大地高辛的剂量
D. 应用阿托品　　E. 停用地高辛，补钾　　F. 应用异丙肾上腺素静脉滴注

76. 下列属于影响洋地黄剂量的因素是

A. 老年人　　B. 急性心肌梗死　　C. 肺源性心脏病
D. 急性弥漫性心肌炎　　E. 低钾血症　　F. 重度心力衰竭
G. 低镁血症　　H. 慢性肾功能不全

答案与解析

1. C　2. E　3. C　4. A　5. B　6. E　7. C　8. C　9. C　10. B　11. A　12. C　13. A　14. B　15. A　16. B　17. E　18. E　19. B　20. B　21. B　22. B　23. A　24. C　25. D　26. B　27. D　28. A　29. D　30. B　31. C　32. D　33. C　34. C　35. A　36. C　37. D　38. C　39. A　40. A　41. C　42. D　43. A　44. B　45. C　46. C　47. E　48. B　49. E　50. D　51. A　52. A　53. C

54. D　55. A　56. C　57. B　58. C　59. E　60. D　61. B　62. E　63. D　64. B　65. C　66. B
67. D　68. ACE　69. ABCE　70. ACDFH　71. C　72. A　73. B　74. ACDEGH
75. E　76. ABCDEFGH

1. C【解析】肌红蛋白在AMI发作后0.5~2.0小时内即升高，可作为辅助诊断AMI的早期标志物。

2. E【解析】肌酸激酶同工酶CK-MB升高，在起病后4小时内增高，16~24小时达高峰，3~4天恢复正常，其增高的程度能较准确反映梗死的范围，其高峰出现时间是否提前有助于判断溶栓治疗是否成功。

3. C【解析】急性呼吸窘迫综合征（ARDS）的主要临床表现是呼吸窘迫及难治性低氧血症，主要病理改变是肺广泛性充血水肿和肺泡内透明膜形成。病理过程可分为渗出期、增生期和纤维化期。早期体征可无异常，后期多可闻及水泡音，可有管状呼吸音。X线片演变过程符合肺水肿特点，快速多变，后期可出现肺间质纤维化的改变。

4. A【解析】少量至中量咯血患者可适当予镇静、镇咳治疗，但大咯血时一般不用镇咳，尤其是年老体弱、肺功能不全者不宜使用。禁用吗啡、哌替啶等，以免过度抑制咳嗽引起窒息。

5. B【解析】大咯血窒息患者首先要做的是解除患者呼吸阻塞的状态，体位引流宜取患侧卧位，头低脚高位，以利于陈血引流。

6. E【解析】ARDS的主要病理特征是炎症反应导致的肺微血管内皮及肺泡上皮受损，肺微血管通透性增高，肺泡腔渗出富含蛋白质的液体，进而导致肺水肿及透明膜形成。

7. C【解析】气胸是常见的内科急症，自发性气胸又可分为原发性和继发性，前者发生在无基础肺疾病的健康人，后者常发生在有基础肺疾病的患者。原发性气胸的发病率男性高于女性。

8. C【解析】机体不同组织对缺氧耐受性不同，脑组织对缺氧最敏感，心搏骤停患者复苏后易出现脑损伤。

10. B【解析】急性心肌梗死的并发症包括乳头肌功能失调或断裂、心脏破裂、栓塞、心室壁瘤、室间隔穿孔、心肌梗死后综合征等。

13. A【解析】急性心肌梗死早期以室性心律失常多见，心室颤动是早期急性ST段抬高型心肌梗死的主要死亡原因。

14. B【解析】慢性阻塞性肺疾病（COPD）急性加重伴呼吸功能不全早期，为防止病情加重，最常用的无创机械通气，本法能维持必要的肺泡通气量，改善肺的气体交换效能，使呼吸肌得以休息，有利于恢复呼吸肌功能。当急性呼吸衰竭患者昏迷逐渐加深，呼吸不规则或出现暂停时行气管插管使用有创机械通气。高浓度吸氧适用于低氧血症（Ⅰ）型呼吸衰竭。持续低流量吸氧用于COPD的常规氧疗以及长期家庭氧疗。

16. B【解析】变异型心绞痛发作时可有一过性短暂的ST段抬高的特异性心电图变化。

18. E【解析】感染性休克中冷休克时，脉压小于30mmHg。

19. B【解析】急性呼吸衰竭的诊断主要是依靠动脉血气分析。在海平面、静息状态、呼吸空气条件下，PaO_2小于60mmHg和/或$PaCO_2$大于50mmHg，并排除了心内解剖分流和原发于心排血量降低等因素，即为呼吸衰竭。

21. B【解析】根据题干信息，考虑患者为风湿性心脏病、急性肺水肿，常见咳粉红色泡沫痰。

22. B【解析】该患者有低热、全身不适、乏力、盗汗、食欲缺乏、面颊潮红、咯血等结核常见症状，胸部X线检查符合肺结核的改变，最可能的诊断是肺结核。

24. C【解析】自发性气胸可突然发生胸痛，出现呼吸困难、胸闷，查体见气管向健侧移位，患侧胸部饱满，呼吸运动减弱或消失，叩诊呈鼓音，语音震颤及呼吸音减弱。严重者烦躁不安、大汗、发绀、呼吸加快、脉搏细速，甚至休克。本例患者有长期慢性咳喘病史，剧烈咳嗽后发病，表现符合自发性气胸的临床特点。

28. A【解析】心搏骤停的患者发生严重脑缺氧和继发性脑水肿，从而出现颅内压增高。根据题干信息，本例患者存在颅内压增高，其治疗：①一般处理，密切观察神志、瞳孔、血压、呼吸、脉搏及体温的变化，保持大便通畅，给予高流量吸氧。②病因治疗。③降低颅内压治疗，常用20%甘露醇250ml静脉快速滴注，呋塞米20~40mg肌内注射或静脉注射等。④激素应用可减轻脑水肿。⑤冬眠低温疗法或亚低温疗法。

29. D【解析】患者接受青霉素治疗后，突发气急、胸闷、烦躁不安，心率快，血压低，面色苍白，大汗淋漓，两肺可闻及哮鸣音，多处皮疹，首先考虑为药物过敏性休克。感染性休克常继发于革兰阴性杆菌为主的感染，如急性腹膜炎、胆道感染、绞窄性肠梗阻及泌尿系统感染等。哮喘急性发作、急性呼吸窘迫综合征和急性左心衰竭，一般不会出现多部位红色皮疹。

30. B【解析】患者为老年女性，诊断为急性前壁心肌梗死合并心源性休克，此时使用利尿药，可使循环血量减少，加重休克症状。

31. C【解析】患者为中老年男性，突发持续性胸骨后闷痛，心电图显示ST段弓背向上型抬高，符合急性ST段抬高型心肌梗死的临床特征。变异型心绞痛患者会出现一过性的ST段抬高，但持续胸痛达数小时者少见。急性心包炎的心电图，主要表现为除aVR和V_1导联以外的所有常规导联可能出现ST段呈弓背向下型抬高，aVR和V_1导联ST段压低。急性肺动脉栓塞患者常突然发生不明原因的面色苍白、出冷汗、呼吸困难、胸痛、咳嗽等，甚至晕厥、咯血。主动脉夹层分离常急性起病，突发剧烈的胸背部撕裂样疼痛，多数患者同时伴有难以控制的高血压，一般无特异性ST-T改变。

32. D【解析】该患者考虑是ARDS，主要是肺广泛性充血水肿和肺泡内透明膜形成，短期用糖皮质激素可减少肺部的水肿渗出，提高机体的应激能力。故重症急性胰腺炎并发ARDS时，可考虑短期用糖皮质激素。

33. C【解析】根据题干信息，考虑患者为急性心肌梗死伴左心功能不全，应尽快控制心力衰竭，首选给予血管扩张药，以降低心脏前后负荷。急性心肌梗死24小时内禁用洋地黄。β受体阻断药在急性心肌梗死伴有严重心功能不全时，应慎用或不用。钙通道阻滞药对本例可作为辅助治疗药物，但不是首选。快速补液需慎重，以免增加心脏负荷而加重心力衰竭。

34. C【解析】稳定型心绞痛的特点是中下段胸骨后压榨性或窒息性疼痛，常发生于劳力负荷增加时，可持续1~15分钟，一般在停止原来诱发症状的活动后即可缓解，含服硝酸甘油后可显著缓解。

38. C【解析】患者有面色苍白、冷汗淋漓、脉细速、血压低等休克征象；结合其右上腹痛、发热、墨菲征阳性、血白细胞分类以中性粒细胞为主，为急性感染的征象。综上，最可能的诊断为感染性休克。

42. D【解析】硝普钠常是高血压急症的首选药物。严重高血压导致急性左心衰竭、肺水肿发作时，较好的治疗原则是降压、强心、扩张动静脉（减轻心脏负荷）、利尿。可选用的药物为硝普钠、毛花苷 C、呋塞米。

44. B【解析】Killip 分级常用于急性心肌梗死患者的心功能分级。本例患者既往陈旧性前壁心肌梗死 5 年，本次入院时心电图与 2 个月前相比无变化，故考虑此次发病无新发心肌梗死；主要表现为劳累后心悸、气短，下肢水肿，活动明显受限，考虑出现心力衰竭。根据心功能 NYHA 分级，患者体力活动明显受限，从事一般家务活动发作，符合 NYHA 分级Ⅲ级。

45. C【解析】根据题干信息，考虑患者为急性肺水肿，硝普钠为动静脉血管扩张药能迅速扩张血管，减轻心脏负荷，缓解症状。毛花苷 C 最适合用于有心房颤动伴有快速心室率并已知有心室扩大伴左心室收缩功能不全者，对二尖瓣狭窄所致肺水肿无效。氢氯噻嗪具有利尿作用。低血压可应用多巴酚丁胺。硝酸甘油降低动脉压作用不及硝普钠。

46. C【解析】慢性支气管炎的主要症状为咳嗽、咳痰或伴有喘息。支气管哮喘患者常有过敏史，可反复发作，一般无咯血。急性心肌梗死一般有心血管相关病史，多表现为胸骨后或心前区持续、剧烈压榨样闷痛。细菌性肺炎常见症状为发热、咳嗽、咳痰，或原有呼吸道症状加重，并出现脓性痰或血痰，伴或不伴胸痛，可有呼吸困难、呼吸窘迫。该患者为产后 5 天，结合其症状表现，考虑最可能为肺血栓栓塞症。

48. B【解析】根据题干信息，考虑患者发生了 ARDS。ARDS 的病理生理改变以肺容积减少、肺顺应性降低和严重通气/血流比例失调为主。

49. E【解析】患者心率 30 次/分，考虑急性心肌梗死、三度房室传导阻滞，随时发生猝死的可能性很大，应立即安装临时性心脏起搏器。

50. D【解析】急性心肌梗死早期，特别是发病 24 小时内慎用洋地黄类药物，因此类药物增加相对正常心肌的收缩力，而对坏死心肌无作用，易致坏死心肌变薄，形成室壁瘤，甚至造成心肌破裂。

51. A【解析】自发性气胸是指因肺部疾病使肺组织和脏层胸膜破裂，或靠近肺表面的细微气肿泡破裂，肺和支气管内空气逸入胸膜腔。多见于青壮年男性或患有慢性支气管炎、肺气肿、肺结核等疾病的患者。

52. A【解析】患者为老年男性，有 COPD 的病史，目前主要表现为浅昏迷，球结膜水肿等，考虑发生 CO_2潴留的可能性大，出现肺性脑病。为明确诊断，首选动脉血气分析，可测定体内 PaO_2和 $PaCO_2$等指标。胸部 X 线片主要对胸部占位性病变、肺结核、肺炎等的诊断有意义。心脏超声主要用于诊断心脏瓣膜病及心包疾病等。动态心电图对心律失常的诊断有价值。肺功能测定常用于 COPD、支气管哮喘等的辅助诊断。

54. D【解析】根据患者有长期吸烟史，剧烈咳嗽后出现胸痛、呼吸困难、发绀，查体见左侧胸部呼吸音降低、语颤减弱，首先考虑自发性气胸。

55. A【解析】右心衰竭时静脉系统淤血，可见肝大、颈静脉怒张、下肢水肿、腹胀等。急性左心衰竭常表现为突发极度的气急和焦虑，有濒死感；咳嗽，咳粉红色泡沫样痰，双肺可闻及干啰音、喘鸣音和细湿啰音。自发性气胸常有突然加重的呼吸困难，并伴有明显发绀，患侧肺部叩诊为鼓音。继发肺部感染常有发热、咳嗽、咳痰等表现。患者为胃溃疡术后4天，表现符合急性呼吸窘迫综合征的临床特点。

56. C【解析】患者为四肢广泛挤压伤，呼吸困难，结合血气分析示 PaO_2 和 $PaCO_2$ 均降低，提示存在Ⅰ型呼吸衰竭；可给予持续高浓度吸氧。

57. B【解析】溺水是急性呼吸窘迫综合征的常见病因之一。患者溺水后缺氧发绀，双肺湿啰音，面罩吸氧后不能有效改善其低氧血症，应首先考虑ARDS，立即给予无创通气。若无创通气后仍无法纠正低氧血症，则行有创机械通气。

58. C【解析】变异型心绞痛是冠状动脉痉挛所致，其特征性心电图表现是病变血管相关的导联ST段抬高。本例原有Ⅱ、Ⅲ、aVF导联ST段压低，提示供应下壁心肌的冠状动脉已有固定狭窄，造成心肌缺血表现，当发生痉挛时ST段抬高，可在原来压低的基础上表现为ST段回复至基线水平，出现心电图正常的假改善表现。

63. D【解析】急性心肌梗死并发乳头肌功能失调或断裂，可造成二尖瓣脱垂和关闭不全，心尖区出现收缩中晚期喀喇音和吹风样收缩期杂音。

65. C【解析】乳头肌整体断裂极少见，多发生在二尖瓣后乳头肌，见于下壁心肌梗死。

66. B【解析】患者为老年男性，既往慢性阻塞性肺疾病病史，活动后突发左侧胸痛伴呼吸困难，口唇发绀，左肺呼吸音明显减弱，提示自发性气胸。急性心肌梗死主要表现为心前区疼痛，程度剧烈，常伴有心律失常，心电图呈特征性和动态性改变，呼吸音无明显减弱。阻塞性肺不张常伴有呼吸困难，一般无突然发生的胸痛。胸腔积液常有原发病的表现，主要表现为呼吸困难，多伴有咳嗽和胸痛，呼吸音减弱或消失，常可闻及胸膜摩擦音。肺栓塞主要表现为不明原因的活动后呼吸困难及气短促、胸痛及咯血，听诊可闻及肺动脉瓣区第二心音亢进，三尖瓣区收缩期杂音。

67. D【解析】患者考虑为自发性气胸。为明确诊断，应先进行胸部X线检查，可见气胸侧透明度增强，无肺纹理，肺萎缩于肺门部，和气胸交界处有清楚的细条状肺边缘，纵隔可向健侧移位。CT肺动脉造影是确诊肺血栓栓塞症的一线手段。支气管镜可用于中央型肺癌的诊断。心电图对了解心律失常的类型有较大意义。胸腔穿刺是气胸或者胸腔积液的诊断和治疗方式。

68. ACE【解析】患者为老年男性，有吸烟史，咳黄痰，提示感染；出现长期胸闷、呼吸困难，多提示为慢性心肺疾病，考虑慢性阻塞性肺疾病的可能；双下肢水肿，不排除肺心病或心力衰竭的可能。

69. ABCE【解析】A项，血常规可以提示患者有无急性感染征象；B项，心电图（ECG）可以明确患者有无冠心病或心律失常；C项，胸片可以明确患者有无肺部感染征象及心脏有无增大；E项，心脏彩超可以提示患者有无器质性心脏疾病。

70. ACDFH【解析】目前患者存在着心力衰竭，治疗上以强心、利尿、扩血管为原则，A、C、F三项可选。D项ACEI或ARB类，可改善心肌重塑和长期预后。H项，还需使用抗生素抗感染治疗。

72. A【解析】患者有游走性关节痛史，常有咽部疼痛、扁桃体肿大，考虑存在风湿性疾病。二尖瓣听诊区可听到舒张期隆隆样杂音，为二尖瓣狭窄的特征性杂音，考虑存在二尖瓣狭窄。

73. B【解析】正常成人的二尖瓣瓣口面积为4~6cm^2。二尖瓣狭窄的主要病因是风湿热。

74. ACDEGH【解析】导致冠心病的主要危险因素有年龄（>40岁）、性别、高血压、血脂异常、吸烟、糖尿病和糖耐量异常、肥胖、家族史、饮食习惯、口服避孕药、A型性格等。

75. E【解析】患者腹泻后出现心律失常，考虑患者因消化道丢失钾过多引起的低钾而诱发洋地黄中毒。因此该患者应该立即停用洋地黄药物，适当补钾。

76. ABCDEFGH【解析】老年人，有心肌缺血缺氧或急性病变（如急性心肌梗死、肺源性心脏病、急性弥漫性心肌炎）、重度心力衰竭、低钾血症和/或低镁血症、肾功能减退等情况，对洋地黄类药物较敏感，应予减量应用。

第九章　儿科疾病

一、单选题

1. 下列哪项不支持脑瘫的诊断

A. 运动发育落后　B. 肌张力异常　C. 姿势异常

D. 反射异常　E. 病变呈进行性加重

2. 近年国内外一致认为脑瘫的主要病因是

A. 早产和低出生体重　B. 脑缺氧缺血

C. 胚胎早期阶段的发育异常　D. 胆红素脑病

E. 产伤

3. 以下哪种疾病不属于自身免疫性疾病

A. 系统性红斑狼疮　B. 幼年性特发性关节炎　C. 地中海贫血

D. 过敏性紫癜　E. 川崎病

4. 流行性脑脊髓膜炎的主要临床特征是

A. 急起高热、头痛、呕吐、昏迷、脑膜刺激征

B. 急起高热、头痛、呕吐、昏迷、呼吸衰竭

C. 急起高热、惊厥、呼吸衰竭

D. 缓慢起病，发热不明显、头痛剧烈、无休克

E. 急起高热、头痛、呕吐、皮肤黏膜瘀点瘀斑、脑膜刺激征

5. 确诊流行性脑脊髓膜炎（流脑）的主要依据是

A. 脑脊液呈化脓性　B. 血清特异性抗体检测阳性

C. 皮肤黏膜瘀点瘀斑　D. 当地有流脑流行

E. 血液、脑脊液涂片镜检或培养发现脑膜炎球菌

6. 流行性脑脊髓膜炎的病原治疗首选下列哪种药物

A. 磺胺类　B. 氯霉素　C. 青霉素

D. 链霉素　E. 头孢菌素

7. 麻疹的出疹时间与发热的关系是

A. 发热 2~3 日出疹，出疹时仍发热

B. 发热 1~2 日出疹，热退疹出

C. 发热 3~4 日后出疹，出疹期热度更高

D. 发热 3~5 日出疹，热退疹出

E. 发热 5~6 日出疹，出疹时可以无发热

8. 麻疹前驱期最有诊断价值的表现是

A. 皮肤红色斑丘疹　B. 上呼吸道卡他症状　C. 口腔麻疹黏膜斑

D. 结膜炎　　E. 高热

9. 麻疹最常见的并发症是

A. 支气管肺炎　　B. 心肌炎　　C. 营养不良

D. 麻疹脑炎　　E. 结核病恶化

10. 典型的麻疹皮疹最先出现的部位是

A. 耳后　　B. 面部　　C. 躯干部

D. 上肢　　E. 下肢

11. 初次接种麻疹－流行性腮腺炎－风疹活疫苗的适宜年龄是

A. 出生后第 2 天　　B. 出生后 2 个月　　C. 出生后 4 个月

D. 出生后 8 个月　　E. 出生后 1 岁

12. 与麻疹相比较，风疹的临床特点是

A. 前驱期短，卡他症状轻微，出疹和消退进程更快，疹退无色素沉着

B. 前驱期短，低热和不发热，皮疹 2 日内出齐，疹退无色素沉着

C. 前驱期短，卡他症状轻微，皮疹出齐至掌跖部，疹退有细小脱屑和无色素沉着

D. 前驱期短，卡他症状轻微，出疹和消退进程更快，疹退有轻微色素沉着

E. 前驱期短，低热和不发热，皮疹 1 日内出齐，疹退糠麸样脱屑

13. 风疹的出疹特点是

A. 发热 3~4 天后开始，自耳后、发际、额面、颈出疹，渐及躯干及四肢，最后见于手足心

B. 发热第 2 天开始，最早见面、颈部，迅速扩展至躯干和四肢，24 小时内布满全身，但手足心通常无皮疹

C. 热退出疹

D. 发热 24~48 小时出疹，分批出现，向心性分布，以躯干、头、腰部多见

E. 玫瑰红色融合性斑丘疹，先分布于鼻翼两侧，1~2 天蔓延至全身

14. 风疹的隔离期通常是

A. 出疹后 5~7 天　　B. 出疹后 8 天

C. 出疹后 10 天　　D. 并发肺炎者，出疹后 10 天

E. 并发肺炎者，出疹后 2 周

15. 幼儿急疹的皮疹特点是

A. 玫瑰红色融合性斑丘疹，先分布于鼻翼两侧，1~2 天蔓延至全身

B. 红色斑丘疹，融合成片，中间有正常皮肤，出疹时热度更高

C. 玫瑰色斑丘疹，热退后出疹

D. 斑疹、丘疹、疱疹和结痂同时存在

E. 稀疏红色斑疹和斑丘疹融合成片，消退快，一般 3 天消退

16. 幼儿急疹的治疗方法是

A. 发热期间注意退热治疗，皮疹无须特殊治疗

B. 早隔离，早治疗

C. 注射特异性高效价免疫球蛋白

D. 严格隔离，加强抗病毒治疗
E. 注射预防疫苗

17. 幼儿急疹惊厥时，下列说法正确的是
A. 地西泮静脉注射
B. 地西泮口服
C. 常具有自限性，不需要特殊治疗
D. 长期口服苯巴比妥
E. 服用抗癫痫药物

18. 幼儿急疹发热和皮疹的关系是
A. 高热39~40℃，持续3~5天骤降，热退疹出
B. 一般为低热，发热1~2天出疹
C. 出疹期间发热加重
D. 发热1~3天后出疹
E. 发热和皮疹没有明显相关

19. 幼儿急疹的好发年龄是
A. 6个月至5岁
B. 无接种史任何年龄均可发作
C. 2岁以内
D. 4~12岁
E. 1~5岁

20. 幼儿急疹的病原体是
A. 风疹病毒
B. 人疱疹病毒6型
C. 带状疱疹病毒
D. 腺病毒
E. 合胞病毒

21. 水痘的病原体是
A. HIV
B. VZV
C. CMV
D. HSV
E. EAD

22. 流行性腮腺炎病毒属于
A. 疱疹病毒
B. 披盖病毒
C. 冠状病毒
D. 正黏液病毒
E. 副黏液病毒

23. 流行性腮腺炎的潜伏期为
A. 1~2周
B. 2~3周
C. 3~4周
D. 4~5周
E. 6~7周

24. 下列哪项不符合流行性腮腺炎的诊断
A. 有流行病史及接触史
B. 潜伏期为2~3周
C. 一定有双侧腮腺肿大
D. 可合并有脑膜炎
E. 可合并有胰腺炎

25. 以下实验室检查结果不属于流行性腮腺炎的是
A. 外周血白细胞计数减少
B. 外周血白细胞分类检查淋巴细胞相对增高
C. 血淀粉酶测定轻度至中度增高
D. 尿淀粉酶测定轻度至中度增高
E. 病程早期脑脊液可分离出腮腺炎病毒

26. 流行性腮腺炎的处理不包括
A. 局部涂敷中药
B. 干扰素治疗
C. 应卧床休息，给予对症治疗
D. 必要时可加用中等量的糖皮质激素短期治疗
E. 阿昔洛韦治疗
27. 对流行性腮腺炎治疗的描述，不正确的是
A. 主要采取对症治疗
B. 局部理疗
C. 可用板蓝根治疗
D. 可用磺胺类药物治疗
E. 高热时可用物理降温或解热剂，保证液体入量
28. 对于流行性腮腺炎，集体机构易感儿的检疫期是
A. 1 周
B. 2 周
C. 3 周
D. 4 周
E. 5 周
29. 对流行性腮腺炎健康指导的描述，不正确的是
A. 隔离患者至腮腺肿胀完全消退为止
B. 流行性腮腺炎是一种化脓性炎症
C. 被动免疫可给予腮腺炎免疫 γ－球蛋白
D. 主动免疫可接种单价腮腺炎减毒活疫苗和 MMR
E. 人是唯一的宿主
30. 引起猩红热的病原体是
A. A 组甲型溶血性链球菌
B. B 组甲型溶血性链球菌
C. A 组乙型溶血性链球菌
D. B 组乙型溶血性链球菌
E. 金黄色葡萄球菌
31. 猩红热的潜伏期为
A. 1～7 日
B. 7～10 日
C. 6～18 日
D. 10～14 日
E. 14～21 日
32. 下列哪项不是猩红热皮疹的特点
A. 皮肤普遍充血，上有鲜红斑点疹
B. 皮疹先见于面部
C. 可有大块脱皮
D. 可见口周苍白圈
E. 帕氏线
33. 猩红热的治疗，下列哪项正确
A. 首选第一代头孢菌素
B. 首选红霉素
C. 首选利巴韦林
D. 首选青霉素
E. 首选氯霉素
34. 对猩红热的健康指导不正确的是
A. 猩红热患儿应隔离至咽拭子培养 3 次阴性
B. 对易感儿需检疫 1 周
C. 对体弱者可肌内注射长效青霉素预防
D. 流行期避免去拥挤的公共场所
E. 注意休息，多饮水，流质或半流质饮食

35. 对脑瘫儿的训练护理措施，下列哪项是不必要的
A. 定期检查外周血象
B. 感知觉训练
C. 加强语言训练
D. 加强日常生活活动的训练
E. 根据智力和瘫痪情况安排训练日程
36. 急性肾炎小儿恢复上学的指标是
A. 尿蛋白消失
B. 红细胞沉降率正常
C. 镜下血尿消失
D. ASO 正常
E. 阿迪计数正常
37. 小儿重型腹泻与轻型腹泻的主要区别点是
A. 发热、呕吐
B. 每天大便超过 10 次
C. 有水、电解质紊乱
D. 大便有黏液、腥臭
E. 镜检有大量脂肪滴
38. 关于小儿腹泻的病因，下列哪项是不正确的
A. 肠道内感染（细菌、病毒）
B. 喂养不当
C. 消化系统发育不成熟
D. 肠道外感染
E. 血液中 IgG 偏低
39. 下列关于小儿腹泻的叙述，正确的是
A. 多为轮状病毒感染致秋季腹泻
B. 星状病毒感染致腹泻
C. 致病性大肠埃希菌感染致腹泻
D. 食饵性腹泻
E. 多病原，多因素引起的大便次数增多和性状改变
40. 不符合轮状病毒肠炎特点的是
A. 夏季多见
B. 多见于 6~24 个月的婴幼儿
C. 大便呈蛋花汤样
D. 常出现脱水
E. 常伴有发热
41. 小儿重度脱水有明显周围循环障碍，扩容液输注时间为
A. 10~20 分钟
B. 30~60 分钟
C. 70~90 分钟
D. 100~120 分钟
E. 130~150 分钟
42. 重度脱水小儿，首批液体选用
A. 4∶3∶2 液，80ml/kg
B. 3∶2∶1 液，100ml/kg
C. 2∶1 液，20ml/kg
D. 2∶1 液，30ml/kg
E. 5% 碳酸氢钠，5ml/kg
43. 关于肠套叠，下列说法正确的是
A. 属于肠梗阻
B. 更易见于年长儿
C. 无腹痛体征
D. 发病季节以冬季多见
E. 是少见的症状
44. 怀疑肠套叠的患者，可考虑选择以下哪项检查确诊
A. 腹部 CT
B. 腹部 MRI
C. 腹部 B 超
D. 腹部 X 线平片
E. 肠镜
45. 关于肠套叠的描述，错误的是
A. 好发于 2 岁以内男孩
B. 不会发展为绞窄性肠梗阻

C. 以腹痛、便血、腹部肿块为特征

D. 幼儿肠套叠48小时内者可试行空气灌肠复位

E. 肠套叠疑有肠坏死者为手术适应证之一

46. 早期肠套叠最佳的治疗方法是

A. 颠簸疗法　B. 口服植物油　C. 手术切除套叠部分

D. 空气灌肠　E. 胃肠减压、解痉、镇痛

47. 为降低高胆红素血症，下列选项中防止胆红素脑病（核黄疸）发生最有效的方法是

A. 苯巴比妥口服　B. 蓝光照射　C. 白蛋白静脉滴注

D. 激素应用　E. 静脉滴注葡萄糖

48. ABO血型不合的新生儿溶血症，需要换血时最适合的血液为

A. O型全血　B. O型血细胞和AB型血浆

C. O型血浆和AB型血细胞　D. 与新生儿相同的ABO血型

E. 与新生儿相同的血细胞，与母亲血型相同的血浆

49. 新生儿破伤风的治疗原则不包括

A. 中和毒素　B. 解除痉挛　C. 抗感染

D. 营养支持　E. 出生后马上打预防针

50. 下述哪项不是轻度新生儿缺氧缺血性脑病的临床表现

A. 生后24小时内症状最明显　B. 兴奋和抑制交替

C. 肌张力低下　D. 拥抱反射活跃

E. 可有肌阵挛

51. 中度新生儿缺氧缺血性脑病的临床表现是

A. 昏迷　B. 原始反射消失　C. 肌张力减弱

D. 无中枢性呼吸衰竭　E. 常有惊厥

52. 新生儿生后2~3天出现黄疸，一般情况好，最可能的诊断是

A. 新生儿溶血症　B. 新生儿败血症　C. 新生儿肝炎

D. 生理性黄疸　E. 胆道闭锁

53. 治疗新生儿破伤风，下列首选的抗生素是

A. 红霉素　B. 青霉素　C. 氯霉素

D. 庆大霉素　E. 新霉素

54. 新生儿惊厥最常见的原因是

A. 新生儿高胆红素血症　B. 新生儿破伤风

C. 新生儿缺氧缺血性脑病　D. 新生儿肺炎

E. 先天性心脏病

55. 小儿急性上呼吸道感染最常见的病原体是

A. 肺炎链球菌　B. 金黄色葡萄球菌　C. 肺炎支原体

D. 病毒　E. 真菌

56. 引起疱疹性咽峡炎的病原体是

A. 鼻病毒　B. 流感病毒　C. 副流感病毒

D. 腺病毒　　E. 柯萨奇病毒

57. 引起咽结膜热的病原体是

A. 流感病毒　　B. 腺病毒　　C. 鼻病毒

D. 链球菌　　E. 柯萨奇病毒

58. 急性上呼吸道感染可引起多种并发症，一般不包括

A. 中耳炎　　B. 颈淋巴结炎　　C. 肺炎

D. 手足口病　　E. 急性肾炎

59. 关于小儿上呼吸道感染的临床表现，不正确的是

A. 婴儿局部症状重而全身症状轻

B. 婴儿主要表现为发热、咳嗽、食欲缺乏、呕吐、腹泻等

C. 年长儿主要表现为鼻塞、流涕、咳嗽、咽痛及发热等

D. 咽部充血，有的可有扁桃体肿大

E. 并发症在婴幼儿多见

60. 上呼吸道感染的治疗原则不包括

A. 休息、多喝水

B. 注意呼吸道隔离

C. 预防并发症

D. 高热给予退热治疗，高热抽搐给予镇静、止惊等处理

E. 早期积极使用抗生素

61. 下面哪项不是小儿肺炎的表现

A. 呼吸频率增快　　B. 发绀　　C. 三凹征

D. X 线片可见卷发影　　E. 呼吸音减弱

62. 以下哪项不是小儿肺炎的高危因素

A. 病毒感染　　B. 营养不良　　C. 先天性心脏病

D. 生活环境拥挤　　E. 免疫缺陷

63. 肺部 X 线表现为游走性浸润的是

A. 金黄色葡萄球菌肺炎　　B. 肺炎链球菌肺炎

C. 肺炎支原体肺炎　　D. 病毒性肺炎

E. 社区获得性肺炎

64. 肺炎合并心力衰竭的治疗原则不包括

A. 应用糖皮质激素　　B. 吸氧　　C. 镇静

D. 强心　　E. 利尿

65. 关于小儿肺炎的叙述，以下哪项是错误的

A. 小儿以支气管肺炎最为多见

B. 迁延性肺炎是指病程 1~3 个月的肺炎

C. 病理分类包括大叶性肺炎、支气管肺炎和间质性肺炎

D. 社区获得性肺炎是指无明显免疫抑制的患儿在院外或住院 24 小时内发生的肺炎

E. 院内获得性肺炎是指入院时不存在、也不处于潜伏期，在住院 48 小时后发生的肺炎

66. 关于小儿肺炎应用抗生素治疗，以下哪项是错误的

A. 重症患儿宜静脉联合用药

B. 一般应持续至体温正常后 5~7 天，症状、体征消失后 3 天停药

C. 衣原体肺炎首选大环内酯类抗生素

D. 葡萄球菌肺炎在体温正常后 2~3 周停药，一般总疗程 1 个月

E. 早期治疗，足量、足疗程

67. 男，2 岁。高热 5 天，精神差，频繁咳嗽，阵发性喘憋。查体：鼻翼扇动，吸气性凹陷，两下肺叩诊稍浊，呼吸音减低，双肺闻及少量中湿啰音。白细胞计数 $9.0\times10^9/L$。胸部 X 线片示双肺片状密度较淡阴影。最可能的诊断为

A. 金黄色葡萄球菌性肺炎　B. 呼吸道合胞病毒肺炎　C. 腺病毒肺炎

D. 肺炎支原体肺炎　E. 肺炎链球菌肺炎

68. 以下哪项不是支气管哮喘的表现

A. 咳嗽　B. 阵发性喘息　C. 端坐呼吸

D. 吸气相延长　E. X 线胸片可正常

69. 关于支气管哮喘，下列叙述错误的是

A. 是儿童期最常见的慢性呼吸道疾病

B. 是多基因遗传性疾病

C. 与 Th1/Th2 细胞功能失衡有关

D. 气道高反应性导致不可逆气道阻塞性疾病

E. 发作时存在以呼气相为主的哮鸣音

70. 新生儿胆红素生成过多的原因不包括

A. 红细胞相对较多且破坏多　B. 肝及组织内的血红蛋白较多

C. 红细胞寿命短　D. 血红蛋白加氧酶含量高

E. 新生儿经常处于饥饿、缺氧的状态

71. 关于足月新生儿生理性黄疸的叙述，正确的是

A. 生后第 1~2 天出现黄疸，10 天左右消退

B. 生后 24 小时内出现黄疸，3 天内进行性加重

C. 生后第 4~7 天出现黄疸，10 天后消退

D. 生后第 2~3 天出现黄疸，5~7 天消退

E. 生后第 7 天后出现黄疸，呈进行性加重

72. WHO 推荐使用的口服补液盐传统配方的张力为

A. 1/5 张　B. 2/3 张　C. 3/5 张

D. 2/5 张　E. 1/3 张

73. 婴儿痉挛症诊断的最可靠依据是

A. 3~8 个月起病　B. 智力发育显著落后　C. 典型的点头样发作形式

D. 半数有围产期因素　E. 脑电图背景波异常

74. 麻疹传染性最强的时期为

A. 潜伏期　B. 前驱期　C. 出疹期

D. 恢复期　　E. 有并发症时

75. 麻疹的皮疹为

A. 红色丘疹　　B. 红色斑丘疹　　C. 荨麻疹样皮疹

D. 红色瘀斑样皮疹　　E. 出血性皮疹

76. 小儿急性腹泻的病程是

A. 大于 2 周　　B. 小于 2 周　　C. 小于 1 个月

D. 2 周至 1 个月　　E. 1~2 个月

77. 下列哪项不是轻型腹泻的临床表现

A. 每日大便 3 次　　B. 大便呈蛋花汤样　　C. 眼窝明显凹陷

D. 大便镜检可见脂肪滴　　E. 便前可有腹痛

78. 下列哪项不是小儿腹泻的主要病因

A. 肠道内感染　　B. 肠道外感染　　C. 血中 SIgA 含量较高

D. 喂养不当　　E. 气候突变

79. 小儿腹泻重度脱水时，失水量为体重的

A. 5%~10%　　B. 小于 5%　　C. 大于 10%

D. 10%~15%　　E. 15%~20%

80. 中度脱水累积损失量为

A. 25~50ml/kg　　B. 50~100ml/kg　　C. 100~125ml/kg

D. 125~150ml/kg　　E. 150~200ml/kg

81. 小儿咳嗽变异性哮喘的诊断依据是

A. 临床有明显感染征象　　B. 抗哮喘药物诊断性治疗有效

C. 低热 3 周以上　　D. 以往有呛咳病史

E. 镇静药可缓解病情

82. 咳嗽变异性哮喘正确诊断的依据是

A. 咳嗽反复发作 >2 周　　B. 抗生素治疗有效　　C. 支气管扩张药能缓解

D. 无家族过敏史　　E. 中性粒细胞比例升高

83. 关于小儿支气管哮喘的治疗，以下哪项是错误的

A. 急性期应坚持长期抗炎

B. 吸入抗胆碱药可舒张支气管

C. 吸入激素后应漱口，可减少口腔鹅口疮及声嘶的发生

D. 确诊哮喘即应使用糖皮质激素吸入剂，进行长期性阶梯治疗

E. 治疗的目的是尽可能减轻发作症状，减少发作次数，预防不可逆性气道阻塞的发生

84. 关于癫痫，下列说法错误的是

A. 癫痫是儿童最常见的神经系统疾病

B. 是慢性脑疾病

C. 饮酒与癫痫无关

D. 长期、频繁或严重的发作会导致进一步脑损伤

E. 癫痫可由感染、免疫等因素引起

85. 关于癫痫，下列哪项说法不正确
A. 部分癫痫病因未明
B. 遗传因素和环境因素均可影响痫性发作
C. 每一位癫痫患者只有一种发作类型
D. 女性青春期患儿通常在月经期可能发作频繁
E. 癫痫发作不能等同于癫痫
86. 小儿头围与胸围相等的年龄是
A. 6 个月　B. 8 个月　C. 1 岁
D. 18 个月　E. 2 岁
87. 2 岁小儿按公式计算身高、体重及头围约是
A. 75cm，10kg，34cm　B. 80cm，11kg，46cm　C. 85cm，12kg，48cm
D. 105cm，18kg，50cm　E. 110cm，20kg，52cm
88. 不属于 1 岁以内婴儿计划免疫的是
A. 脊髓灰质炎疫苗　B. 肺炎链球菌疫苗
C. 麻疹－流行性腮腺炎－风疹活疫苗　D. 百日咳疫苗
E. 乙肝疫苗
89. 下列哪项对能量的消耗是儿童特有的
A. 基础代谢　B. 活动　C. 食物的特殊动力作用
D. 排泄损失能量　E. 生长发育
90. 营养不良患儿应用苯丙酸诺龙的主要作用是
A. 促进消化功能　B. 促进食欲　C. 促进糖原合成
D. 促进蛋白质合成　E. 增强机体免疫功能
91. 下列关于新生儿尤其是早产儿易发生寒冷损伤综合征的病理生理的叙述，错误的是
A. 早产儿体温调节中枢发育不成熟　B. 早产儿皮肤表面积相对大
C. 早产儿血流较丰富　D. 早产儿棕色脂肪含量较多
E. 早产儿体内能量储存少
92. 与缺铁性贫血的实验室检查结果不符的是
A. 血清铁蛋白降低　B. 血清铁降低　C. 转铁蛋白饱和度降低
D. 红细胞游离原卟啉降低　E. 总铁结合力增高
93. 早产儿使用铁剂预防贫血起始的月龄是
A. 1 个月　B. 2 个月　C. 3 个月
D. 4 个月　E. 5 个月
94. 关于水痘，下列叙述中不正确的是
A. 冬春季节多见　B. 传染性强
C. 病后可由持久性免疫，不再发生水痘　D. 主要见于儿童
E. 与带状疱疹接触不会引起水痘
95. 婴幼儿易患呼吸道感染的主要原因是
A. 呼吸浅表　B. 呼吸频率快　C. 呈腹式呼吸

D. 呼吸道黏膜缺少 SIgA　E. 鼻腔短小，狭窄，黏膜血管丰富

96. 风疹与麻疹的主要鉴别点是

A. 全身症状轻　B. 皮疹为全身性分布　C. 呈充血性斑丘疹

D. 皮疹 1 日内出齐　E. 外周血白细胞减少

97. 麻疹患者解除隔离的指标是

A. 隔离至热退　B. 皮疹完全消退后　C. 出疹后 5 天

D. 出疹后 10~14 天　E. 出疹后 3~4 天

98. 猩红热的皮疹出现在发热后

A. 12~48 小时内　B. 24 小时内　C. 12~60 小时

D. 24~72 小时　E. 超过 72 小时

99. 风疹的典型临床表现是

A. 潜伏期 5~7 天　B. 高热

C. 热退后全身出疹　D. 颈后、枕后、耳后淋巴结肿痛

E. 出疹后脱皮

100. 不符合猩红热患儿皮疹特点的是

A. 皮疹粗糙，砂纸样　B. 常有散布糠屑样脱皮

C. 在腋窝、腹股沟等皮肤皱褶处皮疹稀疏　D. 常在 24 小时内遍及全身

E. 疹间皮肤亦呈红色

101. 迁延性腹泻的治疗要点中，以下哪项不妥当

A. 注意病因治疗　B. 长期辛辣饮食

C. 增加饮食不宜过快　D. 治疗并发症，加强支持疗法

E. 忌滥用抗生素

102. 学龄前期儿童患病特点是

A. 高度近视多见

B. 急性呼吸道传染病、上呼吸道感染仍较多，消化道疾病下降

C. 意外事故少见

D. 沙眼和蛔虫感染率明显减少，龋患率也呈下降趋势

E. 肾炎、肝炎、结核病等较前增多，慢性鼻炎、副鼻窦炎多见

103. 下列疾病中哪一种咳嗽时不伴大量脓痰

A. 肺脓肿　B. 支气管扩张　C. 支气管胸膜瘘

D. 急性支气管炎　E. 空洞性肺结核并发感染

104. 儿童生长发育的一般规律，不正确的是

A. 由下到上　B. 由近到远　C. 由粗到细

D. 由低级到高级　E. 由简单到复杂

105. 小儿容易发生意外伤害和中毒的时期是

A. 新生儿期　B. 婴儿期　C. 幼儿期

D. 学龄前期　E. 学龄期

106. 幼儿期生长速度减慢，智能发育较快，语言、思维和交往能力增强，识别能力不足，

此期保健重点中哪项更重要

A. 防病　B. 防意外　C. 早期教育
D. 食物选择　E. 定期体检

107. 新生儿胎龄 290 天，出生体重 3600g，其体重位于同胎龄体重标准的第 80 百分位，下列哪项诊断最正确

A. 过期产儿，巨大儿　B. 过期产儿，大于胎龄儿
C. 足月儿，适于胎龄儿　D. 足月儿，大于胎龄儿
E. 足月儿，巨大儿

108. 在新生儿窒息复苏方案中，应首先采取哪一步骤

A. 建立呼吸，增加通气　B. 尽量吸净呼吸道黏液，保持气道通畅
C. 给肾上腺素　D. 维持正常循环，保证足够心输出量
E. 评估

109. 在新生儿持续肺动脉高压的治疗中，下列哪一项疗效好、副作用少

A. 过度通气　B. 妥拉苏林　C. 硫酸镁
D. 吸入一氧化氮　E. 酚妥拉明

110. 以下哪一项不是生理性黄疸的特点

A. 生后 2~3 天出现黄疸　B. 足月儿总胆红素值不大于 204μmol/L
C. 足月儿黄疸在 3 周后开始消退　D. 结合胆红素小于 25μmol/L
E. 一般情况好

111. 新生儿常见的特殊生理状态不包括

A. 生理性黄疸　B. 假月经　C. 新生儿粟粒疹
D. 休克肺　E. 乳腺肿大

112. 轻度新生儿缺氧缺血性脑病症状最明显的时间是

A. 出生 6 小时内　B. 出生 12 小时内　C. 出生 24 小时内
D. 出生 36 小时内　E. 出生 48 小时内

113. 有关新生儿消化系统的特点，以下哪项不正确

A. 下食管括约肌压力低　B. 幽门括约肌较发达　C. 胃底发育差，呈水平位
D. 贲门括约肌发达　E. 肠壁较薄，通透性高

114. 新生儿缺氧缺血性脑病伴有颅内出血，多见于

A. 适龄儿　B. 足月小样儿　C. 巨大儿
D. 早产儿　E. 足月儿

115. 青春期发育最突出的特点是

A. 神经发育成熟　B. 免疫功能进一步增强
C. 生殖系统迅速发育，并趋向成熟　D. 体格加速
E. 内分泌调节尚不稳定

116. 新生儿期保健的重点时间是

A. 生后 1 小时内　B. 生后 1 天内　C. 生后 3 天内
D. 生后 1 周内　E. 生后 2 周内

117. 新生儿期的特点是
A. 发病率高，死亡率高
B. 语言、思维和交往能力增强，但对各种危险的识别能力不足
C. 智能发育进一步完善，好奇心强
D. 生长迅速，对营养物质需求量相对较大，易发生消化系统疾病
E. 生长速度减慢，智能发育更趋完善，好奇多问，模仿性强

118. 在儿童生长发育的规律中第一个生长高峰在
A. 胎儿期 B. 新生儿期 C. 婴儿期
D. 幼儿期 E. 学龄前期

119. 在儿童生长发育的规律中第二个生长高峰在
A. 青春期 B. 新生儿期 C. 婴儿期
D. 幼儿期 E. 学龄前期

120. 不属于新生儿窒息 Apgar 评分内容的是
A. 拥抱反射 B. 肌张力 C. 皮肤颜色
D. 呼吸 E. 心率

121. 新生儿生理性黄疸，下列哪项是错误的
A. 生后 2~3 天出现黄疸 B. 一般情况良好
C. 足月儿 14 天内消退 D. 足月儿血清总胆红素不超过 204μmol/L
E. 结合胆红素超过 25μmol/L

122. 足月儿出生 7 天后出现黄疸，下列哪项诊断是不可能的
A. 败血症 B. ABO 溶血病 C. 新生儿肺炎
D. 胆道闭锁 E. 母乳性黄疸

123. 对猩红热的健康指导不正确的是
A. 猩红热患儿应隔离 2 周至咽拭子培养阴转 B. 对易感儿需检疫 1 周
C. 对体弱者可肌内注射长效青霉素预防 D. 流行期避免去拥挤的公共场所
E. 注意休息，多饮水，流质或半流质饮食

124. 小儿重症肺炎最常见的酸碱平衡紊乱是
A. 呼吸性酸中毒 B. 代谢性酸中毒 C. 呼吸性碱中毒
D. 代谢性碱中毒 E. 混合性酸中毒

125. 小儿腹泻发病率高的年龄组是
A. <3 个月 B. 3~5 个月 C. 6 个月至 2 岁
D. 3~4 岁 E. 5~6 岁

126. 维生素 D 缺乏性佝偻病最可靠的早期诊断指标是
A. 有日光照射不足及维生素 D 摄入不足的病史
B. 烦躁不安、夜惊、多汗等神经精神症状
C. 血钙、磷、碱性磷酸酶水平异常
D. 长骨 X 线检查异常及骨骼畸形
E. 血 25-(OH)D_3与 1，25-(OH)$_2D_3$水平下降

127. 营养不良小儿常并发各种维生素缺乏，其中最常见的缺乏类型是

A. 维生素 A　B. 维生素 B_1　C. 维生素 B_{12}

D. 维生素 C　E. 维生素 D

128. 维生素 D 缺乏性佝偻病最早出现的骨骼改变是

A. 方颅　B. 肋骨串珠　C. 肋膈沟

D. 鸡胸或漏斗胸　E. 颅骨软化

129. 患儿，74 小时，G_2P_1，足月顺产。生后 7 小时发现颜面黄染，呈进行性加重，1 小时前黄疸显著加深，患儿嗜睡、吐奶、少吃。查体：肌张力减弱，吸吮反射变弱。诊断应首先考虑新生儿溶血病合并

A. 败血症　B. 化脓性脑膜炎　C. 胆红素脑病

D. 低血糖　E. 缺氧缺血性脑病

130. 女，3 岁。支气管哮喘持续状态 1 天，动脉血气分析示 pH 7.25，PaO_2 70mmHg，$PaCO_2$ 50mmHg，BE-5mmol/L，HCO_3^- 18mmol/L，最可能的酸碱紊乱类型是

A. 代谢性酸中毒　B. 呼吸性酸中毒

C. 呼吸性酸中毒合并代谢性酸中毒　D. 代偿性呼吸性酸中毒

E. 代谢性碱中毒

131. 男，3 岁。反复右下肺肺炎 4 次。查体：右下肺可闻喘鸣音。胸片：气管向右移位，右下肺肺炎、肺不张。异物史不清。可能的诊断是

A. 支气管扩张　B. 支气管肿瘤　C. 支气管异物

D. 支气管内膜结核　E. 支气管先天畸形

132. 男，1 岁半。因发热、咳嗽 5 天，气短 2 天入院。查体：体温 38.5℃，鼻翼扇动，咽部充血，心率 130 次/分，律齐，呼吸 50 次/分，两肺有中、细水泡音，肝肋下 1.5cm。胸部 X 线片：两肺散在小斑片状浸润影，诊断为支气管肺炎。如为细菌性肺炎用抗生素治疗，疗程为

A. 体温正常后 3~5 天，临床症状、体征基本消失后 2 天

B. 体温正常后 5~7 天，临床症状、体征基本消失后 3 天

C. 体温正常后 7~9 天，临床症状、体征基本消失后 5 天

D. 体温正常后 9~10 天，临床症状、体征基本消失后 5 天

E. 体温正常后 10~12 天，临床症状、体征基本消失后 7 天

133. 男，8 岁。咳嗽 12 天，加重 1 周，晚间明显，病初伴发热；咳黏痰，伴胸痛。查体：一般情况可，呼吸平稳，咽充血，两肺呼吸音稍粗，偶闻干啰音，胸部 X 线片示肺门阴影增浓。右下肺有云雾状阴影，病初用过利巴韦林及青霉素，无效，改用红霉素后近日症状好转，诊断为支原体肺炎，下列说法不正确的是

A. 肺炎支原体是一种大小介于细菌与病毒之间的微生物

B. 头孢菌素类抗生素对本病有良好效果，是首选药物

C. 肺部不一定出现阳性体征

D. 咳嗽常较剧烈，可似百日咳

E. 胸部 X 线摄片对诊断本病很有帮助

134. 37 孕周新生儿，出生时 Apgar 评分 1 分钟、5 分钟及 10 分钟分别为 3 分、5 分、7 分，生后 12 小时小儿肌张力增高，有吸吮、咂嘴等自主运动。最可能的诊断是

A. 低血糖　　B. 缺氧缺血性脑病　　C. 大脑中动脉梗死

D. 蛛网膜下腔出血　　E. 先天性脑发育不全

135. 足月儿，出生时 Apgar 评分 1 分钟 3 分，5 分钟 8 分，10 分钟 10 分，出生后 6 小时入院检查，患儿激惹、哭吵、无抽搐，BP 65/42mmHg，R 54 次/分，面色红润，四肢肌张力正常，拥抱反射增强。以下治疗正确的是

A. 头罩给氧　　B. 苯巴比妥镇静　　C. 甘露醇减轻脑水肿

D. 用碳酸氢钠　　E. 用多巴胺或多巴酚丁胺

136. 女，2 岁。自幼牛乳喂养，未按要求添加辅食，有时腹泻，逐渐消瘦。查体：身高 80cm，体重 7kg，皮下脂肪减少，腹壁皮下脂肪厚度 < 0.4cm，皮肤干燥、苍白，肌张力明显减低，肌肉松弛，脉搏缓慢，心音较低钝。此患儿目前最可能的主要诊断是

A. 缺铁性贫血　　B. 先天性甲状腺功能减退症

C. 营养不良　　D. 婴幼儿腹泻

E. 心功能不全

137. 男，18 个月。自幼以人工喂养，食欲缺乏。半小时前突然面色苍白，神志模糊。查体：营养发育差，腹部皮脂消失。唤之无反应，呼吸间有暂停，脉搏 60 次/分。对本例的饮食治疗，以下列哪项较合适

A. 开始每天用 10~20kcal　　B. 开始每天用 20~30kcal

C. 开始每天用 40~60kcal　　D. 开始每天用 50~70kcal

E. 开始每天用 60~80kcal

138. 女，8 个月。近 2 个月来睡眠不宁，烦躁多汗，时有惊跳，尚不能独坐。2 周来呼吸急促，但无发热、咳嗽。查体：前囟大，方颅，肋串珠及肋膈沟阳性，肺部未闻及啰音。患儿出现气短的原因为

A. 贫血　　B. 合并肺炎　　C. 心功能不全

D. 电解质紊乱　　E. 肺不张

139. 男，5 岁。患散发性病毒性脑炎，病程已有 2 周，现处恢复期。病中主要以精神改变为主，出院体检未发现后遗症。该患儿的预后是

A. 不再出现后遗症　　B. 逐渐发生肢体瘫痪　　C. 出现失语、失聪

D. 出现进行性智力减退　　E. 出现脑神经损害

140. 男，2 岁。因身材矮小就诊，10 个月会坐，近 1 岁 10 个月会走，平时少哭多睡，食欲缺乏，常便秘。查体：头大，前囟未闭，乳齿 2 个，反应较迟钝，喜伸舌，皮肤较粗糙，有脐疝。心肺无特殊发现。对该病例，首先应做的检查是

A. 血钙、血磷测定　　B. T_3、T_4、TSH 测定　　C. 智商测定

D. 染色体检查　　E. 脑 CT 检查

141. 男，生后 20 天，足月儿。被抱到急诊室，呼吸急促，口周发绀，轻度鼻翼扇动及三凹征。诊断为新生儿肺炎。病史中最有可能出现的症状是

A. 高热　　B. 咳嗽影响正常睡眠　　C. 咳痰带血

D. 口吐泡沫　　E. 反复抽搐

142. 男，3个月。生后吃奶少，大便干燥。精神不振，不笑，少汗，鼻塞。查体：反应迟钝，皮肤干燥，面色苍黄伴水肿，两肺无啰音，心率96次/分，腹部膨满，脐疝。患儿应首选下列哪种药物

A. 多酶片　　B. 赖氨酸　　C. 胃宝丸

D. 甲状腺片　　E. 铁剂

143. 女，1岁半。近半年反复腹泻，曾住院4次，本次又以腹泻伴呕吐2天来院急诊，查体：体重7kg，腹部皮下脂肪厚度0.3cm，皮肤弹性差，眼窝凹陷明显，心音低钝，心率130次/分，已做各项生化检查，其不可能出现的结果为

A. 酸中毒　　B. 低钾血症

C. 血胆固醇增高　　D. 供热不足，可出现低血糖症

E. 低血钙症，血碱性磷酸酶正常

144. 男，3岁。有出血疹，无其他不适症状和体征，PLT 20×10^3/L，Hb和WBC计数正常，最可能的诊断是

A. ITP　　B. 过敏性紫癜　　C. DIC

D. 急性淋巴细胞性白血病　　E. SLE

145. 患儿高热呈弛张型，有时达40℃，指关节梭形肿胀，并有虹膜睫状体炎，最可能的诊断是

A. 风湿热　　B. 幼年型类风湿病　　C. 败血症型关节炎

D. 骨关节炎　　E. 中毒性滑膜炎

146. 女，生后6天，足月儿。气短1天，口吐泡沫来急诊。查体：口周发绀，呼吸快，偶有不规则，心音有力，肺部听诊未见异常，以下哪一项不是应立即进行的检查或治疗

A. 应用强心药　　B. 胸部X线检查　　C. 做血气分析

D. 吸氧　　E. 静脉使用抗生素

147. 男，8岁。因水肿、少尿1周来门诊，查体可见全身明显水肿，下肢指压痕明显，阴囊水肿较重，血压105/75mmHg，尿蛋白（++++），尿RBC 0~4个/HP，此患儿水肿的原因主要是

A. 肾小球滤过率下降　　B. 低蛋白血症

C. ADH分泌增多　　D. 醛固酮分泌增多

E. 肾小管对钠的重吸收增多

148. 女，2岁。1个月来精神欠佳，食欲缺乏，盗汗，体重下降，伴咳嗽。有结核接触史。半个月前曾患麻疹。查体：一般状况可，颈部可触及多个1.0cm×1.0cm淋巴结，质较硬，无压痛。两肺未闻及啰音，肝肋下2.5cm。结核菌素试验（OT试验）1∶1000，结果（-）。胸部X线检查示肺门淋巴结肿大，红细胞沉降率30mm/h。此患儿OT试验出现阴性反应，最可能的原因是

A. 结核菌素失效　　B. 结核菌素液浓度太低

C. 机体免疫反应受到抑制　　D. 初次感染尚未产生变态反应

E. 未被结核分枝杆菌感染

149. 男，6岁。门诊查体时发现心脏杂音，经超声心动图检查诊断为先天性心脏病，有室间隔缺损，肺动脉高压。下面哪一项不符合此病的查体所见

A. 肺动脉瓣区第二音减弱伴固定分裂

B. 心尖部可闻及舒张期充盈性杂音

C. 胸骨左缘第3、4肋间闻及3/6级全收缩期杂音

D. 胸骨左缘第3、4肋间触及收缩期震颤

E. 剧烈哭闹后出现发绀

150. 男，4岁。反复间断咳嗽、喘2个月余，多为干咳，以夜间、晨起、活动后加重，两肺可在呼气末闻及哮鸣音，最可能是下列哪种疾病

A. 支气管肺炎　　B. 喘息性支气管炎　　C. 支气管异物

D. 支气管哮喘　　E. 毛细支气管炎

151. 男，6岁。发热半个月，体温38~39℃，伴连声顿咳，有时咳后吐。每天予青霉素560万U静脉输液已5天，不见好。其母正患活动性肺结核。查体：两肺无干湿啰音。胸透：两肺肺门影增大、增浓，右肺上叶有片状影。末梢血象：白细胞7.4×10^9/L，N 0.52，L 0.48。该病少见的演变结局为

A. 病灶残留，以后可致继发性肺结核　　B. 延误治疗可发生血行播散

C. 治疗不当，病灶液化形成空洞　　D. 经合理治疗病灶吸收、痊愈

E. 肿大的淋巴结压迫支气管，导致肺不张

152. 男，6岁。受凉后咳嗽、咽痛、流涕2天，诊断为上呼吸道感染，近1天持续性右下腹痛伴呕吐2次，体温38.8℃。此时首先要进行鉴别的疾病为

A. 急性胃炎　　B. 肺炎　　C. 肠炎

D. 肠系膜淋巴结炎　　E. 急性阑尾炎

153. 男，14个月。面色发绀半年，哭闹后加重入院，1小时前剧烈哭闹后，突然四肢抖动，意识丧失，约1分钟后自行缓解。查体：神志清，颜面轻度发绀，胸骨左缘2~3肋间可闻及3级收缩期杂音，肺动脉瓣第二心音减弱，四肢活动正常，双膝反射（++），该患儿抽搐原因考虑为

A. 病毒性脑炎　　B. 癫痫

C. 维生素D缺乏性手足搐搦症　　D. 缺氧发作

E. 脑血栓

154. 女，3岁。因经常反复发生细菌感染来诊治，查体：精神状态好，心肺听诊正常，肝、脾及淋巴结不大，扁桃体很小，为确诊下列哪项检查最重要

A. 结核菌素试验　　B. 血清免疫球蛋白测定　　C. 胸部X线

D. 白细胞总分数　　E. 血培养

155. 男，6岁。因“发热、头痛、呕吐4天，烦躁不安1天”于2月6日入院。查体：T 39.7℃，R 126次/分，烦躁，颈抵抗，腹部可见数个出血点，克氏征阳性，布氏征阴性。外周血象：WBC 17.8×10^9/L，N 0.88。脑脊液：压力310mmH_2O，细胞数2.4×10^9/L，N 0.92，蛋白质1.7g/L，糖1.5mmol/L，氯化物90mmol/L，本例最可能的诊断是

A. 结核性脑膜炎　　B. 流行性乙型脑炎　　C. 病毒性脑膜炎

D. 流行性脑脊髓膜炎　　　E. 隐球菌脑膜炎

156. 女，10 个月。因频繁吐奶、排血样便 2 次就诊，诊断为肠套叠，经空气灌肠复位症状消失，半天后又排血样便，无呕吐，此时应如何处理

A. 手术切除坏死肠段　　　B. 口服止血药

C. 抗感染　　　D. 第二次空气灌肠复位

E. 向家人解释为正常情况，无须处理

157. 男，4 岁。咳嗽 5 个月，凌晨及活动后加剧，服用多种抗生素无效，服用特布他林后有缓解。查体：无发热，面及颈部散在湿疹。两肺呼吸音粗，该患儿最可能的诊断是

A. 毛细支气管炎　　　B. 支气管异物　　　C. 咳嗽变异性哮喘

D. 支气管淋巴结核　　　E. 儿童哮喘

158. 男，1 岁 1 个月。出生体重 2850g，现体重 7kg（正常 1 岁男婴体重 10.4kg，标准差 0.94），血清总蛋白 45g/L，出牙 4 颗，肌肉略松弛，尚不会走路。最可能的诊断是

A. 正常儿　　　B. 佝偻病　　　C. 中度体重低下

D. 重度体重低下　　　E. 低蛋白血症

159. 男，7 个月。体重 5kg，母乳喂养，未加辅食，最严重的并发症是

A. 骨骼畸形　　　B. 自发性低血糖　　　C. 贫血

D. 钙缺乏　　　E. 锌缺乏

160. 男，8 个月。因近 2 天腹泻伴呕吐入院诊治，体重减轻 8%。下列除哪一项外均可发生

A. 眼窝凹陷　　　B. 精神萎靡不振　　　C. 濒死状态

D. 尿量明显减少　　　E. 皮肤弹力减弱

161. 男，2 岁。近 3 天发热 39℃，伴咳嗽，精神不振，间有哭叫不安。查体：咽部充血，颈有轻度抵抗，心肺正常。化验末梢血 WBC 12.0×10^9/L，异形淋巴细胞 0.05，即刻处理应包括

A. 咽分泌物培养　　　B. 腰穿　　　C. 嗜异性凝集试验

D. 口服青霉素 7 天　　　E. 24 小时后复查白细胞计数

162. 男，2 个月。因腹泻 1 周于 1 月份来到儿科门诊，大便稀水样，带奶瓣，无发热，吃奶好。查体：营养发育可，无脱水貌，心肺正常，腹平软，无触痛。化验：大便 WBC（-），RBC（-），脂肪球（++）。此患儿最不可能出现的情况为

A. 生理性腹泻　　　B. 轮状病毒肠炎　　　C. 侵袭性大肠埃希菌肠炎

D. 真菌性肠炎　　　E. 喂养不当引起的腹泻

163. 女，7 个月。近 2 个月腹泻，有异食癖，因皮肤苍白、食欲缺乏来诊。体温正常，心、肺未见异常，肝肋下 1cm，脾肋下 0.5cm，血象：RBC 3.9×10^9/L，Hb 64g/L，MCV 64fl，MCH 25pg，WBC 8.0×10^9/L，PLT 250×10^9/L。预防该患儿的贫血应强调

A. 母乳喂养　　　B. 牛乳喂养

C. 及时添加蛋黄、肉类辅食　　　D. 及时添加富含 B 族维生素辅食

E. 及时添加水果，蔬菜类辅食

164. 男，3 岁。平时体弱，经常感冒发热。曾多次因患肺炎住院。化验：血 IgG、IgM、

IgA 总量为 300mg/L。玫瑰花环形成试验、淋巴母细胞转化试验分别为 0.60、0.65。为减少反复感染，给患儿下列哪项处理最为需要

A. 口服左旋咪唑 25mg，每周服 3 天，停 4 天，连用 3~6 个月

B. 按时进行各种计划免疫

C. 给予丙种球蛋白 20ml，肌内注射，每月 1 次，连用 3 次

D. 胸腺肽按每次 1mg/kg，每周 1 次，肌内注射，长期治疗

E. 经常服用足量、敏感的抗生素，防治感染

165. 男，14 岁。上课时突然手中钢笔掉在地上，双眼向前瞪视，呼之不应，持续数秒，过后不能回忆当时情况，以后反复发作，该患者诊断为

A. 癔症　　B. 失神发作　　C. 肌阵挛发作

D. 失张力发作　　E. 局限性癫痫

166. 小儿，1 岁。多汗、枕秃、方颅，常发生惊厥，不伴发热。查血糖 3.2mmol/L，血钙 1.62mmol/L，血镁 0.41mmol/L，血磷 3.87mmol/L。其确切的诊断应是

A. 低血糖症　　B. 婴儿痉挛症

C. 维生素 D 缺乏病　　D. 维生素 D 缺乏性手足搐搦症

E. 低镁血症

167. 男，1 岁。单纯母乳喂养，未添加辅食。今日发现皮肤苍黄，全身震颤。外周血 RBC 2.5×10^{12}/L, Hb 90g/L。骨髓象：骨髓增生活跃，各期幼红细胞出现巨幼变，细胞核发育落后于胞浆。最适宜的治疗方案是

A. 输血　　B. 静脉注射丙种球蛋白

C. 静脉注射亚叶酸钙　　D. 口服硫酸亚铁

E. 肌内注射维生素 B_{12}

168. 男，1 岁半。单纯母乳喂养。长期腹泻入院。查体：虚胖，毛发稀黄，面色苍白，表情呆滞，肝、脾轻度大。化验：血红蛋白 85g/L，红细胞 2.2×10^{12}/L，红细胞平均容积（MCV）105fl，中性粒细胞多分叶，血清铁 14μmol/L。最可能的诊断是

A. 营养性巨幼细胞贫血　　B. 免疫性血小板减少症

C. 感染性贫血　　D. 地中海贫血

E. 缺铁性贫血

169. 男，10 个月。面色苍黄，毛发稀疏，易怒少哭。查体：体温正常，神清，不会扶站，四肢抖动，踝阵挛，巴氏征（+），该患儿的诊断可能是

A. 唐氏综合征　　B. 多动症　　C. 病毒性脑膜炎

D. 癫痫小发作　　E. 巨幼细胞贫血

170. 女，6 个月。不活泼，食欲缺乏，面色苍白。血红蛋白 80g/L，红细胞数 3×10^{12}/L，考虑

A. 遗传性球形红细胞增多症　　B. 地中海贫血

C. 免疫性血小板减少症　　D. 缺铁性贫血

E. 肺含铁血黄素沉着症

171. 男，1 岁。腹泻 3 天，蛋花汤样大便，尿量明显减少，口唇明显干燥，皮肤弹性差。

第一天静脉补液总量范围是

A. 270~450ml　　B. 450~630ml　　C. 630~810ml

D. 810~1080ml　　E. 1200~1500ml

172. 男，10 个月。牛奶喂养，面色苍白 2 个月，烦躁，肝肋下 2cm，脾肋下刚及。血象：血红蛋白 80g/L，红细胞 3.6×10^{12}/L，网织红细胞 0.01，外周血涂片红细胞大小不等，淡染区扩大。初步诊断是

A. 营养性巨幼红细胞性贫血　　B. 地中海贫血

C. $VitB_6$ 缺乏性贫血　　D. 再生障碍性贫血

E. 缺铁性贫血

173. 男，10 个月。诊断为“化脓性脑膜炎”，青霉素加氯霉素治疗 10 天，病情好转，体温正常，近 3 天又出现发热，抽搐，前囟饱满，颅缝分离。应首先考虑并发

A. 脑性低钠血症　　B. 脑水肿　　C. 硬膜下积液

D. 脑室管膜炎　　E. 脑积水

174. 女，妊娠 38 周时分娩，出生时全身皮肤青紫，Apgar 评分为 3 分，查体：昏迷，反射消失，肌张力低下，心率慢，呼吸不规则，诊断为缺氧缺血性脑病，临床分度为

A. 极轻度　　B. 轻度　　C. 中度

D. 重度　　E. 极重度

175. 女，7 个月。咳嗽、流涕 2 天，发热半天，体温 39℃，惊厥 1 次，5 分钟后自行缓解。查体：神志清，前囟平坦，肺呼吸音清，无脑膜刺激征。白细胞 6.5×10^{9}/L，血钙 2.24mmol/L。最可能诊断为

A. 化脓性脑膜炎　　B. 肺炎，中毒性脑病

C. 急性上呼吸道感染，高热惊厥　　D. 肺炎，高热惊厥

E. 肺炎，维生素 D 缺乏性手足搐搦症

176. 男，6 个月。因哭吵不安 6 小时伴血便就诊，诊断肠套叠，下列哪项治疗为首选

A. 手法复位　　B. 手术复位　　C. 手术切除坏死小肠

D. 空气灌肠复位　　E. 继续观察

177. 新生儿生后 12 天，不规则发热已 5 天，近 2 天皮肤黄染加重，神萎，脐部少许分泌物，肝右肋下 2cm，脾左肋下 1cm，母血型为“O”，子血型为“A”。可能的诊断为

A. 新生儿 ABO 溶血症　　B. 新生儿生理性黄疸

C. 新生儿败血症　　D. 新生儿肝炎

E. 先天性胆道闭锁

178. 女，8 个月。高热 4 天，今日热退但躯干部出现红色斑丘疹，皮疹间有正常皮肤，最可能的诊断是

A. 麻疹　　B. 风疹　　C. 幼儿急诊

D. 水痘　　E. 猩红热

179. 男，6 个月。发热伴喘息 2 天，查体：体温 38.5℃，呼吸 70 次/分，心率 140 次/分，喘憋明显，两肺闻及广泛哮鸣音和少许细湿啰音。为缓解症状，应加用

A. 氨苄西林　　B. 红霉素　　C. 糖皮质激素

D. 氨茶碱　　　　E. 毛花苷 C

180. 女，5 岁。因发热、咽痛、畏光流泪 3 天，皮疹 2 天，抗菌药治疗无效。查体：T 39℃，R 32 次/分，BP 93/65mmHg，眼球结膜充血，咽充血，头面部、颈部和前胸部皮肤见淡红色斑丘疹，双肺未闻及啰音，心律齐，腹平软，肝脾未触及。首先考虑的诊断是

A. 急性上呼吸道感染　　　　B. 急性支气管炎　　　　C. 猩红热

D. 幼儿急疹　　　　E. 麻疹

181. 男，胎龄 266 天。自然分娩，生后 1 分钟和 5 分钟 Apgar 评分均为 10 分，查体时，下列哪项反射阴性是正常的

A. 拥抱反射　　　　B. 吸吮反射　　　　C. 握持反射

D. 觅食反射　　　　E. 腹壁反射

182. 女，5 岁。发热 10 天，热型不定，伴刺激性咳嗽，咯出少量黏稠痰。查体：精神尚，双肺呼吸音粗糙及少许喘鸣音，X 线显示肺门阴影明显增浓。根据病例，最可能的诊断是

A. 呼吸道合胞病毒肺炎　　　　B. 腺病毒肺炎　　　　C. 葡萄球菌肺炎

D. 支原体肺炎　　　　E. 衣原体肺炎

183. 男婴，营养状况良好，头围 46cm，前囟 0.5cm，身长 75cm。最可能的月龄是

A. 4 个月　　　　B. 8 个月　　　　C. 10 个月

D. 6 个月　　　　E. 12 个月

184. 男，9 岁。营养发育正常，体重 26kg，身长 133cm，头围 53cm，胸围最可能是

A. 53cm　　　　B. 57nm　　　　C. 61cm

D. 65cm　　　　E. 66cm

185. 男，7 个月。近日经常夜惊、多汗，且抽搐 2 次，抽后意识清，吃奶好，医生诊断为营养性维生素 D 缺乏性手足搐搦症，本病以下哪项不具备

A. 喉痉挛　　　　B. 手足抽搐　　　　C. 陶瑟征阳性

D. 面神经征阳性　　　　E. 婴儿期呈婴儿痉挛性发作

186. 女，30 天。过期产，出生体重 4.5kg，母亲无糖尿病史。生后人工喂养，常鼻塞，时有呼吸困难，吃奶差。哭声弱、反应差、便秘，查体：T 35℃，P 90 次/分，皮肤轻度黄染。血象：Hb 90g/L，RBC 3.6×10^{12}/L，WBC 11×10^{9}/L。对该患儿最主要的治疗是

A. 应用抗生素抗感染　　　　B. 保肝、利胆、退黄

C. 不需用药，继续观察　　　　D. 保暖给氧，支持呼吸

E. 服用甲状腺制剂

187. 男，8 个月。近 1 个月夜惊不安、烦躁、多汗。查体：头发稀疏，心、肺检查未见异常、不能独坐。就诊过程中突然发生两眼上翻、面色青紫、四肢抽动。首选的紧急处理措施是

A. 维生素 $D_3$30 万 U 肌内注射

B. 20% 甘露醇 20ml 静脉注射

C. 10% 水合氯醛 40mg/kg 保留灌肠

D. 10% 葡萄糖液 15ml 静脉注射

E. 10% 葡萄糖酸钙 10ml 稀释 1 倍缓慢静脉推注

188. 男，6 个月。半天来突然抽搐 3 次，抽时双眼上翻，四肢抖动，持续 2 分钟自然缓解，

抽后意识清，吃奶。询问病史，生后人工喂养，近日夜惊多汗。查体：营养中等，枕秃明显，囟门 2.5cm×2.5cm，颈软，患儿再度抽搐，最恰当的处理原则是

A. 先用维生素 D，同时补充钙，再吸氧

B. 先补充钙，同时止惊，吸氧

C. 先补充钙剂及维生素 D，然后吸氧，止惊

D. 先补钙，同时吸氧，止惊，然后用维生素 D

E. 先止惊及缓慢静脉注射钙剂，后改为口服钙，再用维生素 D

189. 健康儿，体重 7.5kg，身长 62cm，会翻身，能独坐很久，不会爬，能发出“爸爸”“妈妈”等复音，但无意识，能听懂自己的名字，其月龄最可能为

A. 3 个月　　B. 4 个月　　C. 5 个月

D. 7 个月　　E. 8 个月

190. 婴儿，体重 4kg。前囟 1.5cm×1.5cm，后囟 0.2cm，能微笑，头不能竖立。最可能的月龄是

A. 生后 7 天　　B. 生后 15 天　　C. 生后 1~2 个月

D. 生后 3~4 个月　　E. 生后 4~5 个月

191. 健康女婴，体重 8kg，身长 68cm，已能抓物、换手、独坐久，能发复音。其可能的最早月龄是

A. 13~15 个月　　B. 11~12 个月　　C. 9~10 个月

D. 4~6 个月　　E. 7~8 个月

192. 男，1 岁。多汗，夜惊，查体：前囟门 2cm×2cm，方颅，出牙 2 个，串珠明显，血钙 2mmol/L，钙磷乘积等于 28，伴有消化功能障碍，并影响动作。目前最宜采用的治疗方案是

A. 补充钙剂

B. 口服维生素 D 剂 400IU/日及钙剂

C. 口服维生素 D 剂 800IU/日及钙剂

D. 注射维生素 $D_3$20 万 IU~30 万 IU，注射 1 次，1 个月后改预防量

E. 注射维生素 $D_3$30 万 IU1 次肌内注射即可

193. 女，3 岁。发热伴咳嗽，诊断为肺炎链球菌肺炎。用抗生素治疗的疗程应持续至体温正常后

A. 3 天　　B. 5~7 天　　C. 5~8 天

D. 6~10 天　　E. 7~12 天

194. 男，6 个月。因全身性无热抽搐而住院，查体：两枕部有颅骨软化症，总血钙低于正常。诊断为维生素 D 缺乏性手足搐搦症。在分析讨论其预后时，认为以下哪一项会导致患儿死亡

A. 全身惊厥　　B. 手足搐搦　　C. 喉痉挛

D. 低血钙　　E. 低血糖

195. 女，5 岁。身高 94cm，体重 12kg，腹部皮下脂肪约 0.3cm，皮肤松弛，弹性差，该患儿应诊断为

A. 正常生长发育　　B. 轻度营养不良　　C. 中度营养不良

D. 重度营养不良　　　　　　E. 极重度营养不良

196. 男，8个月。间断抽搐1天，不伴发热，无咳嗽。查体：方颅，心肺无异常。血糖3.3mmol/L，血钙1.5mmol/L，血镁0.64mmol/L，血磷2.5mmol/L。最可能的诊断是

A. 低血糖症　　　　B. 低镁血症　　　　C. 婴儿痉挛症

D. 维生素D缺乏性佝偻病　　E. 维生素D缺乏性手足搐搦症

197. 女，4岁。身高90cm，体重8kg，皮肤松弛，皮下脂肪菲薄，面颊消瘦。近期发生腹泻，皮肤干燥，哭时泪少，眼球结膜可见比托斑。其诊断应是

A. 重度营养不良并发维生素A缺乏　　B. 重度营养不良并发维生素D缺乏

C. 中度营养不良并发维生素A缺乏　　D. 中度营养不良并发维生素B缺乏

E. 中度营养不良并发维生素D缺乏

198. 女，1岁。因食欲缺乏，母乳少，以米糊、稀饭喂养，未添加其他辅食，诊断为营养不良。最先出现的症状是

A. 身长低于正常　　　　B. 体重不增　　　　C. 皮肤干燥

D. 皮下脂肪减少　　　　E. 肌张力低下

199. 女，11个月。多汗，烦躁，睡眠不安，可见肋膈沟，下肢轻度膝外翻。血清钙、血清磷降低，碱性磷酸酶增高。其维生素D缺乏性佝偻病应处于

A. 前驱期　　　　B. 初期　　　　C. 激期

D. 恢复期　　　　E. 后遗症期

200. 男，4个月。疑为维生素D缺乏性手足搐搦症患儿，做陶瑟征检查时，袖带的压力应维持在

A. 舒张压以下　　　　B. 收缩压以下　　　　C. 收缩压与舒张压之间

D. 舒张压以上　　　　E. 收缩压以上

201. 男，6岁。发热2周，轻咳，精神差，一直抗生素静脉治疗，仍发热。近2日诉头痛，时有呕吐，突起抽搐，经用止痉药、脱水药好转后仍有间断抽搐。为明确诊断，首要的检查是

A. 血培养　　　　B. 脑电图　　　　C. 血钙测定

D. 脑脊液检查　　　　E. 血PTH测定

202. 男，6岁。自幼营养欠佳，较瘦小，可见方颅、肋膈沟和膝外翻。血清钙、血清磷降低。X线片示干骺端临时钙化带呈毛刷样。考虑其确切的诊断是

A. 营养不良　　　　B. 维生素D缺乏性佝偻病

C. 维生素D缺乏性手足搐搦症　　D. 抗维生素D佝偻病

E. 软骨营养不良

203. 女，5个月。今晨突然面肌、口角及眼角抽动约半分钟，抽动后精神好，不发热，不吐。冬季出生，混合喂养，未加辅食。查体：体重7kg，会笑，前囟平，有枕秃，双侧巴氏征阳性。最可能的诊断及进一步检查是

A. 败血症，做血培养　　　　B. 癫痫，做脑电图

C. 维生素D缺乏性手足搐搦症，查血清钙　　D. 中枢神经系统感染，行腰穿

E. 低血糖，查血糖

204. 男，8岁。2周前发热，T 39℃，咽痛，鼻塞，流涕，全身酸痛，治疗1周痊愈。1天

前晨起牙龈出血，不易止。查体：体温正常，无贫血貌，全身皮肤布满针尖大小出血点，无骨压痛，肝脾肋下未触及；血红蛋白 128g/L，白细胞 $8.4\times10^9/L$，分类正常，血小板 $18\times10^9/L$。该患儿最可能的诊断是

A. 急性白血病　　B. 急性再生障碍性贫血

C. 类白血病反应　　D. 过敏性紫癜

E. 特发性血小板减少性紫癜

205. 男，6 个月，发热、腹泻 2 天，体温 38.5~40.0℃（肛表），大便 10~15 次/天，为黄色稀水样，量中等，有时有呕吐。查体：患儿较烦躁，哭无泪，尿量很少。下面最合理和急需的检查是

A. 大便常规 + 尿常规 + 大便病毒分离　　B. 大便常规 + 尿常规 + 大便培养

C. 大便常规 + 血气分析 + 电解质测定　　D. 尿常规 + 血常规 + 电解质测定

E. 大便常规 + 电解质测定 + 血培养

206. 患儿，1 岁。1 天来腹泻 10 余次，为黄稀水便。查体：精神稍萎靡，皮肤弹性佳。医生推荐使用 WHO 规定的口服补液盐低渗配方。其张力为

A. 1/2 张　　B. 1/3 张　　C. 2/3 张

D. 1/4 张　　E. 等张

207. 男，4 岁。自幼生长缓慢，多次晨起发生惊厥，来诊时见患儿矮胖，肝大达肋缘下 6cm，质地中等；空腹血糖为 2.3mmol/L，注射肾上腺素后血糖升高甚微。肝活检切片见肝细胞内大量 PAS 阳性物质积聚伴多量脂肪滴。首先考虑诊断为

A. 脑苷脂沉积症　　B. 肝豆状核变性　　C. 半乳糖血症

D. 糖原累积症　　E. 脂肪肝

208. 女，7 个月。3 天前以肺炎收入院，半天来出现烦躁，气急加重，青紫。查体：呼吸 61 次/分，心率 181 次/分，心音低钝，双肺可闻及较多中小水泡音，肝肋下 3.5cm。心电图示心率快，T 波低平。该患儿最可能的诊断为

A. 肺炎合并脓气胸　　B. 肺炎合并气胸　　C. 肺炎合并心衰

D. 肺炎合并肺大泡　　E. 肺炎合并纵隔气肿

二、共用题干单选题

（209~211 题共用题干）

患儿为第一胎，第一产，足月自然娩出，出生体重 2600g，查体未见异常，出生后 7 小时发现患儿面部躯干部发黄，生后 20 小时转入儿科，其母血红蛋白 38g/L，有输血史。

209. 入院后应立即做的检查中需除外哪项

A. 母子 ABO 及 Rh 血型　　B. Coombs 试验

C. 血培养　　D. 胆红素水平

E. 血常规 + 血细胞比容及网织红细胞

210. 生后 50 小时，患儿烦躁不安，呼吸急促，皮肤呈金黄色，偶有尖叫，双眼凝视，四肢肌张力增强，总胆红素 >360μmol/L，应紧急做以下治疗但不包括

A. 静脉滴注白蛋白　　B. 纠正酸中毒　　C. 光疗

D. 换血　　E. 静脉给予高营养脂肪乳

211. 患儿可能出现以下后遗症状，除外

A. 智能低下　　B. 听力障碍　　C. 手足徐动

D. 贫血　　E. 眼球运动障碍

（212~214 题共用题干）

患儿，生后 2 天。近 1 天阵阵尖声叫，吃奶后频吐。半小时前抽搐 1 次。不发热。分娩时因胎头过大，曾用产钳助产。查体：反应差，呼吸平稳，瞳孔等大，发绀（-）。前囟膨凸，颈软。心肺未见异常。左上、下肢活动差、肌张力增高。末梢血象：WBC $8.0\times10^9/L$，N 0.46，L 0.54。

212. 本例患儿抽搐最可能的原因是

A. 颅内炎性病变　　B. 低血钙　　C. 颅内出血

D. 低血糖　　E. 脑缺氧缺血性病变

213. 收入院后，为进一步确诊，下列哪项检查最有价值

A. 脑电图　　B. 腰穿，脑脊液检查　　C. 血钙、血磷测定

D. 脑 MRI　　E. 空腹血糖

214. 对此患儿可给以下处理，但除了

A. 尽可能避免搬动、刺激性操作　　B. 抽搐时予适量镇静药

C. 早期给予足量甘露醇　　D. 给予营养脑细胞药物

E. 应用止血药

（215~216 题共用题干）

女，3 岁。平时经常便秘，安静多睡，舌经常伸出口外，身长 62cm，智力低下，皮肤粗糙，两眼距宽，鼻梁平、宽，舌厚大，四肢肌张力低。

215. 最可能诊断为

A. 唐氏综合征（先天愚型）　　B. 软骨发育不良

C. 先天性甲状腺功能减退症　　D. 佝偻病

E. 黏多糖病

216. 此病最有助于诊断的试验是

A. 染色体检查　　B. 腕关节摄片　　C. 血清 T_4、TSH 测定

D. 血清碱性磷酸酶测定　　E. 尿黏多糖测定

（217~219 题共用题干）

男，5 个月。由于呼吸困难半天来院急诊。平时体健，3 天前突然流涕，轻咳，今晨热退，呼吸急促，查体：T 37.8℃，急性病容，喘息，唇周青紫，呼吸 80 次/分，脉搏 150 次/分，两肺呼气延长，可闻及干啰音。

217. 患儿呼吸系统主要的病变部位最可能是在

A. 肺泡　　B. 气管　　C. 支气管

D. 细支气管　　E. 肺间质

218. 对于指导治疗最首要的检查是

A. 鼻咽分泌物脱落细胞检测　　B. 全血细胞计数

C. 动脉血气分析　　D. 胸部 X 线透视
E. 特异性抗体检查

219. 该患儿收入病房最重要的紧急治疗措施是
A. 40% 氧气吸入　　B. 青霉素肌内注射　　C. 快速洋地黄静脉注射
D. 氨茶碱静脉注射　　E. 利巴韦林静脉滴注

(220~222 题共用题干)

女，28 天。足月顺产，出生体重 3100g。生后第 7 天出现黄疸，逐渐加重。无发热。进乳后有时呕吐，非喷射性，大便浅黄，尿色深黄，肝于肋下可触及 3.0cm，3 周后黄疸仅略有减轻。

220. 对此患儿，临床诊断首先应考虑
A. 母乳性黄疸　　B. 新生儿溶血症　　C. 生理性黄疸
D. 新生儿肝炎　　E. 胆道闭锁

221. 母亲病史中应注意的线索是
A. 母孕的胎次与产次　　B. 既往妊娠的流产史或活产儿的黄疸史
C. 妊娠期感染史　　D. 妊娠晚期高血压和水肿情况
E. 妊娠期营养情况

222. 首先考虑做的实验室检查是
A. 血常规，网质红细胞计数　　B. 腹部 B 超
C. 血培养　　D. 母、女血型鉴定
E. 血清转氨酶测定

(223~225 题共用题干)

男，12 岁。发热 10 天，体温 38.0~39.5℃，刺激性咳嗽明显，胸痛。查体：双肺散在干啰音。胸片：左肺下野淡薄片状阴影。

223. 最可能的诊断为
A. 腺病毒肺炎　　B. 呼吸道合胞病毒肺炎　　C. 肺炎支原体肺炎
D. 金黄色葡萄球菌肺炎　　E. 肺炎链球菌肺炎

224. 首选的药物治疗为
A. 青霉素　　B. 头孢菌素　　C. 链霉素
D. 红霉素　　E. 阿昔洛韦

225. 为确诊，首选的检查是
A. 血培养　　B. 结核菌素试验　　C. 冷凝集试验
D. 血肥达反应　　E. 痰液病毒分离

(226~229 题共用题干)

男，1 岁半。不会独立行走，智力落后。查体：皮肤细嫩，肌肉松弛，眼距宽，鼻梁低平，伸舌，双眼外侧上斜，通贯掌，小指端向内侧弯曲。

226. 该患儿最可能的诊断是
A. 苯丙酮尿症　　B. 脑发育不良　　C. 唐氏综合征
D. 甲状腺功能减退　　E. 佝偻病

227. 该患儿病因不包括

A. 母亲受孕时年龄过大　　B. 放射线　　C. 病毒感染

D. 遗传因素　　E. 父母智力

228. 该患儿除有特殊面容外，其他常见的畸形为

A. 轴三角的 atd 角增大、通贯手、心脏畸形、关节可过度弯曲

B. 翼颈、乳头间距宽

C. 睾丸小、乳房发育

D. 眼发育不良、耳道闭锁

E. 并指畸形、耳廓畸形、心脏畸形

229. 为确诊，应选择的检查是

A. 血清 T_3、T_4、TSH 测定　　B. 腕部 X 线摄片

C. 血清苯丙氨酸浓度测定　　D. 染色体检查

E. 头颅 CT

(230~232 题共用题干)

女，12 岁。身高 118cm，目前在读小学 4 年级，学习成绩欠佳，出生时手足背肿。体检时发现乳房未发育，乳头间距宽，外生殖器呈婴儿型，未有过月经，无其他第二性征。初步诊断为 Turner 综合征（先天性卵巢发育不全综合征）。

230. 尚应进行何检查以明确诊断

A. 血 21－羟化酶测定　　B. T_3、T_4和 TSH 测定

C. 睾酮测定　　D. 末梢血染色体检查

E. 生长激素测定

231. 如确诊为 Turner 综合征，应选择的治疗是

A. 无须治疗　　B. 补充雌激素

C. 应用重组人生长激素＋雌激素　　D. 补充甲状腺素＋雌激素

E. 单纯应用人生长激素

232. 治疗的目的为

A. 使患儿成年后获得生育能力

B. 达到治愈

C. 改善患儿成人期身高和性征发育，以使其心理健康

D. 防止下一代发生类似情况

E. 安慰父母

(233~235 题共用题干)

男，10 个月。近 1 周来抽搐发作 4 次，父母为近亲婚配。查体：智力发育差，皮肤白，毛发黄，可闻及鼠尿味，脑电图可见癫痫样放电。

233. 最可能的诊断为

A. 先天性甲状腺功能减退　　B. 苯丙酮尿症

C. 唐氏综合征　　D. 原发性癫痫

E. 低钙惊厥

234. 确诊的检查为

A. 血浆游离氨基酸分析　　B. 染色体分析

C. 血清 T_3、T_4检查　　D. 血电解质检查

E. 颅脑影像学检查

235. 下列首选

A. 低苯丙氨酸乳粉　　B. 羊奶　　C. 母乳

D. 牛奶　　E. 高蛋白饮食

(236~240 题共用题干)

女，4 岁。反复咳嗽 2 个月，查体：体温正常，浅表淋巴结（－），咽（－），两肺哮鸣音，无水泡音，反复抗生素治疗不愈，以往无呛咳病史，有过敏性鼻炎。

236. 此患儿可诊断为

A. 喘息性支气管炎　　B. 毛细血管炎　　C. 肺炎

D. 气管异物　　E. 咳嗽变异性哮喘

237. 首选的检查是

A. 胸片　　B. 气管镜　　C. 血培养

D. 气道分泌物病毒分离　　E. 心电图

238. 首选的药物是

A. 抗生素　　B. 利巴韦林　　C. 沙丁胺醇

D. 骨化三醇　　E. 多巴酚丁胺

239. 如肺部哮鸣音广而且持续存在，则不能使用

A. 氨茶碱　　B. 比索洛尔　　C. 地塞米松

D. 异丙肾上腺素　　E. 碳酸氢钠

240. 如病情恶化，呼吸音减弱，应紧急采用

A. 纯氧吸入　　B. 机械通气　　C. 胸外按摩

D. 头部冰枕　　E. 水合氯醛灌肠

(241~243 题共用题干)

女，6 个月。呕吐，腹泻 3 天，排便 10 余次/日，呈蛋花汤样，有腥臭味，尿量极少，皮肤弹性差，前囟、眼窝明显凹陷，四肢厥冷。大便镜检：高倍镜视野下无白细胞。血清钠 135mmol/L。

241. 病原学诊断最可能是

A. 金黄色葡萄球菌肠炎　　B. 难辨梭状芽孢杆菌肠炎

C. 空肠弯曲菌肠炎　　D. 产毒性大肠埃希菌肠炎

E. 白念珠菌肠炎

242. 脱水的程度和性质是

A. 中度等渗性脱水　　B. 中度低渗性脱水　　C. 重度等渗性脱水

D. 重度低渗性脱水　　E. 重度高渗性脱水

243. 进行补液治疗，首批静脉输液应给予

A. 2∶1 等张含钠液 20ml/kg　　B. 2∶1 等张含钠液 100~120ml/kg

C. 1/2 张含钠液 100~200ml/kg
D. 2/3 张含钠液 50~100ml/kg
E. 1/2 张含钠液 50~100ml/kg

(244~247 题共用题干)

足月儿，出生时羊水呈墨绿色，全身皮肤青紫，心率 90 次/分，弹足底皱眉，四肢略屈曲，无呼吸。

244. 可诊断为
A. 新生儿肺透明膜病
B. 新生儿败血症
C. 新生儿重度窒息
D. 新生儿轻度窒息
E. 新生儿宫内感染

245. 此时处理中最重要的是
A. 药物治疗
B. 碳酸氢钠纠正酸中毒
C. 给氧
D. 保暖
E. 吸净呼吸道黏液，保持呼吸道通畅

246. 该患儿在治疗过程中出现烦躁，激惹，四肢抽动，前囟 3cm×3cm，紧张，颅缝增宽。应考虑存在
A. 先天性脑发育不良
B. 维生素 D 缺乏性手足搐搦症
C. 化脓性脑膜炎
D. 低钙血症
E. 新生儿缺氧缺血性脑病

247. 针对上述表现，下列哪项治疗措施不妥当
A. 维持正常血压
B. 控制入液量
C. 20% 甘露醇静脉推注
D. 腰椎穿刺放脑脊液
E. 监测心率、呼吸

(248~250 题共用题干)

一个健康 5 岁儿童，体格生长发育正常。

248. 体重、身长分别约为
A. 体重 18kg，身长 110cm
B. 体重 15kg，身长 104cm
C. 体重 18kg，身长 106cm
D. 体重 22kg，身长 106cm
E. 体重 18kg，身长 102cm

249. 腕骨骨化中心的数目是
A. 3 个
B. 4 个
C. 6 个
D. 8 个
E. 9 个

250. 头围约为
A. 48cm
B. 52cm
C. 54cm
D. 50cm
E. 53cm

(251~253 题共用题干)

男，10 天。因黄疸重，体温 38.2~39.0℃，脐带红肿，有脓性分泌物来诊。

251. 以下哪项实验室检查有助于诊断
A. 血培养
B. 多次查尿常规
C. 查母子血型
D. 查尿巨细胞病毒
E. 多次查白细胞

252. 对此患儿最适合的治疗是

A. 静脉滴注氯霉素
B. 肌内注射青霉素 + 链霉素
C. 静脉滴注青霉素 + 氨苄西林
D. 肌内注射庆大霉素 + 阿米卡星
E. 口服红霉素 + 磺胺嘧啶

253. 以下哪项措施可预防本病

A. 做好产前保健，服用钙剂
B. 对难产、羊水污染的新生儿可用抗生素
C. 产前检验孕妇的羊水
D. 产前给孕母服用抗生素
E. 为提高新生儿免疫功能，静脉滴注大量维生素 E

(254~256 题共用题干)

男，9 个月。呕吐、腹泻 2 天入院，发病初伴发热、咳嗽，呕吐 2~3 次/日，腹泻 7~8 次/日，水样便，大便镜检少量脂肪球，尿量不少，口渴，略见消瘦，入院时体温 37℃，双眼窝、前囟稍下凹，皮肤弹性尚好，四肢温暖。

254. 最可能的诊断是

A. 致病性大肠埃希菌肠炎，轻度脱水
B. 空肠弯曲菌肠炎，重度脱水
C. 病毒性肠炎，轻度脱水
D. 金黄色葡萄球菌肠炎，中度脱水
E. 病毒性肠炎，重度脱水

255. 下列哪项与该患儿发病无关

A. 小肠绒毛的上皮细胞变性
B. 绒毛变短，脱落
C. 双糖酶活性降低
D. 肠腔内渗透压增加
E. 腺苷酸环化酶及鸟苷酸环化酶活性增强

256. 下列哪个治疗方案最佳

A. 大量静脉用抗生素
B. 口服大量抗生素
C. 口服补液及治疗上呼吸道感染
D. 静脉滴注葡萄糖
E. 只需给助消化药

(257~259 题共用题干)

患儿，女，第一胎，第一产，胎龄 37 周剖宫产，出生体重 4kg，生后无窒息，1 分钟 Apgar 评分 10 分，1 小时全身发绀，呼吸急促呻吟，4 小时因发绀加重转入儿科。其母有 3 年糖尿病史并服用苯乙双胍，妊娠 33 周因酮中毒接受胰岛素治疗，分娩时血糖 8.63mmol/L。查体：肥胖，全身发绀，R 52 次/分，P 172/分，有鼻翼扇动、三凹症，心音正常，肺叩诊不浊，未闻及湿啰音，肝肋下 1cm。

257. 最可能的诊断是

A. 湿肺
B. 低血糖休克
C. 糖尿病酮症酸中毒
D. 新生儿呼吸窘迫综合征（新生儿肺透明膜病）
E. 吸入综合征

258. 除哪种方法外，均可预防该病的发生

A. 产前给母亲地塞米松
B. 胰岛素治疗

C. 气管内滴入表面活性物质　　D. 清除呼吸道分泌物，通畅呼吸道
E. 地塞米松，注入羊膜腔

259. 病情加重后哪种治疗是不必要的
A. 纠正酸中毒和电解质紊乱　　B. 合理应用抗生素
C. 呼气末正压呼吸（PEEP）　　D. 给予足量的胰岛素
E. 加强护理，保持呼吸道畅通

（260~263 题共用题干）

男，6 个月。发热、呕吐、抽搐 1 天来诊。

260. 体格检查中，与颅内压增高最有意义的征象是
A. 心率缓慢　　B. 前囟膨隆　　C. 肢体瘫痪
D. 昏迷　　E. 病理反射

261. 经检查确定患儿有颅压增高征象，应立即采取的措施是
A. 腰穿确诊　　B. 给适当的抗生素　　C. 镇静
D. 给予强有力的利尿药　　E. 脱水药

262. 经各项检查，初步考虑为化脓性脑膜炎，对诊断最有意义的检查是
A. 血象　　B. 血培养　　C. 脑电图检查
D. 脑脊液检查　　E. 头部 CT 检查

263. 经过各项检查确诊为化脓性脑膜炎，若病原为肺炎链球菌，治疗应首选
A. 氨苄西林　　B. 青霉素　　C. 氨苄西林＋庆大霉素
D. 苯唑西林钠　　E. 头孢菌素

（264~266 题共用题干）

女，8 个月。平时经常腹泻，近 2 个月面色苍白，食欲缺乏，喜吃土，精神欠佳。查体：口唇结膜苍白，皮肤无出血点，浅表淋巴结不大，心率 120 次/分，心尖部 2 级收缩期杂音，腹软，肝肋下 2cm，脾肋下 2.5cm。

264. 为确诊下列哪项检查最不重要
A. 血清铁测定　　B. 血清铁蛋白测定　　C. 血清总铁结合力测定
D. 血浆蛋白测定　　E. 血常规

265. 此患儿最可能出现的检查结果是
A. 白细胞计数增多　　B. 血小板增多　　C. 出凝血时间延长
D. 血红蛋白明显下降　　E. 网织红细胞明显升高

266. 此患儿用铁剂治疗的停药时间是
A. RBC，Hb 达正常水平　　B. RBC，Hb 正常后 1 周
C. RBC，Hb 正常后 6~8 周　　D. RBC，Hb 正常后减少剂量用至 1 岁
E. 用到临床症状结束

（267~270 题共用题干）

男，6 岁。因发热、腹泻 3 天急诊入院。入院前 2 天清晨突起发热，下午呕吐 2 次，继而泻水样便 5~6 次，量少，次日热退吐止，腹泻频率增至 10 余次/天，尿量减少，体温 38.8℃，神萎，前囟、眼窝凹陷，泪少，咽稍充血，心肺正常，皮肤弹性减退。

267. 最可能的诊断是

A. 肺炎 + 肠道外感染　B. 急性胃肠炎　C. 细菌性痢疾

D. 病毒性肠炎　E. 致病性大肠埃希菌肠炎

268. 该患儿入院后第一天补液总量及宜选用的液体是

A. 60~80ml/kg，1/2 张溶液　B. 70~100ml/kg，2/3 张溶液

C. 90~120ml/kg，1/2 张溶液　D. 150~180m/kg，2/3 张溶液

E. 180~200ml/kg，1/2 张溶液

269. 入院当晚，排尿 2 次，水泻 3 次，半夜突然发生全身抽搐，应考虑何种原因所致

A. 低钠血症　B. 低钙血症　C. 低钾血症

D. 低镁血症　E. 低血糖症

270. 入院第二天脱水纠正，大便减少至 3~4 次/天，不吐，有尿，食欲缺乏，补液原则是

A. 停止静脉滴注，予给以口服补液盐　B. 补以继续丧失量

C. 仅补生理需要量　D. 生理需要量 + 继续丧失量

E. 调整饮食，米汤喂养

(271~274 题共用题干)

女，9 岁，小学生。1 周前出现乏力，咽痛、头痛，咳嗽，咳少量黏痰，体温 38.6℃。实验室检查：WBC $8 \times 10^9/L$，中性粒细胞 0.80，X 线检查示双肺下野不规则浸润阴影。

271. 最可能的诊断是

A. 细菌性肺炎　B. 病毒性肺炎　C. 肺炎支原体肺炎

D. 真菌性肺炎　E. 化学性肺炎

272. 首选药物是

A. 替拉考宁　B. 氨苄西林　C. 万古霉素

D. 大环内酯类抗生素　E. 阿莫西林

273. 本病临床早期快速诊断的方法是

A. 血凝抑制试验　B. 细菌培养　C. 荚膜染色镜检

D. 革兰染色　E. 直接检测标本中肺炎支原体抗原

274. 临床上与本病表现颇为相似的疾病是

A. SARS　B. 真菌性肺炎　C. 肺炎衣原体肺炎

D. 化学性肺炎　E. 病毒性肺炎

(275~277 题共用题干)

男，2 岁。发热、咳嗽 4 天入院，经抗感染治疗 2 天，咳嗽加重，非犬吠样，神志萎靡，不进食。查体：高热，精神萎靡，呼吸困难明显，面色差，口唇青紫明显，可见明显三凹征，痰培养提示金黄色葡萄球菌。

275. 目前患儿呼吸困难的原因可能为

A. 喉痉挛　B. 代谢性酸中毒　C. 中毒性心肌炎

D. 心力衰竭　E. 气胸或脓气胸

276. 为证实诊断，需立即进行的辅助检查为

A. 喉镜　B. 血气分析　C. 胸部 X 线

D. 心脏超声　　E. 心电图

277. 需立即进行的处理措施为

A. 胸腔闭式引流　　B. 补充 5% 碳酸氢钠溶液　　C. 静脉滴注大剂量维生素 C

D. 应用强心药　　E. 全身用糖皮质激素

（278~279 题共用题干）

男，1 岁 1 个月。出生体重 2850g，现体重 7kg（正常 1 岁男婴体重 10.4kg，标准差 0.94），血清总蛋白 45g/L，出牙 4 颗，肌肉略松弛，尚不会走路。

278. 当去除病因后进行饮食调整，热能的摄入应为

A. 从每日 10~20kcal/（kg·d）开始　　B. 从每日 20~30kcal/（kg·d）开始

C. 从每日 30~40kcal/（kg·d）开始　　D. 从每日 40~60kcal/（kg·d）开始

E. 从每日 40~50kcal/（kg·d）开始

279. 蛋白质的摄入量应为

A. 从每天 1.0~1.5g/（kg·d）开始　　B. 从每天 1.5~2.0g/（kg·d）开始

C. 从每天 1.5~2.0g/（kg·d）开始　　D. 从每天 2.0~3.0g/（kg·d）开始

E. 从每天 3.0~3.5g/（kg·d）开始

（280~283 题共用题干）

女，6 个月。早产儿，出生体重 2200g，母乳喂养。现体重 8kg，家长发现孩子多汗、夜惊。查体示患儿前囟大、方头、肋串珠。

280. 最可能的诊断是

A. 营养不良　　B. 维生素 A 缺乏

C. 软骨营养不良　　D. 维生素 D 缺乏性佝偻病

E. 先天性甲状腺功能减退

281. 最可能的病因是

A. 生长过速、体内贮存的维生素 D 不足　　B. 日照不足

C. 药物影响　　D. 慢性腹泻

E. 母乳喂养

282. 最有诊断价值的实验室指标是

A. 血钙、血磷下降　　B. 碱性磷酸酶升高　　C. 促甲状腺素下降

D. 甲状旁腺素升高　　E. 25-(OH)D_3 下降

283. 如维生素 D 应用剂量过大，怀疑维生素 D 中毒，以下哪项是错误的

A. 可出现氮质血症　　B. 早期血钙 <3mmol/L

C. 早期血钙 >3mmol/L　　D. 有维生素 D 过量的病史

E. X 线检查示长骨干骺端钙化带增宽致密

（284~287 题共用题干）

男，6 个月。在家突发惊厥 2~3 次，每次发作仅持续 0.5~1.0 分钟，无发热，抽搐后神志清。一般情况好，智力发育正常。查体头颅有乒乓球样感觉。

284. 惊厥最可能的原因是

A. 低血糖　　B. 克汀病　　C. 低钙血症

D. 低镁血症　　E. 婴儿痉挛症

285. 导致惊厥的直接原因可能和以下哪项化验结果有关

A. 血糖 1.8mmol/L　　B. 碱性磷酸酶 30U/L　　C. 促甲状腺素降低

D. 血镁 0.82mmol/L　　E. 血离子钙 0.82mmol/L

286. 治疗应首选下列哪项

A. 口服钙粉　　B. 维生素 D 肌内注射　　C. 给予抗癫痫药

D. 静脉滴注葡萄糖　　E. 静脉注射葡萄糖酸钙

287. 惊厥治愈后应如何继续治疗

A. 增加营养　　B. 维生素 D 治疗　　C. 补充维生素 B_{12}

D. 补充甲状腺素　　E. 继续应用抗癫痫药

三、案例分析题

(288~290 题共用题干)

男，6 岁。发热 3 天，体温 38.5℃左右，伴头痛、肌痛，左耳垂下肿大、疼痛，张口时疼痛加重。血常规检查示 WBC4 $\times 10^9$/L，淋巴细胞 0.7，患儿约 3 周前曾探望有相同症状的表哥。

288. 本病可能的诊断是

A. 手足口病　　B. 白血病　　C. 流行性腮腺炎

D. 化脓性腮腺炎　　E. 结核病　　F. 左侧牙龈炎

289. 对本患儿需注意下列哪些并发症

A. 脑膜炎　　B. 喉、气管、支气管炎　　C. 败血症

D. 睾丸炎　　E. 心肌炎　　F. 支气管肺炎

290. 对于本病的健康指导，不正确的是

A. 目前尚无有效疫苗

B. 进行麻疹－流行性腮腺炎－风疹活疫苗免疫接种，有助于预防

C. 在流行季节，室内要经常通风换气，减少集体活动

D. 定期开展对托幼园所、学校等集体单位的预防流行性腮腺炎知识宣传

E. 所有患者均需在传染病医院隔离治疗

F. 呼吸道隔离至腮腺肿胀完全消退为止

(291~293 题共用题干)

女，1 岁。4 天前开始发热、咳嗽、流涕，今晨发现耳后、发际浅红色斑丘疹，双目含泪，咽喉充血，眼结膜充血，口腔黏膜红，精神萎靡，肺呼吸音粗。

291. 该患儿最可能的诊断是

A. 风疹　　B. 幼儿急疹　　C. 猩红热

D. 麻疹　　E. 过敏性皮炎　　F. 水痘

292. 下列哪些项检查有助于早期诊断

A. 血常规

B. 血、尿、鼻咽分泌物组织培养检查病原体

C. 鼻咽分泌物检查发现多核巨细胞

D. 双份血清抗体检测

E. 胸部 X 线检查

F. 血清病毒分离

293. 该患儿最应警惕的并发症是

A. 支气管肺炎　　B. 心肌炎　　C. 喉炎

D. 脑炎　　E. 营养不良　　F. 淋巴结炎

(294~296 题共用题干)

女，2 岁。流涕伴发热 1 天，发热 38.5℃左右，今起出疹，由面颊迅速扩展到躯干、四肢。查体：T 37.8℃，P 112 次/分，R 50 次/分。皮疹为红色斑丘疹，颜面、四肢皮疹较稀疏，背部皮疹较密集，有部分融合。咽充血，扁桃体稍大，充血。耳后及颈部数个淋巴结黄豆大小，有压痛、活动。心、肺、腹无特殊。四肢、关节无异常，神经反射正常。

294. 本患儿最可能诊断为

A. 水痘　　B. 麻疹　　C. 风疹

D. 幼儿急疹　　E. 风湿热　　F. 传染性单核细胞增多症

295. 查血常规大多数提示

A. 白细胞计数减少，淋巴细胞比例增高

B. 白细胞计数增多，伴核左移

C. 白细胞计数减少，淋巴细胞比例可下降或增高，可有异型淋巴细胞和浆细胞

D. 白细胞计数增多，伴核右移

E. 白细胞计数增多，中性粒细胞比例增高

F. 白细胞计数正常，中性粒细胞比例增高

296. 该病的主要传播方式是

A. 飞沫传播　　B. 食物传播　　C. 粪便传播

D. 水源传播　　E. 昆虫媒介传播　　F. 血液传播

(297~299 题共用题干)

女，7 个月。没有明显的传染病接触史，突起高热 4 天，体温在 39.5℃波动，一直补液及服用退热药治疗，今天发热突然消退，发现全身起了大量玫瑰色斑丘疹。

297. 本病例最可能的诊断是

A. 水痘　　B. 麻疹　　C. 风疹

D. 幼儿急疹　　E. 风湿热　　F. 猩红热

298. 查体时最可能发现淋巴结肿大的情况是

A. 耳后、枕后及颈部淋巴结肿大，压痛，没有化脓

B. 全身淋巴结肿大

C. 全身淋巴结肿大伴肝脾大

D. 液腋窝淋巴结如绿豆大小，活动，无压痛

E. 枕后淋巴结肿大，豌豆大小，无压痛

F. 腹股沟淋巴结肿大

299. 出皮疹后的治疗方法为

A. 1% 甲紫涂抹　　B. 可用抗生素药膏

C. 无明显痒感，不需要特殊治疗　　D. 明显痒感，给予抗过敏治疗

E. 复方醋酸地塞米松乳膏涂皮疹　　F. 用红汞涂抹

答案与解析

1. E　2. C　3. C　4. E　5. E　6. C　7. C　8. C　9. A　10. A　11. D　12. A　13. B　14. A
15. C　16. A　17. C　18. A　19. C　20. B　21. B　22. E　23. B　24. C　25. A　26. E　27. D
28. C　29. B　30. C　31. A　32. B　33. D　34. A　35. A　36. B　37. C　38. E　39. E　40. A
41. B　42. C　43. A　44. C　45. B　46. D　47. B　48. B　49. E　50. C　51. E　52. D　53. B
54. C　55. D　56. E　57. B　58. D　59. A　60. E　61. D　62. A　63. C　64. A　65. D　66. D
67. C　68. D　69. D　70. E　71. D　72. B　73. C　74. B　75. B　76. B　77. C　78. C　79. C
80. B　81. B　82. C　83. A　84. C　85. C　86. C　87. C　88. B　89. E　90. D　91. D　92. D
93. B　94. E　95. D　96. A　97. C　98. B　99. D　100. C　101. B　102. B　103. D　104. A
105. C　106. C　107. C　108. B　109. D　110. C　111. D　112. C　113. D　114. D　115. C
116. D　117. A　118. C　119. A　120. A　121. E　122. B　123. A　124. E　125. C　126. E
127. A　128. E　129. C　130. C　131. C　132. B　133. B　134. B　135. B　136. C　137. C
138. D　139. A　140. B　141. D　142. D　143. C　144. A　145. B　146. A　147. B　148. C
149. A　150. D　151. C　152. E　153. D　154. B　155. D　156. D　157. C　158. D　159. B
160. C　161. B　162. C　163. C　164. C　165. B　166. D　167. E　168. A　169. E　170. D
171. E　172. E　173. C　174. D　175. C　176. D　177. C　178. C　179. C　180. E　181. E
182. D　183. E　184. C　185. E　186. E　187. C　188. E　189. D　190. C　191. E　192. D
193. B　194. C　195. C　196. E　197. A　198. B　199. C　200. C　201. C　202. D　203. C
204. E　205. C　206. A　207. D　208. C　209. C　210. E　211. D　212. C　213. D　214. C
215. C　216. C　217. D　218. C　219. A　220. D　221. C　222. E　223. C　224. D　225. C
226. C　227. E　228. A　229. D　230. D　231. C　232. C　233. B　234. A　235. A　236. E
237. A　238. C　239. B　240. B　241. D　242. C　243. A　244. C　245. E　246. E　247. D
248. A　249. C　250. D　251. A　252. C　253. B　254. C　255. E　256. C　257. D　258. B
259. D　260. B　261. E　262. D　263. B　264. D　265. D　266. C　267. D　268. C　269. B
270. D　271. C　272. D　273. E　274. C　275. E　276. C　277. A　278. D　279. B　280. D
281. A　282. E　283. B　284. C　285. E　286. E　287. B　288. C　289. ADE　290. AE　291. D
292. C　293. A　294. C　295. C　296. A　297. D　298. E　299. C

1. E【解析】典型的脑性瘫痪多具有运动发育落后、姿势异常、中枢性运动障碍的体征等。但需要强调的是，脑瘫患儿的脑内病变是静止的、非进展的。

2. C【解析】近年国内外对脑瘫的病因做了更深入的探讨，一致认为胚胎早期阶段的发育

异常，很可能是导致婴儿早产、低出生体重和易有围产期缺氧缺血等事件的重要原因。

3. C【解析】地中海贫血属于遗传性疾病，系统性红斑狼疮、幼年性特发性关节炎、过敏性紫癜、川崎病均属于自身免疫性疾病。

4. E【解析】流行性脑脊髓膜炎（流脑）起病急、进展快，以脑膜的急性炎症为主，临床上出现高热、头痛、呕吐、皮肤黏膜瘀点瘀斑、脑膜刺激征等症状。

5. E【解析】流脑的诊断依据主要有流行病学资料、临床表现和实验室检查。确诊流脑的依据是在皮肤瘀点、血培养、脑脊液涂片发现脑膜炎球菌。

6. C【解析】流行性脑脊髓膜炎时，青霉素为首选用药，也可选用氯霉素、三代头孢菌素。

7. C【解析】典型麻疹多在发热 3~4 天后出疹，体温可突然高达 40℃。

8. C【解析】麻疹前驱期的表现：①发热。②在发热同时出现咳嗽、喷嚏、咽部充血等。③麻疹黏膜斑。④部分病例可有一些非特异症状，如全身不适、食欲缺乏、精神不振等。而口腔麻疹黏膜斑为该期特异性体征，最有诊断价值。

9. A【解析】麻疹的并发症有肺炎、喉炎、心肌炎、麻疹脑炎、亚急性硬化性全脑炎、结核病恶化、营养不良与维生素 A 缺乏症，最常见的并发症为肺炎。

10. A【解析】典型的麻疹皮疹先出现于耳后、发际，渐及额、面、颈部，自上而下蔓延至躯干、四肢，最后达手掌与足底。

11. D【解析】我国儿童免疫规划程序规定出生后 8 个月为麻疹 - 流行性腮腺炎 - 风疹活疫苗的初种年龄，18~24 月龄儿童要完成第 2 剂次接种。

12. A【解析】风疹的临床特点为上呼吸道轻度炎症，低热，红色皮疹，24 小时蔓延至全身，3 天左右消退，退疹后无色素沉着及脱屑，耳后、枕后、颈后淋巴结肿大伴触痛。

13. B【解析】A 是麻疹的出疹特点，B 是风疹的出疹特点，C 是幼儿急疹的出疹特点，D 是水痘的出疹特点，E 是传染性红斑的出疹特点。

14. A【解析】隔离患者至出疹后 5~7 天。孕妇（尤其早孕）应避免与风疹患者接触。

15. C【解析】幼儿急疹又称婴儿玫瑰疹，是一种婴幼儿时期常见的急性发疹性传染病。临床特征：持续高热 3 ~5 天，热退疹出。

16. A【解析】幼儿急疹为自限性疾病，无须特殊治疗，主要是一般治疗、对症支持治疗。

17. C【解析】幼儿急疹的惊厥常具有自限性，不需要特殊治疗，但如有高热惊厥史者，给予苯巴比妥口服。

18. A【解析】幼儿急疹发热 3~5 天体温骤退，同时出现皮疹。

19. C【解析】幼儿急疹感染发病多见于 6~18 个月儿童，3 岁以后少见。

20. B【解析】幼儿急疹的病原体为人疱疹病毒 6 型，风疹病毒是引起风疹的病原体。

21. B【解析】水痘是由水痘 - 带状疱疹病毒（VZV）引起的具有高度传染性的儿童期出疹性疾病。

22. E【解析】流行性腮腺炎病毒属于副黏病毒科副黏病毒属的单链 RNA 病毒。

23. B【解析】流行性腮腺炎的潜伏期一般为 14~25 天，平均 18 天。

24. C【解析】流行性腮腺炎通常根据流行病学史、临床症状和体格检查即可作出腮腺炎的诊断。一般有双侧腮腺肿大，但也有仅一侧腮腺肿大或腮腺无肿大的病例。

25. A【解析】流行性腮腺炎外周血白细胞计数大多正常或稍增多，发病早期血清和尿淀粉酶有轻至中度增高。于病程早期，自唾液、血液、脑脊液、尿液标本中分离出腮腺炎病毒，可以确诊。

26. E【解析】流行性腮腺炎无特异性抗病毒治疗，以对症处理为主。对高热、头痛和并发睾丸炎者可给予解热镇痛药。睾丸肿痛时可用丁字带托起。中药治疗多用清热解毒、软坚消痛方法。发病早期可使用利巴韦林。对重症患者可短期使用糖皮质激素治疗，疗程 3~5 天。

27. D【解析】流行性腮腺炎为病毒感染类疾病，治疗使用磺胺类药物无效。

28. C【解析】对于流行性腮腺炎，集体机构中有接触史的儿童应检疫 3 周。

29. B【解析】流行性腮腺炎是一种以腮腺非化脓性炎症、腮腺区肿痛为临床特征的疾病。

30. C【解析】猩红热是由 A 组乙型溶血性链球菌引起的急性发疹性传染病。

31. A【解析】猩红热的潜伏期为 1~7 天，一般为 2~3 天。

32. B【解析】猩红热出疹顺序先为颈部、腋下和腹股沟处，24 小时内遍及全身。皮疹的特点为全身皮肤弥漫性充血发红，其间广泛存在密集而均匀的红色细小丘疹，呈鸡皮样皮疹，触之有砂纸感。面部潮红无皮疹，口唇周围发白，形成口周苍白圈。皮肤皱褶处如腋窝、肘窝及腹股沟等处，皮疹密集，其间有出血点，形成明显的横纹线，称为帕氏（Pastia）线。

33. D【解析】猩红热的治疗首选青霉素，对青霉素过敏或耐药者，可用红霉素或头孢菌素类抗生素治疗。重型病例应采用两种抗生素联合治疗。

34. A【解析】猩红热患儿住院或家庭隔离至咽拭子培养 3 次阴性，且无化脓性并发症出现，可解除隔离。

35. A【解析】脑瘫患儿的训练包括体能运动训练、技能训练、语言训练。

36. B【解析】急性肾炎急性期需卧床 2~3 周，直到肉眼血尿消失，水肿减退，血压正常，即可下床做轻微活动。红细胞沉降率正常可上学，但应避免重体力活动，尿检完全正常后方可恢复体力活动。

37. C【解析】小儿重型腹泻，除有较重的胃肠道症状外，还有较明显的脱水、电解质紊乱和全身感染中毒症状。

38. E【解析】小儿腹泻的易感因素包括消化系统发育不成熟、人工喂养、肠道菌群易失调等；感染因素包括病毒感染、细菌感染、真菌和寄生虫；非感染因素包括喂养不当、过敏性腹泻、气候因素等。

39. E【解析】小儿腹泻又称腹泻病，是一组由多病原、多因素引起的以大便次数增多和大便性状改变为特点的消化道综合征。

40. A【解析】轮状病毒肠炎又称秋季腹泻，是婴幼儿秋冬季节腹泻的最常见原因；多发生在 6~24 个月婴幼儿；大便水分多，黄色水样或蛋花样便；伴发热和脱水。

41. B【解析】小儿重度脱水有明显周围循环障碍，扩容应在 30~60 分钟进行，以迅速增加血容量，改善循环和肾功能。

42. C【解析】对重度脱水伴循环衰竭者，必须迅速扩容以改善循环状态，20ml/kg 等渗含钠液快速输入。

43. A【解析】肠套叠系指部分肠管及其肠系膜套入邻近肠腔所致的一种肠梗阻，是婴幼儿时期常见的急腹症之一。本病60%的患儿年龄在1岁以内，但新生儿罕见。发病季节与胃肠道病毒感染流行相一致，以春季多见。常伴发于胃肠炎和上呼吸道感染。

44. C【解析】腹部B超是诊断肠套叠最重要的无创性方法，套叠部位横断扫描可见“同心圆”或“靶环状”肿块图像，纵断扫描可见“套筒征”。

46. D【解析】急性肠套叠是一种危及生命的急症，复位是紧急的治疗措施。灌肠疗法的适应证：肠套叠在48小时内，全身情况良好，腹部不胀，无明显脱水及电解质紊乱。

47. B【解析】蓝光照射可以降低血清未结合胆红素，是目前治疗和预防新生儿高胆红素血症最常用和有效的方法。

48. B【解析】ABO血型不合的新生儿溶血症换血时最好用AB型血浆和O型红细胞的混合血，情况紧急或找不到血源时也可选用O型血，母O型、子A或B型的ABO溶血病，最好用AB型血浆和O型红细胞的混合血，有明显贫血和心力衰竭者，可用血浆减半的浓缩血。

49. E【解析】新生儿破伤风是细菌感染性疾病，严格执行新法接生可预防本病。

50. C【解析】轻度新生儿缺氧缺血性脑病（HIE）患儿的肌张力正常或稍增高。

51. E【解析】缺氧缺血性脑病是由于围产期因素引起的缺氧和脑血流减少或暂停而导致胎儿和新生儿的脑损伤。临床可分轻、中、重度三度。昏迷、原始反射消失、肌张力减弱均为重度缺氧缺血性脑病的表现，无中枢性呼吸衰竭为轻度的表现，常有惊厥为中度的表现。

52. D【解析】生理性黄疸的程度较轻，一般情况良好，足月儿2~3天后出现黄疸，4~5天达到高峰，5~7天消退，最迟不超过2周，一般无任何症状。

53. B【解析】新生儿破伤风时可使用青霉素或甲硝唑治疗，可以杀灭破伤风梭菌。

54. C【解析】新生儿缺氧缺血性脑病是新生儿惊厥最常见的原因，一般在生后12~24小时发生，应用抗痉挛药物常难以控制该病。

55. D【解析】各种病毒和细菌均可引起急性上呼吸道感染，但90%以上为病毒引起，主要有鼻病毒、流感病毒、副流感病毒、腺病毒、呼吸道合胞病毒等。

56. E【解析】疱疹性咽峡炎病原体为柯萨奇A组病毒，腺病毒3、7型可致咽结膜热，流感、副流感、腺病毒还可引起毛细支气管炎。

57. B【解析】流感病毒可引起流感，腺病毒3、7型可引起咽结膜热，鼻病毒可引起急性鼻炎，链球菌可引起化脓性扁桃体炎，柯萨奇病毒可引起疱疹性咽峡炎。

58. D【解析】上呼吸道感染病变若向邻近器官组织蔓延可引起中耳炎、鼻窦炎、咽后壁脓肿、扁桃体周围脓肿、颈淋巴结炎、喉炎、支气管炎及肺炎等，年长儿若患A组乙型溶血性链球菌咽峡炎，以后可引起急性肾小球肾炎和风湿热。手足口病由柯萨奇病毒感染引起，在口腔内可见小疱疹或溃疡，手足部可见斑丘疹或疱疹。

59. A【解析】婴幼儿起病急，以全身症状为主，常有消化道症状，局部症状较轻。多有发热，体温可高达39~40℃。

60. E【解析】上呼吸道感染的治疗原则包括一般治疗、抗感染治疗和对症治疗。细菌性上呼吸道感染或病毒性上呼吸道感染继发细菌感染者，可选用抗生素治疗。

64. A【解析】肺炎合并心力衰竭的治疗原则包括吸氧、镇静、利尿、强心、应用血管活性药物。

65. D【解析】社区获得性肺炎（CAP）指原本健康的儿童在医院外获得的感染性肺炎，包括感染了具有明确潜伏期的病原体而在入院后潜伏期内发病的肺炎。

66. D【解析】葡萄球菌肺炎比较顽固，易于复发及产生并发症，疗程宜长，一般在体温正常后2~3周可停药，一般总疗程≥6周。

67. C【解析】腺病毒肺炎多见于6~24个月小儿，骤起高热，咳嗽剧烈、频繁，呈阵发性喘憋、轻重不等的呼吸困难、发绀等。肺部啰音出现较迟，多于高热3~7天后才出现，肺部病变融合时可出现实变体征。X线片可出现大小不等的片状阴影或融合成大病灶。

70. E【解析】新生儿处于饥饿、缺氧状态会加重黄疸，但并不是胆红素生成过多的原因。

71. D【解析】足月儿出生后2~3天出现黄疸，黄疸程度较轻，4~5天达高峰，7~10天消退，最迟不超过2周。

72. B【解析】世界卫生组织（WHO）推荐使用的口服补液盐传统配方，电解质渗透压为220mOsm/L，张力约为2/3张，总渗透压为310mOsm/L。

78. C【解析】血液中免疫球蛋白和胃肠道SIgA均较低，可使机体防御功能较差，易发生小儿腹泻。

81. B【解析】支气管扩张药可缓解咳嗽发作，是咳嗽变异性哮喘的基本诊断条件，也是其诊断依据。

82. C【解析】咳嗽变异性哮喘的诊断基本条件：①咳嗽持续或反复发作>4周，常在运动、夜间和/或凌晨发作或加重，以干咳为主，不伴有喘息。②临床上无感染征象，或经较长时间抗生素治疗无效。③抗哮喘药物诊断性治疗有效。④排除其他原因引起的慢性咳嗽。

83. A【解析】哮喘控制治疗应尽早开始。治疗原则为长期、持续、规范和个体化治疗。急性发作期治疗重点为抗炎、平喘，以便快速缓解症状；慢性持续期应坚持长期抗炎，降低气道反应性，防止气道重塑，避免危险因素和自我保健。

84. C【解析】癫痫与神经元突然异常放电有关。饮酒可诱发癫痫发作，需要避免。

85. C【解析】需注意癫痫与痫性发作概念的区分，痫性发作通常指一次发作过程，一位癫痫患者可同时有几种痫性发作形式。

86. C【解析】小儿出生时胸围比头围小1~2cm，1岁左右胸围约等于头围，1岁至青春前期胸围应大于头围。

87. C【解析】出生时平均身长约为50cm，1岁时身长约为75cm，2岁时身长约为87cm；1~6岁体重（kg）=［年龄（岁）］×2+8，所以2岁时体重约为12kg；出生时头围33~34cm，1岁时头围约为46cm，2岁时头围约为48cm。

89. E【解析】组织生长合成所消耗的能量为儿童特有，生长所需能量与儿童生长的速度成正比，随年龄增长逐渐减少。

90. D【解析】营养不良患儿可肌内注射苯丙酸诺龙，用来促进机体对蛋白质的合成、增进食欲。

91. D【解析】早产儿体温调节中枢更不完善，皮下脂肪更薄，体表面积相对较大，更易散热，并且胎龄越小，棕色脂肪越少，代偿产热的能力越差，如环境温度低时，更易发生低体温。

92. D【解析】红细胞内缺铁时红细胞游离原卟啉（FEP）不能完全与铁结合成血红素，血红素减少又反馈性地使FEP合成增多，未被利用的FEP在红细胞内堆积，导致FEP值增高。

93. B【解析】对早产儿，尤其是体重非常低的早产儿，宜自2个月左右给予铁剂预防。

94. E【解析】水痘是由水痘-带状疱疹病毒引起的经呼吸道飞沫或直接接触传播的具有高度传染性的儿童期出疹性疾病。冬春季节多发，感染后可获得持久免疫力，但以后可发生带状疱疹。

95. D【解析】小儿呼吸道的非特异性及特异性免疫功能均较差。新生儿及幼婴儿咳嗽反射及气道平滑肌收缩功能差，纤毛运动功能亦差，难以有效地清除吸入尘埃及异物颗粒。婴幼儿的SIgA、IgG和IgG亚类含量均低。此外，肺泡巨噬细胞功能不足，乳铁蛋白、溶菌酶、干扰素、补体等的数量及活性不足，故易患呼吸道感染。

96. A【解析】麻疹的特点：有呼吸道卡他性炎症，结膜炎，常在出疹前1~2天出现口腔黏膜斑，发热3~4后全身出红色斑丘疹，退疹后有色素沉着及细小脱屑，一般7~10天后消退。风疹的特点：全身症状轻，耳后、枕后和颈部淋巴结肿大及触痛，全身出现斑丘疹，疹间有正常皮肤，退疹后无色素沉着及脱屑。

97. C【解析】一般患者隔离至出疹后5天，合并肺炎者延长至出疹后10天。对接触麻疹的易感者应隔离检疫3周，接受过被动免疫者可延至4周。

98. B【解析】猩红热是由A组乙型溶血性链球菌引起的急性发疹性传染病。临床以发热、咽峡炎、病后24小时内出现弥漫性充血性皮疹为三大特征性表现。

99. D【解析】风疹病毒通过飞沫传播或经胎盘传播。潜伏期14~21天不等。临床特征：全身症状轻，皮疹类似于轻型麻疹，为持续约3天的斑丘疹，枕后、耳后和颈后淋巴结肿大及压痛。

100. C【解析】皮疹的特点为：发病24小时迅速出现，其顺序先为颈部、腋下和腹股沟处，24小时内遍及全身。全身皮肤弥漫性充血发红，其间广泛存在密集而均匀的红色细小丘疹，呈鸡皮样皮疹，触之有砂纸感。皮肤皱褶处如腋窝、肘窝及腹股沟等处，皮疹密集。疹退1周后开始脱皮，面部躯干糠屑样脱皮，

101. B【解析】积极寻找引起病程迁延的原因，针对病因进行治疗。切忌滥用抗生素。避免顽固的肠道菌群失调。预防和治疗脱水，纠正电解质及酸碱平衡紊乱。此类患儿多有营养障碍，营养支持疗法对促进肠黏膜损伤的修复、胰腺功能的恢复、微绒毛上皮细胞双糖酶的产生等有较好的治疗效果。应注意调整肠道菌群及饮食疗法，避免刺激性饮食。

102. B【解析】学龄前期儿童的患病特点是急性呼吸道传染病、上呼吸道感染仍较多，消化道疾病发生率下降。

103. D【解析】急性支气管炎初期有上呼吸道感染的症状，如鼻塞、喷嚏、声音嘶哑，开始为干咳，以后有痰，初期可为白色黏痰，伴细菌感染时可见黄色脓痰。

104. A【解析】生长发育遵循一定的规律：由上到下、由近到远、由粗到细、由低级到高级、由简单到复杂的规律。

105. C【解析】应防止意外创伤和中毒，加强断乳后的营养和喂养指导，重视传染病的预防工作，还应着手进行生活习惯和卫生习惯的培养和训练。

109. D【解析】吸入一氧化氮能选择性扩张肺血管，降低肺动脉压力，疗效显著，而其他药物虽也能扩张肺血管，但选择性不强，副作用较大。

111. D【解析】休克肺又称新生儿湿肺。多见于足月儿或剖宫产儿，是由于肺内液体吸收及清除延迟所致，为自限性疾病。

118. C【解析】生长发育过程贯穿整个儿童期，但各年龄阶段生长发育有一定的特点，不同年龄阶段生长速度不同。生后第一年为第一个生长高峰，以后速度减慢，青春期出现第二个生长高峰。

121. E【解析】生理性黄疸足月儿多在生后2~3天出现，第4~5天达高峰，血清总胆红素（TSB）足月儿不超过204μmol/L，结合胆红素不超过25μmol/L，足月儿在生后2周消退。患儿一般情况好、食欲好。

122. B【解析】ABO溶血病为病理性溶血，一般在生后24小时内出现，并很快发展，血清胆红素以未结合胆红素为主。

123. A【解析】猩红热的预防方法：隔离传染源、切断传染源和保护易感患者。其中隔离患者应至痊愈及咽拭子培养阴性。

124. E【解析】小儿重症肺炎严重缺氧时，体内需氧代谢发生障碍，无氧酵解增强，酸性代谢产物增加，加上高热、进食少、脂肪分解等因素，常引起代谢性酸中毒。同时由于二氧化碳排出受阻，可发生呼吸性酸中毒。因此，严重者存在不同程度的混合性酸中毒。

125. C【解析】小儿腹泻是一组由多病原、多因素引起的以大便次数增多和大便性状改变为特点的消化道综合征，是我国婴幼儿最常见的疾病之一。根据病因分为感染性和非感染性两类。6个月至2岁婴幼儿发病率高，1岁以内约占半数，是造成儿童营养不良、生长发育障碍的主要原因之一。

126. E【解析】血清25-(OH)D_3水平和血清1，25-(OH)$_2D_3$水平在佝偻病初期就已经明显降低，是营养性维生素D缺乏性佝偻病早期诊断的可靠指标。多汗、烦躁、夜惊和钙磷乘积低是本病初期的临床表现。方头、肋骨串珠等骨骼畸形和干骺端临时钙化带消失是本病激期的临床表现。

127. A【解析】营养不良可有多种维生素缺乏，以维生素A缺乏常见。营养不良时维生素D缺乏症不明显。

128. E【解析】骨骼改变往往在生长最快的部位最明显，故不同年龄有不同的骨骼表现。颅骨软化，多见于3~6个月婴儿，因为此时颅骨发育最快。方颅多见于7个月以上儿童，由于骨样组织增生致额骨及顶骨双侧呈对称性隆起，形成方颅。胸廓畸形多见于1岁左右儿童，如佝偻病肋骨串珠、肋膈沟（郝氏沟）、鸡胸、漏斗胸。

130. C【解析】患儿pH 7.25，提示酸中毒；有哮喘持续状态，$PaCO_2$增高，提示呼吸性酸中毒；BE负值增大，HCO_3^-降低，提示代谢性酸中毒。

132. B【解析】支气管肺炎抗生素用药时间：一般应持续至体温正常后5~7天，临床症状、体征消失后3天停药。支原体肺炎至少用药2周。金黄色葡萄球菌肺炎比较顽固，疗程宜长，一般于体温正常后继续用药2~3周可停药，一般总疗程≥6周。

137. C【解析】根据题干信息，患儿为重度营养不良。饮食治疗宜开始每天用40~60kcal。

139. A【解析】病毒性脑炎病程大多2~3周。多数患者可完全恢复。不良预后与病变严重程度、病毒种类、患儿年龄（<2岁幼儿）相关。临床病情重（昏迷时间长等）、全脑弥漫性病变者预后差，往往遗留惊厥及智力、运动、心理行为、视力或听力残疾。

155. D【解析】流行性脑脊髓膜炎临床表现是突发高热、剧烈头痛、频繁呕吐，皮肤黏膜瘀点、瘀斑及脑膜刺激征，伴有细菌感染性血象和化脓性脑脊液改变。进一步行瘀点、瘀斑组织涂片染色，脑脊液或血涂片或培养可确诊。

156. D【解析】肠套叠患者经复位后有部分会复发，多为黏膜下淋巴结肿大及盲肠部不固定所致。继发性肠套叠复发率为20%。但复发者可第二次空气灌肠或辅以钡灌肠观察。

157. C【解析】根据该患儿的临床表现咳嗽5个月，凌晨及活动后加剧，抗生素治疗无效，支气管扩张药可缓解，两肺呼吸音粗，考虑为支气管哮喘中的咳嗽变异性哮喘，该病诊断要点是支气管扩张药可使咳嗽发作缓解。

158. D【解析】体重低于同年龄、同性别参照人群值的均值减2SD~3SD为中度；低于均值减3SD为重度。患儿体重低于同年龄、同性别参照人群值的均数减3个标准差为重度体重低下。患儿血清总蛋白在正常范围内，因此不考虑为低蛋白血症。

165. B【解析】癫痫典型失神发作症状为：发作时突然停止正在进行的活动，意识丧失但不摔倒，两眼凝视，持续数秒后意识恢复，发作后不能回忆，过度换气往往可以诱发其发作。

166. D【解析】维生素D缺乏性手足搐搦症的诊断依据为突发无热惊厥，且反复发作，发作后神志清醒而无神经系统体征，有佝偻病史，血清钙低于1.75mmol/L，或离子钙低于1.0mmol/L。

167. E【解析】皮肤苍黄、全身震颤结合骨髓增生活跃、各期幼红细胞出现巨幼变，可初步诊断巨幼细胞贫血。如伴有维生素 B_{12} 缺乏者，单用叶酸治疗可加重神经系统并发症，需加用维生素 B_{12}。维生素 B_{12} 适用于维生素 B_{12} 缺乏者，直至血象恢复正常。

168. A【解析】营养性巨幼细胞贫血是叶酸和或维生素 B_{12} 缺乏引起的一种大细胞性贫血。血象可见红蛋白降低，呈大细胞正色素性。患儿多呈虚胖，或伴颜面轻度水肿，毛发稀疏发黄，严重病例可有皮肤出血点或瘀斑。皮肤、面色蜡黄，睑结膜、口唇等苍白，常伴有肝脾大。实验室检查可见MCV增大，MCH升高，MCHC正常。白细胞计数、血小板减少，中性粒细胞呈多分叶现象，可见巨大血小板。本例患儿血清铁正常，症状表现符合营养性巨幼细胞贫血的临床特点。

169. E【解析】巨幼细胞贫血除一般表现（毛发纤细、稀疏、黄色）、贫血表现（皮肤蜡黄，睑结膜、口唇、指甲等处苍白）外，还伴有神经精神症状，如烦躁不安、易怒等症状，维生素 B_{12} 缺乏者表现为表情呆滞、目光发直、对周围反应迟钝、嗜睡、不认亲人、少哭不笑，智力、动作发育落后甚至退步。重症病例可出现抽搐、感觉异常、Babinski征阳性等。该患婴症状表现支持巨幼细胞贫血。

170. D【解析】缺铁性贫血任何年龄均可发病，以6个月至2岁最多见。一般表现为皮肤黏膜逐渐苍白，以唇、口腔黏膜及甲床较为明显。易疲乏，不爱活动。年长儿可诉头晕、眼前发黑、耳鸣等。根据题干，患儿不活泼、食欲缺乏、面色苍白等贫血一般表现，血红蛋白、红细胞数减少，首先考虑为缺铁性贫血的可能性大。

171. E【解析】根据题干信息，考虑为小儿腹泻，中度脱水。一般轻度脱水，总量按照90~120ml/kg补充，中度脱水和重度脱水分别按照120~150ml/kg、150~180ml/kg补充。1岁小儿体重大约10kg，第一天静脉补液总量范围是1200~1500ml。

172. E【解析】缺铁性贫血以6个月至2岁最多见。一般表现为皮肤黏膜逐渐苍白，以唇、口腔黏膜及甲床最为明显。血象表现为血红蛋白降低比红细胞减少明显，呈小细胞低色素性贫血。血涂片可见红细胞大小不等，以小细胞为多，中央淡染区扩大。平均红细胞体积（MCV）小于80fl，平均红细胞血红蛋白量（MCH）小于26pg，平均红细胞血红蛋白浓度（MCHC）小于0.31。网织红细胞数正常或轻度减少。白细胞、血小板一般无明显改变。根据题干信息，考虑患者为缺铁性贫血。

173. C【解析】化脓性脑膜炎并发硬脑膜下积液主要发生在1岁以下婴儿。凡经化脓性脑膜炎有效治疗48~72小时后脑脊液有好转，但体温不退或体温下降后再升高；或一般症状好转后又出现意识障碍、惊厥、前囟隆起或颅压增高等症状，首先应怀疑本症的可能性。

174. D【解析】根据意识、肌张力、原始反射改变、有无惊厥、病程及预后等，临床上将新生儿缺氧缺血性脑病分为轻、中、重三度。患儿昏迷、反射消失，符合重度新生儿缺氧缺血性脑病的表现。

176. D【解析】肠套叠在48小时内，全身情况良好，腹部不胀，无明显脱水及电解质紊乱，应首选灌肠疗法。如肠套叠超过48小时，或虽时间不长但病情严重疑有肠坏死或穿孔者，以及小肠型肠套叠均需手术治疗。

178. C【解析】幼儿急疹是婴幼儿时期常见的发疹性疾病，其特征为突起高热，持续3~5天，上呼吸道症状轻，热骤降后出现皮疹，皮疹呈红色斑疹或斑丘疹，多位于躯干、颈部、上肢，1~3天皮疹退尽，热退后出皮疹。

179. C【解析】6个月患儿，出现发热、喘息，呼吸急促，心率增快，两肺闻及细湿啰音，应考虑支气管肺炎可能。糖皮质激素常用于以下情况：严重喘憋或呼吸衰竭、全身中毒症状明显、合并感染性休克或脓毒症休克、出现脑水肿、胸腔短期有较大量渗出。

180. E【解析】5岁儿童，起病急，有发热、上呼吸道卡他症状、结膜充血、畏光，头面部、颈部和前胸部皮肤见淡红色斑丘疹，临床症状符合麻疹的特征。猩红热发热1~2天出疹。幼儿急疹热退后出现玫瑰色散在皮疹。

181. E【解析】新生儿出生时已具备多种暂时性原始反射，临床上常用的原始反射有觅食反射、吸吮反射、握持反射及拥抱反射。正常情况下，上述反射于生后数月自然消失。新生儿腹壁反射不易引出，到1岁时才稳定。

182. D【解析】咳嗽为支原体肺炎突出的症状，一般于病后2~3天开始，初为干咳，后转为顽固性剧咳，常有黏稠痰液，偶带血丝，少数病例可类似百日咳样阵咳，可持续1~4周。支原体肺炎的X线片特点：①支气管肺炎；②间质性肺炎；③均一的片状阴影似大叶性肺炎改变；④肺门阴影增浓。上述改变可相互转化，有时一处消散，而另一处又出现新的病变，即游走性浸润，有时呈薄的云雾状浸润影。亦可有胸腔积液。体征轻而X线改变明显是本病的又一特点。根据题干信息，考虑患儿最可能为支原体肺炎。

183. E【解析】身高（长）出生时平均值为50cm，出生后第一年身长增长最快，约为

25cm，1 岁时约为 75cm；头围出生时相对较大，为 33～34cm，1 岁时为 46cm，故此儿童的年龄最可能为 1 岁。

184. C【解析】沿乳头下缘水平绕胸一周的长度为胸围，反映胸廓、胸背肌肉、皮下脂肪及肺的发育程度。出生时胸围 32cm，略小于头围 1～2cm。1 岁左右胸围约等于头围。1 岁至青春前期胸围应大于头围（胸围≈头围 + 年龄 - 1cm）。该男孩 9 岁，胸围（cm）最可能为 53 + 9 - 1 = 61cm。

185. E【解析】婴儿痉挛症，实际是婴儿时期一种特殊类型的癫痫，起病于 1 岁以内，典型症状为睡前或醒后出现一连串点头样痉挛。营养性维生素 D 缺乏性手足搐搦症时，可见喉痉挛、手足抽搐、陶瑟征和面神经征阳性。

186. E【解析】新生儿甲状腺功能减退症状和体征缺乏特异性，常为过期产，出生体重大于第 90 百分位（常为巨大儿），生理性黄疸期延长，达 2 周以上。胎便排出延迟，出生后常有腹胀、便秘、脐疝。可见多睡少动、对外界反应迟钝、肌张力低下、吸吮差、喂养困难、哭声低且少哭、声音嘶哑、呼吸慢、体温低（常小于 35℃）、四肢冷、末梢循环差、皮肤出现斑纹或有硬肿现象等。根据题干信息，首先考虑该患儿为先天性甲状腺功能减退，故治疗应给予服用甲状腺制剂。

187. C【解析】维生素 D 缺乏性手足搐搦症的临床表现为惊厥（无热惊厥最常见）、喉痉挛和手足搐搦，并有程度不等的活动期佝偻病的表现。该患儿考虑发生了惊厥，紧急措施是控制惊厥，通常使用 10% 水合氯醛，每次 40～50mg/kg，保留灌肠；或地西泮每次 0.1～0.3mg/kg 肌内或缓慢静脉注射。

188. E【解析】根据题干信息，考虑患儿为维生素 D 缺乏性手足搐搦症。应立即控制惊厥，解除喉痉挛，尽快补充钙剂（缓慢静脉注射或滴注，迅速提高血钙浓度，惊厥停止后口服钙剂），急诊情况控制后补充维生素 D。

189. D【解析】正常 7 个月小儿会翻身，独坐很久，将玩具从一手换入另一手，能发“爸爸”“妈妈”等复音，但无意识。8 个月会爬。正常足月新生儿出生时身长约 50cm，一般 1 岁时达 75cm。3～12 月龄：体重（kg）=［年龄（月）+9］/2。根据题干信息，考虑小儿最可能的年龄是 7 个月。

190. C【解析】正常新生儿初生体重平均为 3.25kg。生后 2 个月的体重约为 5.5kg，直立及俯卧位时能抬头。3 个月的体重约为 6kg。根据题干信息。该儿童比较符合 1～2 个月的特点。

191. E【解析】根据正常儿童的生长发育，12 个月时体重约为 10kg，身高约为 75cm，故该女婴在 12 个月以下，3～12 个月体重计算公式为体重（kg）=［年龄（月）+9］/2，估算月龄为 7 个月。4 个月手能握持玩具，5 个月扶腋下能站得直，6 个月能独坐一会。结合其已能抓物、换手、独坐久，能发复音，考虑最早的年龄为 7～8 个月。

192. D【解析】患儿考虑为维生素 D 缺乏性佝偻病。治疗宜补充维生素 D 制剂，包括口服法和突击疗法。该患儿伴有消化功能障碍，可肌内注射维生素 D_3 20 万～30 万 IU/次，一般 1 次即可，1 个月后随访。若明显好转，改预防量口服维持，若好转不明显，可 1 个月后再肌内注射 1 次。

193. B【解析】肺炎链球菌肺炎抗生素治疗的疗程应持续至体温正常后 5～7 天，临床症状基本消失后3天。

194. C【解析】喉痉挛多见于婴儿。喉部肌肉及声门突发痉挛，呼吸困难，有时可突然发生窒息，严重缺氧甚至死亡。

195. C【解析】由1~6岁儿童体重的计算公式，体重（kg）=年龄（岁）×2+8，可知5岁小孩体重应约18kg。正常小儿腹部皮下脂肪厚度多在0.8cm以上；0.4~0.8cm为轻度营养不良；<0.4cm为中度营养不良；消失为重度营养不良。该小儿体重低于正常体重，且腹部皮下脂肪约0.3cm，皮肤松弛，弹性差，均为中度营养不良的表现。

196. E【解析】儿童血清总钙<1.75mmol/L为低钙血症。本例为婴儿，突发无热惊厥，且反复发作，发作后神志清醒、无神经系统体征，有低钙血症，结合佝偻病病史体征，应首先考虑维生素D缺乏性手足搐搦症。低血糖症时血糖常低于2.2mmol/L；低镁血症常低于0.58mmol/L；婴儿痉挛症呈突然发作，头及躯干、上肢均屈曲，手握拳，下肢弯曲至腹部，常伴智力异常；维生素D缺乏性佝偻病诊断不够确切。

197. A【解析】按照计算公式，4岁女孩的体重约为16kg，结合该患儿体重为8kg，皮下脂肪菲薄，考虑属于重度营养不良。眼部病变是维生素A缺乏最早出现的症状，眼结膜和角膜失去光泽和弹性，眼球向两侧转动时可见球结膜折叠，形成与角膜同心的皱纹圈，在近角膜旁有比托斑。

198. B【解析】根据题干信息，患儿诊断为营养不良。原发性的蛋白质-能量营养不良主要由于食物供给不足、喂养不当、不良饮食习惯等引起。体重不增是最早出现的症状，继之以体重下降、皮下脂肪逐渐减少或消失，病久者身高也低于正常。

199. C【解析】维生素D缺乏性佝偻病的初期，主要表现为神经兴奋性增高；激期，主要表现为骨骼改变和运动发育迟缓，实验室检查指标为血清钙、血清磷水平明显降低，碱性磷酸酶升高显著；恢复期，临床症状或特征减轻或消失，血清钙、血清磷浓度逐渐恢复正常；后遗症期多见于2岁以后的儿童，因婴幼儿期严重佝偻病，残留不同程度的骨骼畸形。根据题干信息，该患儿符合佝偻病激期的表现。

200. C【解析】陶瑟征检查时，以血压计袖带包裹上臂，使血压维持在收缩压与舒张压之间，5分钟内该手出现痉挛症状，属陶瑟征阳性。

201. C【解析】患儿发热2周，轻咳，精神差，经过静脉补液后，血液稀释，加之患儿呕吐，均可能引起血钙降低，出现低钙血症。为明确诊断，应该先检测血钙浓度。

202. D【解析】营养性维生素D缺乏性佝偻病最常见于3个月至2岁婴幼儿。抗维生素D佝偻病是X连锁遗传病，佝偻病症状多发生于1岁以后，2~3岁仍有活动性佝偻病表现，血钙多正常，血磷明显降低，尿磷增加，用一般剂量的维生素D治疗无效。根据该患儿6岁仍有佝偻病活动期表现、辅助检查结果，考虑抗维生素D佝偻病的可能性大。

203. C【解析】维生素D缺乏性手足搐搦症的临床特征常见突发无热惊厥，且反复发作，发作后神志清醒而无神经系统体征，同时有佝偻病存在，总血钙低于1.75mmol/L，离子钙低于1.0mmol/L。此外，用钙剂治疗后抽搐停止，手足痉挛很快缓解亦有助于诊断。根据题干信息，该女婴为冬季出生，混合喂养，主要表现为无热惊厥，抽动后精神好，有枕秃，符合维生素D缺乏性手足搐搦症的诊断，可进一步检查血钙。

204. E【解析】特发性血小板减少性紫癜患儿于发病前常有病毒感染史。其主要临床特点是皮肤、黏膜自发性出血、血小板减少、束臂试验阳性、出血时间延长和血块收缩不良。以自发性皮肤和黏膜出血为突出表现，多为针尖大小的皮内或皮下出血点，或为瘀斑和紫癜，少见皮下血肿。过敏性紫癜为出血性斑丘疹，对称分布，成批出现，多见于下肢和臀部，血小板数正常。急性白血病和类白血病反应时，白细胞分类可有幼稚细胞。急性再生障碍性贫血时，全血细胞减少。

206. A【解析】口服补液盐（ORS）低渗配方，每袋粉剂含氯化钠2.6g，枸橼酸钠2.9g，氯化钾1.5g，葡萄糖13.5g。每袋加温开水至1000ml即可。其电解质渗透压为160mOsm/L，张力约为1/2张，总渗透压为245mOsm/L。适用于急性腹泻时预防脱水及轻、中度脱水而无明显周围循环障碍者。不适用于明显呕吐、腹胀、周围循环障碍（休克）、心肾功能不全者或其他严重并发症的患儿及新生儿。

209. C【解析】根据题干信息，考虑患儿有溶血的可能，入院后应立即做关于有无溶血的相关检查，如母子ABO及Rh血型、Coombs试验、胆红素水平、血常规+血细胞比容及网织红细胞等。血培养常用于感染性疾病的诊断，与本病无关。

210. E【解析】根据题干信息，考虑最可能为新生儿胆红素脑病，治疗包括光疗、药物治疗（供给白蛋白、纠正代谢性酸中毒、应用氨基转移酶诱导剂、静脉用免疫球蛋白）、换血疗法和其他治疗（纠正缺氧、贫血、水肿等）。

211. D【解析】新生儿胆红素脑病的后遗症可有：①手足徐动，经常出现不自主、无目的和不协调的动作。②眼球运动障碍，眼球向上转动障碍，形成落日眼。③听觉障碍，耳聋，对高频音失听。④牙釉质发育不良，牙呈绿色或深褐色。此外，也可留有脑瘫、智能落后、抽搐、抬头无力和流涎等后遗症。

213. D【解析】根据题干信息，考虑患儿可能为新生儿颅内出血，确诊需行头颅影像学检查。下腔、后颅窝和硬膜外等部位出血B超不易发现，需行CT、MRI检查；其中MRI是确诊各种颅内出血、评估预后的最敏感检测手段。少数病例需与其他中枢神经系统疾病鉴别时，可行脑脊液检查。

214. C【解析】有颅内压力增高症状者用呋塞米。中枢性呼吸衰竭者可用小剂量甘露醇。

226. C【解析】唐氏综合征患儿有智能落后，出生时即有明显的特殊面容，表情呆滞。睑裂小、眼距宽、双眼外眦上斜，可有内眦赘皮，鼻梁低平、外耳小、硬腭窄小，常张口伸舌，流涎多，头小而圆、前囟大且关闭延迟，颈短而宽，常呈嗜睡和喂养困难。生后体格发育、动作发育均迟缓，身材矮小，骨龄落后于实际年龄，出牙迟且顺序异常；四肢短，韧带松弛，关节可过度弯曲；肌张力低下，腹膨隆，可伴有脐疝；手指粗短，小指尤短，中间指骨短宽，且向内弯曲。

229. D【解析】唐氏综合征的典型病例根据特殊面容、智能与生长发育落后、皮纹特点等不难作出临床诊断，但应进行染色体核型分析以确诊。新生儿或症状不典型者更需进行核型分析确诊。

233. B【解析】苯丙酮尿症患儿的神经系统表现以智力发育落后为主，可有表情呆滞、易激惹，可伴有惊厥，如未经治疗，大多发展为严重的智力障碍。出生时毛发色泽正常，生后数月毛发、皮肤和虹膜色泽变浅，面部可有湿疹样皮疹。尿和汗液有霉臭或呈鼠尿味。常有呕吐。根据题干信息，考虑患儿最可能为苯丙酮尿症。

234. A【解析】血浆游离氨基酸分析和尿液有机酸分析该试验不仅为本病提供生化诊断依据，同时可鉴别其他可能的氨基酸、有机酸代谢缺陷。

235. A【解析】本病一旦确诊，应立即治疗。治疗的关键是减少苯丙氨酸摄入。

236. E【解析】咳嗽变异性哮喘诊断标准：①咳嗽持续 >4 周，常在运动、夜间和/或凌晨发作或加重，以干咳为主，不伴有喘息。②临床上无感染征象，或经较长时间抗生素治疗无效。③抗哮喘药物诊断性治疗有效。④排除其他原因引起的慢性咳嗽。⑤支气管激发试验阳性和/或 PEF 日间变异率（连续监测 2 周）≥13%。⑥个人或一、二级亲属特应性疾病史，或变应原检测阳性。以上①~④项为诊断基本条件。该女孩有过敏性鼻炎病史，症状表现符合咳嗽变异性哮喘的临床特点。

237. A【解析】咳嗽变异性哮喘的辅助检查有肺通气功能检查、胸部 X 线检查、变应原检测、支气管检查和其他检查等。胸部 X 线检查用于急性期检查，X 线片正常或呈间质性改变，可有肺气肿或肺不张。胸部 X 线还可排除或协助排除肺部其他疾病，如肺炎、肺结核、气管支气管异物和先天性呼吸系统畸形等。

238. C【解析】β_2受体激动药是目前最有效、临床应用最广的支气管扩张药，沙丁胺醇为常用的速效类支气管扩张药，常可吸入治疗。

239. B【解析】比索洛尔过敏者、心源性休克、低血压、明显的心功能衰竭、二度或三度房室传导阻滞、病态窦房结综合综合征、明显的窦性心动过缓和支气管哮喘者禁用。

240. B【解析】机械性通气指征：①严重的持续性呼吸困难。②呼吸音减低或几乎听不到哮鸣音及呼吸音。③因过度通气和呼吸肌过度疲劳而使胸廓运动受限。④意识障碍、烦躁或抑制，甚至昏迷。⑤吸氧状态下发绀进行性加重。⑥$PaCO_2$≥65mmHg。根据题意，该患者出现呼吸音减弱，符合机械性通气指征。

241. D【解析】产毒性大肠埃希菌肠炎起病较急，轻症仅大便次数稍增，性状轻微改变。重者腹泻频繁，大便量多，呈水样或蛋花汤样混有黏液，大便镜检无白细胞。伴呕吐，常发生脱水、电解质和酸碱平衡紊乱。

242. C【解析】重度脱水的临床表现为脱水量为体重的 10% 以上（100~120ml/kg）。精神极度萎靡，表情淡漠，口唇黏膜极度干燥，眼窝和前囟深凹，哭时无泪，皮肤弹性极差，尿量极少或无尿，休克症状。血清钠 130~150mmol/L 为等渗性脱水。

243. A【解析】患儿考虑为腹泻病，重度脱水首先用 2∶1 等张含钠液 20ml/kg 扩容。

244. C【解析】根据新生儿 Apgar 评分标准：全身皮肤青紫，0 分；心率 90 次/分，1 分；弹足底皱眉，1 分；四肢略屈曲，1 分；无呼吸，0 分；共计 3 分。0~3 分为重度窒息。

245. E【解析】患儿出生时羊水墨绿色、全身皮肤青紫，考虑有宫内窒息史，首先应该清理呼吸道，保持呼吸道通畅。

246. E【解析】缺氧是新生儿缺氧缺血性脑病发病的核心，其中围产期窒息是最主要的病因。患儿有窒息史，出现神经系统状况，前囟紧张，考虑是新生儿缺氧缺血性脑病。

247. D【解析】患儿出现高颅压或者脑水肿时，首选静脉注射利尿药呋塞米；严重者可静脉注射 20% 甘露醇。

249. C【解析】1~9 岁骨龄简易计算法：腕部骨化中心的数目约为儿童的年龄加 1。

250. D【解析】头围 1 岁时达 46cm，2 岁时达 48cm，5 岁时约 50cm，15 岁时接近成人头围，54~58cm。

266. C【解析】患儿考虑为缺铁性贫血如治疗反应满意，血红蛋白恢复正常后再继续服用铁剂 6~8 周，以增加铁贮存。

275. E【解析】患儿急性发病，临床表现较重，呼吸困难明显，痰培养为金黄色葡萄球菌，考虑存在金黄色葡萄球菌肺炎。本病是小儿呼吸系统感染的重症，容易发生肺部并发症，可引起气胸和脓气胸。结合患儿呼吸困难明显，面色差，口唇青紫明显，考虑气胸和脓气胸的可能。

276. C【解析】患儿考虑为气胸和脓气胸，应紧急进行胸部 X 线检查确定病情。

277. A【解析】患儿若证实有气胸或脓气胸，应进行紧急胸腔穿刺或闭式引流。

278. D【解析】体重低于同年龄、同性别参照人群值的均值减 2SD 以下为体重低下。如低于同年龄、同性别参照人群值的均值减 2SD~3SD 为中度；低于均值减 3SD 为重度。根据题干信息，患儿为重度营养不良。轻度营养不良从热量 80~100kcal（kg·d）开始补充，中度则从热量 60~80kcal（kg·d）开始补充，重度则从热量 40~60kcal（g·d）开始补充。

279. B【解析】轻度营养不良蛋白质从 3g/（kg·d）开始补充，中度则从 2g/（kg·d）开始补充，重度则从 1.5~2.0g/（kg·d）开始补充。

280. D【解析】6 月龄以内婴儿的佝偻病以颅骨改变为主，如颅骨软化、方颅、前囟增大等，同时伴有肋骨串珠、肋膈沟等症状。患儿为早产儿，结合其临床表现，考虑最可能为维生素 D 缺乏性佝偻病。

281. A【解析】维生素 D 缺乏性佝偻病的病因：①围产期维生素 D 不足。母亲妊娠期，特别是妊娠后期维生素 D 营养不足，如母亲严重营养不良、肝肾疾病、慢性腹泻，以及早产、双胎均可使得婴儿体内贮存不足。②日照不足。③生长速度快，需要增加。如早产及双胎婴儿生后生长发育快，需要维生素 D 多，且体内贮存的维生素 D 不足。婴儿早期生长速度较快，也易发生佝偻病。④食物中补充维生素 D 不足。⑤疾病影响。

282. E【解析】早期的神经兴奋性增高的症状无特异性，如多汗、烦闹等，仅据临床表现的诊断准确率较低，骨骼改变较为可靠，血清25-(OH)D_3水平为最可靠的诊断标准。

286. E【解析】患者考虑低钙血症引起惊厥，尽快给予 10% 葡萄糖酸钙 5~10ml 加入 10% 葡萄糖液 5~20ml 中，缓慢静脉注射或滴注，迅速提高血钙浓度。

287. B【解析】急诊情况控制后，按维生素 D 缺乏性佝偻病给予维生素 D 治疗。

288. C【解析】流行性腮腺炎临床表现：潜伏期 14~25 天，平均 18 天。最初的症状通常是非特异性的，如头痛、倦怠和发热，随后出现腮腺肿胀和疼痛，部分患儿以此为首发症状。常先见一侧，然后另一侧也相继肿大，位于下颌骨后方和乳突之间，以耳垂为中心向前、后、下发展，边缘不清，表面发热，触之有弹性感并有触痛。根据题干信息，考虑患儿为流行性腮腺炎。

289. ADE【解析】流行性腮腺炎的并发症有脑膜脑炎、睾丸炎、卵巢炎、胰腺炎、耳聋；

还可并发乳腺炎、心肌炎、肾炎、甲状腺炎、关节炎、甲状腺炎等。

290. AE【解析】麻疹－流行性腮腺炎－风疹活疫苗接种后，可取得良好的保护作用。在流行季节，室内要经常通风换气，减少集体活动，定期开展对托幼园所、学校等集体单位的预防流行性腮腺炎知识宣传，隔离期自发病至腮腺肿大完全消失为止，轻症患者可在家隔离治疗。

291. D【解析】该患儿有发热、咳嗽、流涕等前驱感染症状，同时见咽部充血、结膜充血、流泪，发热 4 天出疹，皮疹首先见于耳后、发际，为斑丘疹，最符合麻疹的临床特点。风疹通常发热第 2 天出疹并于一天内出齐；幼儿急疹发热期间一般情况好，热退才出疹；猩红热发热 1~2 天出疹且中毒症状重、为粟粒疹和红斑，不高出皮面；水痘一般以躯干、头皮、面部及四肢多见，呈向心性分布，初为红色斑丘疹，后为水疱疹。过敏性皮炎常有相应的接触史。

292. C【解析】麻疹的实验室检查包括：①血常规。②多核巨细胞检查。③血清学检查。④病毒抗原检测。⑤病毒分离。其中多核巨细胞检查于出疹前 2 天至出疹后 1 天，取患者鼻、咽分泌物或尿沉渣涂片，瑞氏染色后直接镜检，可见多核巨细胞或包涵体细胞，阳性率较高。

293. A【解析】肺炎是麻疹最常见的并发症，主要见于重度营养不良或免疫功能低下的患儿，临床症状较重、体征明显，预后较差。

294. C【解析】风疹的临床特征为全身症状轻，皮疹类似于轻型麻疹，为持续约 3 天的斑丘疹，枕后、耳后和颈后淋巴结肿大及压痛。前驱期短或不明显，表现为上呼吸道感染的症状。发热第 2 天出疹并于一天内出齐。皮疹呈猩红热样斑疹，但形态多变。出疹顺序：面部→颈部→躯干→四肢，疹退时体温恢复正常。根据题干可判断本患儿为风疹。

295. C【解析】风疹感染时白细胞计数减少，淋巴细胞早期减少，晚期增高，可有异型淋巴细胞和浆细胞。

296. A【解析】风疹是由风疹病毒引起的一种儿童常见的病毒性发疹性传染病。风疹病毒经飞沫传播或经胎盘传播。

297. D【解析】幼儿急疹出疹期临床表现：发热 3~5 天体温骤退，同时出现皮疹。皮疹呈红色斑疹或斑丘疹，很少融合。主要见于躯干、颈部、上肢。皮疹于 1~3 天消退，无色素沉着，也无脱皮。根据题干信息，可判断为幼儿急疹。

298. E【解析】幼儿急疹发热期临床表现：突起高热，体温 39~40℃，持续 3~5 天，可伴有惊厥。有咽峡部充血、耳后枕部淋巴结可肿大、轻度腹泻。

299. C【解析】幼儿急疹无须特殊治疗，主要是一般治疗、对症支持治疗。若皮疹无明显痒感，不需要特殊治疗。

第十章　外科疾病

一、单选题

1. 诊断消化性溃疡急性穿孔最有价值的临床表现是
A. 溃疡病史　B. 严重上腹疼痛　C. 肝浊音区消失
D. 恶心、呕吐　E. 腹胀、尿少
2. 关于粘连性肩关节囊炎的描述，错误的是
A. 女性多于男性　B. 肩关节外展、外旋、后伸受限
C. 左侧多于右侧　D. 青少年多于中老年
E. 三角肌有轻度萎缩
3. 关于软组织损伤的治疗原则，下列哪项不正确
A. 清创术应在伤后 6~8 小时内进行
B. 清除污物、异物，切除失活组织，彻底止血
C. 面颈部伤口超过 12 小时，不考虑清创缝合
D. 头皮 8~12cm 的裂伤超过 12 小时，不考虑清创缝合
E. 污染严重伤口，清创后可延期缝合
4. 有关感染的概念，错误的是
A. 蜂窝织炎为皮下组织急性化脓性感染
B. 破伤风为破伤风梭菌外毒素引起的特异性感染
C. 疖为单个毛囊及皮脂腺的急性化脓性感染
D. 丹毒为皮内黏膜网状淋巴管的急性化脓性感染
E. 痈为多个、邻近的毛囊及皮脂腺的急性化脓性感染
5. 甲状腺单发结节在哪个年龄段最应警惕其发展为恶性的可能
A. 青年男性　B. 儿童　C. 妊娠妇女
D. 40 岁以下妇女　E. 老年人
6. 当颈部发现原发病灶不明的转移癌时，应首先仔细检查
A. 呼吸道　B. 甲状腺　C. 子宫和附件
D. 乳腺　E. 泌尿道
7. 泌尿系统结石最有效的预防方法是
A. 中医中药　B. 调节水 pH　C. 调节饮食
D. 大量饮水　E. 控制感染
8. 在我国，急性胰腺炎的病因最主要是
A. 胆石症　B. 过量饮酒　C. 暴饮暴食
D. 高脂血症　E. 高钙血症

9. 关于急性胰腺炎症状和体征的描述，不正确的是

A. 突发腹痛
B. 恶心和呕吐
C. 压痛只局限于上腹部，不涉及全腹
D. 腹胀程度与病情轻重有关
E. 合并胆道感染者常有寒战和高热

10. 下列不属于急性胰腺炎手术治疗适应证的是

A. 发生肠瘘
B. 胰腺和胰周坏死组织继发感染
C. 梗阻性胆源性胰腺炎
D. 发生不能吸收或有症状的假性囊肿
E. 发病72小时内腹痛症状不缓解

11. 下列急性胰腺炎的诱发因素，错误的是

A. 胆道疾病
B. 过量饮酒
C. 十二指肠液反流
D. 创伤
E. 低脂血症、低钙血症

12. 下列不属于急性胰腺炎基本病理改变的是

A. 梗阻
B. 坏死
C. 出血
D. 充血
E. 水肿

13. 下列急性水肿性胰腺炎的病理改变，错误的是

A. 病变多局限在体尾部
B. 胰腺肿胀，充血，被膜下积液
C. 腹腔内脂肪组织可见散在粟粒状或斑状的黄白色皂化斑
D. 大量血性腹水
E. 腹部体征局限在上腹部，无全身性多器官损害

14. 急性胆囊炎最严重的并发症是

A. 急性胰腺炎
B. 胆囊坏疽穿孔致胆汁性腹膜炎
C. 胆囊积脓
D. 细菌性肝脓肿
E. 胆囊十二指肠瘘

15. 急性胰腺炎患者尿淀粉酶与血淀粉酶间的关系是

A. 前者增高迟于后者
B. 前者持续增高，后者先高后低
C. 前者增高早于后者，但下降较快
D. 两者同时增高
E. 前者增高早于后者，且下降缓慢

16. 下列有关腹部损伤的描述中，正确的是

A. 肝、脾等脏器损伤的主要临床表现为弥漫性腹膜炎
B. 肠管的固定部分比活动部分更易受损
C. 骨盆骨折时，通常不会合并直肠、膀胱和尿道的损伤
D. 诊断性腹腔穿刺未发现液体可排除内脏损伤
E. B超对胃肠等空腔脏器损伤的诊断阳性率高于实质性脏器

17. 有关腹部损伤的处理，正确的是

A. 合并胸部穿透伤者，气管插管麻醉前应先行患侧闭式引流术
B. 腹痛严重者，即便诊断不明，也应给予镇痛药以减轻患者痛苦

C. 开放性腹外伤肠管滑出腹腔者，应就地及时还纳以免肠管受损
D. 术中发现血凝块附着处时，应保护血凝块，以免移除后继续出血
E. 怀疑合并骨盆骨折时应及时行骨盆立位平片检查

18. 有关脾损伤的描述，不正确的是
A. 可不出现失血性休克
B. 脾被膜下血肿最为常见
C. 单纯脾损伤可行部分脾切除术
D. 可出现左肩部放射痛
E. 脾蒂损伤时应积极手术探查

19. 下列关于消化道穿孔临床表现的叙述，不正确的是
A. 突然剧烈腹痛，呕吐
B. 必有胃十二指肠溃疡病史
C. 压痛、反跳痛、腹肌紧张
D. 肠鸣音减弱或消失
E. 多数立位 X 线检查可见膈下游离气体

20. 关于腹腔诊断性穿刺，下列说法错误的是
A. 可根据情况选择在左下腹或右下腹穿刺
B. 抽出暗红色不凝固血或混浊液体，说明有脏器损伤或病变
C. 腹胀明显者易穿破肠壁，应慎重
D. 抽出的血液迅速凝固，说明穿入血管或血肿
E. 抽不出液体，可排除内脏损伤或病变

21. 下列方法中，诊断腹腔内脏损伤最确切的方法是
A. 超声检查
B. 诊断性腹腔穿刺
C. 动脉造影
D. 立位腹平片
E. 白细胞检查

22. 腹痛、发热、黄疸间歇发作，最大可能是
A. 壶腹部肿瘤
B. 病毒性肝炎
C. 肝癌
D. 胆总管结石
E. 门静脉炎

23. 急性胰腺炎当出现下列哪种情况时，应考虑重症胰腺炎
A. 高血糖
B. 低钙血症
C. 血、尿淀粉酶明显升高
D. 代谢性酸中毒
E. 白细胞计数明显增多

24. 以下重症急性胰腺炎急性反应期和轻型急性胰腺炎的非手术治疗措施中，错误的是
A. 禁食
B. 不用胃肠减压
C. 应用抗生素、抗胆碱药、胰酶抑制剂
D. 防治休克、体液代谢失调
E. 全身支持治疗

25. 急性胰腺炎时有关淀粉酶变化的临床意义，下列说法错误的是
A. 血淀粉酶在 1~2 小时开始升高，24 小时达高峰，4~5 天逐渐降至正常
B. 尿淀粉酶在 24 小时才开始升高，48~72 小时达高峰，1~2 周恢复正常
C. 尿淀粉酶测定值越低，诊断正确率越大
D. 淀粉酶升高的幅度与病变的严重程度不成正相关
E. 腹腔穿刺液，测得淀粉酶值对诊断很有帮助

26. 下列不是急性胰腺炎局部并发症的是
A. 胰腺及胰周组织坏死
B. 胰腺及胰周脓肿

C. 胰腺假性囊肿　　D. 急性液体积聚

E. 胆道出血

27. 急性胰腺炎时血钙降低，主要与以下哪种酶有关

A. 血淀粉酶　　B. 磷脂酶　　C. 胰酶

D. 脂肪酶　　E. 弹性蛋白酶

28. 急性胰腺炎时，胃肠减压的作用是

A. 减少胆囊收缩素的分泌

B. 吸出胃液，减少其对促胰液素的刺激作用

C. 减轻腹胀

D. 减少胰腺的分泌

E. 以上都是

29. 关于急性胰腺炎临床分度和病理的叙述，错误的是

A. 轻型急性胰腺炎　　B. 重症急性胰腺炎　　C. 水肿性胰腺炎

D. 愈合期　　E. 急性出血坏死性胰腺炎

30. 急腹症按病变性质分类不包括

A. 炎症性急腹症　　B. 穿孔性急腹症　　C. 肿瘤性急腹症

D. 脏器扭转性急腹症　　E. 损伤性急腹症

31. 下列关于急腹症的描述，正确的是

A. 腹胀严重时可行诊断性腹腔穿刺

B. 腹部叩诊先检查病变部位，再检查无痛区

C. 应常规做直肠指检

D. 一般出现恶心、呕吐，再出现腹痛

E. 均需急诊手术治疗

32. 急腹症时腹部可触及腊肠样肿块，最可能的诊断为

A. 绞窄性肠梗阻　　B. 肠套叠　　C. 胆道蛔虫病

D. 卵巢囊肿蒂扭转　　E. 阑尾周围脓肿

33. 胃、十二指肠溃疡穿孔引起的急腹症早期症状中，下列错误的是

A. 腹肌紧张　　B. 呕吐　　C. 早期出现休克症状

D. 发热　　E. 肠鸣音消失

34. 下列妇科疾病中，不需与外科急腹症进行鉴别的是

A. 卵巢囊肿蒂扭转　　B. 急性盆腔炎

C. 慢性盆腔炎　　D. 异位妊娠或卵巢黄体破裂出血

E. 急性化脓性输卵管炎

35. 浅部组织化脓性感染最重要的诱因是

A. 年老体弱　　B. 抵抗力减弱

C. 常年感冒　　D. 皮肤破损、溃疡、足癣等病变

E. 劳累，突然受凉

36. 手术区域的消毒范围至少应达到
A. 切口周围 3cm　B. 切口周围 5cm　C. 切口周围 7cm
D. 切口周围 10cm　E. 切口周围 15cm
37. 关于外科急性感染的叙述，正确的是
A. 病程在 1 周以内　B. 病程在 2 周以内　C. 病程在 3 周以内
D. 病程在 4 周以内　E. 病程在 5 周以内
38. 在新鲜手外伤的早期处理中，清洗伤口的最主要的目的是
A. 进一步止血　B. 清除所有的坏死组织
C. 稀释伤口及周围皮肤的细菌　D. 观察伤口
E. 镇痛
39. 伸直型肱骨髁上骨折多见于
A. 儿童　B. 老年男性　C. 中年女性
D. 老年女性　E. 中年男性
40. 关于血栓闭塞性脉管炎的病因及病理，下列说法错误的是
A. 患者多有吸烟史　B. 病变累及动脉，不累及静脉
C. 病变呈节段性分布　D. 寒冷和潮湿的生活环境可以致病
E. 动脉周围有广泛纤维组织形成
41. 慢性下肢动脉缺血时，鉴别是动脉粥样硬化性还是血栓闭塞性脉管炎的最主要依据是
A. 体格检查　B. 多普勒超声测定　C. 肢体血流图
D. 血样免疫学指标检测　E. 动脉造影
42. 关于急性肢体动脉栓塞，下列说法正确的是
A. 突发肢体肿胀　B. 患者常伴有高血压
C. 通常可以采用溶栓药物进行非手术治疗　D. 患肢冰冷、发绀
E. 若肢体已出现坏死平面，需立即手术取栓
43. 原发性深静脉瓣膜功能不全的最可靠检查方法是
A. Trendelenburg 试验　B. Perthes 试验
C. Pratt 试验　D. 静脉造影
E. 动脉造影
44. 关于损伤性动－静脉瘘的临床表现和检查，下列说法错误的是
A. 局部浅静脉扩张　B. 局部静脉压力降低
C. 局部可有粗糙而连续的血管杂音　D. 患肢可有营养性改变
E. 静脉含氧量高
45. 前列腺增生最主要的症状是
A. 尿急　B. 尿频　C. 尿潴留
D. 进行性排尿困难　E. 尿失禁
46. 下列关于乳腺脓肿切开引流术注意事项的叙述，错误的是
A. 急性炎症期可及早行穿刺引流　B. 切开脓腔后可用手指分离脓肿间隙

C. 在脓肿最低处加做切开对口引流　　D. 深部脓肿可在乳晕下行弧形切口

E. 为避免损伤乳管形成乳瘘，应做放射状切开

47. 乳房的淋巴网甚为丰富，下列关于其淋巴输出途径的叙述，错误的是

A. 部分乳房上部淋巴液可经胸大、小肌间淋巴结直达锁骨上淋巴结，并继续流向锁骨下淋巴结，呈循环状

B. 乳房大部分淋巴液经胸大肌外侧缘淋巴管回流至腋窝淋巴结，再流向锁骨下淋巴结

C. 部分乳房内侧淋巴液通过肋间淋巴管流向胸骨旁淋巴结

D. 两侧乳房间皮下有交通淋巴管，一侧乳房的淋巴液可流向另一侧

E. 深部淋巴网可沿腹直肌鞘和肝镰状韧带通向肝

48. 大面积深度烧伤合并急性肾功能不全患者出现大面积创面溶痂、感染并有脓毒症征象，此时宜采取的创面处理措施是

A. 创面外用强有力的敏感抗生素湿敷

B. 创面包扎，全身应用强有力的敏感抗生素

C. 暴露疗法，尽可能保痂

D. 去除坏死焦痂，有效创面覆盖

E. 浸浴促进自然脱痂

49. 骨折愈合的第三个阶段是

A. 骨痂改造塑形期　　B. 原始骨痂形成期　　C. 膜内化骨吸收期

D. 血肿机化演进期　　E. 软骨化骨吸收期

50. 溶栓疗法治疗下肢深静脉血栓形成，下列可首选的药物是

A. 双嘧达莫　　B. 丹参　　C. 尿激酶

D. 阿司匹林　　E. 肝素

51. 下列选项中，属于血栓闭塞性脉管炎较为典型的症状是

A. 患肢肿胀　　B. 间歇性跛行　　C. 游走性静脉炎

D. 患肢持续性静息痛　　E. 皮肤干燥、脱屑

52. 按照我国烧伤严重程度的分度，符合重度烧伤的是

A. 烧伤总面积20%，Ⅲ度烧伤面积15%

B. 烧伤总面积31%，Ⅲ度烧伤面积21%

C. 烧伤总面积51%，浅Ⅱ度烧伤面积20%，深Ⅱ度烧伤面积31%

D. 烧伤总面积31%~50%，Ⅲ度烧伤面积11%~20%

E. 小儿烧伤总面积26%，Ⅲ度烧伤面积10%

53. 用中国九分法计算成人烧伤面积，以下正确的是

A. 躯干前侧为18%　　B. 躯干后侧为18%　　C. 双下肢为36%

D. 双手为4.5%　　E. 发、面、颈部各为3%

54. 有关外科无菌术的说法，下列不恰当的是

A. 是针对微生物及感染途径所采取的一系列预防措施

B. 外科手术必须做到绝对无菌

C. 内容包括灭菌法、消毒法

D. 遵守一定的操作规程及管理制度

E. 防止病原微生物在手术、换药、穿刺等过程中通过接触、空气或飞沫进入伤口

55. 引起阑尾炎最常见的致病菌为

A. 金黄色葡萄球菌 B. 大肠埃希菌 C. 变形杆菌

D. 链球菌 E. 真菌

56. 尿路结石最常见的为

A. 磷酸钙结石 B. 草酸钙结石 C. 尿酸结石

D. 胱氨酸结石 E. 磷酸镁铵结石

57. 前列腺增生的手术适应证不包括

A. 膀胱内残余尿大于30ml B. 伴有膀胱结石

C. 反复的尿路感染 D. 有急性尿潴留病史

E. 继发双肾积水

58. 急性持续性腹痛，阵发性加剧伴有休克者，最可能是

A. 输尿管结石 B. 急性阑尾炎 C. 急性胆囊炎

D. 绞窄性肠梗阻 E. 急性盆腔炎

59. 急性胰腺炎时，出现的Grey-Turner征是指

A. 肩胛间区皮肤出现大片青紫色瘀斑

B. 颈部皮肤出现大片青紫色瘀斑

C. 腰部、季肋部和下腹部皮肤出现大片青紫色瘀斑

D. 腹部皮肤出现大片青紫色瘀斑

E. 腹部脐周出现大片青紫色瘀斑

60. 急性胰腺炎时，出现的Cullen征是指

A. 季肋部青紫色瘀斑 B. 脐周围青紫色瘀斑

C. 腰背部青紫色瘀斑 D. 肩胛区青紫色瘀斑

E. 下腹部青紫色瘀斑

61. 以下急性出血坏死性胰腺炎的临床特点，错误的是

A. 休克、酸中毒、弥漫性腹膜炎、腹胀明显

B. 可有白细胞计数$\geq 16\times 10^9$/L，血糖>11.1 mmol /L，血钙<1.87mmol/L，血尿素氮和肌酐增高

C. 腹水呈淡黄色或草黄色浑浊液，量随病情加重而增加

D. PaO_2<60mmHg应考虑急性呼吸窘迫综合征

E. 早期合并多器官功能障碍，死亡率很高

62. 下述哪项不是急性胰腺炎的手术适应证

A. 急性水肿性胰腺炎腹痛明显者

B. 胰腺及胰周坏死组织继发细菌感染者

C. 经合理支持治疗，而临床症状继续恶化者

D. 经24小时非手术治疗，多器官功能障碍仍不能得到纠正者
E. 胆源性胰腺炎或合并肠瘘或胰腺假性囊肿者

63. 下列急性胰腺炎，不需要外科手术干预的是
A. 急性胰腺炎合并胰腺脓肿
B. 急性胰腺炎合并急性呼吸窘迫综合征
C. 暴发型急性胰腺炎
D. 腹腔穿刺液为血性或脓性
E. 恶心、呕吐频繁

64. 关于急性胰腺炎，下列说法不正确的是
A. 突发腹痛
B. 常伴有腹胀
C. 严重者可以出现休克、呼吸和肾功能障碍
D. 增强CT具有诊断价值，但难以判断有无胰腺坏死
E. 血清脂肪酶升高可以作为诊断的参考

65. 关于急性胰腺炎的治疗，下列说法正确的是
A. 非手术治疗只限于症状轻的水肿性胰腺炎
B. 重症（出血坏死性）患者一经确诊，应立即手术治疗
C. 伴有胆总管梗阻的重症患者，应早期手术或内镜括约肌切开取石
D. 只要无胰周感染，就不用抗生素
E. 未手术的患者不需要禁食和胃肠减压

66. 有关慢性胰腺炎的叙述，不正确的是
A. 手术治疗可以终止疾病的发展、根治此病
B. 胰腺的纤维化和导管的狭窄改变是不可逆的
C. 疾病特征是反复发作的上腹痛伴不同程度的胰腺内、外分泌功能障碍
D. 腹痛、体重下降、糖尿病和脂肪泻称为此病的四联征
E. 是各种原因导致的胰腺实质的慢性炎症

67. 急性胰腺炎诊断中，不正确的是
A. 血淀粉酶在发病数小时开始升高
B. 血淀粉酶在发病后24小时达到最高
C. 尿淀粉酶值48小时到高峰
D. 血淀粉酶值高低与病情轻重成正比
E. 尿淀粉酶在发病后24小时才开始升高

68. 先天性髋关节脱位新生儿期常用的治疗方法是
A. 手法整复
B. 支具辅助的自然复位
C. 手术
D. 理疗
E. 不需要干预

69. 先天性髋关节脱位复位的正确体位是
A. 髋关节保持伸直、外展、外旋位
B. 髋关节保持伸直、内收、内旋位
C. 髋关节保持屈曲、外展位
D. 髋关节保持屈曲、内收、内旋位
E. 自然体位

70. 男，20 岁。被刀刺伤右上腹，有关描述中不正确的是

A. 不能沿原创口扩大后进腹探查　　B. 可能伤及肝、胆道、横结肠等

C. 不会伤及下腔静脉　　D. 中、下腹肠管应探查

E. 胃管内有血不一定合并胃穿孔

71. 男，30 岁。右臂外伤 1 小时就诊。X 线片如右图所示，考虑患者的诊断是

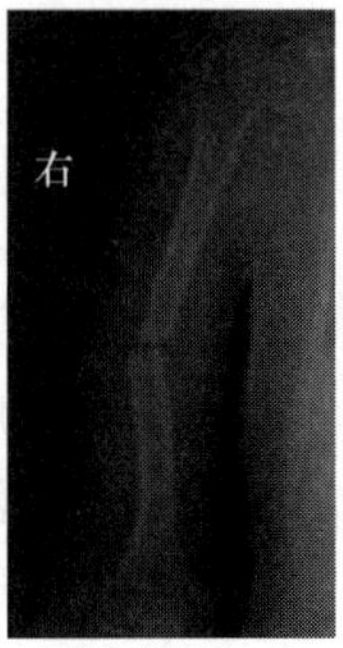

A. 右侧肱骨大结节撕脱骨折

B. 右侧肩关节脱位

C. 右侧肱骨外科颈骨折

D. 右侧青枝骨折

E. 右侧肱骨干骨折

72. 男，25 岁。肩部扭伤。拟诊断肩关节脱位时，以下哪项是不该出现的

A. 异常活动　　B. 关节囊破坏　　C. 关节囊空虚

D. 弹性固定　　E. 组成关节骨，失去正常对合关系

73. 男，75 岁。便秘 10 余年，大便 5~7 天 1 次，因 60 小时前突发下腹剧痛住院。痛呈持续性伴阵发性加剧；腹胀明显，无呕吐，病后无肛门排气。查体：T 37.5℃，P 92 次/分，R 20 次/分，BP 180/100mmHg；下腹膨隆，尤以左侧更显著，轻度压痛，无肌紧张，未扪及肿块，肠鸣稀少、音调高亢。直肠指诊：直肠腔较空虚，指套未染血、脓或黏液。钡剂灌肠 X 线检查见钡剂经直肠近端后即受阻，钡影尖端鸟嘴形。诊断应考虑为

A. 肠套叠　　B. 结肠肿瘤致肠梗阻　　C. 乙状结肠扭转

D. 肠系膜血管栓塞　　E. 粪块堵塞肠腔致肠梗阻

74. 男，25 岁，工人。骤然抬起重物时腰剧痛，继而右下肢麻痛，咳嗽时疼痛由臀部窜到左足跟。检查：腰部有肌痉挛，活动受限并有侧弯现象，$L_{4,5}$间隙有明显按痛和叩痛，临床诊断最可能是

A. 腰椎骨折　　B. 腰椎脱位　　C. 蛛网膜下腔出血

D. 腰椎间盘突出症　　E. 腰扭伤

75. 男，30 岁。近半年来出现尿频、尿不尽、尿道"滴白"及肛周隐痛不适，多次检查尿常规示 WBC 1~3 个/HP。前列腺液常规：WBC > 10 个/HP，卵磷脂小体（+++）/HP，前列腺液培养阴性，血常规无异常。诊断首先考虑为

A. 慢性膀胱炎　　B. 泌尿系统结核　　C. 非淋菌性尿道炎

D. 慢性前列腺炎　　E. 膀胱结石

76. 哺乳期妇女，因近期乳房明显增大且发硬来诊。查体：T 36.8℃，两侧乳房均明显增大，皮肤充血，发红，且触之热，整个乳房肿大且扪之发硬，未触及明显的局限性肿块。则该患者最可能的诊断是

A. 急性乳腺炎　　B. 乳腺纤维腺瘤　　C. 炎性乳腺癌

D. 乳腺囊性增生病　　E. Paget 病

77. 女，56 岁。左乳外上象限一肿块 2 年，近 1 个月增大明显而来诊。查体：左乳外上象

限扪及一6cm×4cm×3cm大小的肿物，固定，似与胸壁粘连，左侧腋下肿大淋巴结成块状，移动度差，左锁骨上淋巴结肿大，约2cm×1cm大小，经其他各项检查，该患者被确诊为乳腺癌。最可能的分期是

A. 0期　B. Ⅰ期　C. Ⅱ期
D. Ⅲ期　E. Ⅳ期

78. 男，50岁。被重物砸伤致双下肢软组织广泛挫伤，入院查心率108次/分，血压113/64mmHg,急行手术清创。此时的最佳输液原则是

A. 使用升压药　B. 扩容，碱化尿液　C. 输血
D. 输血浆代用品　E. 输左旋糖酐

79. 男，18岁。创伤25分钟来院。神志清楚，面色苍白，右大腿外侧可见3cm长创口，无出血，肢体无反常活动，血压90/60mmHg，脉搏120次/分，呼吸28次/分，患者自觉腹胀，排气一次。不恰当的急诊处置是

A. 腹部穿刺　B. 右大腿X线摄片检查　C. 腹部超声检查
D. 建立静脉输液通道　E. 立位胸腹部透视检查

80. 男，40岁。因车祸被抬入急诊室。CT检查显示颅内有血肿，量约30ml，合并下颌骨开放性骨折，并有舌后坠。抢救原则首先是

A. 降低颅内压　B. 下颌骨结扎固定　C. 积极扩容
D. 保持呼吸道通畅　E. 开颅手术

81. 男，55岁。全身烧伤面积55%，近日来常寒战、高热，呈间歇热，四肢厥冷，发绀，尿量明显减少。很快血压下降到70/50mmHg。其原因最大可能是

A. 革兰阳性细菌败血症　B. 革兰阴性细菌败血症
C. 真菌性败血症　D. 厌氧菌性败血症
E. 二重感染

82. 女，48岁。发现右乳内上象限肿物1周。检查：局部可及2cm大小肿物，表面皮肤凹陷，肿物质硬，表面不光滑，活动。右腋下可及1cm大淋巴结，质较硬。既往患者有肺结核病史。最可能的诊断是

A. 乳腺癌　B. 乳腺纤维瘤　C. 乳房结核
D. 乳腺囊性增生病　E. 乳腺内乳头状瘤

83. 女，49岁，乳腺癌患者。乳腺包块大小约5cm×5cm，病理诊断为浸润性导管癌，查淋巴结见转移癌（8/20），肺部X线检查发现转移灶。此病变的分期是

A. 0期　B. Ⅰ期　C. Ⅱ期
D. Ⅲ期　E. Ⅳ期

84. 女，30岁。双侧乳房胀痛3年，并触及不规则乳房肿块，轻触痛。月经前出现乳房胀痛，经后自行消退。应考虑为

A. 乳腺炎　B. 乳房纤维腺瘤　C. 乳腺癌
D. 乳腺囊性增生病　E. 乳管内乳头状瘤

85. 某患者胫腓骨骨折，复位后石膏固定，肢体肿胀较明显，治疗中患者未能积极进行功

能锻炼，2个月后去除石膏复查，见骨折已愈合。经1个月练习关节活动，恢复不满意，膝关节功能差。此情况最可能为

A. 损伤性骨化　B. 创伤性关节炎　C. 关节僵硬

D. 缺血性骨坏死　E. 缺血性肌挛缩

86. 男，54岁。颈椎病患者，颈椎X线片显示颈椎生理曲度变直，颈4~5、颈5~6前后缘增生，颈5~6横突间孔变窄。拟诊断椎动脉型颈椎病，必须具备的条件是

A. 上下肢无力，迈步困难　B. 臂及手指麻木

C. 眩晕、恶心，椎动脉扭曲试验（+）　D. 一侧颈肩臂放射性疼痛

E. 多汗、胸闷、心悸、耳鸣

87. 女，52岁。1个月来左肘部疼痛，向前臂外侧放射，肘关节活动正常，肱骨外上髁部局限性压痛。较好的治疗方法是

A. 手术　B. 理疗　C. 痛点封闭注射

D. 按摩　E. 石膏固定

88. 男，28岁。左膝扭伤6周，已消肿，仍疼痛，行走时患膝有弹响、绞锁，关节不稳定。下列无助于诊断的检查是

A. 关节过伸、过屈试验　B. 关节间隙的压痛

C. 浮髌试验　D. 研磨试验

E. 回旋挤压试验

89. 男，36岁。右上腹阵发性绞痛伴寒战、发热20小时。查体：体温38.7℃，巩膜轻度黄染，右上腹压痛及轻度肌紧张。血常规：WBC18.4×10^9/L。首选的辅助检查方法是

A. 经皮穿刺肝胆道造影（PTC）　B. 磁共振胆胰管造影（MRCP）

C. 经内镜逆行胰胆管造影（ERCP）　D. 腹部B超

E. 静脉胆道造影

90. 男，75岁。因皮肤、巩膜黄染进行性加重伴消瘦、乏力2个月入院。入院后患者时有寒战、发热表现。下列检查最不重要的是

A. CT　B. PTCD　C. B超

D. ERCP　E. DSA

91. 男，17岁。诊断为单纯性甲状腺肿，无其他症状，治疗应首选

A. 小量甲状腺素　B. 碘治疗　C. 多食含碘丰富的食物

D. 甲状腺次全切除术　E. 无须采取任何措施

92. 女，19岁。查体发现双侧甲状腺对称性肿大，质地软，无结节，无不适。弟弟也有类似症状。目前最合适的处理是

A. 穿刺后决定治疗　B. 手术行双侧甲状腺切除术

C. 手术行双侧甲状腺部分切除术　D. 给予甲状腺素

E. 放射性碘治疗

93. 女，34岁。甲状腺次全切除术后，饮水时出现呛咳，无声音嘶哑，初步诊断是

A. 喉返神经损伤　B. 交感神经损伤　C. 气管损伤

D. 食管损伤　　E. 喉上神经损伤

94. 女，25 岁。甲状腺右叶发现 0.8cm 结节，右颈部可扪及多个肿大淋巴结，质稍硬，活动，经冷冻证实为甲状腺乳头状腺癌，手术方案应是

A. 右侧甲状腺全切，加峡部全切，对侧甲状腺大部切除及右侧颈淋巴结清除术

B. 双侧甲状腺全切除

C. 右侧甲状腺全切，对侧甲状腺大部切除

D. 右侧甲状腺全切

E. 局部切除加放射治疗

95. 男，38 岁。因“甲状腺功能亢进”行双侧甲状腺大部切除术，术后第 2 天突然出现面部麻木及手足搐搦。有关手足搐搦的处理，正确的是

A. 气管切开　　B. 静脉注射葡萄糖酸钙　　C. 静脉注射镇静药

D. 静脉滴注碘化钾溶液　　E. 静脉注射糖皮质激素

96. 女，45 岁。因患甲状腺功能亢进行双侧甲状腺次全切除术。术后出现严重的呼吸困难，考虑其原因有可能是

A. 单侧喉上神经外支损伤　　B. 单侧喉返神经损伤

C. 单侧喉上神经内支损伤　　D. 双侧喉返神经损伤

E. 双侧喉上神经内支损伤

97. 女，38 岁。3 个月前与家人吵架后，出现多食、易饥饿，性情急躁，易激动，失眠，多汗、怕热，消瘦，心率快，血压高达 170/100mmHg，3 个月来感到眼睛发胀，大便溏泻，尿多。体格检查最可能发现的是

A. 心脏扩大　　B. 皮肤粗糙　　C. 甲状腺肿大

D. 腹部可闻及杂音　　E. 神经反射正常

98. 男，38 岁。在单位医务室查体发现颈前偏左有一肿物，怀疑来自甲状腺，转来医院门诊，门诊医生检查后确认。医生确定的依据时

A. 肿物质地　　B. 肿物大　　C. 表面光滑程度

D. 边界清楚与否　　E. 肿物能否随吞咽上下移动

99. 女，38 岁。双侧甲状腺次全切除术后第 1 天，诉口周、指尖麻木，此刻考虑

A. 高钾血症　　B. 低钾血症　　C. 低氯血症

D. 高钙血症　　E. 低钙血症

100. 女，45 岁。术前诊断为巨大结节性甲状腺肿，在颈丛麻醉下行一侧甲状腺全切，另一侧甲状腺大部切除术，术后第 2 天突然发生窒息，面肌和手足持续性痉挛。预防此种并发症的关键是

A. 结扎、切断甲状腺上动脉时应紧贴甲状腺上极

B. 结扎甲状腺下动脉要靠近颈总动脉

C. 保留腺体要适当

D. 术中常规做气管切开

E. 必须保存两叶腺体背面部分

101. 男，35 岁。右胸击伤 4 天，胸痛，深呼吸加重，无明显发绀。X 线胸片示右侧第 3、4 肋骨骨折，无移位。右侧肺压缩不足 20%。治疗方案为

A. 胸腔穿刺抽气　　B. 镇静镇痛，保守治疗　　C. 胸腔闭式引流

D. 吸氧，输血　　E. 患侧加压包扎固定

102. 男，38 岁。出现会阴部持续性疼痛，伴发热，疼痛逐渐加重，并出现排尿困难、里急后重，直肠指诊因剧烈疼痛不满意，WBC $16.0\times10^9/L$。最可能的诊断是

A. 血栓性外痔　　B. 肛窦炎　　C. 坐骨直肠窝脓肿

D. 肛瘘　　E. 肛门周围脓肿

103. 女，45 岁。双下肢大隐静脉曲张 12 年，近 2 年出现左下肢瘙痒，足靴区色素沉着、皮下硬结、湿疹，有时出现轻度下肢肿胀。以下临床表现中哪项不是由于皮肤营养性变化引起的

A. 皮下硬节　　B. 湿疹　　C. 瘙痒

D. 下肢肿胀　　E. 色素沉着

104. 女，43 岁。左乳头溢液 10 余天，无其他不适症状。查体：乳房视诊无异常发现，未扪及肿块，无压痛，按压左乳房外上方可见黄褐色溢液，门诊首选的检查是

A. 热图像检查　　B. 钼靶 X 线检查　　C. B 超检查

D. 溢液涂片细胞学检查　　E. 近红外线扫描

105. 男，63 岁。右上腹阵发性绞痛伴恶心、呕吐 1 小时，既往胆石症病史 3 年。查体：体温 37℃，右上腹存在轻度压痛，无腹肌紧张，Murphy 征阴性。为确诊，进一步检查应首选

A. ERCP　　B. 经皮穿刺肝胆道造影（PTC）

C. 血白细胞计数和分类　　D. 腹部 X 线平片

E. B 超和腹部 CT

106. 男，25 岁。喜好网球运动，右肘关节外侧疼痛 1 个月，加重 3 天，持物无力，拧毛巾痛。体格检查：除右肘关节外侧局限性压痛外，下列哪项试验最有助于诊断

A. Froment 试验　　B. Mills 征　　C. Finkelstein 试验

D. Gaenslen 试验　　E. Dugas 试验

107. 男，75 岁。排尿困难 5 年，尿线细，射程短，排尿时间延长。1 天前突发不能自行排尿，下腹区胀痛难忍，应先行

A. 输液抗感染　　B. 导尿　　C. 前列腺切除术

D. 针刺　　E. 理疗

108. 女，25 岁。反复发作右下腹痛 3 年，无发热、腹泻、便秘等不适。1 年前曾发作急性阑尾炎，经保守治疗后好转。查体：右下腹麦氏点固定压痛，无反跳痛及肌紧张。X 线钡剂灌肠显示阑尾充盈缺损。诊断考虑

A. 慢性阑尾炎　　B. 慢性附件炎　　C. 回盲部结核

D. 阑尾癌　　E. 克罗恩病

109. 男，65 岁。右腹股沟可复性球形肿块 2 年，逐渐增大。查体：站立时右耻骨结节外上方可见一球形肿物，未进入阴囊，平卧时可自行回纳，压迫腹股沟韧带中点上方 2cm 处，站立

时肿物复出，应诊断为

A. 右侧精索鞘膜积液　　B. 交通性鞘膜积液　　C. 右腹股沟斜疝

D. 右侧腹股沟直疝　　E. 右侧股疝

110. 女，40 岁。因饱食后突发持续性疼痛，扩散至全腹。查体：全腹压痛、反跳痛及肌紧张，X 线检查可见膈下新月形气体影。诊断为

A. 急性胰腺炎　　B. 胃十二指肠溃疡穿孔　　C. 急性阑尾炎穿孔

D. 绞窄性肠梗阻　　E. 缺血性肠病

111. 女，22 岁。乳房内有多个分界不清的结节，月经来潮时疼痛，月经后缓解，提示最可能为

A. 乳腺囊性增生病　　B. 急性乳腺炎　　C. 乳腺癌

D. 乳管内乳头状瘤　　E. 乳腺纤维腺瘤

112. 男，25 岁。近 3 个月经常排便后滴鲜血，量不多。肛门指检无异常发现，肛镜检截石位见 3、7 点各有一突出肛管内暗红色圆形软结节，诊断为

A. 直肠息肉　　B. 肛裂　　C. 内痔

D. 肛管癌　　E. 慢性痢疾

113. 男，25 岁。因右侧睾丸无痛性肿胀，到社区卫生服务中心就诊。自述感觉睾丸每日逐渐长大。他的最后一次性活动是 6 个月前，没有尿路症状。查体发现右侧睾丸大，无触痛，不透光。附睾外表正常，没有触痛。以下哪项是最合适的

A. 转诊行经阴囊穿刺活检

B. 转诊到上级医院进行超声检查，并请专科医生会诊

C. 告知患者在未来数天射精多次

D. 适当的抗生素治疗 2 周

E. 6 个月后重新检查

114. 女，30 岁。便秘 2 年，近半月来大便时肛门疼痛，大便表面及便纸上附有鲜血，其诊断最可能是

A. 内痔　　B. 外痔　　C. 直肠癌

D. 肛瘘　　E. 肛裂

115. 男，54 岁。车祸，右胫腓骨中 1/3 粉碎骨折，复位后夹板固定，因右小腿肿胀足趾剧烈疼痛伤后 36 小时转诊，查体：右足趾明显肿胀，青紫，感觉麻木，足趾活动差，毛细血管充盈尚存在，去除夹板见右小腿肿胀甚，皮温较高且皮肤有水疱出现。考虑并发最可能为

A. 腓总神经损伤　　B. 胫前动脉损伤　　C. 胫后动脉损伤

D. 胫动脉损伤　　E. 骨筋膜室综合征

116. 男，18 岁，学生。因急性肠梗阻 3 天入院，BP 80/60mmHg，血 Na^+ 135mmol/L，K^+ 3mmol/L，HCO_3^- 19mmol/L，其治疗程序中应该首选的治疗措施是

A. 急诊手术解除病因　　B. 抗休克、补充血容量

C. 纠正酸中毒、给予碱性药物　　D. 立即补钠、补钾

E. 立即给予强心、升压药物

117. 男，60 岁。患慢性支气管炎多年，经常便秘，近来大便带血，便后觉有肿物自肛门脱出，可以还纳，考虑为

A. 内痔脱出　　B. 直肠部分脱出　　C. 直肠完全脱出

D. 直肠息肉脱出　　E. 环状痔

118. 女，18 岁。上唇红肿伴剧痛 2 天。查体：上唇隆起呈紫红色，有多个脓栓，中央破溃坏死。化验：WBC 26×10^9/L，中性粒细胞 0.90。下列治疗措施哪项是错误的

A. 适当休息

B. 立即采用“+”或“++”形切口切开引流

C. 理疗

D. 全身应用抗生素

E. 加强营养

119. 男，40 岁。临床诊断为等渗性缺水、低钾血症。经补液、补充钾盐后，出现脉率缓慢，手足感觉异常，肌无力，恶心、呕吐等症状。查体：血压 90/60mmHg，脉搏 50 次/分。神志淡漠，心音减弱。ECG 检查：T 波高而尖，QT 时间延长。临床判断为高钾血症，下列紧急治疗措施中，不宜采取的是

A. 立即停止钾盐的输入，静脉注射 5% 碳酸氢钠 60～100ml

B. 25% 葡萄糖溶液 100～200ml，按每 5g 糖加入 1IU 胰岛素进行静脉滴注

C. 硫酸镁 1g，加入 5% 葡萄糖液或生理盐水 500ml 中静脉滴注

D. 呋塞米 20～60mg 加入 50% 葡萄糖 40ml 静脉注射

E. 10% 葡萄糖酸钙 20ml 静脉注射

120. 男，33 岁。急性肠梗阻施行剖腹探查术后 2 年，腹痛、腹胀伴恶心、呕吐，无肛门排气排便在外院保守治疗 7 天转院。查体：体温 37.8℃，脉搏 110 次/分，呼吸 110 次/分，血压 86/60mmHg。眼窝凹陷，舌干燥，皮肤弹性差，松弛，四肢凉。实验室检查：RBC 6.2×10^{12}/L，Hb 165g/L，HCT 63%。血清 Na^+ 138mmol/L，血清 Cl^- 97mmol/L，血浆渗透压 298mOsm/L。尿比重 1.027。患者目前存在的体液代谢失调是

A. 低渗性缺水　　B. 高渗性缺水　　C. 等渗性缺水

D. 水中毒　　E. 稀释性缺水

121. 男，40 岁。因肠梗阻入院。实验室检查：血钠 140mmol/L，血氯 70mmol/L，血钾 2.6mmol/L，血 pH 7.55。该患者患有

A. 高钾血症　　B. 高钠血症　　C. 高氯血症

D. 高氯、低钠、低钾血症　　E. 低氯、低钾血症，碱中毒

122. 女，60 岁。慢性咳喘 18 年，加重 1 周，血气分析结果如下：pH 7.35，PaO_2 55mmHg，$PaCO_2$ 74mmHg，AB 42mmol/L，血钾 2.8mmol/L，血氯 80mmol/L，考虑诊断为

A. 代谢性酸中毒失代偿　　B. 呼吸性酸中毒失代偿

C. 呼吸性酸中毒伴代谢性酸中毒　　D. 呼吸性酸中毒伴代谢性碱中毒

E. 呼吸性酸中毒代偿期

123. 女，26 岁。发现右颈前部肿物 2 年，突然增大伴局部疼痛 3 天。查体：右颈前明显隆

起，右甲状腺下极可触及一直径3cm圆形包块，随吞咽上下移动，触痛。可初步诊断为

A. 甲状腺腺瘤继发感染　　B. 甲状腺腺瘤囊性变

C. 慢性淋巴细胞性甲状腺炎　　D. 慢性纤维性甲状腺炎

E. 甲状腺腺瘤囊内出血

124. 女，43岁。术中偶然发现一侧甲状腺内有0.5cm的硬结节。冰冻切片病理报告为乳头状腺癌，未浸润包膜。最适宜的手术方式是

A. 病侧腺叶切除加同侧颈淋巴结清扫

B. 病侧腺叶大部切除

C. 病侧腺叶切除加峡部切除

D. 病侧腺叶切除加峡部切除加对侧腺叶大部切除

E. 双侧腺叶次全切除

125. 女，45岁。颈前区肿大，伴疼痛3天。1周前有上呼吸道感染史。查体：双侧甲状腺肿大，质地韧，有压痛。实验室检查：红细胞沉降率50mm/h，T_3、T_4升高，摄碘率下降。临床可初步诊断为

A. 桥本甲状腺炎　　B. 亚急性甲状腺炎　　C. 急性化脓性甲状腺炎

D. 慢性硬化性甲状腺炎　　E. 结节性甲状腺肿

126. 女，45岁。因右侧甲状腺单发结节，无淋巴结肿大，行甲状腺结节局部切除术。术后病理报告为甲状腺乳头状腺癌。术后5天拆线。根据患者情况，正确的处理措施是

A. 口服甲状腺素片　　B. 糖皮质激素治疗　　C. 抗生素治疗

D. 再次手术　　E. 颈部放射治疗

127. 男，68岁。间歇性上腹部隐痛伴反酸、嗳气、消瘦5年，进食后恶心、频繁呕吐3天，呼吸困难1天就诊。实验室检查：血pH 7.55，$PaCO_2$ 57mmHg，PaO_2 63.9mmHg，HCO_3^- 52.6mmol/L。Na^+141mmol/L，K^+2.5mmol/L，Cl^-72mmol/L。临床首先要考虑的电解质、酸碱代谢失调是

A. 低钠、低氯血症，呼吸性酸中毒　　B. 低钾、低氯血症，代谢性酸中毒

C. 低钾、低氯血症，呼吸性碱中毒　　D. 低钠、低氯血症，代谢性碱中毒

E. 低钾、低氯血症，混合型酸碱失衡

128. 女，28岁。妊娠5个月合并甲状腺功能亢进，甲状腺较大，有轻度压迫症状。根据患者情况，宜采取的治疗方法是

A. 终止妊娠后手术治疗　　B. 甲状腺次全切除术

C. 抗甲状腺药物治疗　　D. 终止妊娠后服抗甲状腺药物

E. 放射性碘治疗

129. 男，18岁。诊断为单纯性甲状腺肿，无其他伴随症状。正确的处理方式是

A. 甲状腺次全切除术　　B. 多食含碘丰富的食物

C. 口服小剂量甲状腺素　　D. 碘治疗

E. 门诊观察

130. 男，26岁。右颈部外伤术后出现右侧瞳孔缩小，上睑下垂，眼球内陷。最可能的原

因是

A. 喉返神经损伤　　B. 迷走神经损伤　　C. 臂丛神经损伤
D. 颈交感神经损伤　　E. 膈神经损伤

131. 女，42 岁。无明显诱因左耳垂下方出现一包块 1 年。因平时无任何不适，故未在意。近 3 天感冒后包块增大，有胀痛感。自服头孢氨苄胶囊后，疼痛消失，包块缩小。查体：左耳垂下方包块约樱桃大小，光滑，质硬，与皮肤无粘连，可推动，无明显压痛。诊断首先应考虑为

A. 慢性淋巴结炎　　B. 腮腺混合瘤　　C. 淋巴结结核
D. 不排除转移癌　　E. 霍奇金淋巴瘤

132. 男，50 岁。1 小时前因咳嗽而突发上腹痛，继之出现全腹痛，出汗，恶心、呕吐。既往有慢性肝炎 15 年。查体：面色苍白，巩膜不黄，脉搏 110 次/分，血压 95/68mmHg，腹胀全腹压痛，轻反跳痛，肝肋下 2cm。剑突下 6cm，轻触痛，脾未触及。移动性浊音阳性，肠音弱，腹腔穿刺抽出血性液。最可能的诊断是

A. 肝硬化腹水感染　　B. 肝癌自发破裂　　C. 自发性脾破裂
D. 溃疡病急性穿孔　　E. 肝脓肿溃破

133. 女，45 岁。面部水肿，乏力，性欲减退半年多，入院 8 个月前曾行甲状腺大部切除术，查体：面部呈非凹陷性水肿，皮肤干燥，表情淡漠，跟腱反射时间延长。为确诊，应行哪项检查

A. 血浆蛋白　　B. 肾功能　　C. ECG
D. 甲状腺功能测定　　E. 尿常规

134. 女，25 岁。被自行撞伤右胸，因胸痛不能深呼吸，1 天后来门诊。查体发现右锁骨中线第 5 肋压痛。为明确有无肋骨骨折，在病史或查体方面最需补充

A. 双手挤压前后胸，是否引起局部疼痛　　B. 受伤时意识是否清楚
C. 局部是否有血肿　　D. 受伤后有无呕吐
E. 是否有血痰

135. 女，40 岁。甲状腺弥漫性肿大，无痛，对称，质硬，表面光滑，随吞咽活动，基础代谢率低于正常，甲状腺摄^{131}I 量减少，其诊断最有可能是

A. 甲状腺瘤　　B. 甲状腺癌　　C. 单纯性甲状腺肿
D. 亚急性甲状腺炎　　E. 慢性淋巴细胞性甲状腺炎

136. 女，妊娠 3 个月。因近来呼吸困难来诊，查体见甲状腺体较大，脉搏 110 次/分，两手轻微颤动，治疗应以下哪项为宜

A. 无须特殊处理，观察病情发展
B. 口服治疗甲状腺功能亢进药物如卡比马唑
C. 口服碘剂
D. 做术前准备，手术治疗
E. 放射治疗

137. 女，44 岁。颈部包块 1 年，近 1 个月生长迅速，无痛，伴轻度呼吸困难。查体见甲状

腺右叶有一4cm×3cm大小包块，质硬，表面不平，吞咽时活动度小。对此，初步诊断最有可能的是

A. 单纯性甲状腺肿　B. 甲状腺癌　C. 甲状腺瘤
D. 甲状腺瘤囊内出血　E. 亚急性甲状腺炎

138. 男，38岁。数周来大便带鲜血，血与大便不混，大便1次/天，大便质干。首选的检查是

A. 便常规　B. 结肠镜　C. 肛门直肠指检
D. 钡灌肠　E. 乙状结肠镜

139. 男，45岁。急性胰腺炎，静脉应用广谱抗生素非手术治疗1周后，腹痛、腹胀加重，体温再度升高。此时，最有诊断意义的紧急检查是

A. 血白细胞计数+分类　B. 腹部平片了解有无肠麻痹
C. CT检查注意是否发生胰腺坏死　D. 腹腔穿刺检测渗出液淀粉酶含量
E. 检查血脂肪酶了解胰腺炎病情变化

140. 男，45岁。酗酒后8小时出现中上腹疼痛，放射至两侧腰部，伴恶心、呕吐。查体：腹部有压痛、肌紧张及两侧腰腹部出现蓝棕色斑，血压75/55mmHg，脉搏110次/分。最可能的诊断是

A. 急性胆囊炎　B. 急性胃炎　C. 急性肠梗阻
D. 急性胰腺炎　E. 急性胆管炎

141. 女，45岁。临床诊断为急性胰腺炎。治疗2周后体温仍在38~39℃，左上腹压痛，可触及一约8cm×8cm的囊性包块，局部触痛明显。实验室检查：尿淀粉酶256U/L，WBC $20\times10^9/L$，N 0.84。根据患者情况，可能性最大的是

A. 急性胰腺炎并发假性囊肿　B. 急性胰腺炎并发脓肿
C. 急性胰腺炎迁延不愈　D. 急性胰腺炎合并局限性腹膜炎
E. 急性胰腺炎合并急性胆囊炎

142. 女，40岁。黄疸、食欲缺乏2个月。查体：皮肤巩膜黄染，胆囊肿大可扪及。实验室检查：血胆红素17μmol/L，碱性磷酸酶30U/L。诊断首先考虑

A. 胆道蛔虫病　B. 急性病毒性肝炎　C. 先天性溶血性黄疸
D. 胆总管囊肿　E. 壶腹周围肿瘤

143. 男，59岁。反复左上腹持续性隐痛伴腹胀、消瘦、脂肪泻4年，每次发作腹痛时有加剧，并向腰背部放射，呈束腰带状。既往有长期饮酒史。查体：皮肤巩膜无黄染。实验室检查：尿淀粉酶450U/L，空腹血糖11.5mmol/L。诊断首先考虑

A. 胃溃疡　B. 慢性结肠炎　C. 慢性胰腺炎
D. 胰头癌　E. 十二指肠溃疡

144. 男，54岁。无痛性黄疸2个月。临床初步诊断胰头癌，手术探查发现肝大，胆囊肿大，壁厚，胆总管粗如拇指，胰头部可触及一直径3cm的质硬肿块，尚能推动。根据患者情况，手术宜采取

A. 胰头切除术　B. 全胰腺切除术　C. 胰十二指肠切除术

D. 胆囊空肠吻合术　　E. 全胰十二指肠切除术

145. 女，48 岁。右中上腹持续性腹痛伴背部放射痛 2 天就诊，查体：右中上腹部有明显压痛，右下腹部也有轻度压痛，体温 38℃。B 超提示胆囊肿大，内有许多细小光点，胆囊壁半厚、毛糙，胆总管 6mm。自诉有胃病史多年，多年来饮食不当常有中上腹不适和胀痛。最可能的诊断是

A. 急性阑尾炎　　B. 急性胰腺炎
C. 急性胆囊炎　　D. 胃十二指肠溃疡并发穿孔
E. 急性胆管炎

146. 男，50 岁。右腹股沟区可复性肿块 2 年余，肿块可进入阴囊，1 天前肿块突出不能回纳出现腹痛症状，伴恶心、无呕吐，无发热。查体：右腹股沟区触及一肿块，入阴囊，触痛，张力高，不能回纳。考虑何种疾病

A. 右腹股沟直疝急性嵌顿　　B. 急性睾丸炎
C. 急性腹股沟淋巴结炎　　D. 右腹股沟斜疝急性嵌顿
E. 右股疝急性嵌顿

147. 女，5 岁。腹部外伤，手术探查发现脾下极有一 3cm 裂伤，深 1.0cm。手术方式宜采取

A. 脾下极切除术　　B. 脾切除术　　C. 脾修补术
D. 脾动脉结扎术　　E. 明胶海绵充填术

148. 男，35 岁。上腹部剑突下被摩托车撞击后腹痛，呕吐 1 小时。查体：P 120 次/分，BP 70/50mmHg。面色苍白，痛苦面容，被迫体位。腹胀，全腹压痛，肌紧张及反跳痛明显。实验室检查：WBC 10.5×10^9/L，N 0.81，Hb 80g/L。根据患者情况，诊断首先要考虑

A. 胃破裂　　B. 十二指肠破裂　　C. 脾破裂
D. 胰腺破裂　　E. 肝破裂

149. 男，27 岁。腹部被刺刀穿透，有大网膜及肠管部分脱出。现场正确的处理措施是

A. 用清洁纱布或碗覆盖保护，妥善包扎后送医院
B. 迅速将肠管还纳于腹腔，用干净衣物包扎
C. 用自来水清洁后，暂时包扎
D. 紧急送医院处理
E. 将肠管还纳用消毒棉垫加压包扎

150. 男，38 岁。左下腹被拖拉机压伤后 3 天。入院时有弥漫性腹膜炎，感染性休克表现。经积极抗休克治疗后，行剖腹探查术。术中发现腹腔内有约 800ml 黄色浑浊脓性渗出液，降结肠下段有一直径约 0.5cm 大小穿孔，有少量肠液溢出。正确的手术方式是

A. 降结肠穿孔修补，冲洗腹腔，腹腔引流术
B. 左半结肠切除术
C. 降结肠穿孔处肠段切除，断端吻合术，冲洗腹腔，腹腔引流术
D. 降结肠穿孔外置，冲洗腹腔，腹腔引流术
E. 横结肠单腔造瘘，远端关闭，穿孔修补，冲洗腹腔，腹腔引流术

151. 男，19 岁。腹部撞击伤 4 小时。查体：T 37.0℃，P 82 次/分，R 12 次/分，BP 120/75mmHg。右中腹壁可见瘀斑，局部压痛明显，拒按。肠鸣音存在。实验室检查：WBC 6.5×10^9/L，N 0.68，Hb 127g/L。根据患者目前情况，可初步诊断为

A. 腹腔内实质脏器包膜下血肿　　B. 空腔脏器浆膜下出血或浆肌层断裂

C. 肠系膜血肿　　D. 单纯性腹壁损伤

E. 腹膜后血肿

152. 女，22 岁。妊娠 3 个月，中上腹阵发性痛 8 小时，间歇时症状基本消失。查体：腹平软，剑突下有深压痛，无肌紧张和反跳痛。此时应考虑的检查是

A. 诊断性腹腔穿刺　　B. 血、尿常规　　C. 腹部 X 线平片

D. B 超　　E. 胸腹部透视

153. 男，27 岁。胃区疼痛 7 小时，后出现右下腹疼痛，持续性，发热，体温 38℃，查体：右下腹压痛、反跳痛。实验室检查示血白细胞计数增多。最可能的原因是

A. 急性阑尾炎　　B. 上消化道穿孔　　C. 右输尿管结石

D. 右附件炎　　E. 急性胆囊炎

154. 男，30 岁。腹部挤压伤后 6 小时。查体：T 37.2℃，P 88 次/分，R 16 次/分，BP 110/80mmHg。腹软，腹式呼吸存在，中上腹部有压痛，轻度肌卫，无反跳痛。肝浊音界于右锁骨中线第 5 肋间叩出，肠鸣音可闻及。根据患者情况，目前不宜采取的处理措施是

A. 禁食及输液

B. 密切观察腹部体征及生命体征变化

C. 实验室检查血尿常规、血尿淀粉酶

D. 腹部 B 超检查，必要时行腹部诊断性穿刺

E. 急诊剖腹探查

155. 女，30 岁。中上腹持续性疼痛 3 天，右下腹疼痛 1 天，伴呕吐 2 次，平时月经规则，现已停经 32 天，查体：体温 37.2℃，脉搏 88 次/分，血压 120/75mmHg，腹平，右侧腹部广泛压痛，右上腹最显著，伴轻度肌紧张，无反跳痛。白细胞 16.3×10^9/L，中性粒细胞 0.85，以往曾有类似发作史，但程度较轻。应首先考虑的诊断是

A. 急性胃肠炎　　B. 异位妊娠破裂出血

C. 慢性胆囊炎急性发作　　D. 十二指肠球部溃疡穿孔

E. 慢性阑尾炎急性发作

156. 男，26 岁。工作时不慎擦破右小腿皮肤，2 天后突然畏寒，发热，伤肢疼痛明显。查体：体温 38℃。右下肢轻度肿胀，小腿及大腿中下段出现一红线，压痛明显。正确的诊断是

A. 网状淋巴管炎　　B. 急性浅静脉炎　　C. 深层淋巴管炎

D. 浅层淋巴管炎　　E. 急性蜂窝织炎

157. 男，42 岁。10 天前右大腿外伤，当时 X 线摄片无骨折，超声检查未见血肿，3 天后右腿疼痛加重并有发热 38.5℃，2 天后体温上升到 39℃，并伴有寒战，拟诊为右大腿深部脓肿。下列表现中哪项不符合患者病情

A. 局部红肿不明显　　B. 局部压痛明显　　C. 有全身症状

D. 穿刺有脓　　　　E. 局部有波动感

158. 男，55 岁。在诊室诉右脚踝剧痛和压痛。没有创伤史。患者服用利尿药治疗高血压。在查体中，踝关节明显肿胀和触痛，其他无异常。下一步治疗是

A. 转诊患者，到骨科咨询　　　　B. 如果尿酸水平升高开始使用别嘌呤醇

C. 测定尿酸水平和行关节穿刺　　　　D. 进行踝关节 X 线检查，以排除骨折

E. 行秋水仙碱和广谱抗生素治疗

159. 女，40 岁。腹痛伴恶心、呕吐 3 天，查体：腹胀，全腹有压痛，右侧卵圆窝处突起一直径 4cm 半球形包块，压痛明显

A. 嵌顿性斜疝　　　　B. 嵌顿性直疝　　　　C. 嵌顿性股疝

D. 急性肠梗阻　　　　E. 急性肠扭转

160. 男，32 岁。急性坏疽性阑尾炎，阑尾切除术后 5 天，体温下降后又升高，下腹痛。查：刀口无感染，分析原因时考虑能否有盆腔脓肿可能。下列哪项不支持盆腔脓肿的诊断

A. 尿频　　　　B. 大便频而量少　　　　C. 黏液脓血便

D. 排尿困难　　　　E. 里急后重

161. 男，25 岁。阵发性腹痛，腹胀、呕吐、肛门停止排便排气 4 天。5 年前曾做阑尾切除术，右侧腹部较左侧膨隆，有明显压痛、反跳痛和肌紧张，肠鸣音减弱，可诊断为

A. 粘连性绞窄性肠梗阻　　　　B. 粘连性肠梗阻　　　　C. 麻痹性肠梗阻

D. 低位单纯性肠梗阻　　　　E. 粘连性高位梗阻

162. 女，29 岁。因左侧腰部钝痛 3 个月就诊，经 B 超 KUB + IVP 检查发现左侧肾盂有一 2.0cm × 1.5cm 大小结石，左肾积水，左输尿管正常，右肾及输尿管正常，该患者首选的治疗方案为

A. 中药排石　　　　B. 暂观察　　　　C. 内腔镜碎石

D. 开放手术　　　　E. 体外冲击波碎石（ESWL）

163. 男，32 岁。无溃疡病史，5 小时饱食后劳动时突发剑突下撕裂样疼痛，逐渐发展至右下腹，仍以剑突下为重。查体：T 37.3℃，P 88 次/分，半卧屈曲位，面色苍白，腹部板样硬，压痛、反跳痛（+）。下列最可能的诊断是

A. 急性阑尾炎　　　　B. 输尿管结石　　　　C. 胃溃疡恶变

D. 胃溃疡穿孔　　　　E. 原发性腹膜炎

164. 男，40 岁，工人。抬重物时突发腰部剧痛，并放射在左下肢后外侧，卧床时减轻，经对症治疗半月，疗效不明显，后经 CT 检查诊断为腰 5、骶 1 椎间盘膨出，此时的治疗不宜采用

A. 完全卧床休息　　　　B. 醋酸泼尼松龙硬膜外注射

C. 推拿按摩　　　　D. 骨盆牵引

E. 椎间盘摘除术

165. 男，30 岁。突发右腰部剧痛 2 小时，疼痛放射致左侧睾丸及大腿内侧，伴恶心、呕吐，尿常规：红细胞（++）。其原因可能是

A. 左输尿管结石　　　　B. 左肾动脉栓塞　　　　C. 左肾衰竭

D. 左肾盏结石　　　　E. 左肾自发性破裂

166. 男，50 岁。右下肢大隐静脉曲张 6 年。查体：血压 150/100mmHg。右下肢自腹股沟至踝部可见明显静脉曲张团球，个别静脉壁变薄突出，右小腿下 1/3 及踝部皮肤有色素沉着，未扪及结节。浅静脉瓣膜功能、交通支瓣膜功能试验阳性，深静脉功能试验阴性。血胆固醇 5.4mmol/L。目前，治疗宜采取

A. 应用弹力绷带加压　　B. 大隐静脉高位结扎加静脉剥脱、切除术
C. 大隐静脉高位结扎术　　D. 硬化剂局部注射
E. 先内科治疗，再考虑手术

167. 男，24 岁。驾车返城时突感右腰部绞痛不适。来院时见患者面色苍白，出冷汗，恶心，呕吐。查尿 RBC（++）/HP，腹部平片示右第 3 腰椎横突旁见一绿豆大小，密度增高的阴影。当即给予肌内注射哌替啶 100mg 后疼痛缓解，半小时后见结石排出，结石主要成分为草酸钙。为避免结石再发，以下错误的措施是

A. 积极治疗尿路感染　　B. 鼓励多活动
C. 碱化尿液，口服别嘌呤醇　　D. 去除尿路梗阻因素
E. 养成多饮水的习惯

168. 女，35 岁。脐周阵发性腹痛 3 天伴呕吐，肠鸣音亢进，有气过水声，诊断为急性肠梗阻，如为机械性肠梗阻，最常见的病因是

A. 狭窄　　B. 疝嵌顿　　C. 肠扭转
D. 肠粘连　　E. 肠套叠

169. 男，60 岁。下肢静脉曲张 10 年余，劳累后肢体肿胀、皮肤湿疹，溃疡形成且经久不愈。最适合的有效治疗方法是

A. 抗感染治疗　　B. 物理治疗　　C. 手术治疗
D. 弹力绷带包扎治疗　　E. 局部药物治疗

170. 男，70 岁。大便秘结半年，后逐渐大便变细，近 4 个月来反复解脓血样便，3~4 次/天。近 5 天以来未排便，伴腹胀、呕吐，不能进食。查体：全腹胀，对称，肠鸣音不亢进，未扪及肿块，肛门指诊未触及肿块。纤维结肠镜检：距肛门 11cm 可见环形狭窄，呈“菜花样”外观，肠镜不能通过。根据患者情况，首先要考虑的诊断是

A. 直肠绒毛状腺瘤　　B. 直肠癌　　C. 乙状结肠癌
D. 溃疡性结肠炎　　E. 直肠炎伴瘢痕狭窄

171. 男，51 岁。解脓血便半年余。纤维结肠镜发现距肛门 10cm 处直肠前壁有一直径 2cm 凸向肠腔的肿物，基底宽。活检病理报告为直肠息肉恶性变。宜采取的手术方式是

A. 经肛门局部切除术　　B. 经腹会阴联合根治术
C. 经腹直肠肿瘤切除术　　D. 骶后径路局部切除术
E. 经腹肿瘤切除，乙状结肠造瘘术

172. 男，32 岁。肛门胀痛，逐渐加重，伴畏寒、发热 3 天。查体：胸膝位左侧肛周皮肤稍红，指诊发现距肛门 4cm 直肠左侧壁偏后肿胀，有明显压痛。诊断首先考虑为

A. 骨盆间隙直肠脓肿　　B. 直肠壁内脓肿
C. 肛门周围脓肿　　D. 坐骨直肠间隙脓肿
E. 括约肌间脓肿

173. 女，48 岁。大便带血 3 个月，排便有下坠感，里急后重，直肠镜检查距肛门 12cm 处

3cm×3cm 肿块，菜花状，质脆，易出血，病理诊断为直肠腺癌。若选择手术，最佳术式为

A. 经腹会阴直肠癌根治术

B. 经腹直肠癌切除术

C. 经腹直肠癌切除、人工肛门、远端封闭手术

D. 拉下式直肠癌切除术

E. 局部切除加放疗术

174. 男，23 岁。发现肛门口肿块 2 天，肿块呈紫色，疼痛剧烈，大便困难。临床诊断为血栓性外痔。适合的治疗方法是

A. 局部封闭　　B. 坐浴　　C. 口服镇痛药

D. 局部注射硬化剂　　E. 血栓外痔剥离术

175. 女，25 岁。双侧乳房周期性胀痛 2 年，经前加重，并可触及不规则包块，伴有触痛，月经过后疼痛缓解包块略有缩小。考虑可能为

A. 乳房纤维腺瘤　　B. 乳房内脂肪瘤　　C. 乳腺炎

D. 乳腺囊性增生病　　E. 乳腺癌

176. 女，25 岁。乳房外上象限肿物约 1cm，无自觉症状，质似橡皮球的弹性感，表面光滑，易于推动。提示

A. 急性乳腺炎　　B. 乳腺癌　　C. 乳管内乳头状瘤

D. 乳腺增生病　　E. 乳腺纤维腺瘤

177. 男，65 岁。3 年前右股骨颈骨折，三翼钉内固定，1 年前右髋关节疼痛，近来加重。X 线片可见右股骨头明显变形，首先考虑为

A. 髋关节退行性变　　B. 继发髋关节结核　　C. 骨折畸形愈合

D. 创伤性关节炎　　E. 股骨头缺血性坏死

178. 女，38 岁。自未停稳的汽车上跳下，跌倒，左季肋部腰受伤，有腹痛，急诊于某院。腹腔穿刺未抽得任何液体，收入院观察，次日行走如常。第 2 周整理物品出院时突然晕倒，出现面色苍白，脉细速。其最可能的诊断是

A. 异位妊娠破裂　　B. 脾破裂（迟发性）　　C. 左肾挫裂伤

D. 肠扭转肠绞窄　　E. 慢性阑尾炎急性发作

179. 女，25 岁。因右手麻木半年来到门诊。查体：颈椎活动受限，颈 6~7 棘突压痛，右臂丛神经牵拉试验（+），右手指浅感觉迟钝。X 线片可以发现下列影像，但除了

A. 颈椎生理前凸变直　　B. 颈椎出现侧凸

C. 椎间孔变大　　D. 椎间孔变窄及钩椎关节增生

E. 椎体前缘明显增生

180. 男，50 岁。建筑工人。不慎被重物砸伤右侧小腿，X 线片如右图所示，考虑诊断为

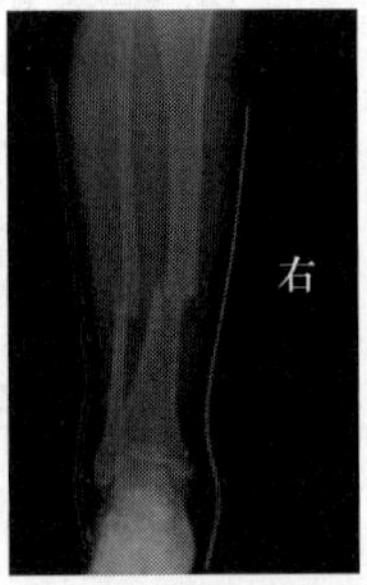

A. 胫骨平台骨折

B. 腓骨颈骨折

C. 胫骨上段骨折

D. 腓骨上段骨折

E. 胫腓骨双骨折

181. 男，42 岁。搬重物时发生腰部剧痛并向下肢放射，无法平卧，咳嗽时加重，最可能的诊断是

A. 腰椎横突骨折　B. 急性腰扭伤　C. 黄韧带损伤
D. 腰椎间盘突出症　E. 腰椎小关节滑膜嵌顿

182. 女，30 岁。产后 1 个月右乳出现红、肿、胀、痛 3 天，伴寒战、高热，无溃破。查体：T 39.5℃，右侧乳房较对侧明显增大，局部红、肿、热、触痛明显，可及明显波动感，乳头无脓性分泌物。该患者最可能的诊断是

A. 乳腺病产后继发感染　B. 炎症性乳腺癌
C. 产后急性乳腺炎　D. 蜂窝织炎
E. 外伤性血肿并发感染

183. 女，57 岁。进食 1 根油条后，上腹剧痛 7 小时，伴呕吐，发热，急查淀粉酶为 1168U/L，最可能的诊断为

A. 幽门梗阻　B. 肠梗阻　C. 急性胰腺炎
D. 急性阑尾炎　E. 急性胃肠炎

184. 男，72 岁。右小腿肿痛伴发热 39℃ 1 天就诊，查体见右小腿红肿明显、右腹股沟淋巴结肿大。追问病史，患者自述有类似发作史多次，有多年的脚癣和下肢静脉曲张病史。最可能的诊断是

A. 急性化脓性淋巴管炎　B. 急性蜂窝织炎
C. 坏死性筋膜炎　D. 丹毒
E. 急性下肢静脉栓塞伴感染

185. 女，25 岁。5 年前冬季骑车发现左小指凉，苍白，入院后渐缓解，此后常在冬季或洗冷水有类似发作，1 年前右小指有相同表现，常因生气或受凉小指变色，疼痛不明显，近半年小指腹萎缩，指甲易裂，吸烟 20 支/天，少量饮酒。除药物治疗以外，还应告诫患者

A. 戒酒　B. 戒辛辣食物　C. 忌用阿司匹林类药物
D. 忌用阿托品类药物　E. 戒烟

186. 女，54 岁。有胆石症病史，持续上腹痛 2 天，呕吐伴乏力。CT 示胰腺肿胀，胰周大量渗出。查体：BP 80/60mmHg，神志淡漠，HR 120 次/分，律齐，呼吸平稳，上腹压痛（+），轻度肌紧张及反跳痛，纠正低血压，应首选

A. 强心药　B. 积极补充血容量　C. 升压药
D. 外科手术　E. 碱性药

187. 男，37 岁。饮酒后突发上腹部剧痛 20 分钟伴恶心、呕吐、腹胀。查体：强迫体位，上腹部带状压痛。轻度肌紧张，无反跳痛。诊断首先考虑为

A. 溃疡病穿孔　B. 急性胰腺炎　C. 急性胆囊炎
D. 急性胃肠炎　E. ACTE 阑尾炎

188. 男，39 岁。健康体检发现甲状腺肿大就诊，查体：甲状腺对称性Ⅲ度肿大，表面不平，中等硬度，无触痛，无血管杂音，心率 75 次/分。拟诊慢性淋巴性甲状腺炎，有助于确诊的首选检查是

A. TSH、FT_3、FT_4　B. 抗甲状腺抗体

C. 甲状腺B超声　　D. 甲状腺吸^{131}I率

E. 甲状腺CT

189. 男，46岁。行甲状腺次全切除手术后出现声音嘶哑，喉镜检查显示左侧声带麻痹，分析手术中可能损伤的结构是

A. 舌下神经　　B. 喉上神经　　C. 舌咽神经

D. 左侧喉返神经　　E. 右侧喉返神经

190. 男，18岁。右手背部深Ⅱ度烧伤10天，近1天出现乏力、头痛及张口困难，不恰当的诊治措施是

A. 手背部烧伤部位清创　　B. TAT 2万U静脉注射

C. 腰穿脑脊液检查　　D. 白蛋白20g静脉注射

E. 10%水合氯醛30ml保留灌肠

191. 女，45岁。突发右腰部及右下腹剧痛，伴恶心，超声显示右肾轻度积水，最可能的诊断是

A. 右侧输尿管肿瘤　　B. 阑尾炎　　C. 右侧输尿管结石

D. 右侧附件炎　　E. 膀胱结石、膀胱炎

192. 男，40岁。有消化性溃疡病史，近日感上腹痛加重，规律不明显，1小时前突然出现上腹剧痛并放射至背部。诊断最可能为

A. 肾结石　　B. 肠梗阻　　C. 消化性溃疡穿孔

D. 胆系疾病　　E. 十二指肠溃疡

193. 男，45岁。原体重70kg，失水后烦躁，心率加快，血清钠158mmol/L，现体重67kg。对高渗性失水的补液种类应为

A. 以补钠为主　　B. 以补水为主，补钠为辅　　C. 以补高渗溶液为主

D. 以补等渗溶液为主　　E. 以补钙为主

二、共用题干单选题

（194~198题共用题干）

男，37岁。急刹车致使方向盘挤压上腹部16小时，上腹部、腰部及右肩疼痛，持续伴恶心、呕吐。查体：体温38.4℃，上腹部肌紧张明显，有压痛，反跳痛不明显，无移动性浊音，肠鸣音存在，怀疑胰腺损伤。

194. 对明确诊断帮助不大的是

A. B超检查　　B. CT检查　　C. 血细胞比容测定

D. 尿淀粉酶测定　　E. 血淀粉酶测定

195. 如果行剖腹探查术，术中最有可能发现合并损伤的脏器是

A. 十二指肠　　B. 胆总管　　C. 横结肠

D. 右肾　　E. 脾

196. 胰腺损伤在各种腹部损伤中所占比例为

A. 1%~2%　　B. 5%~10%　　C. 16%~20%

D. 25%~35%　　E. 40%~50%

197. 如果处理不当，最可能的远期并发症是

A. 胆总管狭窄　　B. 胰腺真性囊肿　　C. 脂肪泻

D. 胰腺假性囊肿　　E. 横结肠梗阻

198. 创伤的治疗过程中，下列事项最不重要的是

A. 致伤因素作用的性质强度　　B. 致伤因素作用的时间和速度

C. 受伤部位的组织和功能状态　　D. 受伤者的年龄和全身状态

E. 受伤者的性别

（199~201 题共用题干）

女，50 岁。上腹包块，腹胀 1 个月。3 个月前曾患“急性胰腺炎”。查体：T 37.0℃，P 90 次/分，R 22/分，BP 110/80mmHg。上腹膨隆，可扪及一 6cm × 8cm 呈半球形、光滑的包块，无压痛。

199. 最可能的诊断是

A. 肝血管瘤　　B. 胰腺假性囊肿　　C. 胰腺体尾部肿瘤

D. 胃平滑肌瘤　　E. 先天性胰腺囊肿

200. 最有助于诊断的检查是

A. 腹部 CT　　B. MRCP　　C. ERCP

D. 纤维胃镜　　E. B 超

201. 手术治疗宜采取

A. 囊肿切开外引流术　　B. 囊肿切除术

C. 囊肿空肠吻合术　　D. 间歇性囊肿穿刺抽液

E. 胰体尾切除术

（202~204 题共用题干）

男，55 岁。上腹痛，低热，体重减轻 1 个月，尿色加深，巩膜、皮肤进行性黄染 2 周。查体：肝肋下 4cm，边缘钝，右上腹可触及一 6cm × 4cm 大小的梨形包块。

202. 确认右上腹包块性质，首选的检查方法是

A. 腹部 X 线平片　　B. ERCP　　C. B 超

D. CT　　E. 穿刺

203. 诊断梗阻性黄疸最有价值的指标是

A. GPT 正常　　B. HBsAg 阴性　　C. 尿胆原阴性

D. B 超示肝内外胆管扩张　　E. AFP 23μg/L

204. 患者大便潜血试验阳性，最可能是

A. 胰腺癌　　B. 壶腹周围癌　　C. 胆管中段癌

D. 胆管上段癌　　E. 胆囊癌

（205~207 题共用题干）

男，32 岁。工作时不慎被锐器刺伤右足底 19 小时。伤后仅在当地诊所做简单局部消毒包扎处理。现来院就诊。

205. 首先应采取的处置措施是

A. 局部换药，门诊观察　　B. 检查伤口，根据情况予以清创

C. 大剂量青霉素静脉滴注　　D. 立即注射破伤风抗毒素

E. 立即注射破伤风类毒素

206. 对该患者的人工被动免疫方法是

A. TAT 1 500IU，皮下注射

B. TAT 5 万~10 万 IU，静脉滴注

C. TAT 5 000~10 000IU，鞘内注射

D. TAT 1 500~3 000IU，皮下注射，每日一次

E. 人体破伤风免疫球蛋白（TIG）3 000~6 000IU，肌内注射

207. 如果患者伤口较深，则可再追加注射一次，时间在

A. 1 周后　　B. 2 周后　　C. 3 周后

D. 4 周后　　E. 5 周后

（208~211 题共用题干）

男，43 岁。右腰部钝痛，B 超示右肾盂结石直径 2cm，右肾轻度积水，左肾未见异常。

208. 患者未出现肾绞痛的原因可能是

A. 结石过大　　B. 结石过小　　C. 肾盂结石移动不大

D. 肾盂结石可以自由移动　　E. 肾功能良好

209. 行 KUB，右肾结石要注意与哪项疾病相鉴别

A. 胆囊结石　　B. 胃溃疡　　C. 阑尾炎

D. 右肾畸形　　E. 肾囊肿

210. 该患者行体外冲击波碎石后，可引起

A. 肾衰竭　　B. 严重心脑血管病　　C. 骨关节病

D. 一过性肉眼血尿　　E. 尿液碱化

211. 假如 ESWL 后结石堆积于输尿管下段，可考虑哪项处理

A. 肾切除

B. 饮食调节，大量饮水

C. 经皮肾镜取石术

D. 再次体外冲击波碎石或输尿管镜碎石取石术

E. 溶石疗法

三、案例分析题

（212~215 题共用题干）

女，74 岁。间断上腹部不适 1 年，发现皮肤巩膜黄染 15 天。大便色浅，尿色深黄。无腹痛、恶心、呕吐，无呕血、黑便，既往无高血压、糖尿病、冠心病及肝炎病史。查体：皮肤巩膜明显黄染，全身浅表淋巴结未及肿大。腹平软，肝、脾肋下未及。右上腹可及肿大胆囊，无压痛。移动性浊音阴性。双下肢无水肿。B 超示胰头区实性占位，肝内外胆管明显扩张，胆囊肿大。肝功能：GPT 203U/L，GOT 167U/L，GGT 559U/L，ALP 835U/L，TBil 199.7μmol/L，DBil 144.6μmol/L。

212. 为明确诊断，需要进一步完善的检查包括

A. 胰腺 CT 薄扫 + 增强 + 三维重建　B. 血清肿瘤标志物
C. 血气分析　D. 颅脑 CT
E. ERCP　F. PTCD

213. 肿瘤标志物中，对胰腺癌的诊断有帮助的是

A. CEA　B. AFP　C. CA50
D. CA24-2　E. CA724　F. CA19-9

214. 提示：CT 示胰头占位，大小 3cm×2.5cm，侵及胰腺轮廓外，门静脉局部有受压的切迹，但门静脉仍通畅。腹腔淋巴结未见明显肿大。在 UICC/AJCC 胰腺癌 TNM 分期系统中，该患者属于

A. 0 期　B. ⅠA 期　C. ⅠB 期
D. ⅡA 期　E. ⅡB 期　F. Ⅲ期
G. Ⅳ期

215. 可行的进一步治疗方案是

A. 肠内肠外营养支持治疗　B. 术前 PTCD 减黄
C. 术前 ERCP + 胆管内支架置入减黄　D. 胆肠内引流术
E. 姑息性胰十二指肠切除术　F. 根治性胰十二指肠切除术

（216～220 题共用题干）

男，36 岁。因右侧腹股沟区可复性肿物一周入院，患者 1 周前腹股沟出现一肿物，肿物多在站立时出现，咳嗽或步行时可出现痛感，当时未予以重视，未行处理，一周来患者症状无改善。

216. 根据病史、查体，患者可能为

A. 腹股沟直疝　B. 腹股沟斜疝　C. 睾丸鞘膜积液
D. 睾丸肿物　E. 精索鞘膜积液　F. 股疝

217. 患者应予以哪些检查

A. 透光试验　B. 腹部立位平片　C. 腹部 B 超
D. CT　E. 体格检查　F. 红细胞沉降率

218. 提示：患者进一步行透光试验及疝囊造影提示为腹股沟斜疝。腹股沟斜疝与睾丸鞘膜积液的鉴别要点是

A. 鞘膜积液所形成肿块完全局限在阴囊内　B. 鞘膜积液做透光试验多为（+）
C. 鞘膜积液难以扪及实质性睾丸　D. 鞘膜积液站立时肿物出现，平卧后消失
E. 腹股沟斜疝多伴疼痛　F. 鞘膜积液多呈球形或卵圆形

219. 关于斜疝的说法，正确的是

A. 由腹股沟管突出，可进入阴囊　B. 回纳疝块后压住深环，肿物可不突出
C. 精索在疝囊后方　D. 疝囊颈在腹壁下动脉外侧
E. 斜疝嵌顿机会多　F. 回纳疝块后压住浅环，疝可不突出

220. 行疝囊修补术的禁忌证是

A. 长期咳嗽　B. 大量腹水　C. 心力衰竭

D. 全身急性感染　E. 急性肝炎　F. 小于 1 岁的小孩
G. 嵌顿疝
(221~223 题共用题干)
男，76 岁。右腹股沟可复性肿物 7 年，肿物已入阴囊。3 小时来肿物不能回纳并伴疼痛，下腹痛，伴恶心，未吐，腹微胀，无发热，急诊就诊，确诊为右腹股沟嵌顿疝。
221. 需紧急采取的措施是
A. 急诊手术　B. 手法疝复位　C. 注射哌替啶
D. 头低脚高位　E. 检查有无腹膜刺激征　F. 髋关节屈曲
G. 髋关节外展
222. 手法复位成功，下一步处理措施是
A. 即刻回家　B. 留观　C. 观察有无腹膜刺激征
D. 观察有无肠梗阻　E. 观察大便是否带血　F. 择期手术
G. 疝带治疗
223. 嵌顿疝回纳成功，以后的治疗方案为
A. 疝带治疗　B. 通便药治疗　C. 观察
D. 中药治疗　E. 加强腹肌锻炼　F. 局部热敷
G. 择期手术
(224~228 题共用题干)
女，36 岁。发现颈部肿大 6 天，有隐痛，查体：体温 37.5℃，右侧甲状腺肿大，质地中等，有触痛，无明显结节。
224. 在病史方面还应侧重哪些情况
A. 有无怕热、心悸、性情急躁　B. 有无呼吸、吞咽困难
C. 有无低热、盗汗　D. 有无近期感冒
E. 有无咽喉部疼痛　F. 有无甲状腺家族病史
225. 应行的辅助检查包括
A. 胸片　B. 心电图　C. 甲状腺 B 超
D. 血常规　E. 甲功七项　F. 颈部 CT
G. 基础代谢率测定　H. 甲状腺细针穿刺活检
226. 如果基础代谢率升高，T_3、T_4升高，可能的诊断是
A. 单纯性甲状腺肿　B. 原发性甲状腺功能亢进
C. 结节性甲状腺肿　D. 结节性甲状腺肿继发高功能腺瘤
E. 急性甲状腺炎　F. 亚急性甲状腺炎
G. 慢性淋巴性甲状腺肿
227. 如果需进一步明确诊断，需行的检查是
A. 颈部 CT　B. 全身骨扫描
C. 甲状腺同位素扫描　D. 甲状腺细针穿刺活检
E. 促甲状腺激素受体抗体检测　F. 甲状腺 MRI

228. 如果甲状腺同位素扫描提示甲状腺摄碘率下降，应考虑诊断为

A. 单纯性甲状腺肿　　B. 原发性甲状腺功能亢进

C. 结节性甲状腺肿　　D. 结节性甲状腺肿继发高功能腺瘤

E. 急性甲状腺炎　　F. 亚急性甲状腺炎

G. 慢性淋巴性甲状腺肿

（229~231 题共用题干）

女，46 岁。发现颈部肿大、多食、消瘦 2 年入院，曾至当地医院按甲亢服药治疗 1 年半，上述症状无明显好转。查体：甲亢面容、甲状腺Ⅲ度肿大，浅表淋巴结不肿大。

229. 入院后的常规检查不包括

A. 基础代谢率测定　　B. 心电图检查　　C. 颈部摄片

D. 喉镜检查　　E. 血电解质检查　　F. 颈部肿块穿刺

230. 提示：完善术前准备，拟行双侧甲状腺大部切除手术。切除甲状腺体应注意的问题是

A. 切除腺体的 50%~60%　　B. 切除腺体的 80%~90%

C. 切除腺体的 70%~80%　　D. 保留峡部

E. 同时切除峡部　　F. 每侧残留腺体约为成人拇指末节大小

231. 提示：术后患者突发呼吸困难、烦躁、发绀。出现此症状的原因有

A. 损伤喉上神经　　B. 损伤双侧喉返神经　　C. 切口内出血

D. 喉头水肿　　E. 气管痉挛　　F. 损伤甲状旁腺

（232~235 题共用题干）

男，66 岁。既往有胆囊结石病史，因上腹痛 4 小时由家属送诊，查体：意识淡漠，血压 90/50mmHg，右上腹部肌紧张。

232. 可能的诊断为

A. 急性胆囊炎　　B. 急性胰腺炎　　C. 急性胆源性胰腺炎

D. 上消化道穿孔　　E. 肠系膜静脉血栓　　F. 急性胆管炎

G. 感染性休克

233. 此时最恰当的治疗措施是

A. 紧急化验血常规、肝功能、胰酶　　B. 积极补液，抗休克治疗

C. 行腹部 CT 检查　　D. 紧急完善术前准备，急诊手术

E. 行腹部平片检查　　F. 同时行床旁 B 超检查

234. 如行急诊手术治疗，进入腹腔后应首先

A. 清除腹腔内渗出物　　B. 切除胆囊

C. 冲洗腹腔　　D. 探查胰腺是否坏死

E. 找到穿孔位置，进行修补　　F. 切开胆总管

235. 可能采取的手术方式为

A. 胃穿孔修补　　B. 肠切除吻合

C. 胰腺切除　　D. 胰、十二指肠切除

E. 胆管切开取石、T 管引流　　F. 胆囊切除

（236~240 题共用题干）

女，65 岁。因发现右侧乳房近乳头处包块半年来院就诊，既往体健。查体：右侧乳腺外上象限近乳头处可触及约 3.0cm×1.5cm 质硬肿物，肿物局部皮肤稍凹陷，无压痛，边界尚清，腋窝未触及明显肿大淋巴结。

236. 下列哪项检查对明确诊断最有意义

A. 红外线摄影图像　　B. 钼靶 X 线检查
C. CT 检查　　D. 切除或穿刺活检病理检查
E. B 超检查　　F. 肿瘤标志物测定

237. 提示：乳腺钼靶 X 线检查发现右乳房内高密度影肿物，边缘呈毛刺状，可见小簇状、沙砾样钙化。目前最可能的诊断为

A. 乳腺癌　　B. 乳腺纤维瘤
C. 乳房结核　　D. 乳腺囊性增生病
E. 乳管内乳头状瘤　　F. 浆细胞性乳腺炎

238. 提示：乳腺包块穿刺活检病理报告为乳腺浸润性导管癌。下列哪项是目前最恰当的处理方式

A. 乳房单纯切除术　　B. 肿块局部切除术
C. 乳腺癌根治术　　D. 乳腺区段切除 + 腋窝淋巴结清扫术
E. 乳腺癌改良根治术　　F. 观察随访

239. 提示：行右侧乳腺癌改良根治术，术后病理结果为右乳腺外上象限肿物，大小为 3cm×2cm，右腋下淋巴结可见癌转移 1/3。患者 TNM 分期为

A. $T_1N_1M_0$　　B. $T_1N_2M_0$　　C. $T_2N_1M_0$
D. $T_3N_1M_0$　　E. $T_2N_2M_0$　　F. $T_3N_2M_0$

240. 患者的临床分期属于

A. 0 期　　B. Ⅰ期　　C. Ⅱ期
D. Ⅲ期　　E. Ⅳ期　　F. 不能确定

答案与解析

1. C　2. D　3. C　4. D　5. B　6. B　7. D　8. A　9. C　10. E　11. E　12. A　13. D　14. B　15. A　16. B　17. A　18. B　19. B　20. E　21. B　22. D　23. B　24. B　25. C　26. E　27. D　28. E　29. D　30. C　31. C　32. B　33. D　34. C　35. D　36. E　37. C　38. C　39. A　40. B　41. E　42. D　43. D　44. B　45. D　46. D　47. A　48. D　49. A　50. C　51. B　52. D　53. E　54. B　55. B　56. B　57. A　58. D　59. C　60. B　61. C　62. A　63. E　64. D　65. C　66. A　67. D　68. B　69. C　70. C　71. E　72. A　73. C　74. D　75. D　76. C　77. E　78. B　79. B　80. D　81. B　82. A　83. E　84. D　85. C　86. C　87. C　88. C　89. D　90. E　91. C　92. D　93. E　94. A　95. B　96. D　97. C　98. E　99. E　100. E　101. B　102. C　103. D　104. D　105. E　106. B　107. B　108. A　109. D　110. B　111. A　112. C　113. B　114. E　115. E

116. B　117. A　118. B　119. C　120. C　121. E　122. D　123. E　124. C　125. B　126. D
127. E　128. B　129. B　130. D　131. B　132. B　133. D　134. A　135. E　136. D　137. B
138. C　139. C　140. D　141. B　142. E　143. C　144. C　145. C　146. D　147. C　148. E
149. A　150. E　151. D　152. D　153. A　154. E　155. E　156. D　157. E　158. C　159. C
160. C　161. A　162. E　163. D　164. C　165. A　166. E　167. C　168. D　169. C　170. B
171. C　172. D　173. B　174. E　175. D　176. E　177. E　178. B　179. C　180. E　181. D
182. C　183. C　184. D　185. E　186. B　187. B　188. B　189. D　190. C　191. C　192. C
193. B　194. C　195. B　196. A　197. D　198. E　199. B　200. A　201. C　202. C　203. D
204. B　205. B　206. A　207. A　208. C　209. A　210. D　211. D　212. ABE　213. ACDEF
214. C　215. ACF　216. ABCEF　217. AE　218. ABC　219. ABCDE　220. ABCDE　221. BCDEF
222. BCDEF　223. G　224. ABCDE　225. ABCDEG　226. F　227. C　228. F　229. F　230. BEF
231. BCDE　232. ABCEFG　233. ABDF　234. F　235. EF　236. D　237. A　238. E
239. C　240. C

1. C【解析】诊断消化性溃疡急性穿孔最主要的辅助检查结果为 X 线片下可见膈下游离气体，最有价值的体格检查常表现为肝浊音界消失。

2. D【解析】粘连性肩关节囊炎（肩周炎）以中老年患者多见，女性多于男性，左侧多于右侧，亦可两侧先后发病。肩关节各方向主动、被动活动均不同程度受限，尤其是外展、外旋和内旋、后伸活动受限最重。

5. B【解析】提示结节为甲状腺癌的危险因素包括：①儿童。②成人年龄 <30 岁或 >60 岁。③男性。④儿童时期头颈部放射线照射史或放射性尘埃暴露史。⑤全身放射治疗史。⑥有甲状腺癌或多发性内分泌腺瘤病（MEN）2 型家族史。⑦结节迅速增大。⑧伴持续性声嘶、发音困难、吞咽困难或呼吸困难。⑨结节形状不规则、坚硬、固定。⑩颈部淋巴结肿大。

9. C【解析】急性水肿性胰腺炎时压痛多只限于上腹部，常无明显肌紧张。重症急性胰腺炎可伴有肌紧张和反跳痛，范围较广，可累及全腹。肠鸣音减弱或消失，腹腔渗液量大者移动性浊音为阳性。

10. E【解析】急性胰腺炎手术适应证：①不能排除其他急腹症时。②胰腺和胰周坏死组织有继发感染。③虽经合理支持治疗，而临床症状继续恶化。④胆源性胰腺炎。⑤病程后期合并肠瘘大出血或胰腺假性囊肿。⑥腹腔间隔室综合征，即出现腹部严重膨隆、腹壁高度紧张，伴有心、肺、肾衰竭，经内科治疗无效。

11. E【解析】高脂血症性胰腺炎和高钙血症（甲状旁腺功能亢进）属于急性胰腺炎的致病危险因素，随着我国人民生活水平的提高，高脂血症性胰腺炎发病率较前增加。

12. A【解析】急性胰腺炎的基本病理改变是胰腺呈不同程度的水肿、充血、出血和坏死。

13. D【解析】急性胰腺炎时镜下见间质充血、水肿并有炎症细胞浸润，有时可发生局限性脂肪坏死。急性出血坏死性胰腺炎时腹腔内或腹膜后有咖啡色或暗红色血性液体或血性混浊渗液。

15. A【解析】血淀粉酶在发病数小时开始升高，24 小时达高峰，4~5 天后逐渐降至正常；

尿淀粉酶在24小时才开始升高，48小时到高峰，下降缓慢，1~2周后恢复正常。

16. B【解析】上腹受挤压时，胃窦、十二指肠第三部或胰腺可因被压在脊柱上而导致断裂；肠道的固定部分（上段空肠、末段回肠、粘连的肠管等）比活动部分更易受损；充盈的空腔脏器（饱餐后的胃、未排空的膀胱）比空虚时更易破裂。

17. A【解析】合并胸部穿透伤者，为避免气管插管正压呼吸时可能发生的张力性气胸，应先行患侧闭式引流术。诊断不明的腹痛、腹外伤患者，应禁用镇痛药。血凝块附着处，常为出血处，应移除血凝块后严格止血。骨盆骨折时为防止直肠、膀胱、尿道、血管等损伤，应平卧位摄片。

18. B【解析】临床上所见的脾破裂，约85%为真性破裂。破裂部位较多见于脾上极及膈面，有时在裂口对应部位有肋骨骨折。破裂如发生在脏面，尤其是邻近脾门者，有脾蒂撕裂的可能，若出现此种情况，出血量很大，患者可迅速发生休克，抢救不及时可致死亡。

21. B【解析】诊断性腹腔穿刺术和腹腔灌洗术阳性率可达90%以上，对于判断腹腔内脏有无损伤和哪类脏器损伤有很大帮助。腹腔穿刺术的穿刺点最多选于脐和髂前上棘连线的中、外1/3交界处或经脐水平线与腋前线相交处。

24. B【解析】急性胰腺炎的非手术治疗包括：①禁食。②胃肠减压。③静脉输液，积极补足血容量，注意维持热能供应，维持水、电解质和酸碱平衡。④镇痛。⑤应用抗生素，由于急性胰腺炎属化学性炎症，抗生素并非必要，但我国急性胰腺炎发生常与胆道疾病有关，如为胆源性胰腺炎，尽可能在本次住院期间完成内镜治疗或在康复期择期行胆囊切除术，避免今后复发，如合并感染，需选用1~2种抗生素。⑥抑酸治疗。

40. B【解析】血栓闭塞性脉管炎通常起始于动脉，然后可累及静脉。病变活动期为血管全层非化脓性炎症，后期炎症消退，血栓机化。有新生毛细血管形成。静脉受累时的病理变化与动脉大体相同。

41. E【解析】动脉粥样硬化性闭塞可见大、中动脉广泛受累，不规则狭窄和节段性闭塞，硬化动脉扩张、扭曲，平片下可见钙化影；血栓闭塞性脉管炎主要为中小动脉的节段性闭塞，病变近、远侧血管壁光滑。

42. D【解析】急性肢体动脉栓塞的典型表现是突发性肢体冷痛麻木和发绀，患者常伴有心房颤动。只要肢体未坏死，均应积极手术取栓，而一旦肢体已出现坏死平面，则应截肢。

46. D【解析】急性乳腺炎脓肿形成后的主要治疗措施是及时脓肿切开引流。注意事项：①良好麻醉。②触诊不清时于压痛明显处穿刺定位。③依脓肿部位选择放射状切口或乳晕边缘弧形切口，避免损伤乳管，深部或乳房后脓肿选择乳房下缘弧形切口及对口引流。④切开后以手指打通各脓腔以保证充分引流。⑤脓腔较大时于最低处做对口引流。

47. A【解析】乳房的淋巴网甚为丰富，其淋巴液输出有4个途径：①乳房大部分淋巴液流至腋窝淋巴结，部分乳房上部淋巴液可直接流向锁骨下淋巴结。②部分乳房内侧的淋巴液通过肋间淋巴管流向胸骨旁淋巴结。③两侧乳房间皮下有交通淋巴管。④乳房深部淋巴网可沿腹直肌勒和肝镰状韧带通向肝。

48. D【解析】去除坏死组织、有效覆盖创面、控制感染是积极有效的措施。

49. A【解析】骨折的愈合可分为3个阶段：血肿机化演进期、原始骨痂形成期、骨痂改造塑形期。

50. C【解析】下肢深静脉血栓的非手术疗法包括：①一般处理。卧床休息，抬高患肢，适当使用利尿药，以减轻肢体肿胀。②溶栓疗法。常用药物为尿激酶、链激酶、组织型纤溶酶原激活剂。③抗凝疗法。抗凝剂有肝素和香豆素衍生物。一般是以前者开始，接着使用后者。④祛聚疗法。祛聚药物包括右旋糖酐，阿司匹林、双嘧达莫和丹参等，既能扩充血容量、稀释血液、降低黏稠度，又能防止血小板凝聚，因而常作为辅助疗法。

51. B【解析】血栓闭塞性脉管炎是一种累及血管的炎症和闭塞性疾病，主要侵袭四肢，尤其是下肢的中、小动静脉。早期起因于血管壁炎症刺激末梢神经，后因动脉阻塞造成缺血性疼痛，即间歇性跛行或静息痛。

52. D【解析】为了对烧伤严重程度有一基本估计，作为设计治疗方案的参考，我国常用下列分度法。①轻度烧伤：Ⅱ度烧伤面积 10% 以下。②中度烧伤：Ⅱ度烧伤面积 11%~30%，或有Ⅲ度烧伤但面积不足 10%。③重度烧伤：烧伤总面积 31%~50%；或Ⅲ度烧伤面积 11%~20%；或Ⅱ度、Ⅲ度烧伤面积虽不到上述百分比，但已发生休克、合并较重的吸入性损伤和复合伤等。④特重烧伤：烧伤总面积 50% 以上；或Ⅲ度烧伤 20% 以上。

53. E【解析】按中国九分法计算成人烧伤面积方法如下。①头颈部占 9%：发部、面部和颈部各占 3%。②双上肢占 18%：双上臂占 7%，双前臂占 6%，双手占 5%。③躯干占 27%：躯干前、后各占 13%，会阴占 1%。④双下肢占 46%：双臀占 5%，双大腿占 21%，双小腿占 13%，双足占 7%。一般成年女性的臀部和双足各占 6%。

55. B【解析】阑尾炎的病因有阑尾管腔阻塞、细菌入侵和阑尾先天畸形。细菌入侵导致的阑尾炎多为肠道内的各种革兰阴性杆菌和厌氧菌，最常见的为大肠埃希菌。

56. B【解析】尿路结石以草酸钙成分最为多见。草酸钙结石质硬，不易碎，粗糙，不规则，呈桑葚样，棕褐色，尿路平片易显影。

57. A【解析】前列腺增生手术治疗适应证：①药物治疗无效者。②有急性尿潴留史者。③反复尿路感染合并膀胱结石者。④并发肾功能损害或并发腹股沟疝、脱肛及内痔者。⑤心、肺及肝、肾功能正常，能耐受手术者。

58. D【解析】绞窄性肠梗阻因肠系膜血管或肠壁小血管受压、血管腔栓塞或血栓形成而使相应肠段急性缺血，引起肠坏死、穿孔。可有休克征象。急性腹痛患者表现为腹痛的间歇期不断缩短，形成剧烈的持续性腹痛，警惕可能是绞窄性肠梗阻的表现。

64. D【解析】急性胰腺炎 CT 扫描是最具诊断价值的影像学检查。不仅能诊断急性胰腺炎，而且能鉴别是否合并胰腺组织坏死。在胰腺弥漫性肿大的基础上出现质地不均、液化和蜂窝状低密度区，则可诊断为胰腺坏死。

65. C【解析】急性胰腺炎非手术治疗适应于轻症胰腺炎及尚无外科干预指征的中度重症和重症急性胰腺炎。除胰周感染、梗阻性胆源性胰腺炎及其他特殊情况，不论疾病的严重程度均可以行非手术治疗。有感染证据时可经验性或针对性使用抗生素。禁食和胃肠减压，持续胃肠减压可防止呕吐、减轻腹胀、降低腹内压。

66. A【解析】慢性胰腺炎是多种原因所致胰实质和胰管的不可逆慢性炎症损害，其特征是反复发作的上腹部疼痛伴进行性膜腺内、外分泌功能减退或丧失。手术治疗的主要目的是解除或减轻疼痛，手术只能延缓疾病的发展，不能终止疾病病程和根治疾病。

67. D【解析】淀粉酶不同检测方法产生的诊断参考值不同，淀粉酶值愈高诊断正确率也越大，但升高的幅度和病变严重程度不成正相关。

68. B【解析】新生儿期治疗方法简单，既不需要麻醉，又不需要任何手法整复，只需采用固定方法使其处于外展屈曲位，即可获得较好的疗效。首选 Pavlik 吊带，定期检查，使用 2~4 个月后，换为外展支具维持固定，也有用连衣袜套法及外展位襁褓支具法。

69. C【解析】先天性髋关节脱位的治疗与年龄相关，先天性髋关节脱位复位的正确体位是髋关节保持屈曲、外展位。

70. C【解析】下腔静脉虽位置深在，但锐器伤时极易被损伤而发生大出血，应注意探查。剖腹探查切口不依据创伤外口部位。右上腹部刺伤可能受伤的脏器是肝、胆及横结肠，胃及小肠也应注意探查。

78. B【解析】患者下肢软组织广泛挫伤，心率加快，血压降低，存在挤压综合征的可能性，故应积极补液扩容，碱化尿液，积极预防休克及肾功能损害。

79. B【解析】患者右大腿外侧可见 3cm 长创口，无出血，肢体无反常活动，暂不考虑骨折，可不行右大腿 X 线检查。患者有腹胀、休克表现，应注意有无脏器损伤，并应立即进行生命体征监护，建立静脉输液通道，腹部超声、腹部穿刺有助于明确诊断。

80. D【解析】患者有外伤史，存在舌后坠、颅内血肿、下颌骨开放性骨折，急救首先要保持呼吸道通畅。

81. B【解析】烧伤最常见的并发症是感染，尤其是创面感染，烧伤致全身性感染的主要致病菌是革兰阴性杆菌。

82. A【解析】乳腺癌早期表现是病侧乳房出现无痛、单发的小肿块，常是患者无意中发现。肿块质硬，表面不光滑，与周围组织分界不很清楚，在乳房内不易被推动。随着肿瘤增大，可引起乳房局部隆起。若累及库珀（Cooper）韧带，可使其缩短而致肿瘤表面皮肤凹陷，即“酒窝征”。乳腺癌淋巴转移最初多见于腋窝。肿大淋巴结质硬、无痛、可被推动；以后数目增多，并融合成团，甚至与皮肤或深部组织粘连。根据患者临床表现，应考虑为乳腺癌。

89. D【解析】肝外胆管结石一般无症状或仅有上腹部不适，当结石造成胆管梗阻时可出现反复腹痛或黄疸；如继发胆管炎，可出现典型的查科（Charcot）三联征，即腹痛、寒战高热和黄疸。根据患者临床表现，考虑可能为肝外胆管结石。超声可作为首选的检查方法，能发现结石并明确大小和部位。

90. E【解析】根据题干，患者目前考虑为胆道系统疾病的可能性大。CT、PTCD、B 超，均为较好的定位诊断手段。ERCP，可明确显示胆胰管结构，并可较好指导手术。DSA 常用于观察血管病变，对肝血管病有一定价值。

91. C【解析】单纯性的甲状腺肿治疗方式如下。①生理性甲状腺肿，可不给予药物治疗，宜多食含碘丰富的海带、紫菜等食物。②对 20 岁以下的弥漫性单纯甲状腺肿患者，可给予小量甲状腺素或左甲状腺素钠片，以抑制腺垂体 TSH 分泌，缓解甲状腺的增生和肿大。③及时施行甲状腺大部切除术的情况：因气管、食管或喉返神经受压引起临床症状者；胸骨后甲状腺肿；巨大甲状腺肿影响生活和工作者；结节性甲状腺肿继发功能亢进者；结节性甲状腺肿疑有恶变者。

92. D【解析】患者为年轻女性，双侧甲状腺对称性重大，质地软，同时有亲属亦有类似疾病，考虑可能为缺碘导致单纯性甲状腺肿，可给予小剂量甲状腺素或左甲状腺素钠片，以抑制腺垂体 TSH 分泌，缓解甲状腺的增生和肿大。

93. E【解析】喉上神经损伤多发生于处理时上极时离腺体太远分离不仔细和将神经与周围组织一同大束结扎所引起。喉上神经分内（感觉）、外（运动）两支。若损伤外支会使环甲肌瘫痪，引起声带松弛、音调降低。内支损伤，则喉部黏膜感觉丧失，进食特别是饮水时，容易误咽发生呛咳。一般经理疗后可自行恢复。根据患者临床表现考虑为喉上神经损伤。

95. B【解析】因甲状腺手术时误伤及甲状旁腺或其血液供给受累，使血钙浓度下降至 2.0mmol/L 以下，严重者可降至 1.0~1.5mmol/L，多在术后 1~3 天出现手足抽搐。注射钙剂如葡萄糖酸钙等能够有效缓解缺钙症状。

96. D【解析】甲状腺功能亢进（甲亢）术后呼吸困难和窒息的原因：①出血及血肿压迫气管，多因手术时止血（特别是腺体断面止血）不完善，偶尔为血管结扎线滑脱所引起。②喉头水肿，主要是手术创伤所致，也可因气管插管引起。③气管塌陷，是气管壁长期受肿大甲状腺压迫，发生软化，切除甲状腺体的大部分后软化的气管壁失去支撑的结果。④双侧喉返神经损伤。

97. C【解析】患者出现多食、急躁、易激惹、消瘦、心率快等表现，3 个月来感到眼发胀，考虑可能为突眼性甲状腺肿，体格检查可发现甲状腺肿大，甲状腺可闻及血管杂音。TSH、T_3、T_4检查等有助于诊断。

98. E【解析】临床上常通过肿物能否随吞咽上下移动，来鉴别颈部肿块是否与甲状腺有关。若肿块可随吞咽而上下移动，则常认为与甲状腺有关。

99. E【解析】甲状旁腺功能减退是甲状腺手术并发症，因手术时误伤甲状旁腺或其血液供给受累所致，血钙浓度下降至 2.0mmol/L 以下，严重者可降至 1.0~1.5mmol/L，神经肌肉的应激性显著增高，多在术后 1~3 天出现症状，起初多数患者只有面部、唇部或手足部的针刺样麻木感或强直感，严重者可出现面肌和手足伴有疼痛的持续性痉挛，每天发作多次，每次持续 10~20分钟或更长，严重者可发生喉和膈肌痉挛，引起窒息死亡。根据患者临床表现，考虑为低钙血症。

100. E【解析】甲状旁腺损伤，重在术中预防避免损伤，如发现被切甲状旁腺，应行自体旁腺移植。故为预防，切下甲状腺标本时要立即仔细检查其背面甲状旁腺有无误切。

101. B【解析】患者右侧第 3、4 肋骨骨折，骨折无移位，无明显发绀，肺压缩不足 20%，处理方式一般是保守治疗的同时镇静镇痛，注意处理合并症。

102. C【解析】患者会阴部持续性疼痛，伴发热，出现排尿困难、里急后重，直肠指诊时剧烈疼痛，血白细胞计数增多，考虑最可能的诊断为坐骨直肠窝脓肿。

104. D【解析】乳头溢液未扪及肿块者，可做乳腺导管内视镜检查、乳头溢液涂片细胞学检查。乳头糜烂疑为湿疹样乳腺癌时，可做乳头糜烂部刮片、印片细胞学检查或乳头区切取活检术。

105. E【解析】CT 由于不受十二指肠气体干扰，对胆总管下段病变的显示优于 B 超。对胆道系统及肝胰等脏器占位性病变可作出较准确诊断。B超诊断胆囊结石及肝内胆管结石的准确率达90%以上，但对肝外胆管结石的诊断率只有80%左右。其主要原因是胃肠道气体对胆总管下段的干扰所致。

106. B【解析】Mills征又称前臂伸肌牵拉试验，嘱患者肘伸直，握拳、屈腕，前臂旋前，发生肘外侧疼痛为阳性。阳性提示肱骨外上髁炎（网球肘）。

107. B【解析】50岁以上男性，有进行性排尿困难病史，查体注意下腹部有无膨隆的膀胱。直肠指诊前列腺有无增大、中央沟是否存在。导尿是急性尿潴留时最常用的方法。当病因明确并有条件即时解除者，应立即解除病因，恢复排尿。

108. A【解析】慢性阑尾炎的诊断：①曾有急性阑尾炎发作史。②右下腹疼痛反复发作。③剧烈运动及饮食不当可诱发。④局限、固定的麦氏点压痛。⑤钡灌肠阑尾不显影或显影不全、阑尾腔不规则。72小时后阑尾腔内仍有钡剂残留即可诊断为慢性阑尾炎。根据患者临床表现考虑为慢性阑尾炎。

109. D【解析】腹股沟直疝常见于年老体弱者，其主要临床表现是当患者直立时，在腹股沟内侧端、耻骨结节上外方出现一半球形肿块，并不伴疼痛或其他症状。直疝囊颈宽大，疝内容物又直接从后向前突出，故平卧后疝块多能自行消失，不需用手推送复位。直疝很少进入阴囊，极少发生嵌顿。根据患者临床表现考虑为右侧腹股沟直疝。

110. B【解析】胃十二指肠溃疡穿孔时，可见患者表情痛苦，取屈曲体位，不敢移动。腹式呼吸减弱或消失，全腹压痛，但以穿孔处最重。腹肌紧张呈“板状腹”，反跳痛明显。肠鸣音减弱或消失。叩诊肝浊音界缩小或消失，可闻移动性浊音。实验室检查白细胞计数增多，立位X线检查膈下可见新月状游离气体影。根据患者临床表现，考虑为胃十二指肠溃疡穿孔。

111. A【解析】乳腺增生一侧或双侧乳房胀痛和肿块是乳腺囊性增生病的主要表现，部分患者具有周期性。乳房胀痛一般于月经前明显，月经后减轻，严重者整个月经周期都有疼痛。查体发现一侧或双侧乳房内可有大小不一，质韧的单个或为多个的结节，可有触痛，与周围分界不清，亦可表现为弥漫性增厚。少数患者可有乳头溢液。根据患者临床表现，考虑最可能为乳腺增生病。

113. B【解析】睾丸肿瘤的典型表现多为病侧阴囊内单发无痛性肿块。睾丸肿瘤较小时，临床症状不明显，随着肿瘤逐渐增大，可表现为病侧睾丸质硬而沉重，有轻微坠胀或钝痛。根据题干信息，考虑患者可能为睾丸肿瘤，应转诊到上级医院进行超声检查，并请专科医生会诊。

127. E【解析】胃液中含有丰富的K^+、Cl^-，频繁的呕吐造成K^+和Cl^-的大量丢失，从而使血清K^+、Cl^-降低。患者血pH及HCO_3^-增高，是碱中毒的标志。$PaCO_2$增高，提示存在呼吸性酸中毒。综上，考虑患者为失代偿性碱中毒。

128. B【解析】患者为妊娠5个月，合并甲状腺功能亢进，有轻度压迫症状，符合手术治疗的指征。放射性碘治疗对胎儿有影响，不宜采用。

130. D【解析】霍纳（Horner）综合征包括产生剧烈胸肩痛、上肢静脉怒张、水肿、臂痛和上肢运动障碍，也可引起同侧上睑下垂、瞳孔缩小、眼球内陷、面部无汗等。

137. B【解析】甲状腺癌诊断主要根据临床表现，若甲状腺肿块质硬、固定，颈淋巴结肿大，或有压迫症状者，或存在多年的甲状腺肿块，在短期内迅速增大者，均应怀疑为甲状腺癌。超声等辅助检查有助于诊断。应注意与慢性淋巴细胞性甲状腺炎鉴别，细针穿刺细胞学检查可帮助诊断。此外，血清降钙素测定可协助诊断髓样癌。

140. D【解析】急性胰腺炎时腹痛是主要症状。常于饱餐和饮酒后突然发作，腹痛剧烈，多位于左上腹，向左肩及左腰背部放射。腹胀与腹痛同时存在。恶心、呕吐在早期即可出现，呕吐往往剧烈而频繁。腹部压痛可限于上腹部，也可累及全腹，可伴有肌紧张和反跳痛。少数严重患者胰腺的出血可经腹膜后途径渗入皮下，在腰部、季肋部和下腹部皮肤出现大片青紫色瘀斑，称 Grey-Turner 征；若出现在脐周，称 Cullen 征。根据患者临床表现，考虑最可能为急性胰腺炎。

141. B【解析】患者有急性胰腺炎，治疗 2 周后出现发热、左上腹压痛，可触及囊性包块、局部触痛明显，血白细胞计数明显增多，以中性粒为主。考虑并发脓肿的可能性最大。

143. C【解析】慢性胰腺炎以腹痛最常见。疼痛位于上腹部剑突下或偏左，常放射到腰背部，呈束腰带状。疼痛持续的时间较长。可有食欲缺乏和体重下降。部分患者有胰岛素依赖型糖尿病和脂肪泻。通常将腹痛、体重下降、糖尿病和脂肪泻，称为慢性胰腺炎的四联症。部分患者可因胰头纤维增生压迫胆总管而出现黄疸。根据题干信息，考虑患者为慢性胰腺炎。

144. C【解析】手术探查胰头部包块尚能推动，说明肿瘤尚未侵及系膜上血管及周围组织。患者病程短，一般情况良好，无手术禁忌证，故宜采取胰十二指肠切除术。

147. C【解析】小儿脾损伤，应尽量保留脾脏，对患儿的免疫功能有利。患儿中脾下极裂伤，可行脾修补术。

153. A【解析】阑尾炎临床表现为腹痛、胃肠道症状和全身症状。典型的腹痛发作始于上腹，逐渐移向脐部，数小时（6~8 小时）后转移并局限在右下腹。体征：①右下腹压痛，是急性阑尾炎最常见的重要体征。压痛点通常位于麦氏点，可随阑尾位置的变异而改变，但压痛点始终在一个固定的位置上。②腹膜刺激征，反跳痛，腹肌紧张，肠鸣音减弱或消失等。③右下腹肿块。④可作为辅助检查的其他体征。根据患者的临床表现考虑为急性阑尾炎。

158. C【解析】单关节炎的突发性和严重性支持急性痛风性关节炎的拟诊，尤其是在患者用利尿药治疗时需进行关节穿刺。并排除其他诊断，如感染。对于大多数急性痛风患者来说，非甾体抗炎药是治疗首选。秋水仙碱也是有效的，但可导致呕吐和腹泻。发生感染性关节炎时，在炎节穿刺之前不应使用抗生素。对高尿酸血症绝不能在痛风性关节炎急性发作时处理。长期目标是控制高尿酸血症，防止进一步的侵袭，并防止关节损伤。排尿酸剂或别嘌呤醇被认为能对反复急性发病的关节炎、尿路结石或形成痛风石沉积有长期的预防。要使出清尿酸正常，先于药物治疗的应包括控制体重、避免乙醇和利尿药，可能还要坚持低嘌呤饮食。患者没有外伤史，脚踝 X 线检查可能没有阳性结果。

187. B【解析】急性胰腺炎时，腹痛常于饱餐和饮酒后突然发作，腹痛剧烈，多位于左上腹，向左肩及左腰背部放射。病变累及全胰时，疼痛范围较宽并呈束带状向腰背部放射。患者有饮酒史，主要表现为上腹部剧痛，强迫体位，上腹部带状压痛，符合急性胰腺炎的临床特点。

188. B【解析】慢性淋巴细胞性甲状腺炎又称桥本甲状腺炎（HT)，属于自身免疫性甲状腺炎，也是甲状腺功能减退的最常见原因。甲状腺肿大、基础代谢率低、甲状腺摄^{131}I量减少，结合血清TPOAb和TgAb显著增高可帮助诊断。对于疑难病例，可行穿刺活检以确诊。

189. D【解析】舌下神经损伤多发生于颌下腺切除术时，舌下神经损伤后可使同侧舌肌萎缩；喉上神经内支受损时，喉黏膜感觉消失，易引发进食及饮水呛咳，喉上神经外支受损时声带松弛，音调降低，但不嘶哑，喉镜可见伤侧声带皱缩。一侧喉返神经损伤，大都引起声嘶，术后虽可由健侧声带代偿性地向病侧过度内收而恢复发音，但喉镜检查显示病侧声带依然不能内收，因此不能恢复其原有的音色。

190. C【解析】患者有烧伤病史，结合其症状表现，考虑破伤风的可能性大，故应给予针对破伤风治疗：手背部烧伤部位清创，TAT 2万U静脉注射，白蛋白20g静脉注射，10%水合氯醛30ml保留灌肠。腰穿脑脊液检查常用于化脓性脑膜炎等疾病的检查。

191. C【解析】输尿管结石可引起肾绞痛或输尿管绞痛，典型的表现为疼痛剧烈难忍，阵发性发作，位于腰部或上腹部，并沿输尿管行径放射至同侧腹股沟，还可放射到同侧睾丸或阴唇。还可见血尿，伴恶心、呕吐等。结石梗阻还可造成肾盏、肾盂、输尿管的扩张、积水。根据题干信息，考虑患者最可能为右侧输尿管结石。

192. C【解析】消化性溃疡穿孔患者多有溃疡病史，部分患者有服用阿司匹林等非甾体抗炎药或皮质激素病史。患者在穿孔发生前常有溃疡症状加重或有过度疲劳、精神紧张等诱发因素。患者突发上腹剧痛，呈“刀割样”，腹痛迅速波及全腹。患者面色苍白、出冷汗。常伴恶心、呕吐。严重时可伴有血压下降。患者的临床表现与其穿孔的大小、时间、部位，是否空腹及年龄和全身状况密切相关。根据题干信息，考虑患者最可能为消化性溃疡穿孔。

202. C【解析】根据题干，右上腹可触及6cm×4cm大小的梨形包块，很可能为肿大的胆囊，B超检查应作为首选。

203. D【解析】B超示肝内外胆管扩张，提示胆管阻塞，对诊断梗阻性黄疸最有价值。

204. B【解析】壶腹周围癌常见黄疸、消瘦和腹痛，黄疸出现早，可呈波动性，大便潜血试验可为阳性。合并感染时可有发热。

205. B【解析】正确而及时的伤口处理是预防破伤风的最有效手段。创伤、污染严重的伤口必须彻底清创，可用3%过氧化氢溶液及甲硝唑溶液反复冲洗，清除一切坏死和无活力的组织，摘除异物，敞开伤口。小而深的伤口，应给予充分扩创、引流。

206. A【解析】对伤前未接受自动免疫的伤员行人工被动免疫法，尽早皮下注射破伤风抗毒素（TAT）1500~3000IU。

207. A【解析】破伤风的发病有潜伏期，尽早注射有预防作用，但其作用短暂，有效期为10日左右。因此，对深部创伤可能感染厌氧菌者，可在1周后追加注射一次。

216. ABCEF【解析】患者出现腹股沟肿物，应考虑腹股沟疝、鞘膜积液等可能。

217. AE【解析】透光试验可检查是否为鞘膜积液，体格检查可明确腹股沟疝分型。

218. ABC【解析】鞘膜积液所呈现的肿块完全局限在阴囊内，可清楚扪及上界；用透光试验检查肿块，鞘膜积液多透光（阳性），而疝块则不能透光。腹股沟斜疝时，可在肿块后方扪及实质感的睾丸；鞘膜积液时，睾丸在积液中间，肿块各方均呈囊性而不能扪及实质感的睾丸。

219. ABCDE【解析】腹股沟斜疝疝囊经过腹壁下动脉外侧的腹股沟管深环（内环）突出，向内、向下、向前斜行经过腹股沟管，再穿出腹股沟管浅环（皮下环），并可进入阴囊。精索在疝囊后方，疝囊颈在腹壁下动脉外侧。回纳疝块后压住深环，肿物可不突出。斜疝易嵌顿。

220. ABCDE【解析】长期咳嗽、大量腹水导致腹压升高，不宜行疝囊修补术；心力衰竭、全身急性感染、急性肝炎患者全身情况较差，不宜行手术。

221. BCDEF【解析】患者嵌顿疝在4小时以内，无发热，应检查有无腹膜刺激征，如无明显腹膜刺激征，可以行手法复位，患者应取头低脚高位，注射哌替啶镇痛，髋关节屈曲。

222. BCDEF【解析】嵌顿疝手法复位后往往不能根治，应留院观察，有无肠梗阻、大便带血、腹膜刺激征，患者病情稳定后择期手术进行疝修补术。

223. G【解析】由于嵌顿性疝复位后，疝并未得到根治，大部分患者迟早仍需手术修补。

224. ABCDE【解析】患者甲状腺突然肿胀、发硬、疼痛，并有低热，考虑甲状腺炎的可能，并注意排除甲亢和结核，无须询问甲状腺家族史。甲状腺疾病通常少有家族聚集倾向。

225. ABCDEG【解析】胸片、心电图、甲状腺B超、血常规均属于常规检查。甲功七项、基础代谢率测定为甲状腺功能检查，有助于鉴别甲亢。患者为年轻女性，甲状腺弥漫性肿大，暂不考虑甲状腺肿瘤可能，暂不进行颈部CT、甲状腺细针穿刺活检。

226. F【解析】亚急性甲状腺炎多见于30~40岁女性，多表现为甲状腺突然肿胀、发硬、吞咽困难及疼痛，并向患侧耳颞处放射。常始于甲状腺的一侧。患者可有发热，红细胞沉降率增快。病后1周内因部分滤泡破坏可表现为基础代谢率略高，血清T_3、T_4浓度升高。

227. C【解析】甲状腺同位素扫描可判断甲状腺的代谢情况。亚急性甲状腺炎病后1周内因部分滤泡破坏可表现基础代谢率略高，血清T_3、T_4浓度升高，但甲状腺摄碘率显著降低（分离现象），有助于诊断。

229. F【解析】肿物穿刺细胞学检查为有创检查，不方便易行，不作为常规检查。

230. BEF【解析】甲亢手术行双侧甲状腺次全切除术，手术可选择常规或腔镜方式。切除腺体量应根据腺体大小或甲亢程度决定。通常需切除腺体的80%~90%，并同时切除峡部，每侧残留腺体以成人拇指末节大小为恰当（3~4g）。腺体切除过少容易引起复发，过多又易发生甲状腺功能减退。保留两叶腺体背面部分，有助于保护喉返神经和甲状旁腺。

231. BCDE【解析】甲状腺术后呼吸困难和窒息多发生于术后48小时内，常见原因：①切口内出血及术区出血。②气管塌陷。③喉头水肿。④双侧喉返神经损伤。⑤气管痉挛。

236. D【解析】患者右侧乳腺外上象限近乳头处可触及质硬肿物，肿物局部皮肤稍凹陷，考虑乳腺癌可能。病史、体格检查及乳腺超声、钼靶检查或MRI是临床诊断的重要依据。确诊乳腺癌，要通过组织活检进行病理检查。

237. A【解析】乳腺癌患者钼靶X线的主要表现是肿瘤边缘不清楚、有毛刺、没有完整的包膜，肿瘤有不同程度的钙化、质地不均匀、质地比较坚硬。

239. C【解析】T代表原发癌瘤，患者肿瘤最大直径为3cm，故为T_2；N代表区域淋巴结，患者出现同侧腋窝下淋巴结转移，故为N_1；M代表远处转移，患者无远处转移，故为M_0。患者TNM分期为$T_2N_1M_0$。

240. C【解析】患者TNM分期为$T_2N_1M_0$，其临床分期属于Ⅱ期。

第十一章　妇产科疾病

一、单选题

1. 关于月经异常心理问题的叙述，不恰当的是
A. 与工作强度大有关　B. 与 GnRH 释放有关
C. 神经体液因素对子宫血管无影响　D. 情绪障碍可导致月经周期紊乱
E. 与环境变化有关

2. 对于妊娠期保健，下列不恰当的说法是
A. 早期妊娠保健是指妊娠 12 周内的保健
B. 中期妊娠保健是指妊娠 13~27 周的保健
C. 晚期妊娠保健是指妊娠 28 周至分娩的保健
D. 妊娠期各阶段保健的主要内容是完全一致的
E. 妊娠期发现胎儿患有严重遗传性疾病时，应提出终止妊娠的医学意见

3. 诊断异位妊娠，下列哪项指标最可靠
A. 病史，腹部检查及阴道检查　B. 诊断性刮宫
C. 尿妊娠试验　D. B 超
E. 后穹隆穿刺

4. 关于原发性痛经的叙述，错误的是
A. 可用性激素抑制排卵　B. 无排卵性月经多无痛经
C. 可试用促排卵药治疗　D. 可用前列腺素抑制剂治疗
E. 可用解痉药治疗

5. 妇女定期进行疾病普查是
A. 以保健为主　B. 以预防恶性肿瘤为主　C. 以预防性传播疾病为主
D. 以防职业病为主　E. 以预防妇女常见疾病为主

6. 关于妊娠期保健，错误的是
A. 妊娠期保健是从妊娠开始至分娩前这一段时间的保健
B. 妊娠期宜做 CT
C. 妊娠期保健要从早孕开始
D. 妊娠期应定期产前检查
E. 妊娠期如果规律进行定期产前检查，可以早期发现异常，适当治疗

7. 妇女保健的目的是
A. 维护和促进妇女的健康　B. 保证妇女婚姻自由
C. 促进社会进步　D. 提高妇女自身素质
E. 降低孕妇死亡率

8. 下列哪项不是妇女保健工作的任务

A. 做好家庭保健　　B. 做好计划生育技术指导　　C. 做好妇女各期保健

D. 妇女心理保健　　E. 做好妇女劳动保护

9. 下面哪项不是围婚期保健的目的

A. 减少人群中遗传病的传递　　B. 保证健康的婚配

C. 避免有血缘的近亲婚配　　D. 保证夫妻感情的持续

E. 避免遗传病患者之间不适当婚配或生育

10. 结扎输卵管常选择的部位是

A. 输卵管壶腹部　　B. 输卵管漏斗部　　C. 输卵管峡部

D. 输卵管伞　　E. 输卵管子宫部

11. 依沙吖啶引产，术后的注意事项不恰当的是

A. 宫缩发动后，要注意观察宫缩频率、强度及产程进展情况

B. 用药后体温高，大多数不需任何处理，短时间内可恢复正常

C. 产后出血不多，可不进行胎盘排出后的例行刮宫术

D. 遇到宫缩过强，产程过长时，应行进一步检查以明确胎位，避免造成损伤

E. 产后要注意软产道有无裂伤

12. 短效口服避孕药的恰当用法是

A. 月经周期第 5 天开始，隔日服 2 片，连服 22 天

B. 月经来潮当天服 1 片，连服 22 天

C. 月经周期第 5 天开始，每天 1 片，连服 30 天

D. 月经周期第 5 天开始，每天 1 片，连服 22 天

E. 同房后即服 1 片，次日加服 1 片

13. 临床常用的药物流产的药物时

A. 环磷酰胺　　B. 米非司酮 + 前列腺素　　C. 卡孕栓

D. 卡孕栓 + 前列腺素　　E. 米非司酮

14. 关于黄体发育不全所致的异常子宫出血，下列哪项是错误的

A. 多见于生育年龄

B. 月经周期缩短

C. 基础体温双相型，但下降缓慢

D. 经前 2~3 天诊刮，提示子宫内膜腺体分泌不良

E. 阴道脱落细胞有周期性变化

15. 关于子宫腺肌病的说法，下列哪项是错误的

A. 多发生于 30~50 岁的经产妇

B. 可能与各种宫腔操作手术增多有一定关系

C. 因分娩时子宫壁创伤引起

D. 子宫均匀增大、质硬，有压痛，月经来潮时更明显

E. 以雌激素治疗效果好

16. 确诊宫颈癌的方法为
A. 阴道窥视　B. 双合诊　C. 三合诊
D. 宫颈刮片细胞学检查　E. 宫颈活体组织检查
17. 关于更年期病理生理变化，下列哪项是错误的
A. 卵巢功能开始衰退　B. 睾酮水平升高
C. 促性腺激素水平暂时升高　D. 骨质疏松
E. 冠心病发生率降低
18. 关于输卵管妊娠的说法，正确的是
A. 必须有停经史
B. 妊娠试验阳性，可排除输卵管妊娠
C. 后穹隆穿刺阴性，可排除输卵管妊娠破裂
D. 输卵管妊娠一定会导致内出血，并陷入休克
E. 病程迁延较久者，可因血液凝固与周围器官粘连形成包块
19. 目前治疗子宫内膜异位症较理想的药物或方法是
A. 雌激素　B. 孕激素　C. 雌孕激素序贯疗法
D. 丹那唑　E. 雄激素
20. 关于子宫内膜异位症临床表现的叙述，下列错误的是
A. 多发生在生育年龄　B. 继发性进行性加重的痛经
C. 常见部位是卵巢　D. 有原发性不孕
E. 多数表现为经量增多，经期延长
21. 关于宫颈癌的病理变化，下列哪项是错误的
A. 糜烂型易早期发现　B. 内生型宫颈光滑者不易早期发现
C. 镜下早期浸润癌，浸润深度不超过 5mm　D. 以鳞状上皮癌多见
E. 原位癌局限于宫颈
22. 属于女性原发性不孕症的定义是
A. 仅有一次异位妊娠史　B. 反复流产 2 次以上
C. 有过生育史　D. 未避孕而从未妊娠者为原发不孕
E. 人工流产史 3 次
23. 下列哪项不是婚前卫生指导的内容
A. 婚后如何计划受孕　B. 受孕生理及受孕的必备条件
C. 性保健指导　D. 新婚避孕方法选择
E. 妊娠期监护及保健
24. 以下不属于围绝经期保健的是
A. 进行肛提肌锻炼，以加强盆底组织的支持力，预防子宫脱垂及张力性尿失禁
B. 定期体检，接受妇女病及肿瘤普查
C. 加强身体锻炼，提高自身免疫力
D. 应避孕至月经停止 12 个月以上

E. 重视蛋白质、维生素及微量元素的摄入

25. 以下说法错误的是

A. 女性月经期最好使用塞在阴道内的棉条

B. 一般认为女性最佳婚龄是24岁左右

C. 性生活发挥过程分为4个阶段：性兴奋期、性持续期、性高潮期、性消退期

D. 婚前保健技术服务的法定内容为婚前医学检查、婚前卫生指导和婚前卫生咨询3个方面

E. 女性月经期应避免性生活

26. 关于围产期保健的叙述，错误的是

A. 围产期保健是指围绕妇女妊娠、分娩后产后阶段的保健

B. 围产期保健工作从妊娠20周开始

C. 选择最佳的受孕时机，有计划妊娠，以减少许多危险因素和高危妊娠

D. 妊娠全过程可分为妊娠早期、妊娠中期、妊娠晚期

E. 注意防病致畸

27. 下列不属于各期妇女保健内容的是

A. 青春期保健　　B. 中年期保健　　C. 生育期保健

D. 围产期保健　　E. 围绝经期保健

28. 青春期保健的三级预防包括

A. 对疾病的治疗与康复

B. 合理的营养，培养良好的个人生活习惯

C. 减少疾病危险因素

D. 早期发现疾病和行为偏差

E. 适当的体格锻炼和劳动，进行心理卫生和性知识等的教育

29. 女，30岁。外阴瘙痒伴阴道分泌物增多。妇科检查：外阴充血，阴道内见多量豆渣样分泌物，黏膜红肿。下列何种疾病可能性最大

A. 细菌性阴道炎　　B. 外阴阴道假丝酵母菌病　　C. 滴虫阴道炎

D. 衣原体性阴道炎　　E. 支原体性阴道炎

30. 女，30岁。主诉白带增多，妇科检查：宫颈阴道部宫口周围外观呈细颗粒状红色区，占整个宫颈面积的近2/3，宫颈刮片未见癌细胞。恰当处置应是

A. 红外线凝结疗法　　B. 宫颈椎形切除术　　C. 阴道放置药物

D. 子宫全切除术　　E. 药物阴道冲洗

31. 女，27岁。停经50天，出现下腹坠胀感1天，妇科检查：子宫稍大、呈球形。本例不恰当的诊断是

A. 早期妊娠　　B. 宫腔积血　　C. 子宫肌瘤

D. 子宫腺肌病　　E. 卵巢囊肿

32. 女，25岁。患慢性盆腔炎2年，反复发作，此次入院因高热3天伴下腹痛。妇科检查：子宫大小正常，左侧可及5cm×6cm×7cm包块，不活动，压痛明显。最适宜的处理为

A. 中药治疗　　B. 中药及抗生素治疗

C. 给予足量抗生素，行开腹术　　D. 抗生素及物理治疗

E. 后穹隆切开引流术

33. 女，25 岁。因肺炎行抗生素治疗。近 1 周外阴痒，妇科检查：阴道黏膜覆以白色膜状物，擦除后露出红肿黏膜面。恰当的治疗措施是

A. 局部用尼尔雌醇片及克林霉素软膏　　B. 局部放置尼尔雌醇片

C. 局部放置甲硝唑片　　D. 局部用咪康唑制剂

E. 局部用 0.5% 醋酸冲洗

34. 女，33 岁。婚后 7 年未孕，经盆腔 X 线检查诊断为输卵管结核。其主要传播途径是

A. 淋巴传播　　B. 直接蔓延　　C. 血行传播

D. 上行感染　　E. 病灶种植

35. 女，47 岁。月经不规律伴经量增多 2 年。本次停经 3 个月后出血已 12 天，量仍多，今以出血多伴头晕就诊。妇科检查：阴道内有多量鲜血和血块，宫颈光滑，宫体大小正常，附件无异常。首选的诊疗措施是

A. 止血药和抗生素静脉滴注　　B. 口服止血药

C. 诊断性刮宫，支持疗法　　D. 大剂量雌激素止血并支持疗法

E. 大剂量孕激素止血并支持疗法

36. 女，28 岁。半年前足月妊娠分娩，近半月出现不规则阴道流血，伴咳嗽及咯血少量。子宫如妊娠 2 个月大，软，左侧附件区扪及活动良好、表面光滑、鹅卵大肿物。胸片见两肺中下叶多处片状及棉絮状阴影。与患者预后无关的项目是

A. 年龄（岁）　　B. 血型（ABO）　　C. 病程（月）

D. 先行妊娠　　E. 血白细胞总数

37. 女，28 岁。以突发左下腹痛 2 小时入院。体格检查：面色苍白，心率 110 次/分，血压 80/60mmHg。B 超提示子宫大小正常，左侧附件区囊性占位，盆腔中度积液。最有价值的病史是

A. 有无昏厥　　B. 有无停经史　　C. 有无外伤史

D. 有无恶心、呕吐　　E. 腹痛情况

38. 女，25 岁。剖宫产术后 4 个月，性交后出现下腹痛伴发热 2 日。妇科检查：子宫后位，正常大小，轻压痛，双附件区明显增厚及压痛。血白细胞 $12\times10^9/L$，中性粒细胞 0.89。可能的诊断是

A. 子宫内膜异位症　　B. 异位妊娠　　C. 卵巢囊肿蒂扭转

D. 输卵管积水　　E. 急性盆腔炎

39. 女，25 岁。初产妇。产后 4 日出现下腹痛、低热，恶露量多，臭味明显，子宫平脐。该患者的诊断应是

A. 急性输卵管炎　　B. 急性盆腔结缔组织炎　　C. 急性子宫肌炎

D. 盆腔腹膜炎　　E. 急性子宫内膜炎

40. 女，26 岁。4 日前在家分娩，手取胎盘完整娩出，阴道流血约 400ml。术后口服复方新诺明。自昨晨起寒战后高热达 39.4℃，呈弛张热型，下腹有压痛，盆腔有边缘不整形肿块。可

诊断为

A. 急性输卵管炎　B. 急性盆腔结缔组织炎　C. 急性子宫肌炎

D. 急性盆腔腹膜炎　E. 急性子宫内膜炎

41. 女，29 岁。婚后 4 年未孕，低热、食欲缺乏、乏力半年，妇科检查：子宫略小，活动受限，双侧附件结节样增厚。最可能的诊断为

A. 生殖器结核　B. 子宫发育不良　C. 慢性盆腔炎

D. 多囊卵巢综合征　E. 子宫内膜异位症

42. 女，28 岁。原发不孕，月经减少 4 个月，诊断性刮宫未发现异常。妇科检查：子宫稍小，活动欠佳，双侧可触及不规则包块，质硬。最可能的诊断是

A. 卵巢肿瘤　B. 输卵管结核　C. 慢性盆腔炎

D. 月经失调　E. 子宫内膜异位症

43. 女，27 岁。10 日前经阴道分娩胎儿，产后出血约 650ml，未输血。现有低热，恶露多，有臭味。妇科检查：子宫约妊娠 4 个月大，有明显压痛，双合诊触及子宫左侧 6cm × 7cm × 8cm 有明显压痛、软包块，境界不清。不恰当处置是

A. 盆腔 B 超检查　B. 取宫腔分泌物行细菌培养

C. 静脉滴注广谱抗生素　D. 肌内注射缩宫素促进宫缩

E. 立即刮宫清除残留胎盘

44. 女，32 岁。婚后 5 年不孕，2 年来月经量少，近 3 个月闭经，经常低热。妇科检查：子宫缩小，活动不良，两侧宫旁组织增厚，左侧可触及 3cm × 3cm × 2cm 肿物轻压痛，红细胞沉降率 30mm/h。刮宫活检发现宫腔不规则，刮出组织少，子宫输卵管碘油造影显示输卵管不通，有串珠样改变。可诊断为

A. 慢性盆腔炎　B. 子宫内膜异位症　C. 化脓性输卵管炎

D. 宫腔粘连　E. 生殖器结核

45. 女，31 岁。流产后 1 周，阴道血性分泌物淋漓不尽，发热 2 天，下腹痛伴血性白带，妇科检查：宫颈已闭，子宫稍大，压痛，双侧附件可触及拇指大小的肿块，压痛明显，体温 38.5℃，Hb 110g/L，WBC 15×10^9/L，N 0.84。最可能的诊断是

A. 卵巢囊肿蒂扭转　B. 输卵管妊娠　C. 急性盆腔炎

D. 输卵管积水　E. 子宫内膜炎

46. 女，60 岁。绝经 5 年，阴道排液 7 天，黄色伴有血迹，伴轻度下腹隐痛。妇科检查：宫颈光滑，左附件区有条状占位，大小不清。此患者可能的诊断是

A. 输卵管癌　B. 宫颈癌　C. 子宫内膜癌

D. 老年性阴道炎　E. 卵巢囊肿

47. 女，49 岁。普查发现宫颈光滑，子宫如妊娠 50 天大小，质硬，活动无压痛。双附件未见异常。B 超证实子宫肌瘤。最恰当的处理为

A. 随访　B. 雄激素治疗　C. 子宫切除术

D. 子宫肌瘤摘除术　E. 放疗

48. 初产妇，27 岁。妊娠 39^{+1} 周，规律宫缩 7 小时。血压 110/70mmHg，骨盆不小，预测

胎儿体重为2650g，枕左前位，胎心率正常，肛查宫口开大3cm，S=0。本例恰当处置应是

A. 不需干涉产程进展　B. 静脉推注地西泮10mg

C. 静脉缓注25%硫酸镁16ml　D. 静脉滴注缩宫素

E. 人工破膜

49. 女，27岁，初产妇。孕38^{+6}周，食欲正常。昨晚9时起有腹部阵痛，一夜未睡，今晨就诊，精神疲乏，宫缩10~15秒，间隔10~35分钟，宫缩强度弱。肛查：先露头，未入盆，宫口开指尖，前羊膜囊不明显，骨盆测量无异常。最恰当的处理是

A. 人工破膜　B. 静脉滴注缩宫素　C. 肥皂水灌肠

D. 肌内注射哌替啶100mg　E. 补液支持疗法

50. 女，26岁，初产妇。妊娠40周临产，规律宫缩12小时，阴道流水8小时。肛查：宫口开大5cm，先露棘下1cm。下列诊断哪项恰当

A. 潜伏期延长　B. 胎膜早破　C. 正常活跃期

D. 正常潜伏期　E. 滞产

51. 女，35岁，经产妇。阵发性腹痛4小时，现宫缩30秒，间隔3~4分钟，中等强度，急诊查胎心率135次/分，先露为头，宫口开大4cm，胎囊明显膨出。目前最佳处理是

A. 灌肠以减少污染　B. 破膜后住院　C. 急诊室留观

D. 急送产房消毒接生　E. 立即住院待产

52. 女，27岁，初产妇。正常宫缩15小时后自娩一活女婴，现胎儿娩出已10分钟，胎盘尚未娩出，无阴道流血。此时的处理不正确的是

A. 牵拉脐带或压迫宫底以了解胎盘是否剥离

B. 经腹壁向宫底注射缩宫素

C. 查看子宫形态，硬度和宫底高度

D. 查看外露脐带段是否向外延伸

E. 等待并观察有胎盘剥离征象时协助胎盘娩出

53. 女，24岁。孕1产0，妊娠40周，已临产10小时，宫缩时胎心100次/分，宫缩过后胎心140次/分。内诊查宫颈口开大2cm，先露部S+3，骨产道无异常。此时最适宜的诊断为

A. 正常产程　B. 潜伏期延长　C. 胎儿宫内窘迫

D. 活跃期阻滞　E. 头盆不称

54. 女，34岁。1-0-3-1，体健，近两年来腹痛并有日渐加重趋势。妇科检查：左侧附件可扪及6cm×7cm囊性肿块，张力高、推之不动、有粘连感。追问病史，1年前肿块仅4cm直径。考虑此肿块可能为

A. 卵巢恶性肿瘤　B. 慢性盆腔炎　C. 卵巢子宫内膜异位囊肿

D. 结核性盆腔炎　E. 卵巢良性肿瘤

55. 女，32岁。已婚，原发不孕伴进行性痛经5年，平时月经规律。1周前曾行妇科检查：子宫正常大小，后壁下段有痛性结节；左侧附件区扪及6cm×5cm×5cm大小粘连性的包块，与子宫紧密粘连，右侧附件区未扪及包块。月经来潮1天，晨起突然左下腹剧痛，伴恶心。查体：下腹部明显压痛及反跳痛。其诊断可能是

A. 盆腔炎急性发作　B. 异位妊娠　C. 卵巢囊肿蒂扭转

D. 卵巢巧克力囊肿破裂　　E. 急性阑尾炎

56. 女，29 岁。结婚不孕，月经无规则，出现痛经 2 年，每次须服止痛药。盆腔检查：子宫后位、稍活动；双侧卵巢增大，约为 6cm × 4cm × 4cm 大小，右侧骶韧带处有触痛硬结。对于该患者最应详细询问

A. 丈夫精液检查情况　　B. 月经初潮

C. 服用何种止痛药　　D. 避孕方法

E. 痛经情况

57. 女，29 岁。G_2P_0，妊娠 38 周，BP（140 ~ 160）/（90 ~ 100）mmHg 时，尿蛋白（ + + ），水肿（ + ），NST 异常，羊水指数（AFI）6cm。此时最恰当的处理是

A. 静脉滴注缩宫素促进阴道分娩　　B. 行剖宫产术结束分娩

C. 左侧卧位，吸氧，等待自然分娩　　D. 刺激乳头诱发宫缩

E. 解痉、降压，等待自然分娩

58. 女，25 岁，初产妇。妊娠 39 周，规律宫缩 10 小时，胎心率 142 次/分，枕左后位，肛查宫口开大 2cm，胎头先露 S-2，骨盆外测量正常，产妇疲倦。恰当处置应是

A. 严密观察产程进展　　B. 肌内注射哌替啶 100mg

C. 行人工破膜加速产程进展　　D. 静脉滴注缩宫素

E. 行剖宫产术

59. 女，26 岁，初产妇。39^{+5}周妊娠，阵发性下腹坠胀 14 小时，昨晚一夜仅能间断入眠共 1 小时，今来诊。妇科检查：骨盆外测量正常，LOT，胎心好，宫缩 20 秒，间隔 8 ~ 10 分钟，宫口开大 1cm，先露 S-1，胎膜未破。首选下列哪项处理措施

A. 剖宫产　　B. 人工破膜

C. 肌内注射哌替啶　　D. 肌内注射缩宫素 2. 5U

E. 严密观察，等待其自然分娩

60. 女，35 岁。初产妇。妊娠 42 周，临产 10 小时，妇科检查：胎心率 120 次/分，ROA，宫口开大 3cm，有水囊感，先露平棘，B 超示双顶径 9. 1cm，羊水深度 2. 5cm，下列哪项处理方式最佳

A. 静脉滴注小剂量缩宫素　　B. 人工破膜

C. 温肥皂水灌肠　　D. 左侧卧位、吸氧、输液

E. 立即行剖宫产

61. 女，25 岁。初产妇。G_1P_0，妊娠 40 周，临产 10 小时入院，骨盆外测量正常，估计胎儿体重 3500g，宫口开 4cm，S-1，宫缩 30 ~ 40 秒，间隔 3 分钟，中强。首选下列哪项处理

A. 等待自然分娩　　B. 肌内注射哌替啶　　C. 静脉注射地西泮

D. 人工破膜　　E. 静脉滴注缩宫素

62. 女，41 岁。宫内节育器安置 8 年，普查做 B 超发现盆腔有多个结节。妇科检查：宫颈光滑，子宫后位、正常大小、活动受限，在后穹隆处触及多个痛性结节，附件区有增厚感。追问病史有继发性痛经，但不严重。下列何项可能性大

A. 直肠癌　　B. 卵巢癌　　C. 盆腔炎

D. 子宫内膜异位症　　E. 盆腔结核

63. 女，34岁。剖宫产后3年。痛经伴肛门坠胀感日益加重，不能忍受，曾服丹那唑治疗好转，停药后又有发作。疼痛持续时间比以往加长。妇科检查：子宫中位、正常大小、子宫后方可及一鸡蛋大痛性结节，左侧可及直径5cm的囊性块状物，患者坚决要求手术切除子宫。下列何项治疗方案最适合

A. 全子宫切除 + 左侧附件切除术

B. 粘连分解，切除异位病灶，卵巢腺囊肿剥除术

C. 全子宫切除 + 清除异位病灶 + 患侧卵巢切除术

D. 全子宫切除 + 双附件切除术

E. 全子宫切除 + 卵巢腺囊肿穿刺抽液后注无水酒精

64. 女，21岁。妊娠11周时到某医院终止妊娠，医生给予钳刮术，术中见黄色脂肪组织，患者腹痛，并出现腹膜刺激征。下述哪种处理不恰当

A. 抗感染

B. 立即行剖腹探查术

C. 停止子宫操作

D. 住院观察，如有内出血再行剖腹探查

E. 肌内注射子宫收缩药

65. 女，28岁。人工流产术后，不规则流血15天，药物治疗无效。子宫稍大、软，宫口开大，应考虑为

A. 子宫内膜炎

B. 吸宫不全

C. 异常子宫出血

D. 宫颈粘连

E. 子宫复旧不全

66. 女，44岁。G_4P_3，人工流产1次，月经量多2年，有大血块，伴贫血。查体：子宫中位，如妊娠9周大小，硬呈球形，活动。B超示子宫10cm×8cm×6cm大小，后壁明显增厚。下列叙述中，哪项是错误的

A. 子宫腺肌病可能性大

B. 子宫肌瘤不能除外

C. 应做腹腔镜检查明确诊断

D. 可开腹行子宫切除术

E. 应做宫腔镜检查除外黏膜下肌瘤

67. 女，40岁。经产妇。G_5P_1，继发性痛经1年余并逐渐加重。妇科检查：子宫后倾，球样增大如妊娠8周大小、硬，附件未及异常。可能的诊断是

A. 妊娠子宫

B. 子宫肌炎

C. 子宫腺肌病

D. 畸形子宫

E. 子宫肌瘤

68. 女，45岁。G_4P_1。月经量多2年，伴痛经，需服止痛药。妇科检查：子宫前位、均匀增大如妊娠8周、硬、活动；左附件还可扪及直径6cm囊肿，活动差，后陷凹有大小不等硬结。下列叙述哪项是不正确的

A. 子宫腺肌病合并子宫内膜异位症罕见

B. 子宫腺肌病合并子宫肌瘤多见

C. 多次刮宫可引起子宫腺肌病

D. 本例应手术治疗

E. 人工流产有增加子宫内膜异位症的可能

69. 女，38岁。1-0-2-1，5年前人工流产放环，以后出现痛经，日益加重，曾药物治疗，病情缓解，停药后痛经又复出现。前天月经来潮，昨天突然腹痛伴恶心、呕吐，查体：体温39℃，全腹压痛，子宫后位大小不清，后方可扪及豆大结节，右侧触及直径8cm大小块状物，

活动受限，白细胞 $15\times10^9/L$，中性粒细胞 0.92。下列哪项诊断最为可能

A. 慢性盆腔炎急性发作　　B. 子宫肌瘤红色变性

C. 卵巢囊肿蒂扭转　　D. 卵巢囊肿破裂

E. 卵巢子宫内膜异位囊肿破裂

70. 女，46 岁。患慢性肾炎多年，半年前曾因早孕行人工流产术，现要求避孕指导。最恰当的避孕措施应是

A. 安全期避孕　　B. 口服短效避孕药　　C. 皮下埋植避孕药

D. 阴茎套避孕　　E. 行输卵管结扎术绝育

71. 女，28 岁。第一胎产后 7 个月，尚在哺乳中。本例应选择的避孕措施是

A. 口服短效避孕药　　B. 长效避孕针

C. 阴茎套避孕　　D. 长效缓释避孕药皮下埋植

E. 安全期避孕

72. 女，32 岁。G_3P_0，妊娠 43 周入院待产。血压 120/80mmHg，宫高 35cm，胎位 LOA，胎心率 132 次/分。拟行胎盘功能测定。下列哪项表示胎盘功能不足

A. 12 小时胎动数≥20 次　　B. B 超示羊水最大直径≥3cm

C. 血清胎盘催乳素≥4mg/L　　D. NST 试验正常

E. OCT 试验见胎心出现连续晚期减速

73. 女，49 岁。患无排卵性功能失调性子宫出血（功血）。本次停经 50 天后，阴道大量流血。妇科检查：子宫稍大而软，双附件未见异常。下列哪项处理不妥

A. 刮宫止血　　B. 以丙酸睾酮止血

C. 以孕酮止血　　D. 以黄体酮与丙酸睾酮合并使用

E. 药物治疗无效行子宫切除术

74. 女，54 岁。近 1 个月来排便次数增加，有里急后重感，偶有便血，此时应考虑何种检查

A. 直肠乙状结肠镜检查　　B. X 线钡剂灌肠　　C. 直肠指诊

D. 肛门镜检查　　E. 大便常规 + 培养

75. 女，26 岁。主诉阴道分泌物恶臭 1 周。患者有多个性伴侣，不使用避孕套。查体未发现外阴溃疡、病变或皮疹。内镜检查见阴道穹窿壁上有灰色粘连的恶臭分泌物。显微镜下见多个白细胞和线索细胞。对于此种感染，以下哪种药物最有效

A. 甲硝唑　　B. 头孢曲松　　C. 多西环素

D. 磺胺嘧啶　　E. 酮康唑

76. 女，39 岁。已婚，月经周期正常，经期延长，经量增多 3 个月。现月经周期第 5 天因经量多就诊。妇科检查：宫颈光滑，子宫大小正常。双附件未见异常。立即诊刮，最可能的病理结果是

A. 增生期子宫内膜　　B. 子宫内膜增生过长

C. 分泌期子宫内膜　　D. 子宫内膜增生与分泌共有现象

E. 子宫内膜分泌不良

77. 女，28 岁。产后 8 日，发热、腹痛 5 日入院。体温 39.2℃，血压 90/60mmHg，急性痛

苦病容，下腹压痛。妇科检查：子宫如妊娠 4 个月大，触痛明显。子宫右侧触及有压痛实性肿块。应诊断为

A. 急性子宫内膜炎　　B. 急性子宫肌炎　　C. 急性盆腔结缔组织炎

D. 急性盆腔腹膜炎　　E. 弥漫性腹膜炎

78. 女，32 岁。白带多，外阴痒，查体：宫颈、阴道充血。分泌物呈脓性，宫颈呈重度颗粒型糜烂。下列哪项治疗方案最佳

A. 物理疗法

B. 局部活检 + 局部药物腐蚀 + 全身消炎

C. 局部药物消炎

D. 宫颈锥切术

E. 局部消炎后，局部活检，若为阴性，则物理疗法

79. 女，30 岁。白带增多伴腥臭味 1 个月，妇科检查见阴道分泌物呈稀薄灰白色，镜检发现线索细胞，考虑诊断为

A. 外阴阴道假丝酵母菌病　　B. 细菌性阴道病　　C. 衣原体性阴道炎

D. 滴虫阴道炎　　E. 支原体性阴道炎

80. 女，30 岁。继发不孕 5 年，经后 4 天突起高热、寒战，下腹痛，右侧甚，血压 110/80mmHg，脉搏 120 次/分，体温 39℃，白细胞 18×10^9/L，中性 80%，下腹轻压痛，妇科检查：宫颈稍大稍软，有压痛（+），双侧附件增厚，压痛。诊断为

A. 急性阑尾炎　　B. 急性盆腔结缔组织炎　　C. 急性盆腔腹膜炎

D. 急性子宫内膜炎　　E. 外阴阴道炎

81. 女，35 岁。腹痛，腹部肿块伴发热 1 周，不孕症 10 年（原发），查体：T 38.5℃，消瘦，心肺（-），下腹部可触及质韧肿块，压痛（+），活动欠佳。妇科检查：子宫正常大小，偏右，于子宫左可扪及新生儿头大肿块，触痛（+）。曾用抗生素 1 周，体温及症状无缓解。如何处理

A. 抗生素静脉、肌肉同时给药

B. 抗生素应用的同时剖腹探查行脓肿切除或切开引流术

C. 立即剖腹探查

D. 应用激素并手术治疗

E. 经阴道穿刺排脓

82. 女，31 岁。G_3P_1，妊娠 36 周，头痛，视物不清 2 天，今晨头痛加剧，恶心、呕吐 3 天，随后剧烈抽搐约 1 分钟渐醒，即测血压 195/120mmHg，胎心 120 次/分，有不规律子宫收缩，肛查：子宫口未开，骨产道正常。该孕妇最可能的诊断是

A. 高血压危象　　B. 子痫　　C. 脑出血

D. 癫痫　　E. 癔症

二、共用题干单选题

（83~86 题共用题干）

女，30 岁，已婚。停经 50 天，诊断为早孕，要求行负压吸宫术。术中出现恶心、呕吐、

出汗。查体：面色苍白，血压 70/50mmHg，心率 48 次/分。

83. 最可能的诊断是

A. HELLP 综合征　B. Turner 综合征　C. Sheehan 综合征
D. 宫腔粘连综合征　E. 人工流产综合征

84. 本例发生上述临床表现的可能因素不包括

A. 手术时操作粗暴　B. 负压过大　C. 术前静脉注射阿托品
D. 隔号扩张宫颈　E. 扩张宫颈过猛

85. 本例的正确处理应是

A. 间断正压给氧　B. 静脉注射止吐药　C. 静脉注射阿托品
D. 静脉注射抗生素　E. 静脉滴注升压药

86. 预防术中出现上述临床表现，应采用的有效方法为

A. 尽可能缩短操作时间　B. 术中负压应适当
C. 选用大号扩张器扩张宫颈　D. 采用宫颈扩张药
E. 预防使用升压药

(87~89 题共用题干)

女，62 岁。绝经 12 年，近 3 个月阴道流血 2 次，每次持续 4 天，妇科检查：外阴、阴道无萎缩，宫颈光滑，有肿物，质地中等，光滑、实性，活动良好，无腹水，全身淋巴结无转移。宫前位，正常大小，右侧附件区 10cm×5cm×3cm。

87. 该患者最可能的诊断为

A. 子宫内膜癌　B. 卵巢颗粒细胞瘤　C. 卵巢无性细胞瘤
D. 卵巢畸胎瘤　E. 卵巢睾丸母细胞瘤

88. 最恰当的治疗为

A. 化疗加放疗　B. 放疗为主　C. 右侧附件切除术
D. 全子宫加双附件切除术　E. 全子宫加双附件加大网膜切除术

89. 辅助治疗应加用

A. 化疗　B. 放疗　C. 雌激素治疗
D. 雄激素治疗　E. 孕激素治疗

(90~93 题共用题干)

女，30 岁。停经 56 天，4 天前开始有少量阴道流血，昨日开始右下腹轻痛，今晨突发剧痛，并呕吐 2 次就诊。妇科检查：后穹窿饱满，触痛，宫颈举痛（+），宫体前倾前屈，较正常稍大、软，子宫右侧可触及拇指大小的块状物。

90. 最可能的诊断是

A. 急性阑尾炎　B. 输卵管妊娠流产　C. 急性附件炎
D. 输卵管妊娠破裂　E. 右侧卵巢肿瘤蒂扭转

91. 该患者目前最恰当的检查方法是

A. B 超检查　B. 阴道后穹窿穿刺　C. 尿妊娠试验
D. 诊断性刮宫　E. 宫腔镜检查

92. 如果该患者后穹窿穿刺抽到 10ml 不凝血，血象：白细胞 $10 \times 10^9/L$，中性粒细胞

0.80，血红蛋白75g/L。体温37.5℃，血压75/45mmHg。最合理的处理方式是

A. 输液、输血，观察病情进展
B. 纠正休克后行剖腹探查术
C. 输液、输血，同时行剖腹探查术
D. 立即行刮宫术
E. 立即行剖腹探查术

93. 该患者的手术原则是

A. 尽快钳夹出血处，切除患侧输卵管
B. 切除子宫
C. 尽量吸出腹腔血液作自体输血
D. 进行对侧输卵管整形手术
E. 切除患侧附件

（94~96题共用题干）

女，29岁，初产妇。足月临产18小时，宫口扩张停滞已3小时，宫缩25s/（7~8）min，宫底32cm，胎儿头矢状缝在右斜径上，小囟门在7点处（仰卧位），S+1，骶骨平直，坐骨棘突出，坐骨切迹略小于2横指。

94. 此患者胎位为

A. 枕左前位
B. 枕右前位
C. 枕左后位
D. 枕右后位
E. 枕左横位

95. 产程停滞的原因是

A. 骨盆入口狭窄
B. 高张性宫缩乏力
C. 巨大儿
D. 均小骨盆
E. 中骨盆狭窄

96. 其处理原则是

A. 肥皂水灌肠
B. 静脉滴注5%碳酸氢钠溶液
C. 静脉滴注缩宫素加速分娩
D. 剖宫产
E. 等待宫口开全，阴道助产

三、案例分析题

（97~100题共用题干）

女，23岁。未孕，月经规律，曾有盆腔炎史，现停经34天，阴道流血淋漓7天，下腹痛3小时就诊。

97. 为确诊，首先应做的检查是

A. B超了解子宫及双附件情况
B. 妇科检查
C. 尿妊娠试验
D. 血hCG测定
E. 拍摄腹部平片
F. CT检查
G. 宫腔镜检查

98. 提示：B超示附件区包块直径约8.0cm，盆腔液性暗区4.0cm。最可能的诊断是

A. 先兆流产
B. 异位妊娠
C. 不全流产
D. 子宫肌瘤
E. 异常子宫出血
F. 难免流产
G. 稽留流产

99. 本病应与下列哪些疾病鉴别

A. 异常子宫出血
B. 不全流产
C. 子宫肌瘤

D. 盆腔炎复发　　E. 异位妊娠　　F. 先兆流产
G. 宫颈癌

100. 下一步应做的处理是
A. 保胎治疗　　B. 立即行剖腹探查术
C. 行吸刮宫术，将刮出物送病理　　D. 绝对卧床休息观察
E. 输抗炎止血药　　F. 口服叶酸及维生素 E
G. 如患者病情平稳，继续观察

(101~104 题共用题干)

女，22 岁。未婚处女，13 岁月经初潮，周期基本规律。近半年来月经期延长，淋漓不尽。肛门指诊：子宫右侧可触及与子宫相连的囊实性不活动肿块，直径约 7cm，轻度压痛，未触及痛性结节。

101. 最可能的诊断是
A. 多囊卵巢综合征　　B. 卵巢浆液性囊腺瘤　　C. 卵巢黏液性囊腺瘤
D. 卵巢畸胎瘤　　E. 原发性痛经　　F. 子宫内膜异位症
G. 子宫腺肌病

102. 为进一步诊断，首选的方便经济的辅助检查有
A. 宫腔镜检查　　B. 盆腔 B 超　　C. 盆腔 CT
D. 血 CA125 测定　　E. 内分泌激素测定　　F. 腹腔镜检查

103. 该患者宜选用的治疗方法包括
A. 腹腔镜切除右卵巢，快速病理　　B. 经腹切除右附件，快速病理
C. 腹腔镜切除囊性肿块，快速病理　　D. 口服避孕药调经
E. 术后随访观察　　F. 输血

104. 若术后病理显示为子宫内膜异位囊肿，建议患者
A. 3~6 个月随访　　B. 经期最好侧俯卧位休息
C. 大剂量孕激素假孕治疗　　D. 坚持口服避孕药至婚后
E. GnRH-a 假绝经疗法　　F. 再次手术

(105~107 题共用题干)

女，40 岁。2 年前曾因腹胀、上腹部不适病史被诊断为“胃溃疡”。本次腹胀半个月，按胃溃疡治疗未见好转，3 天前自己触及下腹部包块而就诊。发病以来二便正常，月经无变化。最近两个月下降 3kg。体格检查：生命体征正常，慢性病面容，轻度贫血貌，双侧下腹部均可触及 7cm×6cm 大小的包块，有结节感，活动度尚可，无触痛，叩诊移动性浊音阳性。妇科检查：外阴、阴道正常，宫颈光滑，子宫正常大小，活动良好，双侧附件区均可触及 7cm×6cm×6cm 大小包块，性质同腹部检查。

105. 患者可能的诊断有
A. 子宫颈癌　　B. 子宫内膜癌　　C. 转移性卵巢肿瘤
D. 卵巢良性肿瘤　　E. 卵巢恶性肿瘤　　F. 绒毛膜癌

106. 患者入院拟进一步明确诊断，应做的检查有
A. 脑 CT　　B. 肿瘤标志物检查

C. 红细胞沉降率测定　　D. 胃肠纤维内镜检查

E. 抽腹水检查腹水性质和肿瘤细胞　　F. 盆腔超声检查

107. 提示：超声检查左侧附件区可见一6.0cm×7.5cm肿物，实性，活动好，右侧附件区可见一8.0cm×5.5cm性质相同肿物，大量腹水。胃镜检查于胃窦区见一2.5cm×3.5cm溃疡，表面污秽，病理检查结果为胃癌。根据上述结果，最可能的诊断是

A. 卵巢癌合并胃溃疡　　B. 卵巢癌　　C. 原发性胃癌

D. Krukenberg瘤　　E. 转移性胃癌　　F. 梅格斯综合征

(108~111题共用题干)

女，27岁。继发性痛经2年，进行性加重，未避孕1年未孕。查体：外阴发育正常，阴道通畅，分泌物正常，宫颈Ⅰ度糜烂，无举痛及摇摆痛，后穹隆可触及痛性结节，子宫后位，质硬饱满，妊娠50天大小，双附件未触及异常。月经周期28~30天，经期4~5天，量不多，经后少许淋漓出血1~2天；否认其他重大疾病史；性生活史2年，G_1P_0，丈夫精液检查正常。

108. 首先考虑的诊断是

A. 子宫畸形　　B. 子宫腺肌病　　C. 子宫内膜异位症

D. 慢性盆腔炎　　E. 急性盆腔炎　　F. 早发性卵巢功能不全

G. 原发不孕　　H. 继发不孕

109. 首先考虑进行的检查包括

A. 妇科检查　　B. 盆腔CT　　C. B超

D. 血CA125　　E. 内分泌六项　　F. 宫颈TCT

G. 宫颈活检

110. 确诊该病选哪项检查

A. B超　　B. 盆腔CT　　C. 腹腔镜检查

D. 剖腹探查　　E. 血CA125　　F. 盆腔MRI

G. PET-CT

111. 腹腔镜检查发现子宫前位，正常大小，活动好，左侧卵巢囊性包块大小约7cm×5cm×5cm，与周围组织无粘连，吸出巧克力样液体，右侧卵巢未见异常，遂行左侧卵巢囊肿剥除术，标本（左侧卵巢）送快速冷冻病理示子宫内膜异位囊肿。该患者术后可选择哪些治疗

A. 短效避孕药　　B. 高效醋酸甲羟孕酮

C. 米非司酮　　D. 合成17-α乙炔睾酮衍生物

E. 亮丙瑞林　　F. 辅助化疗

(112~116题共用题干)

女，30岁。妊娠40周，第一胎，阵发性腹痛10小时入院。

112. 提示：宫口开大10cm。入院2小时后胎儿仍未娩出，第二产程延长。胎儿娩出后阴道持续流血，有凝血块。胎儿体重4000g。阴道流血最可能的原因是

A. 产后宫缩乏力　　B. 软产道裂伤　　C. 子宫破裂

D. 胎盘滞留　　E. 胎盘剥离不全　　F. 凝血功能障碍

113. 提示：侧切口向深处延伸，有软产道裂伤。最恰当的处理是

A. 注射米索前列醇

B. 注射缩宫素

C. 配血，输血

D. 注射麦角新碱

E. 仔细检查宫颈、阴道，裂伤处立即缝合

F. 先开放静脉，手取胎盘，再检查、缝合软产道的裂伤

114. 提示：胎盘娩出后 1 小时再次出血，BP 68/30mmHg，P 124 次/分，面色苍白，出冷汗。此时出血的原因是

A. 胎膜残留　　B. 胎盘残留　　C. 子宫收缩乏力

D. 凝血功能障碍　　E. 软产道裂伤　　F. 胎盘剥离不全

115. 提示：再次出血的原因为子宫收缩乏力。目前正确的处理包括

A. 按摩子宫　　B. 手术切除子宫　　C. 注射缩宫素

D. 立即宫腔填塞纱布　　E. 配血，输血　　F. 注射米索前列醇

116. 提示：估计患者阴道流血约 200ml。此患者最可能的晚期并发症是

A. 西蒙综合征　　B. 施－李综合征　　C. 席汉综合征

D. 库欣综合征　　E. 闭经溢乳综合征　　F. 多囊卵巢综合征

(117~121 题共用题干)

女，30 岁。月经规律，结婚 2 年未孕，因停经 50 天，无诱因阴道流血 1 天，少于月经量，无腹痛就诊。

117. 首先应做的检查是

A. 尿妊娠试验　　B. B 超了解宫内、宫外情况

C. 妇科检查　　D. 血 hCG 测定

E. 诊刮术　　F. 输卵管通液术

G. 继续观察

118. 如 B 超提示妊娠符合孕周，有胎心，应诊断为

A. 稽留流产　　B. 习惯性流产　　C. 难免流产

D. 流产感染　　E. 异位妊娠　　F. 先兆流产

G. 葡萄胎　　H. 不全流产

119. 一旦确诊，应做哪些处理

A. 静脉滴注止血药　　B. 继续观察，不用任何药物

C. 静脉滴注硫酸镁抑制宫缩　　D. 口服抗炎药预防感染

E. 卧床休息，禁止性生活　　F. 口服维生素 E 及叶酸

G. 肌内注射孕酮保胎治疗

120. 一周后复查 B 超胎心消失，阴道流血量增多，最恰当的诊断是

A. 习惯性流产　　B. 流产感染　　C. 稽留流产

D. 异位妊娠　　E. 完全感染　　F. 难免流产

G. 不全流产

121. 应做的下一步处理是

A. 继续保胎治疗　　B. 静脉滴注止血药

C. 绝对卧床休息　　D. 口服硫酸沙丁胺醇
E. 立即行吸刮宫术　　F. 继续观察，不用任何药物
G. 静脉滴注缩宫素引产

答案与解析

1. C　2. D　3. A　4. C　5. B　6. B　7. A　8. A　9. D　10. C　11. C　12. D　13. B　14. C　15. E　16. E　17. E　18. E　19. D　20. D　21. E　22. D　23. E　24. C　25. A　26. B　27. B　28. A　29. B　30. A　31. E　32. C　33. D　34. C　35. C　36. E　37. B　38. E　39. E　40. B　41. A　42. B　43. E　44. E　45. C　46. A　47. A　48. A　49. D　50. C　51. D　52. B　53. A　54. C　55. D　56. E　57. B　58. B　59. C　60. B　61. D　62. D　63. B　64. D　65. B　66. C　67. C　68. A　69. E　70. D　71. C　72. E　73. C　74. C　75. A　76. D　77. C　78. E　79. B　80. B　81. B　82. B　83. E　84. C　85. C　86. B　87. B　88. E　89. A　90. D　91. B　92. C　93. A　94. D　95. E　96. D　97. ABCD　98. B　99. ABF　100. B　101. BCDF　102. BDE　103. AC　104. AB　105. CE　106. BCDEF　107. CD　108. BCH　109. ACDF　110. C　111. ABCDE　112. B　113. ABF　114. C　115. ACEF　116. C　117. B　118. F　119. EFG　120. F　121. E

1. C【解析】月经异常表现为月经周期或出血量的异常，或是月经前期、经期时的腹痛及全身症状。病因可能是器质性病变或是功能失常，从心理问题阐述，主要是由于情绪、环境、工作压力、寒冷刺激、节食等引起月经异常。GnRH 是促性腺激素释放激素，在情绪异常、环境变化等因素的影响下，也会影响其释放，导致月经失调。神经体液因素对子宫血管有影响。

3. A【解析】异位妊娠的诊断方法包括超声检查、hCG 测定、血清孕酮测定、腹腔镜检查、经阴道后穹隆穿刺和诊断性刮宫。诊断性刮宫和后穹隆穿刺为有创检查，不作为首选。尿妊娠试验无法证明是否为异位妊娠。B 超对早期异位妊娠无作用。

4. C【解析】无排卵的增殖期子宫内膜因无孕酮刺激，所含前列腺素浓度很低，通常不发生痛经。原发性痛经治疗措施：①重视心理治疗，向患者说明月经时的轻度不适是生理反应，消除紧张和顾虑可缓解疼痛。足够的休息和睡眠、规律而适度的锻炼、戒烟均对缓解疼痛有一定的帮助。②前列腺素合成酶抑制剂。③口服避孕药。④镇痛解痉等。

5. B【解析】建立健全妇女疾病及防癌保健网，定期进行妇女疾病及恶性肿瘤的普查普治工作。普查内容包括妇科检查（外阴、阴道、宫颈、双合诊、三合诊）、阴道分泌物检查、宫颈细胞学检查和/或 HPV 检测、超声检查，筛查妇科恶性肿瘤和乳腺癌。倡导接种 HPV 疫苗，预防宫颈癌。当普查发现异常时，应进一步检查确诊，以做到早发现、早诊断、早治疗，以降低发病率，提高治愈率。

6. B【解析】妊娠期保健是从妊娠开始至分娩前这一段时间的保健，妊娠期如果规律进行定期产前检查，可以早期发现异常，适当治疗。合理的超声检查对早期识别胎儿出生缺陷和产前实施干预非常重要。但 CT 由于存在辐射可致畸，不建议孕妇行 CT 检查。

7. A【解析】妇女保健工作目的是通过积极的预防、普查、监护和保健措施，做好妇女各

期保健以降低患病率，消灭和控制某些疾病及遗传病的发生，控制性传播疾病的传播，降低孕产妇和围产儿死亡率，促进妇女身心健康。

8. A【解析】妇女保健涉及女性的青春期、生育期、围产期、绝经过渡期和老年期，研究各期的特点和保健要求，以及影响妇女健康的卫生服务、社会环境、自然环境和遗传等方面的各种高危因素，制订保健对策和管理方法，开展妇女各期保健、妇女常见病和恶性肿瘤的普查普治、计划生育指导、妇女劳动保护、妇女心理保健等保健工作，有利于提高妇女健康水平。

9. D【解析】围婚保健内容包括婚前医学检查、婚前卫生指导和婚前卫生咨询。目的是保障男女青年健康的婚配，防止各种疾病，特别是遗传性疾病的延续和传染性疾病的传播，避免有血缘关系或遗传病的人结婚和生育。

10. C【解析】常在输卵管峡部行输卵管结扎。确认输卵管后用两把鼠齿钳夹持输卵管，于输卵管峡部浆膜下注入利多卡因使浆膜膨胀，切开膨胀的浆膜层，用弯蚊钳游离输卵管，剪除输卵管约1cm长，结扎输卵管两侧断端，然后缝合浆膜层，将近端包埋于输卵管系膜内，远端留于系膜外。

12. D【解析】短效口服避孕药复方炔诺酮片、复方甲地孕酮片，于月经第5日开始服用第1片，连续服药22日，停药7日后服第2周期的药物。

13. B【解析】目前临床应用的流产药物为米非司酮和米索前列醇。米非司酮是一种类固醇类的抗孕激素制剂，具有抗孕激素及抗糖皮质激素作用。米索前列醇是前列腺素类似物，具有子宫兴奋和宫颈软化作用。两者配伍应用终止早孕完全流产率高。

14. C【解析】黄体发育不全所致的异常子宫出血多发生于生育期妇女，常表现为月经周期缩短，月经频发；基础体温双相型，但排卵后体温上升缓慢，上升幅度偏低，维持时间短于11天；子宫内膜活检显示分泌反应不良。

15. E【解析】当子宫内膜腺体及间质侵入子宫肌层时，称子宫腺肌病。多发生于30~50岁经产妇。多次妊娠及分娩、人工流产、慢性子宫内膜炎等造成子宫内膜基底层损伤，与腺肌病发病密切相关。妇科检查示子宫呈均匀性增大或局限性隆起，质硬并有压痛。经期子宫体较平时增大，压痛更加明显。前尚无根治本病的有效药物。雌激素治疗无效。

18. E【解析】输卵管妊娠多有6~8周停经史，但输卵管间质部妊娠停经时间较长。部分患者无停经史。输卵管妊娠流产或破裂，若长期反复内出血形成的盆腔血肿不消散，血肿机化变硬并与周围组织粘连形成包块。

20. D【解析】子宫内膜异位症引起不孕的原因较为复杂，如盆腔微环境改变影响精卵结合及运送、免疫功能异常导致抗子宫内膜抗体增加而破坏子宫内膜正常代谢及生理功能、卵巢功能异常导致排卵障碍和黄体形成不良等。未破裂卵泡黄素化综合征在子宫内膜异位症患者中具有较高的发病率。中、重度患者可因卵巢、输卵管周围粘连而影响受精卵运输。

22. D【解析】女性无避孕性生活至少12个月而未孕称为不孕症。既往从未有过妊娠史，未避孕而从未妊娠者为原发不孕；既往有过妊娠史，而后未避孕连续12个月未孕者为继发不孕。

24. C【解析】围绝经期保健内容：①合理安排生活，重视蛋白质、维生素及微量元素的摄入，保持心情舒畅，注意锻炼身体。②保持外阴部清洁，预防萎缩的生殖器发生感染；防治绝经过渡期月经失调，重视绝经后阴道流血。③体内支持组织及韧带松弛，容易发生子宫脱垂及压力性尿失禁，应行肛提肌锻炼，加强盆底组织的支持力。④此期是妇科肿瘤的好发年龄，应每年定期体检。⑤在医生指导下，采用激素补充治疗、补充钙剂等方法防治绝经综合征、骨质疏松、心血管疾病等发生。⑥虽然此期生育能力下降，仍应避孕至月经停止12个月以后。

27. B【解析】做好妇女各期保健，包括青春期保健、生育期保健、围产期保健、围绝经期保健、老年期保健。

29. B【解析】外阴阴道假丝酵母菌病主要表现为外阴阴道瘙痒、阴道分泌物增多。阴道分泌物白色稠厚，呈凝乳状或豆腐渣样。阴道黏膜红肿、小阴唇内侧及阴道黏膜附有白色块状物，擦除后露出红肿黏膜面，急性期还可见到糜烂及浅表溃疡。

30. A【解析】患者主诉白带增多，宫颈阴道部宫口周围外观呈细颗粒状红色区，占整个宫颈面积的近2/3，宫颈刮片未见癌细胞，考虑宫颈炎可能性大，可行物理疗法，如红外线凝结疗法。

32. C【解析】慢性盆腔炎反复发作，再次出现高热伴下腹痛，左侧可扪及包块，不活动，压痛明显，考虑附件脓肿可能，应在给予足量抗生素的情况下行开腹术探查。

33. D【解析】患者外阴痒，阴道黏膜覆以白色膜状物，擦除后露出红肿黏膜面，考虑外阴阴道假丝酵母菌病可能性大。局部用药可选用药物放置于阴道深部。如选用咪康唑制剂、克霉唑制剂等。

34. C【解析】生殖器结核的传播途径有血行传播、直接蔓延、淋巴传播和性传播。其中血行传播为最主要的传播途径，性传播极罕见。

35. C【解析】诊断性刮宫适应证：①异常子宫出血或阴道排液需证实或排除子宫内膜癌、宫颈管癌，或其他病变如流产、子宫内膜炎等。②判断月经失调类型。③不孕症行诊断性刮宫有助于了解有无排卵，并能发现子宫内膜病变。④疑有子宫内膜结核者。⑤宫腔内有组织残留、反复或多量异常子宫出血时，彻底刮宫有助于明确诊断，并可迅速止血。

36. E【解析】患者半年前足月妊娠分娩，近半月出现不规则阴道流血，子宫如妊娠2个月大，软，左侧附件区扪及活动良好、表面光滑、鹅卵大肿物，胸片见两肺中下叶多处片状及棉絮状阴影，考虑绒毛膜癌肺转移可能。治疗方法采用化疗为主，辅以手术、放疗的综合治疗，与患者预后有关的项目有年龄、血型、病程、既往妊娠情况。

37. B【解析】患者突发左下腹痛，伴有休克表现，B超提示子宫大小正常，左侧附件区囊性占位，盆腔中度积液，考虑异位妊娠破裂可能，有无停经史可帮助完善病史。

39. E【解析】病原体扩散至子宫蜕膜层称为子宫内膜炎，侵入子宫肌层称为子宫肌炎，两者常伴发。若为子宫内膜炎，子宫内膜充血、坏死，阴道内有大量脓性分泌物且有臭味。若为子宫肌炎，腹痛，恶露增多呈脓性，子宫压痛明显，子宫复旧不良，可伴高热、寒战、头痛，白细胞计数明显增多等全身感染症状。

41. A【解析】生殖器结核可出现不孕、月经失调、下腹坠痛，以及发热、盗汗、乏力、食欲缺乏等全身症状。子宫一般发育较差，往往因周围有粘连使活动受限。若附件受累，在子宫两侧可触及条索状的输卵管或输卵管与卵巢等粘连形成的大小不等及形状不规则的肿块，质硬、表面不平，呈结节状突起，或可触及钙化结。

43. E【解析】患者产后出现低热，恶露多伴有臭味，子宫约妊娠4个月大，有明显压痛，双合诊触及子宫左侧痛性包块，考虑胎盘残留并发感染可能，应积极抗感染、备血及准备手术条件下清宫术，操作应轻柔，以防子宫穿孔。刮出物应送病理检查，以明确诊断。术后继续给予抗生素及子宫收缩药。

44. E【解析】患者有不孕、月经量少、低热表现，子宫缩小，活动不良，两侧宫旁组织增厚，左侧肿物轻压痛，红细胞沉降率加快，刮宫活检发现宫腔不规则，刮出组织少，子宫输卵管碘油造影显示输卵管不通，有串珠样改变，生殖器结核可能性大。

46. A【解析】患者出现绝经后阴道排液、出血伴腹痛，左附件区有条状占位，大小不清，首先考虑输卵管癌可能。

48. A【解析】该产妇符合顺产条件，规律宫缩 7 小时，胎儿枕左前位，胎心率正常，肛查宫口开大 3cm，S = 0，提示正常产程，不需干涉产程进展，继续阴道试产。

50. C【解析】活跃期为宫口扩张的加速阶段，可在宫口开至 4~5cm 即进入活跃期，最迟至 6cm 才进入活跃期，直至宫口开全（10cm）。此期宫口扩张速度应≥0.5cm/h。结合临床症状及体征，考虑产妇为正常活跃期。

51. D【解析】结合临床症状及体征，考虑孕妇为临产状态，应送产房消毒接生。临产的重要标志为有规律且逐渐增强的子宫收缩，持续 30 秒或以上，间歇 5~6 分钟，同时伴进行性宫颈管消失、宫口扩张和胎先露部下降。

55. D【解析】患者有不孕伴进行性痛经，子宫后壁下段有痛性结节；左侧附件区扪及粘连性包块，与子宫紧密粘连，右侧附件区未扪及包块，考虑卵巢子宫内膜异位囊肿，即卵巢巧克力囊肿可能；月经来潮后突发左下腹剧痛伴恶心，下腹部明显压痛及反跳痛，最可能为卵巢巧克力囊肿破裂。

56. E【解析】患者不孕，月经无规则，痛经，子宫后位、活动受限；双侧卵巢增大，右侧骶韧带处有触痛硬结，考虑子宫内膜异位症可能性大，应详细询问痛经情况。疼痛是子宫内膜内异症的主要症状，典型症状为继发性痛经、进行性加重。

57. B【解析】患者妊娠 38 周，收缩压≥140mmHg 和舒张压≥90mmHg，伴有蛋白尿、水肿，考虑子痫前期可能。此期病情复杂、变化快，分娩和产后生理变化及各种不良刺激均可能导致病情变化。治疗目的是控制病情、延长孕周、尽可能保障母儿安全。患者妊娠 38 周，羊水偏少，NST 异常，考虑行剖宫产术结束分娩。

58. B【解析】产妇疲倦，对潜伏期出现的宫缩乏力，可用强镇静药如哌替啶 100mg 或吗啡 10mg 肌内注射，绝大多数潜伏期宫缩乏力者在充分休息后可自然转入活跃期。

59. C【解析】不协调性子宫收缩乏力表现为宫缩失去正常的节律性、对称性，尤其是极性，宫缩的兴奋点来自子宫下段一处或多处，节律不协调、高频率的宫缩波自下而上扩散，不能产生向下的合力，致使宫缩时宫底部较子宫下段弱，宫缩间歇期子宫不能很好地松弛，使宫口扩张受限，胎先露不能如期下降，为无效宫缩。该孕妇考虑为不协调性子宫收缩乏力，应肌内注射哌替啶。

60. B【解析】平时月经周期规则，妊娠达到或超过 42 周（≥294 日）尚未分娩者，称为过期妊娠。妊娠 42 周后羊水迅速减少，粪染率明显增高。一旦妊娠过期，则应终止妊娠。终止妊娠的方式应根据胎儿安危状况、胎儿大小、宫颈成熟度综合分析，恰当选择。人工破膜既可诱发内源性前列腺素的释放，增加引产效果，又可观察羊水性状，排除胎儿窘迫。

62. D【解析】子宫内膜异位症的症状有下腹痛和痛经（典型症状为继发性痛经、进行性加重)、不孕、性交不适、月经异常等。典型盆腔子宫内膜异位症双合诊检查时，可发现子宫后倾固定，直肠子宫陷凹、宫骶韧带或子宫后壁下方可扪及痛性结节，一侧或双侧附件处触及囊实性包块，活动度差。病变累及直肠阴道间隙时，可在阴道后穹隆触及，触痛明显，或直接看到局部隆起的小结节或紫蓝色斑点。

64. D【解析】患者终止妊娠，术中见黄色脂肪组织，考虑子宫穿孔可能性大；患者出现腹痛、腹膜刺激征，提示有内出血，不应住院观察。

65. B【解析】吸宫不全是指手术后部分妊娠组织物残留，是人工流产术常见的并发症。手术后阴道流血时间长，血量多或流血停止后再出现多量流血，应考虑吸宫不全。

68. A【解析】子宫腺肌病主要症状是经量过多、经期延长和逐渐加重的进行性痛经。异位内膜在子宫肌层多呈弥漫性生长，累及后壁居多，故子宫呈均匀性增大，前后径增大明显，呈球形，一般不超过 12 周妊娠子宫大小。子宫腺肌病约 15% 同时合并子宫内膜异位症。

69. E【解析】子宫内膜异位症的主要表现是疼痛，典型症状为继发性痛经、进行性加重。卵巢异位囊肿较大时，妇科检查可扪及与子宫粘连的肿块。卵巢子宫内膜异位囊肿破裂时，可发生急性腹痛。

75. A【解析】患者阴道分泌物呈灰色伴恶臭，镜检可见线索细胞，考虑细菌性阴道病可能。治疗首选甲硝唑。

79. B【解析】线索细胞是表面黏附了大量细小颗粒的阴道脱落鳞状上皮细胞，细小颗粒为加德纳菌及其他厌氧菌，使高倍显微镜下所见的鳞状上皮细胞表面毛糙、模糊、边界不清，边缘呈锯齿状。患者阴道分泌物呈稀薄灰白色伴腥臭味，镜检发现线索细胞，可诊断为细菌性阴道病。

80. B【解析】急性盆腔结缔组织炎表现为下腹痛伴肛门坠胀，可伴寒战、高热、脉速、头痛等全身症状。下腹明显压痛、反跳痛、肌紧张；宫旁一侧或两侧结缔组织增厚、压痛和/或触及炎性包块，严重者整个盆腔形成“冰冻骨盆”。患者白细胞计数持续增多，中性粒细胞比例升高，核左移。

81. B【解析】患者于子宫左扪及新生儿头大肿块，有触痛，曾用抗生素 1 周，体温及症状无缓解，考虑盆腔脓肿可能。此时应将脓肿切除或切开引流，同时应用抗生素。

82. B【解析】子痫通常在子痫前期的基础上发生抽搐。该患者血压增高明显，同时合并有自觉症状，结合其处于妊娠期，考虑最可能为子痫。

83. E【解析】人工流产综合征是指手术时疼痛或局部刺激，使受术者在术中或术毕出现恶心呕吐、心动过缓、心律不齐、面色苍白、头晕、胸闷、大汗淋漓，严重者甚至出现血压下降、昏厥、抽搐等迷走神经兴奋症状。

84. C【解析】人工流产综合征与受术者的情绪、身体状况及手术操作有关。术前应用阿托品，能对抗迷走神经兴奋，切断作用或松弛痉挛的内脏平滑肌，以预防人流综合征的发生。

85. C【解析】出现人工流产综合征应立即停止手术，给予吸氧，一般能自行恢复。严重者可加用阿托品静脉注射。

86. B【解析】术前重视精神安慰，术中动作轻柔，吸宫时掌握适当负压，减少不必要的反复吸刮，这些均能降低人工流产综合征的发生率。

87. B【解析】卵巢性索间质肿瘤如颗粒细胞瘤及卵泡膜细胞瘤可分泌雌激素，引起老年妇女的子宫内膜增生和绝经后阴道流血。

108. BCH【解析】患者有继发性痛经、进行性加重，经后少许淋漓出血，子宫后位、质硬饱满、体积增大，后穹隆可触及痛性结节，考虑子宫腺肌病和子宫内膜异位症可能。患者未避孕1年未孕，G_1P_0提示既往有妊娠史，丈夫精液正常，属于继发不孕。子宫畸形多可通过妇科查体扪及子宫形态异常。盆腔炎多有宫颈举痛、子宫压痛或附件区压痛等症状，伴体温升高，阴道分泌物增多且性状异常。早发性卵巢功能不全需结合内分泌检查进行判断。既往无妊娠史，未避孕而从未妊娠者为原发不孕。

112. B【解析】软产道裂伤所致产后出血，在胎儿娩出后立即发生阴道流血，色鲜红、能凝固。

113. ABF【解析】产妇胎儿已娩出，胎盘未娩出，出现软产道裂伤，阴道流血，应先开放静脉，防止失血性休克，注射缩宫素或米索前列醇，可促进止血，加速胎盘娩出，必要时手取胎盘，再检查、缝合软产道的裂伤。

114. C【解析】胎盘娩出后1小时再次出血，血压下降，脉搏加快，出现失血性休克，首先考虑子宫收缩乏力可能。

115. ACEF【解析】对于子宫收缩乏力，加强宫缩能迅速止血。按摩或按压子宫能加强宫缩，按摩时配合使用子宫收缩药（注射缩宫素或米索前列醇）有效。患者出现失血性休克，应立即配血、输血。

第十二章　传染科疾病

一、单选题

1. 霍乱、副霍乱的典型病例发病后，最先出现的常见症状为

A. 腹痛　　B. 呕吐　　C. 腹泻

D. 畏寒、发热　　E. 肌肉痛性痉挛

2. 关于艾滋病的叙述，不正确的是

A. 是人类免疫缺陷病毒引起的　　B. 即获得性免疫缺陷综合征

C. 人群对本病普遍易感　　D. 是性接触传染病

E. HIV 主要侵犯和破坏部分 B 淋巴细胞

3. 下列关于接种卡介苗的叙述，错误的是

A. 我国规定新生儿出生时即接种卡介苗

B. 每隔 5 年左右对结核菌素试验转阴者补种，直至年满 18 岁

C. 可显著降低儿童发病率及严重性

D. 极度营养不良者不予接种

E. 患湿疹或其他皮肤病者不可接种

4. 艾滋病临床分期为

A. 急性期、无症状期、艾滋病期

B. 发热期、无症状感染期、持续性全身淋巴结肿大综合征期、艾滋病期

C. 急性感染期、发热期、持续性全身淋巴结肿大综合征期、艾滋病期

D. 急性感染期、无症状感染期、继发机会菌感染期、艾滋病期

E. 发热期、无症状感染期、继发机会菌感染期、艾滋病期

5. 关于艾滋病临床表现的叙述，正确的是

A. 潜伏期一般为 1~5 年

B. 多数感染者，潜伏期后可有发热、全身不适、咽痛、肌痛、关节痛、皮疹等表现

C. 所有感染者都经过数月至数年的无症状期

D. 窗口期一般为数周到 3 个月

E. 艾滋病期患者 $CD4^+$ T 淋巴细胞计数明显增多

6. 结核分枝杆菌的易感人群应除外

A. 青春期者　　B. 肾移植术后 2 年者　　C. 青壮年

D. 胃大部切除术后者　　E. 硅沉着病

7. 下列哪项对重型肝炎的判断最重要

A. GPT > 500U/L　　B. 总胆红素 > 171μmol/L　　C. PTA < 40%

D. 电解质紊乱　　E. 乏力、腹胀、腹水

8. 病毒性肝炎的临床类型不包括

A. 肝炎肝硬化　B. 慢性肝炎　C. 重型肝炎

D. 淤胆型肝炎　E. 药物性肝损害

9. 慢性乙型肝炎（中度）的治疗原则不包括

A. 生活规律、适当休息、加强营养　B. 可用保肝、降酶、退黄药物

C. 应用免疫调节药物　D. 抗病毒治疗

E. 注射乙肝疫苗

10. 肝细胞累及多小叶的桥形坏死，主要见于

A. 急性轻型肝炎　B. 重度慢性肝炎　C. 轻度慢性肝炎

D. 亚急性重型肝炎　E. 急性重型肝炎

11. 在霍乱的发病机制中起主要作用的是

A. 神经节苷脂　B. 肠毒素　C. 侵袭力

D. 内毒素　E. cAMP

12. 霍乱的确诊依据为

A. 典型临床表现　B. 接触史

C. 排除食物中毒、细菌性痢疾等其他疾病　D. 脱水，血液浓缩

E. 大便培养阳性

13. 霍乱与副霍乱的常见表现为

A. 只泻不吐　B. 先吐后泻　C. 先泻后吐

D. 泻、吐同时发生　E. 只吐不泻

14. 机体对结核分枝杆菌再感染后发生与初染不同反应的 Koch 现象，其最主要机制为

A. 说明机体对结核分枝杆菌无免疫力

B. 机体对结核分枝杆菌已经具有免疫力的结果

C. 肺部首次感染结核分枝杆菌后的免疫反应

D. 人体对结核分枝杆菌的自然免疫反应

E. 结核分枝杆菌侵入人体后，身体组织对结核分枝杆菌及其代谢产物所发生的敏感反应

15. 急性重型肝炎的最主要病理变化为

A. 肝细胞广泛性坏死　B. 肝细胞桥形坏死

C. 汇管区碎屑样坏死　D. 肝小叶及汇管区单核细胞浸润

E. 肝细胞灶性坏死

16. 下列乙肝病毒标志物中反映 HBV 有活动性复制和传染性的是

A. 表面抗原（HBsAg）　B. 表面抗体（抗 - HBs）　C. e 抗原（HBeAg）

D. e 抗体（抗 - HBe）　E. 核心抗体（抗 HBc）

17. 霍乱患者大便性状最多见的是

A. 脓血便　B. 血水样便　C. 黄水样便

D. 米泔水样便　E. 洗肉水样便

18. 肾综合征出血热的诊断主要依据

A. 明显的“三红、三痛”和肾损害

B. 典型的五期经过

C. 流行病学资料

D. 具有发热、出血和肾损害三大主要特征

E. 综合临床特征性症状和体征，结合实验室检查和流行病学资料

19. 有关传染病流行3个基本环节的叙述，错误的是

A. 传染源、传播途径和易感人群是传染病流行的3个条件

B. 3个条件相互联系

C. 只有当这3个环节同时存在时，才会出现传染病的传播及蔓延

D. 传染源包括患者、病原携带者

E. 传播途径包括呼吸道传播、消化道传播、接触传播、虫媒传播等

20. 下列哪种肝炎病毒基因组为DNA

A. 甲型肝炎病毒　　B. 乙型肝炎病毒　　C. 丙型肝炎病毒

D. 丁型肝炎病毒　　E. 戊型肝炎病毒

21. 男，30岁，干部。急性腹泻2天，大便黄色水样，少许黏液，共20次，左下腹痛，里急后重。大便常规：黄色黏液便，RBC 2~8个/HP，WBC（+）/HP，发现结肠阿米巴。最可能的诊断是

A. 阿米巴痢疾　　B. 细菌性痢疾　　C. 霍乱

D. 伤寒　　E. 结肠癌

22. 女，50岁，干部。间歇性腹泻半年，3天前又发作，黄色稀便，带脓血，每天6~8次，左下腹隐痛。大便常规：RBC（+）/HP，脓细胞（+）/HP，WBC（+++）/HP。最可能的诊断是

A. 急性细菌性痢疾　　B. 阿米巴痢疾　　C. 结肠癌

D. 慢性痢疾急性发作　　E. 慢性痢疾

23. 男，5岁。畏寒、发热8小时，嗜睡3小时就诊，查体：体温40.5℃，脉率120次/分，血压75/60mmHg，发育及营养良好，浅昏迷，瞳孔等大同圆，对光反射灵敏，面色苍白，四肢厥冷，未见瘀斑、瘀点，心肺检查正常，腹软，生理反射存在，病理反射未引出。胸片示心肺无异常。为及时诊断，应立即进行哪项检查

A. 血常规　　B. 肛拭子或盐水肠镜检　　C. 脑脊液检查

D. 大便培养　　E. 血培养

24. 男，50岁。1个月前畏寒、腹痛、腹泻，大便带脓血，10次左右/天，伴里急后重，诊断为细菌性痢疾，服用喹诺酮类、小檗碱1周后好转，近1周来又有腹痛、腹泻，大便10次/天。大便常规：RBC（+）/HP，脓细胞（+）/HP，WBC（+++）/HP，巨噬细胞3~4个/HP。既往无腹泻史。应诊断为

A. 慢性细菌性痢疾迁延型　　B. 慢性细菌性痢疾隐匿型

C. 慢性细菌性痢疾急性发作　　D. 急性细菌性痢疾普通型

E. 急性细菌性痢疾轻型

25. 女，8岁。因高热、惊厥、昏迷6小时入院。查体：体温39.8℃，脉搏120次/分，血压70/55mmHg，瞳孔等大，对光反射良好，四肢厥冷，未见瘀斑、瘀点，颈软，克氏征、布氏

征（－）。血常规：WBC 17×10^9/L，N 0.85，L 0.15。下列哪项处理不恰当

A. 氨苄青霉素　　B. 物理降温及镇静药

C. 肾上腺皮质激素　　D. 去甲肾上腺素，纠正休克

E. 调节酸碱平衡

26. 男，2 岁。突起畏寒、高热、抽搐、昏迷 6 小时。查体：体温 40.5℃，脉搏 130 次/分，血压 65/40mmHg，浅昏迷，压眶反射存在，瞳孔等大，对光反射良好，四肢厥冷，未见瘀斑、瘀点，颈软，克氏征、布氏征（－）。血常规：Hb 140g/L，WBC 15×10^9/L，N 0.85，L 0.15。最可能的诊断是

A. 中毒性细菌性痢疾　　B. 流行性乙型脑炎　　C. 流行性脑脊髓膜炎

D. 流行性出血热　　E. 败血症

27. 男，30 岁。自 10 月 30 日起出现发热、头痛，并皮肤黏膜出血，3 天后出现少尿，此时血常规示白细胞 35×10^9/L，尿常规示尿蛋白（+++）。患者最可能的诊断是

A. 肾小球肾炎　　B. 尿毒症　　C. 白血病

D. 肾综合征出血热　　E. 流行性感冒

28. 男，35 岁。肾综合征出血热患者，热退 2 天，尿量 100ml/24h，出现气短，头痛，恶心、呕吐。脉洪大，脉速，血压 174/100mmHg，R 30 次/分，P 130 次/分，神志模糊、瞳孔等大，心律齐。血常规：WBC 12×10^9/L，中性 0.90，血小板 75×10^9/L，尿常规：蛋白（+++），BUN 12.8mmol/L，Cr 460μmol/L。下列治疗哪项不是必要的

A. 利尿　　B. 导泻　　C. 纠正酸中毒

D. 抗病毒治疗　　E. 透析治疗

29. 农村妇女，40 岁。8 年前其丈夫（长途车司机）病重，逐渐消瘦，体重下降明显，高热 1 个月余，当时因家境困难未能医治病故。现该妇女出现与其丈夫类似症状，近 1 个月余出现不规则发热，近 2 周出现高热，曾予抗菌药治疗无效。查体：T 39.5℃，R 30 次/分，BP 100/65mmHg，无皮疹，皮肤无黄染，颈部、腋下、腹股沟可扪及多个 1cm×1cm 至 1.0cm×1.5cm 淋巴结，心律齐，腹平软。下列哪项检查最有确诊价值

A. 胸片　　B. B 超　　C. 心电图

D. ANA　　E. HIV 特异性病原学检查

30. 男，15 岁。近 7 天来食欲缺乏、恶心、呕吐，伴乏力、尿黄来医院就诊。病前 5 周曾注射过丙种球蛋白 1 支。检查：巩膜黄染，肝肋下 2cm，轻度触痛，脾肋下未触及。化验：肝功能 GPT 660U/L，GOT 480U/L、TBill 146.5μmol/L，抗－HAV IgG 阳性，抗－HAV IgM 阴性，HBsAg 阳性，HBeAg 阳性，抗－HBc IgM 阳性，抗－HCV 阳性。应诊断为

A. 急性乙型肝炎，甲型肝炎病毒携带者，丙型肝炎

B. 急性甲型肝炎，慢性乙型肝炎，丙型肝炎

C. 急性乙型肝炎，既往感染过甲型肝炎，丙型肝炎

D. 被动获得甲型肝炎抗体，急性甲型肝炎，乙型肝炎病毒携带，丙型肝炎

E. 被动获得丙型肝炎抗体，急性乙型肝炎，急性甲型肝炎

31. 女，43 岁，农民。因发热、全身不适、头痛 5 天，少尿半天，于 1 月 10 日来诊，家中卫生条件差，有鼠。查体：T 39.5℃，P 120 次/分，BP 80/50mmHg，意识清楚，腋下皮肤散在

出血点，面颈部充血，眼睑水肿，颈无抵抗，Kernig 征（－）。实验室检查：血 WBC 21×10^9/L，N 0.7，异型淋巴细胞 0.15，Hb 160g/L，PLT 90×10^9/L，尿蛋白（+++），镜检有红细胞及管型。首先考虑的诊断是

A. 流行性感冒　　B. 钩端螺旋体病　　C. 肾综合征出血热
D. 败血症　　E. 流行性脑脊髓膜炎

32. 男，7 岁。因发热伴惊厥 1 天，于 8 月入院，既往健康。查体：T 38.3℃，BP 106/68mmHg,球结膜水肿，腹软，脐周压痛（+），反跳痛（－），颈无抵抗，布氏征（－）。实验室检查：血 WBC 27×10^9/L，中性粒细胞 0.90，淋巴细胞 0.10。最可能的诊断是

A. 流行性乙型脑炎　　B. 流行性脑脊髓膜炎　　C. 疟疾
D. 中毒性细菌性痢疾　　E. 败血症

33. 男，2 岁。以高热、惊厥伴神志不清就诊，对流行性脑脊髓膜炎诊断最有帮助的体征是

A. 反复惊厥　　B. 出现脑疝　　C. 口唇疱疹
D. 脑膜刺激征　　E. 皮肤瘀点、瘀斑

34. 男，40 岁。腹泻 1 天，4~5 次水样便，无明显里急后重。大便常规：脓细胞 0~2 个/HP，红细胞 1~3 个/HP。涂片染色见革兰阴性细菌，弯曲，排列成鱼群状，悬滴法见运动快的细菌。最可能的诊断是

A. 霍乱　　B. 细菌性痢疾　　C. 阿米巴痢疾
D. 肠滴虫病　　E. 急性肠炎

35. 男，33 岁。发热、腹痛、腹泻 3 天，乏力、头晕 1 天，查体：T 38℃，P 140 次/分，BP 50/30mmHg，神志清，面部潮红，腋下有多数个出血点。双肺正常，肝脾未触及。化验：Hb 160g/L，WBC 38×10^9/L，杆状 0.03，中性粒细胞 0.82，淋巴细胞 0.05，异型淋巴细胞 0.12，PLT 50×10^9/L，尿蛋白（+++），镜检 RBC 2~5 个/HP。最可能的诊断是

A. 败血症　　B. 传染性单核细胞增多症　　C. 急性细菌性痢疾
D. 流行性出血热　　E. 流行性脑脊髓膜炎

36. 男，8 岁。发热、腹痛 1 天，腹泻 10 次，嗜睡，抽搐 2 次入院，查体：T 40℃，昏迷，面色苍白，BP 90/60mmHg，瞳孔直径左 > 右，光反应迟钝，呼吸不均；实验室结果：白细胞计数 15×10^9/L，N 0.84，L 0.16。此例可能性最大的诊断是

A. 暴发型流行性脑脊髓膜炎　　B. 中毒型细菌性痢疾
C. 暴发型伤寒　　D. 极重型流行性乙型脑炎
E. 脑型疟疾

37. 男，32 岁。1 月 20 日发病，主诉发热 3 天，伴恶心、呕吐、不思饮食、全身肌肉酸痛、头痛、腰痛。查体：重病面容、颜面潮红，球结膜、咽部充血，软腭及腋下可见出血点。心肺无异常发现，肝、脾未触及，肾区叩击痛明显。最可能诊断为

A. 败血症　　B. 伤寒、副伤寒　　C. 流行性脑脊髓膜炎
D. 钩端螺旋体病　　E. 肾综合征出血热

38. 某家庭共有 3 位成员先后出现腹泻、呕吐，每日腹泻 10~30 次不等，大便初为黄色稀水便，量多，进而变为水样便，无黏液脓血便，无发热、腹痛、里急后重，均有脱水表现。发

病前 1 天晚餐吃海贝，最可能的诊断是

A. 霍乱　　B. 肝炎　　C. 肠伤寒

D. 细菌性痢疾　　E. 病毒性肠炎

39. 女，31 岁。3 天来发热，恶心、呕吐，食欲缺乏，头痛，四肢酸痛，腰痛。查体：危重病容，球结膜充血，无水肿，咽充血，腋下可见点状抓痕样出血点，肝脾未及。血常规：WBC 14×10^9/L，N 0.72，L 0.28，可见异型淋巴细胞。尿常规：尿蛋白（+++），RBC 4~5 个/HP。该患者首先考虑的诊断为

A. 钩端螺旋体病　　B. 败血症　　C. 肾综合征出血热

D. 流行性脑脊髓膜炎　　E. 结核性脑膜炎

40. 女，30 岁。发热、咽痛、头痛 6 天，伴腰痛，体温在 38.5~39.5℃，经抗菌药治疗无效，今天发现皮肤有出血点及瘀点。查体：T 39.5℃，R 30 次/分，BP 80/55mmHg，面部潮红，颈部、上胸部皮肤潮红，球结膜水肿，软腭有出血点，腋下和胸背部、腹股沟皮肤可见出血点、瘀点，颈部可触及一花生粒大小淋巴结，双肺未闻及啰音，心律齐，腹平软，肝脾未触及。化验：血常规 WBC 12×10^9/L，N 0.90，PLT 65×10^9/L，尿常规示蛋白（++），余无异常。最可能的诊断是

A. 急性上呼吸道感染　　B. 血小板减少性紫癜

C. 肾综合征出血　　D. 钩端螺旋体病

E. 急性肾小球肾炎

41. 女，19 岁。因发热伴头痛、烦躁 2 天，于 1 月 28 日入院。查体：T 39℃，BP 130/80mmHg，精神差，神志清楚，全身散在瘀点、瘀斑，颈抵抗阳性，Kernig 征及 Babinski 征均阳性。实验室检查：腰椎穿刺脑脊液压力 240mmH_2O，外观混浊，WBC 1.2×10^9/L，蛋白质 1.5g/L，糖 2.5mmol/L，氯化物 100mmol/L。本病蛛网膜切片的病理改变不包括

A. 血管扩张充血　　B. 可见大量中性粒细胞

C. 可见大量淋巴细胞和单核细胞　　D. 明显水肿

E. 可见纤维素

42. 女，20 岁。发热、腹痛、腹泻伴里急后重 2 天。查体：T 39℃，BP 120/80mmHg。神志清，腹软，脐周压痛（+），无反跳痛。实验室检查：血 WBC 20.1×10^9/L，N 0.89，L 0.11。大便镜检 WBC 20~30 个/HP，RBC 10~15 个/HP。最可能的诊断是

A. 霍乱　　B. 急性肠炎　　C. 伤寒

D. 急性细菌性痢疾　　E. 肾综合征出血热

43. 男，20 岁。在一次体检中发现 HBsAg 阳性，当时无自觉症状及体征，肝功能正常。次年 5 月，因突然乏力、恶心、食欲缺乏、尿黄而入院。实验室检查：GPT 500U/L，血清总胆红素 85μmol/L，抗 - HAV IgM（+）。该患者的诊断可能为

A. 乙型肝炎，慢性迁延型，既往感染过甲型肝炎

B. 乙型肝炎，慢性活动型，既往感染过甲型肝炎

C. 急性甲型黄疸型肝炎，乙型肝炎病毒携带者

D. 急性乙型肝炎，合并甲型肝炎

E. 急性黄疸型肝炎，甲、乙型肝炎病毒混合感染

44. 男，16 岁。发热 10 天伴食欲缺乏，体弱。查体：体温 39.6℃，脉搏 74 次/分，肝肋下 2.0cm，脾肋下 1.0cm。WBC 2.6×10^9/L，嗜酸性粒细胞 0.01。临床上拟诊为伤寒，为确定诊断，对该患者应选用

A. 大便培养　B. 血培养　C. 尿液培养

D. 胆汁培养　E. 玫瑰疹刮取物培养

45. 男，5 岁。发热 1 天，腹泻 6~7 次，为黏液脓血便，腹痛伴里急后重，病前吃过未洗的黄瓜。便常规：黏液便，红、白细胞满视野。诊断为细菌性痢疾，其类型属于

A. 普通型　B. 轻型　C. 重型

D. 中毒型　E. 慢性型

46. 女，13 岁。昨日进食海鲜，今晨开始畏寒、发热、腹痛，以左下腹痛为重，腹泻伴明显里急后重，大便 8 次，初为稀便，继之为黏液脓血便。此病例的诊断为

A. 急性轻型细菌性痢疾　B. 急性普通型细菌性痢疾

C. 中毒型细菌性痢疾　D. 霍乱

E. 急性肠炎

47. 男，28 岁。因江水泛滥，饮用江水，突然出现剧烈腹泻，随后呕吐，由水样物转为米泔水样物。最可能的诊断是

A. 金葡菌胃肠炎　B. 急性细菌性痢疾　C. 大肠埃希菌性肠炎

D. 病毒性肠炎　E. 霍乱

48. 男，35 岁。因腹泻 1 天，于 7 月 16 日来诊，腹泻次数多不可数，为稀便和大量水样便，继之呕吐 4 次，尿少，无发热，无明显腹痛及里急后重。5 天前去外地旅游，昨日归来。查体：T 35.5℃，P 120 次/分，BP 70/40mmHg，精神萎靡，烦躁，皮肤弹性差，口干，腹部凹陷，无肌紧张、压痛及反跳痛，肠鸣音活跃。实验室检查：血 WBC 18×10^9/L，Hb 170g/L。便常规：水样便，镜检 WBC 0~2 个/HP。为明确诊断，最有价值的检查是

A. 血生化　B. 大便潜血试验　C. 结肠镜检查

D. 红细胞沉降率　E. 粪便动力及制动试验

49. 女，40 岁。近 20 天周身乏力。腹胀，食欲缺乏，尿色深如浓茶，化验 GPT 300U/L，胆红素定量 40μmol/L，血清球蛋白 45g/L，肝炎病原学阴性，抗核抗体（+），类风湿因子（+）。该患者可诊断为

A. 急性黄疸型肝炎　B. 慢性肝炎活动期　C. 自身免疫性肝炎

D. 胆囊炎　E. 淤胆型肝炎

50. 男，20 岁。发热起病，3 天后自行缓解，高度乏力，腹胀，黄疸进行性加深，病程第 9 天出现躁动，神志不清，重度黄疸，肝界缩小，应诊断为

A. 急性黄疸型肝炎　B. 急性重型肝炎　C. 亚急性重型肝炎

D. 慢性重型肝炎　E. 中毒性肝炎

51. 女，20 岁。腹泻、呕吐伴轻度腹痛 1 天，6 月下旬来诊。共腹泻 6 次，开始为黄色稀便，继之为水样便。呕吐 1 次，为胃内容物。无发热。大便检查动力试验（+），碱性蛋白胨水培养有细菌生长。该患者最可能的诊断为

A. 细菌性痢疾　B. 沙门菌食物中毒　C. 霍乱

D. 空肠弯曲菌肠炎　　E. 变形杆菌肠炎

52. 男，26 岁。腹泻半天，于 8 月 15 日来诊。腹泻 30 多次，开始为稀便，后为水样便，继之多次呕吐。查体：T 36.5℃，P 110 次/分，BP 60/40mmHg，神志清楚，皮肤干燥，弹性差，腹软，无压痛。大便常规：水样便，镜检 WBC 0~3 个/HP，RBC 0~2 个/HP。最可能的诊断是

A. 胃肠型细菌性食物中毒　　B. 阿米巴痢疾　　C. 急性细菌性痢疾

D. 溃疡性结肠炎　　E. 霍乱

53. 男，31 岁。不规则发热，咳嗽半年，间断腹泻，大便无脓血，病后体重由 71kg 降到 65kg，3 年前曾到非洲工作，1 年前回国，诊断该病的实验室检查是

A. 大便培养　　B. 胸部 X 线　　C. 查血疟原虫

D. 检测抗 - HIV　　E. 取血分离 HIV

54. 男，40 岁。不规则发热半年余，反复抗菌治疗无效，明显消瘦，侨居国外多年，临床考虑是否同艾滋病有关，下列哪项检查既便捷又具有特异性

A. 痰培养　　B. 胸部 CT　　C. 血清抗 - HIV

D. 分离 HIV　　E. $CD4^+/CD8^+$ 比值，$CD4^+$ T 细胞计数

55. 男，32 岁。腹泻 3 个月，大便每日 7~10 次，稀便，无脓血及黏液。有吸毒史 2 年。查体：T 37.5℃，消瘦，神志清楚，肛门周围可见疱疹。实验室检查：大便镜检偶见白细胞。为明确诊断，最重要的检查是

A. 抗单纯疱疹病毒 IgM　　B. 抗 - EBV IgM

C. 结核抗体　　D. 抗 - CMV IgM

E. 抗 - HIV

56. 女，31 岁。发冷、寒战、高热、大汗后而缓解，反复发作半个月，隔日发作一次，已 10 天。查体：脾肋下 1.5cm，余未见异常，末梢血化验：WBC 5.8×10^9/L，N 0.68，L 0.32，Hb 100g/L，血培养（-）。患者同年 8 月曾去海南旅游半个月。该患者发热最可能的原因是

A. 伤寒　　B. 疟疾　　C. 败血症

D. 急性血吸虫病　　E. 急性粒细胞型白血病

57. 女，6 岁。夏季发病，因高热 1 天，惊厥 1 次住院。查体：嗜睡，面色苍白，四肢发凉，BP 70/40mmHg，心率 126 次/分，心音低钝，颈无抵抗，巴氏征（-）。最可能的诊断是

A. 热性惊厥　　B. 流行性脑脊髓膜炎　　C. 中毒型细菌性痢疾

D. 结核性脑膜炎　　E. 急性风湿热

58. 男，6 岁。有不洁饮食史。在夏季突发高热 5 小时，呕吐 1 次，抽搐 2 次，神志不清，面色苍白，心率加快，手足湿冷，BP 60/45mmHg。为明确诊断，首选检查是

A. 外周血白细胞计数及分类　　B. 血培养

C. 肛管取大便，做常规检查　　D. 脑脊液检查

E. 头部 CT 检查

59. 男，38 岁。高热 1 周。查体：体温 40℃，脉搏 90 次/分，血白细胞 4.0×10^9/L，嗜酸性粒细胞消失。应首先考虑的是

A. 伤寒　　B. 中毒性细菌性痢疾　　C. 中毒性肺炎

D. 流行性脑脊髓膜炎　　E. 急性病毒性肝炎

二、共用题干单选题

（60～63 题共用题干）

女，7 岁。高热 12 小时，伴有头痛、关节痛、呕吐。查体：表情呆钝，面色青灰，全身散在出血点，颈抵抗不明显，血压 67/45mmHg，脑脊液细胞数 160×10^6/L，蛋白微量，糖 2.24mmol/L，氯化物 101mmol/L。

60. 该患儿目前最可能的诊断是

A. 流行性出血热　　B. 流行性脑脊髓膜炎　　C. 败血症

D. 血小板减少性紫癜　　E. 结核性脑膜炎

61. 下列哪项最有助于本病的快速诊断

A. 血培养　　B. 皮肤瘀斑涂片找菌落　　C. 血清中抗原检测

D. 脑脊液抗原检测　　E. 脑脊液找细菌

62. 若该患儿全身瘀点增多，出现瘀斑，面色青灰，四肢凉，血压测不出，下列哪项治疗措施不得当

A. 给予 5% 的碳酸氢钠　　B. 给予肝素　　C. 给予磺胺药

D. 激素治疗　　E. 给予低分子右旋糖酐

63. 与该患儿密切接触的者应如何预防

A. 口服磺胺药 3 天　　B. 医学观察 1 周　　C. 肌内注射青霉素 3 天

D. 肌内注射丙种球蛋白　　E. 口服红霉素 3 天

（64～66 题共用题干）

男，12 岁。因疲乏、发热、食欲缺乏、恶心、呕吐 1 周，加重 2 天就诊。发病以来，进食减少，曾呕吐 1 次，为胃内容物。因疲乏而活动减少，尿黄色深。体温在 37～38℃波动。按程序接种过乙型肝炎疫苗。5 年前曾注射丙种球蛋白 1 支。母亲有 G-6-PD 缺乏症。检查：巩膜黄染，肝肋下 1.5cm，脾未触及，化验 GPT 860U/L，总胆红素 158.5μmol/L，抗 – HBs 阳性，抗 – HCV 阳性。

64. 最不可能的诊断为

A. 慢性丙型肝炎　　B. 急性戊型肝炎　　C. 急性乙型肝炎

D. 急性甲型肝炎　　E. 溶血性黄疸

65. 应确诊病原进一步检查，下列哪项检查不必要

A. 抗 – HAV IgM　　B. 乙肝五项　　C. 抗 – HEV IgM

D. 腹部 CT　　E. G-6-PD 酶活性

66. 若单纯为病毒性肝炎，对该患者当前的治疗原则应为

A. 应用干扰素抗病毒治疗为主要目的

B. 以保肝、降酶、退黄为主要目的，恢复正常肝功能，防止重型肝炎发生

C. 应用免疫调节药物，以抑制甲型肝炎病毒和丙型肝炎病毒的复制

D. 加强营养支持，适当药物治疗

E. 应用激素退黄

（67~69 题共用题干）

男，38 岁。因发热，头痛、眼眶痛、腰痛 5 天入院。体温在 39~40℃波动。检查发现血压 80/50mmHg，脉搏 100 次/分，面部潮红，球结膜充血水肿，软腭有网状充血并有出血点，腋下及胸前见散在出血点，心肺未见异常。双肾区叩击痛阳性。

67. 最可能的诊断是

A. 急性上呼吸道感染　B. 伤寒　C. 急性肾炎
D. 肾综合征出血热　E. 钩端螺旋体病

68. 最不可能的诊断是

A. 急性上呼吸道感染　B. 伤寒　C. 急性肾炎
D. 肾综合征出血　E. 霍乱

69. 哪种结果有助于确诊

A. 血中找到沙门菌　B. 尿中找到大肠埃希菌
C. 钩端螺旋体特异性抗体阳性　D. 肾综合征出血热病毒特异性 IgM 阳性
E. 大便找到霍乱弧菌

（70~72 题共用题干）

男，18 岁。因发热、腹痛、腹泻 2 天就诊。自测体温为 39℃。腹泻 10 余次/日，初为稀便，后为黏液脓血便，伴里急后重。发病前有受凉和不洁食物史。便常规：WBC 15~20 个/HP，RBC 5~10 个/HP，脓液（++）。

70. 该患者最可能的诊断是

A. 肠炎　B. 细菌性痢疾　C. 伤寒
D. 食物中毒　E. 霍乱

71. 若要确诊需做

A. 血常规　B. 尿常规　C. 血培养
D. 大便培养　E. 尿培养

72. 该疾病最需与哪种疾病鉴别

A. 肝炎　B. 肠炎　C. 胃炎
D. 肠癌　E. 霍乱

答案与解析

1. C　2. E　3. B　4. A　5. C　6. C　7. C　8. E　9. E　10. B　11. B　12. E　13. C　14. B　15. E　16. C　17. D　18. E　19. D　20. B　21. B　22. D　23. B　24. D　25. D　26. A　27. D　28. D　29. E　30. C　31. C　32. D　33. E　34. A　35. D　36. B　37. E　38. A　39. C　40. C　41. C　42. D　43. C　44. B　45. A　46. B　47. E　48. E　49. C　50. B　51. C　52. E　53. D　54. C　55. E　56. B　57. C　58. C　59. A　60. B　61. B　62. C　63. B　64. C　65. B　66. B　67. D　68. E　69. D　70. B　71. D　72. B

3. B **【解析】** 我国规定新生儿出生时即接种卡介苗，每隔 5 年左右对结核菌素转阴者补种，直至年满15岁。

4. A【解析】艾滋病主要经性接触、血液及母婴传播，临床分急性期、无症状期、艾滋病期3期。

6. C【解析】婴幼儿、青春期、老年人和糖尿病患者、硅沉着病、胃大部切除术后者、艾滋病病毒感染者，以及接受免疫抑制剂治疗者肺结核发病率高。

7. C【解析】凝血酶原时间（PT）延长或凝血酶原活动度（PTA）下降与肝损害严重程度密切相关。PTA<40%是诊断重型肝炎或肝衰竭的重要依据。其他选项在急性肝炎或肝硬化等类型时也可出现。

8. E【解析】病毒性肝炎是由多种肝炎病毒引起的，以肝损害为主的一组全身性传染病。分为急性肝炎、慢性肝炎、重型肝炎、淤胆型肝炎、肝炎肝硬化、慢性无症状携带者。药物性肝损害不属病毒性肝炎分型。

9. E【解析】慢性病毒性肝炎的治疗：①合理休息和营养。②抗病毒治疗。③免疫调节。④改善和恢复肝功能。⑤抗纤维化治疗。⑥心理平衡。注射乙肝疫苗为预防性治疗。

11. B【解析】霍乱肠毒素（CT）有A、B两个亚单位，前者为毒性部分，后者为结合部分，是引起霍乱症状的主要致病物质。除肠毒素外，霍乱弧菌还产生其他毒素及代谢产物，也有一定的致病作用，如内毒素。

17. D【解析】霍乱以轻泻或剧烈腹泻突然起病，每日大便自数次、十余次至无法计数。最初大便有粪质，呈黄稀水样，继而呈水样，无粪臭，部分患者呈米泔水样便，少数患者呈淡红色血水样便。腹泻多不伴有腹痛，无里急后重。

18. E【解析】肾综合征出血热主要依靠临床特征性症状和体征，结合实验室检查，参考流行病学资料进行诊断。

19. D【解析】传染病流行过程的发生需要3个基本条件，包括传染源、传播途径和人群易感性。这3个环节必须同时存在，若切断任何一个环节，流行即告终止。传染源是指体内有病原体生存、繁殖并能将病原体排出体外的人和动物。包括患者、隐性感染者、病原携带者、受感染的动物。

20. B【解析】除乙型肝炎病毒为DNA病毒外，甲型肝炎病毒、丙型肝炎病毒、丁型肝炎病毒和戊型肝炎病毒均为RNA病毒。

27. D【解析】肾综合征出血热起病急，有发热、三痛（头痛、腰痛、眼眶痛）；口腔黏膜、胸背、腋下出现大小不等的出血点或瘀斑，或呈条索状、抓痕样的出血点；不少患者由于出现发热、头痛、尿少、水肿等症状而被误诊为急性肾炎或泌尿系统感染。

28. D【解析】患者尿量100ml/24h提示处于肾综合征出血热少尿期，治疗原则是稳定机体内环境、促进利尿、导泻和透析治疗。抗病毒治疗是肾综合征出血热发热期的治疗原则。

29. E【解析】艾滋病潜伏期平均8~9年，艾滋病期为HIV感染的末期，HIV相关症状主要表现为持续1个月以上的发热、盗汗、腹泻；体重减轻10%以上；可出现持续性全身淋巴结肿大。HIV特异性病原学检查可明确诊断。

31. C【解析】肾综合征出血热是以鼠类为主要传染源的一种自然疫源性疾病。全身中毒症状表现为全身酸痛、头痛、腰痛和眼眶痛。毛细血管损害征主要表现为充血、出血和渗出水肿征。肾损害主要表现在蛋白尿和镜检可发现管型等。

37. E【解析】肾综合征出血热的主要特点为发热、出血、肾损害，出现三痛（头痛、腰痛、眼眶痛）、三红（颜面、颈部、上胸部潮红）。败血症多有感染灶，虽有发热但无出血热的典型症状。伤寒的特点为持续发热、表情淡漠、皮疹、脾大。流行性脑脊髓膜炎于冬春季节流行，突然高热、剧烈头痛、喷射性呕吐，皮肤、黏膜出血点或瘀斑，脑膜刺激征阳性等。钩端螺旋体病流行于夏秋季，早期有寒战、高热、全身酸痛、乏力，眼结膜充血，腓肠肌疼痛，淋巴结肿大，中期出现明显内脏器官损伤表现。

41. C【解析】患者急性起病，头痛、烦躁、精神差，全身散在瘀点、瘀斑，脑膜刺激征阳性，脑脊液检查示压力高、外观混浊、WBC计数增多，蛋白质增高，糖和氯化物减少，首先考虑流行性脑脊髓膜炎可能。蛛网膜切片可见血管高度扩张充血、水肿，大量中性粒细胞、纤维素及血浆渗出。

43. C【解析】抗-HAV IgM阳性是近期感染甲型肝炎病毒的标志。患者有肝功能损害，血清胆红素升高，抗-HAV IgM阳性，支持急性甲型黄疸型肝炎。HBsAg阳性，考虑为乙型肝炎病毒携带者。

44. B【解析】伤寒沙门菌培养阳性可确定诊断。血培养在病程第1~2周阳性率最高，大便培养在病程第3~4周阳性最高。尿培养初期多为阴性，病程第3~4周的阳性率仅为25%左右。患者起病10天，首选血培养。

46. B【解析】患者有进食海鲜史，突发畏寒、发热、腹痛，以左下腹痛为重，腹泻伴明显里急后重，初为稀便，继之为黏液脓血便，考虑急性普通型细菌性痢疾可能。急性轻型细菌性痢疾无发热或低热，腹泻每日不超过10次，大便有黏液但无脓血，里急后重较轻或无。中毒型细菌性痢疾起病急，畏寒、高热，全身中毒症状严重，迅速发生呼吸循环衰竭，肠道症状轻微或缺如。霍乱和急性肠炎无里急后重和黏液脓血便。

48. E【解析】患者有夏季旅游史，出现大量水样便，继之呕吐，尿少，无发热，无明显腹痛及里急后重，精神萎靡，烦躁，皮肤弹性差，口干，无肌紧张、压痛及反跳痛，肠鸣音活跃，考虑霍乱可能。大便动力及制动试验确定致病菌，对诊断最有价值。

49. C【解析】患者肝功能异常，乏力、腹胀、食欲缺乏，考虑肝炎可能；肝炎病原学阴性，抗核抗体（+），类风湿因子（+），考虑自身性免疫性肝炎的可能性大。

52. E【解析】腹泻常是霍乱的首发症状，最初大便有粪质，呈黄色稀水样，继而呈水样，无粪臭，部分患者呈米泔水样便。腹泻多不伴腹痛，无里急后重。继之出现喷射性呕吐，为胃内容物或米泔水样，不伴恶心。病初多无发热。因剧烈泻吐导致大量体液及电解质丢失，使血容量骤减、血液浓缩，导致周围循环衰竭。表现为烦躁不安、口渴、尿少、皮肤皱缩、眼窝凹陷、皮肤弹性消失、极度乏力、舟状腹、神志不清、脉细数、血压下降等。

54. C【解析】$CD4^+/CD8^+$比值，$CD4^+$ T细胞计数，分离HIV，操作复杂，一般不选择。HIV-1/HIV-2抗体检测是HIV感染诊断的金标准。

55. E【解析】患者有吸毒史，出现长期腹泻、消瘦，肛门周围可见疱疹提示机会性感染，考虑艾滋病可能，应检查抗-HIV。

56. B【解析】间歇性寒战、高热、大汗，规律性发作为疟疾的典型表现。

57. C【解析】中毒型细菌性痢疾起病急骤，突发高热、病情严重，迅速恶化并出现惊厥、昏迷和休克。多见于2~7岁儿童，临床分型如下。①休克型（周围循环衰竭型）：主要表现为感染性休克，面色苍白，皮肤花斑、发绀，四肢发凉，心音低弱，血压下降，心率加快，神志障碍，心肾功能不全及多脏器衰竭。②脑型（呼吸衰竭型）。③混合型。该患儿表现符合休克型的表现。热性惊厥无血压降低等表现；结核性脑膜炎和流行性脑脊髓膜炎可有脑膜刺激征表现；急性风湿热可有关节炎、心肌炎、环形红斑等表现。

58. C【解析】儿童，夏季突然发病，有抽搐、休克等表现，应首先考虑中毒性细菌性痢疾。为明确诊断，应进行粪便检查。

59. A【解析】伤寒的临床特征为持续发热、表情淡漠、相对缓脉、玫瑰皮疹、肝脾大和白细胞计数减少等。根据题干信息，考虑患者最可能为伤寒。

61. B【解析】细菌学检查是确诊流行性脑脊髓膜炎的重要手段。皮肤瘀点处的组织液或离心沉淀后的脑脊液做涂片染色，阳性率高。瘀点涂片简便易行。应用抗生素早期亦可获得阳性结果，是早期诊断的重要方法。

63. B【解析】早期发现流行性脑脊髓膜炎患者应就地隔离治疗，隔离至症状消失后 3 天。密切接触者应医学观察 7 天。

64. C【解析】抗 - HBs 为保护性抗体，阳性表示对 HBV 有免疫力。患儿出生时注射过乙型肝炎疫苗，抗 - HBs 阳性，不考虑急性乙型肝炎。

65. B【解析】患儿不考虑急性乙型肝炎，不需进行乙肝五项。

66. B【解析】若单纯为病毒性肝炎，患儿 GPT、总胆红素明显升高，应属急性肝炎，治疗原则应以保肝、降酶、退黄为主要目的，恢复正常肝功能，防止重型肝炎发生。

67. D【解析】患者有发热、出血和肾损害，有全身中毒症状（头痛、腰痛、眼眶痛），毛细血管损害（颜面、颈、上胸部位潮红），肾损害（蛋白尿），符合肾综合征出血热的临床表现。

68. E【解析】肾综合征出血热需与急性上呼吸道感染、急性肾炎、钩端螺旋体病、伤寒等相鉴别。霍乱表现为剧烈腹泻，呈米泔样水便，不伴里急后重，腹泻后有喷射性呕吐。

69. D【解析】肾综合征出血热患者行特异性抗体检测，特异性 IgM 阳性或发病早期和恢复期两次血清特异性 IgG 抗体效价递增 4 倍以上，均有确诊价值。

70. B【解析】患者发病前有受凉和不洁食物史，出现发热、腹痛、腹泻。腹泻初为稀便，后为黏液脓血便，伴里急后重。便常规见大量白细胞，少量红细胞，最可能为细菌性痢疾。

71. D【解析】患者考虑细菌性痢疾可能，大便培养出痢疾杆菌为确诊依据。

72. B【解析】急性细菌性痢疾主要应与阿米巴痢疾、细菌性食物中毒、其他病原菌引起的肠道感染相鉴别。

第十三章　神经科疾病

一、单选题

1. 脑梗死的病因中，最重要的是

A. 动脉硬化　　B. 高血压　　C. 动脉壁炎症

D. 真性红细胞增多症　　E. 血液高凝状态

2. 帕金森病的最常见症状是

A. 肌张力增高　　B. 步态异常　　C. 运动迟缓

D. 震颤　　E. 肌强直

3. 引起惊厥伴瞳孔散大与舌咬伤的常见疾病是

A. 脑膜炎　　B. 脑血吸虫病　　C. 脑炎

D. 脑出血　　E. 癫痫大发作

4. 癫痫的临床诊断大多数情况下需依据

A. 头部 CT 扫描　　B. 脑电图改变　　C. 目睹其发作

D. 确切的病史　　E. 有无家族史

5. 下列哪项不符合痫性发作

A. 单纯部分性发作起始于脑局部，不伴意识障碍

B. 全面性发作起始于脑局部，伴意识障碍

C. 痫性发作主要包括部分性发作、全面性发作

D. 痫性发作起始的异常放电源为两侧脑部的，为全面性发作

E. 痫性发作起始的异常放电源于一侧脑部的，为局灶性发作

6. 高血压脑病时最常见的症状是

A. 一过性脑缺血　　B. 意识丧失、抽搐　　C. 偏瘫、失语

D. 脑出血　　E. 头痛、头晕

7. 偏头痛持续状态是指

A. 偏头痛发作持续时间≥6 小时　　B. 偏头痛发作持续时间≥12 小时

C. 偏头痛发作持续时间≥24 小时　　D. 偏头痛发作持续时间≥48 小时

E. 偏头痛发作持续时间≥72 小时

8. 下列属于预防偏头痛发作的药物是

A. 非甾体抗炎药　　B. 麦角类制剂　　C. 曲普坦类药物

D. 阿片类药物　　E. 钙通道阻滞药

9. 有关典型偏头痛的临床表现，下列说法正确的是

A. 发作前出现先兆，以视觉先兆多见

B. 双侧头痛可排除偏头痛

C. 最常见的先兆为躯体感觉先兆
D. 头痛发生在先兆后，通常间隔 1 小时以上
E. 头颈部活动可使头痛减轻

10. 脑出血最常见的出血血管是
A. 基底动脉的旁正中动脉
B. 前交通动脉
C. 小脑的齿核动脉
D. 脉络膜前动脉
E. 大脑中动脉的豆纹动脉

11. 特征性的颈内动脉系统短暂性脑缺血发作（TIA）症状是
A. 眼动脉交叉瘫
B. 双眼视力障碍发作
C. 跌倒发作
D. 平衡失调伴耳鸣
E. 短暂性全面性遗忘症

12. 关于 TIA 的描述，错误的是
A. 症状可反复发作
B. 症状 24 小时内完全恢复
C. 症状持续时间数分钟到数小时
D. 可遗留轻微神经功能缺损表现
E. 是缺血性卒中最重要的独立危险因素

13. 铅管样强直是下列哪种疾病的表现
A. 有机磷中毒
B. 周围神经炎
C. 强直性脊柱炎
D. 脑膜炎
E. 帕金森病

14. 帕金森病的主要发病原因是
A. 丘脑底核受损
B. 纹状体受损
C. 大脑皮层运动区受损
D. 大脑皮层 – 纹状体通路受损
E. 黑质 – 纹状体多巴胺通路受损

15. 对鉴别颈内动脉系统和椎 – 基底动脉系统短暂性脑缺血发作最有意义的症状是
A. 感觉障碍
B. 运动障碍
C. 跌倒发作
D. 视觉障碍
E. 痫性发作

16. 脑栓塞最常见的受累血管是
A. 大脑前动脉
B. 大脑后动脉
C. 大脑中动脉
D. 基底动脉
E. 椎动脉

17. 脑血管疾病中，起病速度最快的是
A. 腔隙性脑梗死
B. 蛛网膜下腔出血
C. 脑出血
D. 脑血栓形成
E. 脑栓塞

18. 关于急性脑血管病的病因，不正确的是
A. 脑出血最常见的病因是高血压和动脉硬化
B. 脑栓塞最常见的病因是风湿性心脏病合并房颤或其他的心源性栓子脱落
C. 脑血栓形成最常见病因是动脉炎
D. 蛛网膜下腔出血最常见病因是先天性颅内动脉瘤
E. 短暂性脑缺血发作最常见病因是动脉粥样硬化

19. 帕金森病患者的典型震颤是

A. 静止性震颤　　B. 意向性震颤　　C. 姿态性震颤

D. 扑翼样震颤　　E. 动作性震颤

20. 下列药物可用于预防偏头痛发作的是

A. 麦角胺咖啡因　　B. 地西泮　　C. 甲芬那酸

D. 普萘洛尔　　E. 舒马曲普坦

21. 偏头痛发病的特点不包括

A. 男性多见　　B. 发病多始于青春期　　C. 大多数有偏头痛的家族史

D. 头痛呈搏动性　　E. 伴恶心、呕吐

22. 脑血栓形成发病的重要危险因素是

A. 吸烟史　　B. 蛛网膜下腔出血史　　C. 脑出血史

D. 短暂性脑缺血发作史　　E. 梅毒病史

23. 下列不符合缺血性卒中表现的是

A. 多见于老年人　　B. 多静态起病　　C. 多动态起病

D. 意识障碍轻或无　　E. 脑脊液无色透明

24. 男，71 岁。清晨醒后发现左侧肢体活动不能，急送医院诊断为脑出血。下列处理不正确的是

A. 保持呼吸道通畅　　B. 降颅压，减轻脑水肿　　C. 控制血压

D. 维持水、电解质平衡　　E. 静脉滴注止血药

25. 女，64 岁。以“言语不清，呕吐 1 小时，昏迷 20 分钟”为主诉入院。查体：血压 200/120mmHg，双眼球向右凝视，左侧鼻唇沟浅，左侧肢体坠落试验阳性。诊断为脑出血，其部位是

A. 右侧基底核　　B. 左侧基底核　　C. 右侧脑桥

D. 左侧脑桥　　E. 右侧顶叶

26. 男，62 岁。3 个月来发作 2 次右侧上下肢无力，每次突然发病，持续约 10 分钟后自行缓解。查体：血压正常，双眼底动脉反光增强，神经系统检查正常。辅助检查：血黏度增高，MRI 检查未见异常。患者须进一步检查的项目为

A. 血糖和血脂　　B. DSA　　C. 脑血管超声检查

D. 头颅 CT　　E. 脑电图

27. 男，34 岁。反复发作性四肢抽搐伴意识丧失 2 年余。入院前 8 小时四肢抽搐频繁发作，每次持续 15~25 分钟，伴尿失禁及舌咬伤；发作间歇期意识不清。既往大便中曾有白色节片。头颅 CT 可见多发性钙化灶。诊断应首先考虑

A. 原发性癫痫　　B. 多发性脑肿瘤继发癫痫　　C. 脑囊虫继发癫痫

D. 手足搐搦症　　E. 癔症

28. 男，70 岁。右侧肢体动作迟缓伴震颤半年。查体：右侧肢体静止性震颤，肌张力齿轮样增高。可能的病变部位是

A. 大脑皮质　　B. 黑质　　C. 小脑

D. 内囊　　E. 脑桥

29. 女，65 岁。突发剧烈头痛后昏迷 1 小时。查体：深昏迷，颈强直，四肢无自主活动，肌张力高，腱反射活跃。头部 CT 示脑沟与脑池高密度影。最可能的诊断是

A. 短暂性脑缺血发作　　B. 脑栓塞

C. 脑血栓形成　　D. 蛛网膜下腔出血

E. 脑出血

30. 男，78 岁。晨起四肢乏力。2 小时前行走中跌倒，不能起立。查体：意识清楚，只能以眼球上下运动示意。双侧周围性面瘫，张口伸舌和吞咽不能，留置鼻饲。四肢肌力 0 级，腱反射亢进，双侧 Babinski 征阳性。感觉无异常。脑梗死部位在

A. 中脑　　B. 脑桥基底部　　C. 内囊后肢

D. 丘脑底部　　E. 基底核区

31. 男，58 岁。晨起出现右侧偏瘫，言语不清，持续 20 分钟，头颅 CT 检查正常。考虑为

A. 短暂性脑缺血发作　　B. 腔隙性脑梗死

C. 高血压脑病　　D. 壳核出血

E. 脑栓塞

32. 女，60 岁。右侧肢体震颤，表情淡漠，步态不稳 3 个月。查体：双侧上肢静止性震颤，右侧肢体出现铅管样肌强直，肌力、反射、感觉均正常，慌张步态。以下哪种药物不能服用

A. 多巴丝肼　　B. 左旋多巴　　C. 苯海索

D. 利血平　　E. 溴隐亭

33. 男，75 岁。因“行动迟缓、肢体震颤半年”入院，确诊为帕金森病。既往有青光眼病史 2 年。该患者不能使用的药物治疗是

A. 吡贝地尔　　B. 苯海索　　C. 多巴丝肼

D. 卡左双多巴　　E. 金刚烷胺

34. 男，69 岁。帕金森病患者，服用多巴丝肼分散片、吡贝地尔缓释片 2 年余，近 1 个月无固定时间反复出现阵发性行动迟缓、肢体震颤加重。该患者出现上述症状是

A. 急性肌张力障碍　　B. 开关现象　　C. 剂末现象

D. 双相运动障碍　　E. 迟发性运动障碍

35. 男，68 岁。渐起四肢抖动伴行动迟缓 2 年。查体：面具脸，慌张步态，下颌及四肢静止性震颤，四肢肌张力增高，呈齿轮样强直，腱反射亢进，病理反射未引出。治疗首选

A. 左旋多巴　　B. 溴隐亭　　C. 金刚烷胺

D. 外科治疗　　E. 细胞移植

36. 女，63 岁。帕金森病患者，行走时小步急速趋行，身体前倾，有难以止步之势，该患者的步态称为

A. 蹒跚步态　　B. 慌张步态　　C. 共济失调步态

D. 剪刀步态　　E. 醉酒步态

37. 男，23 岁。癫痫病史 10 余年。自诉半小时前从左侧拇指沿腕部、肘部至肩部抽搐，无意识丧失，持续约 2 分钟缓解。该患者一线治疗药物选择正确的是

A. 首选丙戊酸钠，次选苯巴比妥　　B. 首选卡马西平，次选苯妥英钠

C. 首选苯巴比妥，次选苯妥英钠　　D. 首选乙琥胺，次选丙戊酸钠

E. 首选 ACTH，次选氯硝西泮

38. 女，20 岁。阵发性意识丧失伴四肢抽搐半年，脑电图示癫痫样放电，神经系统检查无阳性体征。现拟用抗癫痫药治疗，首选

A. 丙戊酸钠　　B. 地西泮　　C. 乙琥胺

D. 氯硝西泮　　E. 扑米酮

39. 女，30 岁。半年前患腮腺炎 3 周后出现癫痫发作，考虑最可能的癫痫病因是

A. 脑肿瘤　　B. 产伤　　C. 原因不明，为原发性癫痫

D. 病毒性脑炎　　E. 颅内先天性异常

40. 男，30 岁。持续性头痛半年伴右侧肢体阵发性抽搐就诊。眼底检查发现其双侧视盘水肿，左侧为甚。以下处理哪项不合适

A. 给予卡马西平 0.1g，每日 3 次　　B. 头颅 CT 检查

C. 脑电图检查　　D. 收住入院进一步检查

E. 腰椎穿刺查脑脊液

41. 男，11 岁。癫痫大发作史 3 年，服用苯妥英钠治疗后，病情较稳定，现每年发作 3~4 次，以下哪项是错误的

A. 坚持上课　　B. 少看电视

C. 暑期天天去游泳，加强体质锻炼　　D. 不乘坐高空游戏机

E. 养成规律的生活习惯

42. 女，28 岁。分娩 14 天后出现头痛、癫痫和右侧肢体无力，查体：神清，不完全运动性失语，双眼视盘水肿，右侧偏瘫、偏身感觉减退，右侧 Babinski 征阳性。为明确诊断，首选的检查为

A. EEG　　B. CT　　C. MRI

D. TCD　　E. SPECT

43. 男，55 岁。高血压患者，生气后，血压升至 250/120mmHg，发生癫痫样抽搐，呕吐，意识模糊等中枢神经系统功能障碍的表现，脑 CT 未见异常，最可能的诊断是

A. 脑出血　　B. 高血压脑病　　C. 蛛网膜下腔出血

D. 脑梗死　　E. 高血压危象

44. 女，45 岁。高血压病史 10 余年，本次因诊断高血压脑病入院。关于高血压脑病的特征，下列哪项是错误的

A. 可发生于急进型高血压　　B. 可发生于妊娠中毒症

C. 应伴有急性肺水肿的表现　　D. 发病时常先有血压突然增高

E. 临床表现为颅内压增高所致

45. 女，53 岁。原有右侧颞部偏头痛发作史 5 年，近 1 年来未发。2 年来患者心前区绞痛，血压异常升高而诊断为高血压、冠心病。今日突然头痛伴恶心。测血压 180/105mmHg。最不适当的处理是

A. 立即给麦角胺咖啡因片口服　　B. 给硝苯地平 10mg 舌下含服。

C. 利血平 0.5mg 肌内注射　　D. 吲哚美辛片 25mg 口服

E. 地西泮片 5mg 口服

46. 女，28 岁。有偏头痛病史 10 年，近 3 个月来偏头痛发作频繁且程度重影响工作和生活，为控制症状，急性期应首选

A. 舒马曲普坦　　B. 布洛芬　　C. 氟桂利嗪
D. 丙戊酸　　E. 普萘洛尔

47. 男，55 岁。既往有高血压病史，因突然右侧肢体活动不灵，进而意识不清 2 小时送医院，头颅 CT 证实为左侧基底节区出血。现出现双侧瞳孔不等大，左侧大于右侧，左侧光反射迟钝。急需采取的治疗为

A. 静脉滴注止血药　　B. 20% 甘露醇快速静脉滴注
C. 保持安静，使用适量镇静药　　D. 调控血压
E. 补钾

48. 男，65 岁。平时有高血压、糖尿病多年。一天前发现左侧上、下肢活动受限，吐词不清，神志清楚。无明显头痛、呕吐。检查发现左侧上、下肢肌力 3 级，左半身痛觉减退。临床上考虑最可能的疾病是

A. 脑出血　　B. 脑栓塞　　C. 短暂性脑缺血发作
D. 蛛网膜下腔出血　　E. 脑血栓形成

49. 男，52 岁。脑梗死患者，病后第 3 天，意识不清，血压 140/105mmHg，左侧偏瘫。颅内压 280mmH_2O，宜首先选用

A. 肝素静脉滴注　　B. 扩血管治疗　　C. 降血压治疗
D. 尿激酶静脉滴注　　E. 20% 甘露醇静脉滴注

50. 男，65 岁。活动中突感头痛、右侧肢体不能活动 1 天。高血压病史 10 年。查体发现左侧中枢性面舌瘫，左侧肢体完全瘫痪，左侧身感觉减退，左侧偏盲。最可能的诊断是

A. 脑室出血　　B. 脑叶出血　　C. 脑桥出血
D. 小脑出血　　E. 基底节出血

51. 男，21 岁。右侧肢体抽搐 2 年。突然昏迷 1 小时。查体：浅昏迷，左侧肢体偏瘫。CT 显示右额叶脑内血肿。临床诊断最可能是

A. 原发性癫痫　　B. 脑动脉硬化　　C. 脑动脉瘤
D. 脑血管畸形　　E. 高血压脑出血

52. 女，63 岁。3 小时前生气时突然头痛、呕吐和左侧肢体无力，10 分钟后昏迷。查体：血压 210/120mmHg，中昏迷，右鼻唇沟浅，右侧肢体疼痛刺激无反应，右 Babinski 征（+）。脑 CT 示右基底节有一直径为 5cm 左右类圆形的高密度影。入院 2 小时后，右瞳孔 5mm，对光反应消失；左瞳孔 2mm，光反应存在。最可能的诊断为

A. 脑出血合并脑疝　　B. 脑栓塞合并脑疝　　C. 蛛网膜下腔出血
D. 脑血栓形成合并脑疝　　E. 脑出血

53. 男，60 岁。大面积脑梗死患者，病程 3 周，左上肢肌力 1~2 级，肌张力降低，为增强和发展肌肉力量，以增加肌力为主要目的康复训练方式不包括

A. 生物反馈技术　　B. 助力运动　　C. 主动运动
D. 被动运动　　E. 悬吊训练

54. 男，52 岁。突发脑出血，头痛，呕吐，昏迷，血压 187/90mmHg，应迅速给予

A. 维持生命体征　　B. 防治血管痉挛　　C. 降颅压治疗

D. 降血压治疗　　E. 止血治疗

55. 女，36 岁。突发右侧肢体无力，伴言语不能就诊，查头颅 CT 未见异常。有风湿性心脏病、心房颤动 10 年。最可能的诊断是

A. 脑血栓形成　　B. 蛛网膜下腔出血　　C. 脑栓塞

D. 脑出血　　E. 脑肿瘤

56. 男，65 岁。既往有高血压病史，与家人吵架后突然出现一侧肢体偏瘫、该侧深浅感觉均有障碍，上视不能。最可能的诊断为

A. 丘脑出血　　B. 丘脑梗死　　C. 尾状核出血

D. 壳核梗死　　E. 壳核出血

57. 男，60 岁。活动中突感眩晕，枕部疼痛、呕吐、步行不稳，20 分钟后昏迷，呼吸节律不整，诊断为脑出血，其出血部位是

A. 脑室　　B. 基底节　　C. 小脑

D. 脑额叶　　E. 脑桥

58. 女，70 岁。走路中突发眩晕、频繁呕吐、枕部头痛和平衡障碍，无肢体瘫痪。体格检查见眼球震颤、共济失调，头颅 CT、检查见出血灶，其出血部位最可能为

A. 脑干　　B. 枕叶　　C. 基底节

D. 小脑　　E. 额叶

59. 男，53 岁。饮酒中发生言语不清，呕吐，随即昏迷。查体：血压 195/120mmHg，双眼球向左共同偏视，右鼻唇沟浅，右侧肢体坠落试验阳性，对针刺无反应。诊断为脑出血，其出血部位是

A. 左侧基底节　　B. 右脑桥　　C. 右侧基底节

D. 左顶叶　　E. 左脑桥

二、共用题干单选题

（60~61 题共用题干）

男，45 岁。突发头痛伴恶心、呕吐 1 天来诊。有高血压病史 10 年，平日血压控制在（120~140）/（80~90）mmHg。查体：血压 230/120mmHg（右上肢），220/110mmHg（左上肢），肌力 5 级，双侧病理反射未引出。尿蛋白（－）。

60. 最可能的诊断是

A. 脑出血　　B. 脑血栓形成

C. 高血压脑病　　D. 恶性高血压

E. 主动脉夹层

61. 如诊断已经成立，出现上述症状的主要发病机制是

A. 血液渗入主动脉壁中层　　B. 脑微小动脉瘤破裂

C. 脑动脉硬化并发血栓形成　　D. 脑组织血流灌注过多引起脑水肿

E. 周围小动脉痉挛

（62~63 题共用题干）

男，35 岁。讲话中突然剧烈头痛、呕吐，查体：BP 140/90mmHg，神志清楚，颈部明显抵抗，四肢肌力正常，双侧 Babinski 征（－）。

62. 患者最可能的诊断是

A. 脑桥出血　B. 小脑出血　C. 脑血栓形成
D. 蛛网膜下腔出血　E. 脑干出血

63. 患者常见的并发症为

A. 感染　B. 癫痫　C. 昏迷
D. 脑血管痉挛　E. 脑积水

三、案例分析题

（64~68 题共用题干）

男，30 岁。2 年来有发作性神志丧失，四肢抽搐，服药不规则。今日凌晨开始又有发作，意识一直不清醒。来院后又有一次四肢抽搐发作。

64. 该患者最可能的诊断是

A. 癫痫持续状态　B. 癫痫强直－阵挛发作
C. 单纯部分发作继全面性发作　D. 复杂部分发作继全面性发作
E. 癫痫发作后昏睡期　F. 难治性癫痫持续状态

65. 患者的急救首要处置是

A. 迅速给药、控制发作　B. 按压人中
C. 行 CT 检查，发现病因　D. 保持呼吸道通畅，防止窒息
E. 详细询问病史　F. 行脑电图检查

66. 目前首选药物为

A. 水合氯醛灌肠　B. 苯妥英钠静脉注射　C. 咪达唑仑静脉注射
D. 氯丙嗪肌内注射　E. 苯巴比妥钠肌内注射　F. 地西泮静脉注射

67. 发作控制、清醒后应作何种处理

A. 调换其他抗癫痫药　B. 询问近期服药情况，嘱正规服药
C. 加大服药剂量，嘱正规服药　D. 加用另一种抗癫痫药
E. 停药观察 1 周后再考虑用药　F. 苯巴比妥肌内注射加口服抗癫痫药

68. 癫痫患者服药，最不应

A. 服药量太小　B. 两药同时服　C. 只在夜间服
D. 服药次数太多　E. 突然停药　F. 饭前服用

（69~73 题共用题干）

男，60 岁。因“半月内反复右肢乏力、言语不能 3 次”入院。既往有高血压、糖尿病病史。入院查体：右利手，血压 180/100mmHg，血糖 12mmol/L，神经系统检查无阳性体征，头颅 CT 检查未见异常。经治疗，上述症状未再发生，出院后坚持门诊治疗。2 个月后，患者又因“右肢乏力伴言语不能 2 小时”再次入院。查体：神清，血压 180/105mmHg，血糖 10mmol/L，双眼左凝，运动性失语，右鼻唇沟浅，伸舌不能，右肢肌力 2 级，右巴氏征（＋）。

69. 第二次入院时最可能的诊断是

A. 脑血栓形成　　B. 脑栓塞　　C. 短暂性脑缺血发作

D. 脑出血　　E. 腔隙性脑梗死　　F. 蛛网膜下腔出血

70. 此时，为明确诊断，首选检查是

A. 头颅 CT　　B. SPECT　　C. TCD

D. EEG　　E. B 超　　F. 腰椎穿刺术

71. 查头颅 CT 未见异常，最优先考虑的治疗措施是

A. 降压治疗　　B. 降糖治疗　　C. 抗血小板聚集治疗

D. 降脂治疗　　E. 溶栓治疗　　F. 扩管治疗

72. 若选择溶栓治疗，血压应控制在

A. 收缩压≤140mmHg，及舒张压≤90mmHg

B. 收缩压≤160mmHg，及舒张压≤95mmHg

C. 收缩压≤180mmHg，及舒张压≤105mmHg

D. 收缩压≤180mmHg，及舒张压≤110mmHg

E. 收缩压≤220mmHg，及舒张压≤120mmHg

F. 收缩压≤130mmHg，及舒张压≤90mmHg

73. 尿激酶溶栓后，患者症状、体征完全恢复正常，抗血小板聚集药物应在何时使用

A. 溶栓的同时　　B. 溶栓后 6 小时　　C. 溶栓后 12 小时

D. 溶栓后 24 小时　　E. 溶栓后 48 小时　　F. 溶栓后 72 小时

答案与解析

1. A　2. D　3. E　4. D　5. B　6. E　7. E　8. E　9. A　10. E　11. A　12. D　13. E　14. E　15. C　16. C　17. E　18. C　19. A　20. D　21. A　22. D　23. C　24. E　25. A　26. A　27. C　28. B　29. D　30. B　31. A　32. D　33. B　34. B　35. A　36. B　37. B　38. A　39. D　40. E　41. C　42. C　43. B　44. C　45. A　46. A　47. B　48. E　49. E　50. E　51. D　52. A　53. D　54. C　55. C　56. A　57. C　58. D　59. A　60. C　61. D　62. D　63. D　64. A　65. D　66. F　67. B　68. E　69. A　70. A　71. E　72. D　73. D

1. A【**解析**】因增龄、高血压、高脂血症、糖尿病、吸烟、遗传等多种因素影响，颅内外的大动脉容易发生粥样硬化病变，是脑梗死的首要病因。

3. E【**解析**】癫痫大发作时意识完全丧失，瞳孔多散大且对光反应消失，可发病于夜间；发作有强直、痉挛和恢复 3 个阶段，痉挛时四肢呈有规则的抽搐，常有咬破唇舌、跌伤和大小便失禁，发作后完全不能回忆；脑电图检查有特征变化。

4. D【**解析**】完整和详尽的病史对癫痫的诊断、分型和鉴别诊断都具有非常重要的意义。癫痫的诊断通常根据患者发作时的表现，特别是可靠目击者提供发作过程和表现的详细描述，结合脑电图即可确诊。脑电图是诊断癫痫重要的辅助检查手段，但脑电图正常不能排除癫痫。影像学检查对癫痫的病因诊断有帮助。

5. B【解析】痫性发作是癫痫的特征性临床表现，由于放电起源可累及不同脑区，神经元放电时可表现出与相应脑功能有关的发作形式。痫性发作的神经元异常放电源于大脑的局灶部位，称为局灶性发作。全面性发作放电起源于双侧大脑半球，并在发作时伴有意识障碍。

7. E【解析】偏头痛持续状态指偏头痛发作持续时间≥72小时，而且疼痛程度较严重，但其间可因睡眠或药物应用获得的短暂缓解期。

9. A【解析】偏头痛并不是指单侧头痛，而是一种临床常见的特发性头痛。典型偏头痛为有先兆的偏头痛，最常见为视觉先兆，头痛发生在先兆后，间隔小于60分钟。头颈部活动可使头痛加重，睡眠后减轻。常伴有恶心、呕吐、畏光或畏声，头痛可持续4~72小时。

11. A【解析】颈内动脉系统TIA通常表现为发作性单肢轻瘫。可能出现对侧偏身麻木或感觉减退；对侧同向偏盲。特征性症状包括眼动脉交叉瘫和Horner征交叉瘫；优势半球受累出现失语症。

13. E【解析】帕金森病患者可出现肌强直，被动运动关节时屈肌和伸肌的肌张力均升高，且呈一致性。没有震颤的患者，在被动活动关时可感到有均匀的阻力，犹如弯曲软铅管，称为铅管样肌强直；合并有震颤者，在均匀阻力的基础上有停顿的感觉，犹如转动齿轮，称为齿轮样肌强直。

16. C【解析】约4/5的脑栓塞发生在大脑中动脉主干及其分支，出现偏瘫、失语和癫痫，瘫痪多以面部及上肢为重，下肢较轻。1/5的脑栓塞发生于椎-基底动脉系统，表现为眩晕、复视、共济失调、交叉瘫和四肢瘫等。

17. E【解析】脑血栓形成和腔隙性脑梗死起病速度最慢，脑出血常在数十分钟至数小时达高峰，蛛网膜下腔出血数分钟可达高峰，脑栓塞可在数秒内达高峰。

19. A【解析】帕金森病的运动症状包括静止性震颤、肌强直、运动迟缓和姿势步态异常。静止性震颤常为首发症状，多始于一侧上肢远端，静止位时出现或明显，随意运动时减轻或停止，紧张或激动时加剧，入睡后消失。典型表现是拇指与示指呈“搓丸样”动作。

20. D【解析】可用于预防偏头痛发作的药物包括β受体阻断药、钙通道阻滞药、抗癫痫药、抗抑郁药和5-HT受体阻断药。其中，β受体阻断药可用普萘洛尔。抗癫痫药可用丙戊酸和托吡酯，不用地西泮。麦角胺咖啡因、甲芬那酸、舒马曲普坦主要用于偏头痛发作时的治疗。

22. D【解析】脑血栓形成是脑梗死最常见的类型，是在各种原因引起的血管壁病变基础上，脑动脉主干或分支动脉管腔狭窄、闭塞或血栓形成，引起脑局部血流减少或供血中断，使脑组织缺血、缺氧性坏死，出现局灶性神经系统症状和体征。常在安静或睡眠中发病，部分病例有短暂性脑缺血发作前驱症状。

26. A【解析】患者右侧上下肢无力，发病持续约10分钟，双眼底动脉反光增强，考虑为短暂性脑缺血发作可能。本病CT平扫或普通MRI检查大多正常，应进行血糖和血脂检查，控制短暂性脑缺血发作的危险因素。

27. C【解析】继发性癫痫是由于多种脑部器质性病变或代谢紊乱所致，又称症状性癫痫。癫痫发作只是该病一个症状，其继发性癫痫的病理改变依引起发作的原发病因而异。患者既往粪便中曾有白色节片，头颅CT可见多发性钙化灶，应首先考虑脑囊虫继发癫痫可能。

28. B【解析】老年男性患者，出现右侧肢体静止性震颤，肌张力齿轮样增高，考虑帕金森病可能，其主要病理改变是黑质－纹状体多巴胺能通路变性，该患者病变可能的部位是黑质。大脑皮质损害表现为皮质反应区相应部位的功能障碍。小脑病损主要表现为共济失调。内囊损害表现为偏瘫、偏身感觉障碍及偏盲等“三偏”综合征。脑桥病损可出现眼球不能外展、眩晕、呕吐、面肌麻痹、偏瘫等症状。

29. D【解析】短暂性脑缺血发作一般不遗留神经功能缺损症状。脑栓塞和脑血栓形成一般无意识障碍或意识障碍较轻。脑出血 CT 检查病灶多呈圆形或卵圆形均匀高密度区，边界清楚。蛛网膜下腔出血发病突然，有剧烈头痛，恶心、呕吐，面色苍白，全身冷汗，半数患者可出现烦躁不安、意识模糊、定向力障碍等。头部 CT 示脑沟与脑池密度增高。

30. B【解析】脑桥基底部病变可出现闭锁综合征，患者大脑半球和脑干被盖部网状激活系统无损害，意识清醒，对语言理解无障碍，由于其动眼神经与滑车神经的功能保留，能以眼球上下示意与周围的环境建立联系。但不能讲话，眼球水平运动障碍，双侧面瘫，舌、咽及构音、吞咽运动均有障碍，不能转颈耸肩，四肢全瘫，可有双侧病理反射。

32. D【解析】帕金森病患者不能服用利血平，因其可阻止多巴胺的再摄取，诱发或加重帕金森病的症状。

35. A【解析】患者有慌张步态、静止性震颤、肌强直、腱反射亢进等表现，考虑帕金森病可能。左旋多巴对帕金森病各种运动症状有效，应作为首选。

36. B【解析】帕金森病晚期，部分患者会出现姿势反射障碍，表现为行走转身时平衡障碍、易跌倒。随着病情进展，部分患者行走时步伐变小、变慢，有时开步困难，犹如“胶水粘在地上”，称为冻结步态，开步及转身时尤为明显，部分患者一旦开步后，就以极快的小步伐前行，越走越快，不能及时止步，称为前冲步态或慌张步态。

38. A【解析】患者为年轻女性，阵发性意识丧失伴四肢抽搐，脑电图示癫痫样放电，可考虑强直－阵挛发作可能，应给予抗癫痫药治疗，首选丙戊酸钠。

40. E【解析】患者右侧肢体阵发性抽搐，提示继发性局限性运动性癫痫发作，病变位于左侧大脑半球，结合持续性头痛、视盘水肿，提示左侧颅内病变较明显，已引起颅内压增高，需进一步查找病因及治疗。颅内压增高情况下做腰穿有引起脑疝的危险。

43. B【解析】高血压脑病见于高血压患者，发病前常先有血压突然升高、头痛、恶心、烦躁不安等症状，然后发生剧烈头痛、呕吐、呼吸困难、抽搐、意识模糊和视力障碍等症状，也可有暂时性偏瘫、半身感觉障碍、失语等。

47. B【解析】患者因脑出血送院急诊，CT 证实为左基底节出血，现出现瞳孔不等大，左侧大于右侧，左侧瞳孔光反应迟钝，提示脑疝形成可能，急需降低颅内压，临床上常用的降颅内压药物为 20% 甘露醇溶液，也可选用人血白蛋白、呋塞米等药物。

48. E【解析】脑出血时常伴有头痛、呕吐。患者平常无心房颤动等心脏疾病，脑栓塞可能性不大。短暂性脑缺血发作往往症状很快恢复正常。蛛网膜下腔出血往往起病急，突然出现头痛、呕吐等。年龄较大，糖尿病多年，为脑血栓形成的危险因素，且单侧出现“三偏征”，无明显头痛、呕吐，考虑脑血栓形成可能。

53. D【解析】助力运动、悬吊训练、生物反馈技术、主动运动时患者须用力完成，能增加肌力；被动运动则不能增加肌力。

56. A【解析】丘脑出血系丘脑膝状体动脉和丘脑穿通动脉破裂所致，常有对侧偏瘫、偏身感觉障碍，通常感觉障碍重于运动障碍。深浅感觉均受累，而深感觉障碍更明显。可有特征性眼征，如上视不能或凝视鼻尖、眼球偏斜或分离性斜视、眼球会聚障碍和无反应性小瞳孔等。小量丘脑出血致丘脑中间腹侧核受累可出现运动性震颤和帕金森综合征样表现；累及丘脑底核或纹状体可呈偏身舞蹈-投掷样运动；优势侧丘脑出血可出现丘脑性失语、精神障碍、认知障碍和人格改变等。

58. D【解析】小脑出血多由小脑上动脉分支破裂所致。常有头痛、呕吐，眩晕和明显的共济失调，起病突然，可伴有枕部疼痛。出血量较少者，主要表现为小脑受损症状，如患侧共济失调、眼震和小脑语言等，多无瘫痪；出血量较多者，尤其是小脑蚓部出血，病情迅速进展，发病时或病后 12~24 小时内出现昏迷及脑干受压征象，双侧瞳孔缩小至针尖样、呼吸不规则等。暴发型则常突然昏迷，在数小时内迅速死亡。

60. C【解析】脑出血常于体力活动或情绪激动时发病，病情进展迅速，常出现意识障碍、偏瘫和其他神经系统局灶症状。脑血栓形成发病较缓慢，多逐渐进展或呈阶段性进行，有肢体麻木、无力，眩晕等前驱症状。恶性高血压患者舒张压持续≥130mmHg，并有头痛，视物模糊，眼底出血、渗出和视盘水肿，肾损害突出，持续蛋白尿、血尿与管型尿。主动脉夹层常见前胸或胸背部持续性、撕裂样或刀割样剧痛突然发生。患者血压急剧升高，出现头痛、呕吐等颅内压增高症状，双侧病理反射未引出，首先考虑高血压脑病可能。

61. D【解析】高血压脑病发生在重症高血压患者，由于过高的血压突破了脑血流自动调节范围，脑组织血流灌注过多引起脑水肿，出现脑病症状与体征。

62. D【解析】蛛网膜下腔出血典型表现者为突发的剧烈头痛，伴剧烈恶心、呕吐，严重者有不同程度的意识障碍，少数可有痫性发作。不典型者多见于老年人，头痛不明显或仅为头晕等非特异不适，容易伴随意识障碍。查体可见明显的脑膜刺激征、颈项强直、克氏征阳性。

63. D【解析】蛛网膜下腔出血起病早期和后期会出现早发性和迟发性脑血管痉挛，导致意识障碍、偏瘫和脑梗死。未经积极外科治疗者，出血后易发生再出血，原因为激动、用力或过早活动，致死率高。蛛网膜下腔出血患者还容易发生继发性脑积水和抗利尿激素分泌失调综合征。

64. A【解析】癫痫持续状态指癫痫连续发作之间意识尚未完全恢复又频繁再发，或癫痫发作持续 30 分钟以上未自行停止。

65. D【解析】患者入院后又有四肢抽搐发作，应立即将患者放置平卧位，防止跌伤，头偏向一侧，解开衣领、腰带，以利口、鼻腔分泌物流出，保证呼吸道通畅，防止窒息。

第十四章　精神科疾病

一、单选题

1. 关于抑郁症的叙述，恰当的是

A. 人格障碍　　B. 记忆障碍　　C. 情感障碍

D. 思维障碍　　E. 神经症

2. 诊断抑郁症的首要症状是

A. 精力明显减退、疲乏　　B. 思维困难、联想缓慢

C. 情绪低落、兴趣下降　　D. 自卑、自责、自杀观念

E. 失眠、早醒、体重减轻

3. 躯体疾病所致精神障碍的临床表现，不正确的是

A. 精神症状多有“昼轻夜重”的波动性

B. 可表现出急性或慢性脑病综合征

C. 精神症状一般发生在躯体疾病的恢复期

D. 病程及预后取决于原发躯体疾病的状况与治疗是否得当

E. 具有躯体疾病的临床表现和实验室阳性发现

4. 躯体疾病所致精神障碍的精神症状不包括

A. 脑衰弱综合征　　B. 急性脑病综合征　　C. 精神自动综合征

D. 慢性脑病综合征　　E. 情感障碍

5. 表现为强迫思维的疾病是

A. 抑郁症　　B. 急性精神分裂症　　C. 慢性精神分裂症

D. 强迫性神经症　　E. 癔症性精神病

6. 可出现幻觉妄想症状的精神障碍是

A. 抑郁症　　B. 恐惧症　　C. 强迫症

D. 焦虑症　　E. 疑病症

7. 心身疾病的诊断需要考虑

A. 躯体和心理两方面　　B. 单纯躯体因素

C. 单纯心理因素　　D. 躯体、心理和社会三方面

E. 单纯社会因素

8. 男，23岁。因情绪低落，凭空闻声，想自杀2周入院。2周前工作调动不满意，渐出现心情不好，情绪低落，有时凭空听到有人讲自己工作能力不行，没本事，感觉单位同事看自己的眼神中都流露出蔑视，患者为此想自杀。此患者最可能是

A. 分裂情感性精神病　　B. 精神分裂症

C. 心因性反应　　D. 抑郁发作

E. 分裂样精神病

9. 女，15 岁，学生。急起兴奋，行为紊乱 2 周入院。2 周前患感冒，当时体温 38℃，3 天后体温恢复正常，患者出现兴奋，话多，不停打电话给许多同学，甚至一些平时不联系的同学，喜欢外跑，见到乞丐就给钱。此患者最可能是

A. 精神分裂症　B. 躁狂发作　C. 病毒性脑炎所致精神障碍

D. 反应性精神病　E. 分裂样精神病

10. 女，29 岁。2 年前曾因精神分裂症入院治疗，治愈后出院。近 3 个月停药，3 周前病情复发，对任何事情无动于衷，由家属陪同来院检查，但拒绝治疗。该患者的情况符合

A. 强制住院　B. 拘留住院　C. 医疗保护住院

D. 社区治疗　E. 主动住院

11. 男，42 岁，农民。3 年来始终感到外部有一种特殊的仪器控制自己，控制其思想、言语、行为，甚至包括大小便，认为自己处于“全控制”状态。当受到控制时，头脑非常难受、有紧束感。当仪器关掉时，才是一个自由人。此症状最可能是

A. 虚无妄想　B. 关系妄想　C. 物理影响妄想

D. 牵连观念　E. 夸大妄想

12. 女，35 岁，已婚。最近半年感到有人迫害她，怀疑丈夫与领导对她不怀好意，路上行人故意冲她吐痰。如考虑为精神分裂症，类型为

A. 单纯型　B. 偏执型　C. 青春型

D. 未分化型　E. 紧张型

13. 女，60 岁。近一周来夜间出现行为紊乱，伴幻听、幻视，表情紧张，恐惧，白天卧床，自发言语较少，对夜间行为难以回忆，生活自理差，头颅 CT 示顶枕叶片状梗死灶。目前患者可能处于

A. 抑制状态　B. 木僵状态　C. 痴呆状态

D. 幻觉妄想状态　E. 谵妄状态

14. 男，36 岁。脑内突然涌现出大量异己的奇怪念头，既莫名其妙，又无所适从且不能控制。这种症状可能是

A. 思维插入　B. 思维松弛　C. 强制性思维

D. 病理性象征性思维　E. 强迫思维

15. 女，37 岁。半年来自感右肩部和后背部疼痛，经多方求医检查未发现相应的器质性病变，对症治疗无效，为此甚为担心，并伴焦虑和抑郁情绪。最可能的诊断为

A. 焦虑症　B. 抑郁症　C. 强迫症

D. 躯体形式障碍　E. 心身疾病

16. 女，26 岁。在受到精神刺激后，表现为类似一般儿童稚气的样子，称自己才 3 岁，逢人就叫叔叔、阿姨。这种表现属于

A. 双重定向　B. 精神发育迟滞　C. 完全性痴呆

D. 甘瑟综合征　E. 童样痴呆

17. 男，40 岁，职员。2 年来常检查电源是否安全，煤气是否关好，近 3 个月症状加重，每天检查几个小时，往往呆呆地站着看，家人劝说不了，不能正常工作、生活而入院。该患者

的症状属于

A. 强迫性计数　　B. 强迫性检查　　C. 强迫意向

D. 强迫性动作　　E. 强迫性怀疑

18. 男，20 岁。5 个月前急性起病，意识清晰，表现说话难以理解，行为幼稚怪异，本能意向亢进，有片段的幻听，觉得有人跟踪自己。最可能的诊断是

A. 青春型精神分裂症　　B. 偏执型精神分裂症

C. 单纯型精神分裂症　　D. 偏执性精神病

E. 紧张型精神分裂症

19. 女，37 岁。认为幼年时某次呕吐，实际上是有人在食物中放毒，所以现在才患病，是他们还没有放弃迫害，该症状属于

A. 错构　　B. 远事遗忘　　C. 近事遗忘

D. 妄想回忆　　E. 虚构

20. 男，28 岁。在缺乏相应客观因素的情况下，患者表现为顾虑重重、紧张恐惧，以致搓手顿足，似有大祸临头，惶惶不可终日，伴有心悸、出汗、手抖、尿频等自主神经功能紊乱症状，这种表现属于

A. 情感不稳定　　B. 焦虑　　C. 易激惹

D. 情感幼稚　　E. 情感低落

21. 女，26 岁。近几年来无诱因出现情绪低落，晨重晚轻，兴趣减退，自觉精力减退，易疲劳，少语，失眠以早醒为主，多次想自杀。最可能的诊断为

A. 神经衰弱　　B. 抑郁症　　C. 抑郁性神经症

D. 反应性抑郁症　　E. 失眠症

22. 男，20 岁，大学生。到电影院看到门前有 4 根大石柱子，立即感受到这 4 根石柱子刺在自己的心脏，电影院的人都在嘲笑他，立即离开电影院。该症状是

A. 妄想心境　　B. 妄想回忆　　C. 妄想知觉

D. 被害妄想　　E. 关系妄想

23. 男，47 岁。反复说："你是医生……医生……医生。请你给我看病……看病……看病。我要回家……回家……回家。"该症状是

A. 思维破裂　　B. 模仿言语　　C. 持续言语

D. 刻板言语　　E. 重复言语

24. 男，27 岁。患抑郁症，复发情绪抑郁、悲观厌世，认为自己是历史罪人，只有死路一条，反复自杀未遂。首选的治疗方法为

A. 心理治疗　　B. 电休克治疗　　C. 丙米嗪

D. 氟西汀　　E. 舒必利

25. 女，24 岁，干部。告诉医生自己在饭厅吃饭觉得菜很淡，想拿酱油，但别人先拿走了；想喝水时，有人即去倒水，认为别人了解自己的想法。该症状是

A. 超价观念　　B. 罪恶妄想　　C. 夸大妄想

D. 嫉妒妄想　　E. 思维被洞悉妄想

二、共用题干单选题

(26~28 题共用题干)

女，26 岁，职员。自诉近 1 年出现在楼上抱孩子往下看，就想把孩子扔下去；别人说不让小孩接触刀、针，以免受伤，就出现想用刀、针扎孩子的想法。自己明知不该这样想，但控制不住，心里害怕，不敢抱孩子，以免出现以上想法，作出伤害孩子的事情。

26. 该患者的症状属于

A. 强迫性对立思维　　B. 惊恐发作　　C. 强迫意向

D. 单纯性恐惧　　E. 广泛性焦虑

27. 该患者最可能的诊断是

A. 恐惧症　　B. 惊恐障碍　　C. 癔症

D. 广泛性焦虑症　　E. 强迫症

28. 如果采用药物治疗，最适宜的选择是

A. 氟西汀　　B. 氯硝西泮　　C. 多塞平

D. 碳酸锂　　E. 利培酮

(29~32 题共用题干)

女，33 岁，银行职员。3 年前因工作劳累出现头痛，后总担心自己得了心脑血管病等，自觉头皮发紧、头晕、心悸、胸闷等，去多家医院检查心电图、脑血流图、脑 CT 等，均无阳性结果，于是认为这些医院的仪器不够先进，要到更好的医院去检查，后经循环内科介绍到心理病房治疗。

29. 该患者的症状属于

A. 疑病症状　　B. 强迫症状　　C. 焦虑症状

D. 妄想症状　　E. 脑功能失调症状

30. 患者认为自己的怀疑和担忧是合理的，认为需要做磁共振等进一步检查。该患者最可能的诊断是

A. 疑病障碍　　B. 强迫症　　C. 癔症

D. 焦虑症　　E. 精神分裂症

31. 该患者需与下列哪种疾病进行鉴别

A. 强迫症　　B. 疑病症　　C. 癔症

D. 焦虑症　　E. 抑郁症

32. 该疾病的治疗无须选用

A. 苯二氮䓬类　　B. 三环类抗抑郁药

C. 5－羟色胺再摄取抑制剂　　D. 抗精神病药

E. 精神分析治疗

(33~34 题共用题干)

女，35 岁。半年前其母突然病故，此后失眠，情绪低沉，不愿与人交往。近 3 个月来独处时常听见有声音对她讲话，说其母病故与某人有关，故多次给公安机关写信反映母亲被害之事，后来又感到自己的思维、情感不由自己支配，自己的想法还未说出已人人皆知，常独自哭

泣。神经系统检查未见异常，有慢性肝炎病史3年，目前肝功GPT 80U/L。

33. 该患者最可能的诊断是

A. 抑郁症伴精神病性症状
B. 反应性精神病
C. 神经衰弱
D. 精神分裂症伴抑郁症状
E. 躯体疾病所致精神障碍

34. 该患者治疗首选的药物是

A. 氯硝西泮
B. 氟西汀
C. 氯丙嗪
D. 丙米嗪
E. 利培酮

(35~36题共用题干)

男，32岁。近日感脑内大量涌现无现实意义的问题，工作效率明显下降。

35. 该患者最可能的症状是

A. 强迫思维
B. 强制性思维
C. 思维奔逸
D. 思维松弛
E. 思维不连贯

36. 该症状需与哪些症状进行鉴别

A. 强迫思维
B. 焦虑体验
C. 思维奔逸
D. 意志活动增强
E. 强制性思维

三、案例分析题

(37~40题共用题干)

男，38岁，工人。因言行反常，睡眠差2个月就诊。近2个月来，患者出现不睡觉，不吃饭，脾气大，经常与妻子发生争吵，自语，乱语，说在白天看见鬼，家里人和周围人联合起来害他，街上的人讲话都是针对他的，怀疑妻有外遇，打骂妻子。患者起病来无发热、抽搐，无恶心、呕吐，大小便正常。入院查体未见异常，神志清楚，定向力准确。

37. 该患者的病史提示患者可能有的症状是

A. 关系妄想
B. 幻听
C. 幻视
D. 被害妄想
E. 嫉妒妄想
F. 感知综合障碍

38. 仔细追问病史，发现患者20年前开始喝酒，每日酒量最多可达一斤多，近10年出现早晨起床，首先饮酒，然后再上班或干别的事。不喝酒就出现乏力、心悸、手足颤抖。为了喝酒，经常撒谎骗钱。家族史无特殊。此时，患者应考虑的诊断是

A. 精神分裂症
B. 酒依赖
C. 酒精所致精神障碍
D. 科萨科夫综合征
E. 酒精性妄想症
F. 人格改变

39. 患者目前的治疗应该包括

A. 应用纳曲酮
B. 应用乙酰高牛磺酸钙
C. 应用苯二氮䓬类药物
D. 对症支持治疗
E. 停止饮酒
F. 使用抗精神病药控制精神症状

40. 针对该患者的社会心理干预包括

A. 小组心理治疗
B. 家庭治疗
C. 个人心理治疗
D. 暗示治疗
E. 认知疗法
F. 参加戒酒互助会

（41~47 题共用题干）

女，15 岁。首次出现兴奋，言行紊乱 10 天入院。患者 10 天前因中考成绩不理想，父母批评了她，之后出现了兴奋，经常往外跑，帮陌生人的忙，并有自言自语的现象，似乎在和人对话，自己每到一个地方，都觉得有人跟踪她，为她安排一切，容易发脾气，摔东西。

41. 此患者目前可能的症状有

A. 自言自语　　B. 被跟踪感　　C. 夸大妄想
D. 言语性幻听　　E. 被害妄想　　F. 内心被洞悉感
G. 行为紊乱

42. 根据目前的信息，此患者可能是

A. 分裂样精神病　　B. 躁狂发作　　C. 分裂情感性精神病
D. 反应性精神病　　E. 精神分裂症　　F. 双相情感障碍

43. 进一步检查，患者自述心情高兴，当众唱歌，存在幻听，说有个男性声音告诉她长得很漂亮，有能力，患者听了很高兴，所以会和他说话。觉得自己是大明星，会唱歌。走在外面时，患者觉得有星探在跟踪她，将来要包装她成为女明星。关于患者幻听和被跟踪感的叙述，正确的是

A. 幻听内容是与患者的心境相协调的
B. 幻听内容是与患者的心境不协调的
C. 被跟踪感是继发于患者的夸大妄想
D. 被跟踪感是原发的
E. 被跟踪感的内容是与心境相协调的
F. 被跟踪感的内容是离奇古怪，不可理解的

44. 根据目前的信息，患者最可能是

A. 分裂样精神病　　B. 躁狂发作　　C. 分裂情感性精神病
D. 反应性精神病　　E. 精神分裂症　　F. 双相情感障碍

45. 患者在病房十分活跃，爱管闲事，为此经常与病友发生冲突。对该患者的处理合适的是

A. 碳酸锂治疗　　B. 必要时肌内注射氟哌啶醇
C. 口服氯氮平　　D. 电休克治疗
E. 静脉滴注氯丙嗪　　F. 口服奥氮平
G. 应用卡马西平

46. 患者目前服用碳酸锂治疗，剂量为 1.0g/d，同时肌内注射氟哌啶醇治疗，剂量为 5mg，中午和晚上各 1 次，连续 5 天，患者兴奋症状基本控制，此时该做的处理有

A. 继续肌内注射氟哌啶醇　　B. 停用氟哌啶醇
C. 碳酸锂维持原剂量　　D. 将碳酸锂减量
E. 加口服奥氮平　　F. 将氟哌啶醇减量至停用

47. 患者在用碳酸锂 1.0g/d 合并奥氮平 5mg/d 治疗 13 天后，出现恶心、呕吐、说话吐词不清，此时该做的处理是

A. 适当减少碳酸锂剂量　　B. 加大抗精神病药剂量

C. 将碳酸锂加量　　D. 停用抗精神病药
E. 停用碳酸锂　　F. 静脉输液维持水、电解质平衡

（48～52 题共用题干）

男，18 岁，高中生。“缓起与人交往时紧张、脸红、回避交往 3 年余”求治。自述 3 年前上初中时对一女老师有好感，偶然发现当该老师上课时自己会脸红，担心被老师和同学看到会猜疑自己，努力克制脸红，但无济于事。逐渐发展，在公共场所人多的时候说话、进食时感到不自在，伴脸红、心悸、大汗，讲话口吃，不能集中注意于与对方交谈的内容上。越是想表现得自然些，越是紧张得说不出话来，需要设法离开后独自一人才能逐渐感觉平静，独处及与家人在一起则无不适感，患者认识到自己的症状是不合理的，为此感到非常苦恼而求医。既往体健，家族中二系三代无精神病史。自幼性格内向、胆小。

48. 关于该患者的疾病特点，描述错误的是
A. 存在明显病前社会心理因素　　B. 有性格基础
C. 存在不合理恐惧　　D. 伴随自主神经症状
E. 有明确回避行为　　F. 与人相处疑心重

49. 该患者目前最可能是
A. 单一恐惧症　　B. 社交恐惧症　　C. 广场恐惧症
D. 惊恐障碍　　E. 适应障碍　　F. 焦虑症

50. 对于该患者，常用的治疗方法有
A. 抗焦虑药治疗　　B. 抗抑郁药治疗　　C. 认知疗法
D. 行为治疗　　E. 抗精神病药治疗　　F. 电抽搐治疗

51. 对于该患者，不适宜采取的治疗方法是
A. 行为治疗　　B. 认知治疗　　C. 应用苯二氮䓬类药物
D. 应用 β 受体阻断药　　E. 应用三环类抗抑郁药　　F. 电休克治疗
G. 应用 SSRI 类药物　　H. 应用抗精神病药

52. 关于此病特点的描述，正确的是
A. 常起病于少年或成年早期
B. 起病年龄较广场恐惧症早
C. 通常有诱发因素
D. 病程一般比较长
E. 男性较女性多见
F. 起病较迟，受教育程度高，无其他精神障碍者预后相对较好

（53～56 题共用题干）

男，60 岁，公务员。由家属陪同就诊。患者述近十年来，单位有几个领导联合起来，处处加害于他，上级部门的领导也被买通。患者非常担心领导会来害家人，非常不安。感觉心悸、心搏加快，有时感觉呼吸困难。

53. 考虑的诊断有
A. 偏执型精神分裂症　　B. 偏执性精神障碍
C. 精神分裂症未定型　　D. 更年期精神病

E. 焦虑症　　F. 惊恐障碍

54. 家属补充：十年前，患者感觉单位领导在分房子、补发工资方面对其不公平，找领导理论未果后渐感觉领导是故意害他，给他“穿小鞋”，遂找上级部门的领导告状，但上级领导也未予理会。反复数次后，患者怀疑上级部门的领导被买通，与其单位的领导勾结一起来害他。患者又逐级上告，直至中央的信访部门，被劝回。该患者的诊断可能是

A. 偏执型精神分裂症　　B. 偏执性精神障碍
C. 精神分裂症未定型　　D. 更年期精神病
E. 单纯型精神分裂症　　F. 惊恐障碍

55. 该患者此时的处理措施有

A. 行为治疗　　B. 抗精神病治疗　　C. 抗抑郁药治疗
D. 抗焦虑药治疗　　E. 放松治疗　　F. 暗示治疗

56. 该患者的治疗效果可能是

A. 治疗效果好，坚持服药可以痊愈如常人
B. 治疗效果不好预测
C. 治疗效果不佳，但其社会功能可保持相对完好
D. 治疗效果不好，人格会逐级衰退
E. 治疗效果极差，社会功能衰退
F. 一般不会有人格衰退

答案与解析

1. C　2. C　3. C　4. C　5. D　6. A　7. D　8. D　9. B　10. A　11. C　12. B　13. E　14. C　15. D　16. E　17. B　18. A　19. D　20. B　21. B　22. C　23. E　24. B　25. E　26. C　27. E　28. A　29. A　30. A　31. E　32. A　33. D　34. E　35. B　36. A　37. ACDE　38. BCEF　39. CDEF　40. ABCEF　41. ABDG　42. AB　43. ACE　44. B　45. ABF　46. CEF　47. AF　48. AF　49. B　50. ABCD　51. FH　52. ABDF　53. AB　54. B　55. BD　56. CF

2. C【解析】抑郁症表现为抑郁发作，其核心症状包括情绪低落、兴趣缺乏、快感缺失和易疲乏，可伴有多种躯体不适症状，食欲缺乏，睡眠障碍，自杀观念和行为等。病情变化呈昼重夜轻特点，发作应至少持续 2 周，并且有不同程度的社会功能损害，或给本人造成痛苦或不良后果。

3. C【解析】躯体疾病所致精神障碍的发生、发展、严重程度及其转归与所患躯体疾病的病情变化相一致，即精神障碍随躯体疾病的发生而出现，随躯体疾病的加重而明显，随躯体疾病的缓解或治愈而消失。

5. D【解析】抑郁症是一种心境障碍，如情感低落、兴趣减退、思维迟缓及言语动作减少。急性精神分裂症具有分裂症的典型症状，但病程短，不足以诊断分裂症。慢性精神分裂症表现为意志障碍、情感障碍、思维障碍（常见思维贫乏）、认知功能障碍。癔症性精神病表现为反复出现的以幻想性的生活情节为内容的片段幻觉或妄想、意识蒙眬、表演性矫饰动作，或幼稚

与混乱的行为，或木僵。强迫性神经症是指以反复出现强迫思维和强迫动作为基础特征的一类神经症性障碍。

8. D【解析】患者在病前因工作调动对自己现在工作不满意，情绪低落，有自杀念头，有与其心境相协调的幻听和牵连观念，出现典型的抑郁症状，最可能为抑郁发作。

9. B【解析】该患者急起兴奋，话多，活动增多，可能为躁狂发作。患者没有精神病性症状，不考虑分裂样精神病和精神分裂症；没有意识障碍，甚至抽搐发作等表现，不考虑病毒性脑炎所致精神障碍；发病前没有遭受明显应激，不考虑反应性精神病。

11. C【解析】物理影响妄想往往继发于体感异常、幻触等，患者感到皮肤肢体或内脏等受到来自外界事物如电波、超声波、射线等的影响。该患者感到身体或思想受到外界特殊仪器的控制，不能自主思考或运动，考虑为物理影响妄想。

12. B【解析】偏执型精神分裂症以妄想为主要临床表现，常伴有幻觉。以敏感多疑、关系妄想、被害妄想多见。其次为影响、嫉妒妄想。该患者主要表现为被害妄想，考虑偏执型可能。

13. E【解析】患者近来出现夜间行为紊乱，幻听、幻视且带有恐怖色彩，白天症状减轻，对夜间行为难以回忆，生活不能自理，结合头颅 CT 的梗死灶，考虑患者为谵妄状态。典型表现为昼轻夜重的意识障碍。

15. D【解析】躯体形式障碍的特点是以各种躯体不适（如疼痛）为主诉，症状持续，反复就医，各种医学检查无阳性发现，医生的解释甚至保证不能打消其疑虑。可同时伴有某些焦虑和抑郁情绪，但不是主要临床表现，可排除焦虑症和抑郁症诊断。强迫症的特征是患者明知不对，却无法自制。心身疾病的躯体症状可查得有明确的器质性改变。

16. E【解析】童样痴呆指精神创伤后突然表现为儿童的幼稚语言、表情和动作，患者以幼儿自居，把周围人称呼为“叔叔”“阿姨”。常见于癔症。

18. A【解析】青春型精神分裂症多于青春期发病，起病较急，病情进展快，多在两周之内达到高峰，以情感改变为突出表现，情感肤浅、不协调，思维破裂，言语内容松散不连贯，令人费解，有时伴有片段的幻觉、妄想。

19. D【解析】患者对既往的经历做了某些妄想性的解释，且内容固定，坚信不疑，即为妄想回忆。

23. E【解析】重复言语指患者常重复他所说的一句话的最末一个词或几个字，使思维活动暂时固定于此，不能随环境的改变而改变话题，患者能意识到这样是不必要的，但却难以克服，无法改变思维内容。多见于脑器质性疾病及癫痫伴发的精神障碍。

24. B【解析】在抑郁症患者出现严重自杀企图，或出现抑郁性木僵，或严重拒食等情况下，可采用电休克治疗。

25. E【解析】思维被洞悉妄想，或称内心被揭露感，患者认为其内心所想的事，未经语言文字表达而被周围人所洞悉。该症状常常与关系妄想或其他妄想及幻觉（幻听）等同时存在。患者通过一些偶然的事情就认为别人了解自己的想法，提示思维被洞悉妄想。

33. D【解析】患者为青年女性，独处时常听到有声音对她讲话，提示言语性幻听，自己的想法还未说出已人人皆知，提示思维被洞悉妄想，考虑精神分裂症可能，伴有失眠、情绪低沉，常独自哭泣，考虑伴抑郁症状。

34. E【解析】患者考虑精神分裂症伴抑郁症状，应选择抗精神病药物治疗，氯丙嗪和利培酮均为抗精神病药物。患者有3年慢性肝炎病史，GPT升高，提示肝功能损伤，慎用氯丙嗪，应首选利培酮。氯硝西泮为广谱抗癫痫药。氟西汀和丙米嗪均为抗抑郁药，为辅助药物。

35. B【解析】患者莫名其妙地体验到强制性地脑内涌现出大量无现实意义、异己的联想，称为强制性思维。往往突然出现，迅速消失。对诊断精神分裂症有重要意义。

36. A【解析】强制性思维需与强迫思维相鉴别，前者体验到思维是异己的，后者明确是自己的思想，反复出现，内容重复，常伴有强迫动作。

37. ACDE【解析】患者认为街上的人讲话都是针对他的，提示存在关系妄想；能看到鬼，提示存在幻视；觉得有人要害他，提示存在被害妄想；怀疑妻子有外遇，提示存在嫉妒妄想。

38. BCEF【解析】患者有明确的长期大量饮酒史，而且有晨饮的现象，一旦不喝酒就出现乏力、心悸、手足颤抖等戒断反应，考虑酒精依赖。为了饮酒，经常撒谎骗钱，提示人格改变；在酒精依赖的基础上，出现幻觉、妄想，提示酒精性妄想症，均属于酒精所致的精神障碍。

39. CDEF【解析】患者目前的治疗重点是停止饮酒，控制精神症状和急性戒断症状。苯二氮䓬类药物具有镇静作用，可以控制急性戒断症状。可给予对症支持治疗，如补充营养。

40. ABCEF【解析】小组心理治疗、家庭治疗、个人心理治疗、认知疗法和参加戒酒互助会都是针对酒依赖患者常用的心理社会干预方法，暗示治疗一般使用在癔症等疾病的治疗上。

41. ABDG【解析】该患者自言自语，帮陌生人忙，行为紊乱，可能存在言语性幻听；觉得有人跟踪，存在被跟踪感，其他症状暂时还没有发现。

42. AB【解析】该患者有精神病性症状，有兴奋、喜欢管闲事、帮助别人等躁狂表现，考虑分裂样精神病和躁狂发作可能。分裂情感性精神病的诊断标准要求症状同时符合精神分裂症和情感性障碍躁狂或抑郁的诊断标准，而且2种症状在整个病程中同时存在至少2周以上，并且出现与消失的时间较接近。患者总病程10天，且精神病性症状达不到精神分裂症的诊断标准，暂不予考虑。其余诊断暂没有依据。

44. B【解析】患者在情绪高涨的基础上了出现了夸大妄想，与心境相协调的幻听及被跟踪感，最可能的诊断为躁狂发作。

45. ABF【解析】患者目前处于躁狂发作的急性期，需要给予具有心境稳定作用的药物，最常用碳酸锂，卡马西平因不良反应及药物相互作用较大，不作为首选。患者在病房与病友发生冲突，必要时可肌内注射氟哌啶醇。患者有精神病性症状，需加用口服抗精神病药，可使用不良反应较少的奥氮平，不宜使用不良反应大的药物如氯氮平、氯丙嗪。电休克治疗是在兴奋躁动十分严重，药物不能控制的情况下使用。

46. CEF【解析】患者口服碳酸锂和肌内注射氟哌啶醇后，兴奋症状得到有效控制。因碳酸锂的中毒剂量与治疗剂量十分接近，同时氟哌啶醇会加重碳酸锂的毒性作用，两药合用的时间不宜太长，以免发生碳酸锂中毒的危险。此时可继续维持原剂量的碳酸锂治疗，将氟哌啶醇逐渐减量至停用，同时加用口服的抗精神病药奥氮平治疗。

47. AF【解析】患者出现恶心、呕吐、说话吐词不清，考虑为碳酸锂早期中毒。应将碳酸锂减量，同时静脉输液维持水、电解质平衡，促进锂排泄。抗精神病药可以保持原剂量。

48. AF【解析】该患者无明显诱因出现回避交往的症状，自幼性格内向、胆小，有性格基础；存在不合理恐惧，如在公共场合感到不自在。伴随脸红、心悸、大汗等自主神经症状；有明确回避行为，如离开公共场合才能逐渐感觉平静。未提及与人相处疑心重的症状。

49. B【解析】社交恐惧症是指患者在社交场合与社交操作中出现过分的焦虑、害怕，甚至出现回避行为，严重时可出现惊恐发作。该患者表现为在社交场合感到害羞、局促不安、尴尬；不敢在人们的注视下有所行动，包括当众说话、表演、进食等，一旦发现自己被别人注意就不自然，不敢行动、脸红；害怕与人近距离相处。患者自己也认识到这种害怕是过分的、不合理的，但无法控制，严重时可导致社交功能减退，职业和生活功能受损等，患者常为此痛苦，考虑社交恐惧症可能。

50. ABCD【解析】社交恐惧症的治疗包括心理咨询，如认知行为治疗；药物治疗，如抗抑郁药、抗焦虑药治疗、β受体阻断药。

51. FH【解析】该患者不存在自伤或伤人等冲动行为，没有易激惹的情绪表现，不应使用电休克治疗；没有兴奋躁动等精神病性症状，不考虑抗精神病药治疗。

52. ABDF【解析】社交恐惧症常起病于少年或成年早期，女性多见，较广场恐惧症起病年龄为早。通常为隐匿起病，无明显诱因，也有在一次羞辱的社交经历后急性起病者。一般呈慢性病程。起病较迟，受教育程度高，无其他精神障碍者预后相对较好。

53. AB【解析】患者起病缓慢，病程迁延，十年来总认为有人加害于他，存在被害妄想，考虑偏执性精神障碍或偏执型精神分裂症可能。偏执性精神障碍以系统妄想为主要症状，若有幻觉则历时短暂且不突出，在不涉及妄想的情况下，无明显的其他心理方面异常的精神障碍。偏执型精神分裂症的症状以妄想为主，关系妄想和被害妄想多见，情感障碍表面上可不明显，智力通常不受影响。患者的注意和意志往往增强，尤以有被害妄想者为著，警惕、多疑且敏感。

54. B【解析】偏执性精神障碍有一定的性格基础，病前性格固执，妄想更系统，内容较固定，并有一定的现实性，不经了解，难辨真伪，在不涉及妄想的情况下，可保持比较完好的社会功能。偏执型精神分裂症病初表现为敏感多疑，逐渐发展成妄想，并有泛化趋势，妄想内容日益脱离现实。情感和行为常受幻觉和妄想支配，表现多疑、多惧，甚至出现自伤及伤人行为。

55. BD【解析】该患者存在妄想症状，可使用抗精神病药进行系统治疗；患者对妄想内容感到焦虑不安、心悸、呼吸困难等，可使用抗焦虑药治疗。

56. CF【解析】偏执性精神障碍的患者社会功能相对完好，但药物治疗总体疗效不佳，一般不会出现人格衰退。

第十五章　康复科疾病

一、单选题

1. 以下哪项不是偏瘫患者进行步行训练的基本要求

A. 患肢可以独立承担体重　　B. 必要时可以使用矫形器

C. 下肢必须有痛觉　　D. 能够主动配合训练

E. 站立平衡达到2级以上

2. 有实验证明人肩关节固定1周所致的挛缩需52天才能治愈，固定3周，治愈大约需要的天数是

A. 300天　　B. 120天　　C. 365天

D. 60天　　E. 156天

3. 对脑卒中患者进行康复治疗时，利用病理运动模式的方法是

A. 运动再学习方法　　B. 本体感觉促进技术（PNF）

C. Brunnstrom方法　　D. Rood方法

E. Bobath方法

4. 用格拉斯哥昏迷量表（GCS）判断急性颅脑损伤的意识状况，总分15分，昏迷的评分标准为

A. ≤10　　B. ≤9　　C. ≤8

D. ≤7　　E. ≤6

5. 膀胱训练时叩击膀胱区的目的是

A. 降低逼尿肌张力　　B. 促进尿液分泌　　C. 诱发膀胱反射

D. 促进交感神经兴奋性　　E. 增加括约肌张力

6. 关于主动－辅助关节活动度训练的描述，错误的是

A. 以患者主动用力为主　　B. 通过徒手帮助完成关节活动

C. 助力常加于运动的开始和终末　　D. 只给予完成动作的最大助力

E. 以患处关节主动运动为前提

7. 关于骨关节炎的叙述，正确的是

A. 常见于年轻运动员　　B. 一般不致残

C. VitD缺乏是明显的危险因素　　D. 疾病初起时滑膜变性

E. 最常见于负重的关节

8. 下列可能存在知觉障碍的是

A. 听力丧失，无法判断声音的性质者　　B. 视力正常，能识别形状或物品者

C. 视力差，看不清目标者　　D. 听力正常，能判断声音的性质者

E. 视力正常，不能识别形状或物品者

9. 骨关节炎的最早期关节症状为

A. 肿胀　　B. 发红变热　　C. 活动受限

D. 疼痛　　E. 松弛

10. 关于类风湿关节炎的描述，正确的是

A. 全身性疾病　　B. 原因明确　　C. 主要为大关节病变

D. 多呈非对称性　　E. 病程短

11. 骨关节炎的非药物治疗不包括

A. 活动范围练习　　B. 应用热疗　　C. 抗阻运动与有氧运动

D. 减重　　E. 下蹲负重训练

12. 徒手肌力评定所测肌肉收缩应为

A. 最大自主收缩　　B. 50% 最大自主收缩　　C. 80% 最大自主收缩

D. 与平时一样的收缩　　E. 60% 最大自主收缩

13. 徒手抗阻训练要求局部肌力至少为

A. 5 级　　B. 1 级　　C. 3 级

D. 2 级　　E. 4 级

14. 康复功能评价的定义是

A. 通过测量和评估，确定残疾者的功能状态

B. 制订康复治疗方案，观察治疗效果

C. 可在康复治疗过程中重复使用

D. 寻找致残的根本原因，制订合适的治疗方案

E. 贯穿于康复治疗始终

15. 脊髓损伤患者出现损伤平面以下肢体运动障碍和痛温觉丧失，而本体感觉存在，应该属于

A. 中央束综合征　　B. 半切综合征　　C. 前束综合征

D. 后束综合征　　E. 马尾综合征

16. 女，69 岁。患有严重的慢性阻塞性肺疾病进行气管切开造口，术前进食没有困难，术后发生吞咽困难症状并有右下叶肺炎。气管切开引起吞咽困难，通常由于

A. 影响口腔的发动与通过　　B. 声带不能关闭

C. 限制咽向上向前运动　　D. 食管反流

E. 由于慢性感染致气管食管瘘

17. 女，45 岁。双手麻木无力半年，走路不稳。查体：T_4以下感觉减退，双侧上肢腱反射亢进，双侧 Hoffmann 征（+）；MRI 示 C_5~C_6椎间盘膨出。考虑诊断为

A. 末梢神经炎　　B. 脊髓侧索硬化　　C. 交感神经型颈椎病

D. 神经根型颈椎病　　E. 脊髓型颈椎病

18. 男，25 岁。右侧肱骨中、下 1/3 交界处骨折，复位固定后发现垂腕畸形，最可能的原因是

A. 正中神经损伤　　B. 桡神经损伤　　C. 尺神经损伤

D. 肱桡肌肌腱损伤　　E. 臂丛神经损伤

19. 女，54 岁。人工全髋关节置换术后 6 天，不宜进行的康复治疗是

A. 髋屈曲练习　　B. 骨盆左右摇摆练习　　C. 步态练习

D. 股四头肌等张练习　　E. 髋关节伸展练习

20. 男，45 岁。右手远侧指间关节疼痛、肿胀，有晨僵感，活动后可逐渐消失，此患者可能的临床诊断是

A. 牛皮癣性关节炎　　B. 骨关节炎　　C. 关节结核

D. 梅毒性关节炎　　E. 类风湿关节炎

21. 男，20 岁。左手腕部刀伤，致正中神经损伤，经手术治疗创口愈合后，不宜进行的治疗是

A. 戴屈曲掌指关节、伸指间关节、外展拇指矫形器

B. 冷疗法

C. 音频电疗

D. 针灸治疗

E. 失神经肌肉电刺激

22. 男，40 岁。2 周来右下肢痛，疼痛主要位于臀部，小腿前亦可出现疼痛，有时足背感觉减退。查体见右踝背伸肌、髋外展肌、足外翻肌、足内翻肌与踇趾伸肌无力。提示患者有右侧

A. 大转子滑囊炎　　B. 腓神经病　　C. 坐骨神经病

D. L_5神经根病　　E. 腰骶肌劳损

23. 男，6 岁。跛行步态，右下肢肌肉萎缩，且比左下肢缩短 3cm，2 岁时患脊髓灰质炎，现全身状况良好。目前最佳治疗方案为

A. 肌力训练　　B. 矫形手术后功能训练

C. 电刺激疗法　　D. 药物治疗

E. 使用助行器

24. 女，30 岁。右中指外伤，检查发现右中指近侧指间关节屈曲不能，考虑为

A. 指深屈肌肌腱损伤　　B. 指浅屈肌肌腱损伤

C. 指总神经损伤　　D. 指总深屈肌肌腱损伤

E. 中指固有伸肌肌腱损伤

25. 男，16 岁。左胫腓骨闭合性骨折，管形石膏外固定，3 小时后左小腿出现胀痛，并持续加重，足趾麻木，被动牵引拉痛。对其首要的处理是

A. 给予镇痛药，继续观察　　B. 立即拆除石膏

C. 给予脱水药，继续观察　　D. 给予抗生素治疗

E. 不需处理，继续观察

26. 男，20 岁。车祸致头部及左大腿外伤。检查见意识清楚，左大腿中段异常活动。X 线片示股骨干骨折，足背及胫后动脉搏动细弱。对其首选的治疗方案是

A. 垂直悬吊牵引　　B. 持续骨牵引复位

C. 切开复位内固定　　D. 手法复位夹板固定

E. 手法复位石膏外固定

27. 女，5 岁。车祸右大腿致伤，X 线片示右股骨中段骨折，轻度成角畸形，无明显移位。正确的治疗方法是

A. 垂直悬吊皮牵引
B. 切开复位髓内针内固定
C. 切开复位弹性钉内固定
D. 手法复位小夹板固定皮牵引
E. 切开复位外固定架固定

二、共用题干单选题

（28~30 题共用题干）

挛缩主要是指关节挛缩，按照 Hoffa 分类还存在一些其他类型的挛缩，包括皮肤组织挛缩、结缔组织挛缩、肌性挛缩和神经性挛缩，且各有不同特点，如皮肤组织挛缩发生在皮肤，好发于手部，了解这些特点对于康复治疗方案的制订非常重要。

28. 结缔组织挛缩的特点是

A. 皮下组织的挛缩
B. 皮下组织和肌腱的挛缩
C. 肌腱和韧带的挛缩
D. 皮下组织、肌腱和韧带的挛缩
E. 皮下组织和韧带的挛缩

29. 肌性挛缩的主要病理变化是

A. 肌纤维缩短，收缩成分异常
B. 肌膜胶原纤维发生改变，肌膜弹性下降，硬化
C. 仅肌内膜胶原发生改变，肌膜弹性下降，硬化
D. 仅肌外膜胶原发生改变，肌膜弹性下降，硬化
E. 仅肌束膜胶原发生改变，肌膜弹性下降，硬化

30. 神经性挛缩包括

A. 反射性挛缩
B. 神经缩短，功能障碍
C. 痉挛性挛缩
D. 反射性挛缩、痉挛性挛缩和迟缓性挛缩
E. 反射性挛缩和迟缓性挛缩

（31~33 题共用题干）

中枢神经由于其解剖学、组织学及生理学特点，损伤后功能较难恢复。功能恢复的程度往往与损伤后得到适当处理的时间密切相关。近年来随着研究的不断深入，发现了一些新理论，找到了一些新治疗方法，过去的有些观点需要重新认识。

31. 一般认为脑卒中患者的运动功能恢复期最长不超过 2 年，对 2 年后仍遗留有功能障碍的患者，是否仍有康复治疗的必要及治疗后是否有进一步功能恢复的可能

A. 没有必要，治疗后功能没有进一步恢复可能
B. 有必要，治疗后功能有进一步恢复可能
C. 不肯定
D. 视情况而定，但进一步功能恢复基本没有可能
E. 有必要坚持功能训练，但功能不会进一步提高

32. 脊髓损伤治疗的最佳时间是伤后
A. 1小时　B. 6小时内　C. 12小时内
D. 24小时内　E. 48小时内
33. 脊髓损伤康复治疗的要点是
A. 急性期着重预防并发症．恢复期着重改善活动能力
B. 急性期着重恢复肢体功能，恢复期着重改善活动能力
C. 急性期着重提高活动能力，恢复期着重预防并发症
D. 急性期着重防止褥疮，恢复期着重改善肢体功能
E. 急性期着重功能训练，恢复期着重提高活动能力
(34~36题共用题干)
男，57岁。主因颈后疼痛，右上肢放射痛2天就诊，查血压180/130mmHg，右上肢肌力4级，既往无高血压病史，常有双肩酸痛，颈后不适，尤以长时间低头工作后明显。
34. 该患者诊断为
A. 腔隙性脑梗死　B. 神经根型颈椎病
C. 脊髓型颈椎病　D. 交感神经型颈椎病
E. 混合型颈椎病
35. 在疼痛发作及缓解期，应做运动疗法，以下哪项不适合
A. 增加心肺功能的有氧训练，如跑步、游泳、羽毛球等
B. 柔韧性训练
C. Bobath疗法
D. 放松训练
E. 增加颈、背肌肌力训练，保持肌力平衡
36. 下列哪项不是该患者的病因
A. 不良站立及坐的姿势
B. 在日常生活及工作中，颈部经常处于紧张状态
C. 外伤
D. 不良睡眠姿势导致颈肌疲劳
E. 感染
(37~39题共用题干)
男，45岁。1周前受凉后出现右颈肩疼痛，右上肢麻木乏力。右侧臂丛牵拉试验（+），右中指痛觉减弱。
37. 初步诊断考虑为
A. 神经根型颈椎病　B. 脊髓型颈椎病　C. 椎动脉型颈椎病
D. 交感神经型颈椎病　E. 混合型颈椎病
38. 考虑受压的神经根是
A. C_4　B. C_5　C. C_6
D. C_7　E. C_8
39. 如患者开始双下肢乏力、麻木，易跪倒；Hoffmann征（+），Babinski征（+），需考

虑伴有

A. 脊髓空洞症　　B. 脊髓型颈椎病　　C. 椎动脉型颈椎病

D. 交感神经型颈椎病　　E. 脑卒中

(40~43 题共用题干)

男，37 岁。反复发作性眩晕 1 周，眩晕与头部转动有关，查体：颈后部无明显压痛，双上肢感觉肌力反射正常对称，椎动脉扭曲试验（+）。

40. 对帮助诊断最有价值的检查项目是

A. CT　　B. 上肢肌电图　　C. 磁共振成像

D. 脑血流图加转颈试验　　E. X 线摄片

41. 患者 X 线正位片上可能见到

A. 钩椎关节增生　　B. 生理前凸消失　　C. 椎间隙狭窄

D. 椎间孔缩小　　E. 椎间盘膨出

42. 颈部 CT 检查不能显示

A. 颈椎骨质增生情况　　B. 椎管矢状径大小

C. 韧带肥厚或骨化情况　　D. 脊髓是否变性

E. 椎间盘突出程度

43. 如果脑血流图加转颈试验阳性，最可能的诊断是

A. 脊髓型颈椎病　　B. 交感神经型颈椎病　　C. 神经根型颈椎病

D. 椎动脉型颈椎病　　E. 混合型颈椎病

答案与解析

1. C　2. A　3. C　4. C　5. C　6. D　7. E　8. E　9. D　10. A　11. E　12. A　13. E　14. A　15. C　16. C　17. E　18. B　19. C　20. B　21. B　22. D　23. B　24. B　25. B　26. C　27. D　28. D　29. B　30. D　31. B　32. B　33. A　34. B　35. C　36. E　37. A　38. D　39. B　40. D　41. A　42. D　43. D

1. C【**解析**】偏瘫患者步行训练不需要皮肤有感觉。

5. C【**解析**】膀胱区叩击可以诱发膀胱反射性排尿，是膀胱训练的基本环节之一。

6. D【**解析**】主动－辅助关节活动度训练由治疗师或患者健侧肢体通过徒手或通过棍棒、绳索和滑轮等装置帮助完成关节活动；要求患者主动最大用力；任何时间均只给予完成动作的最小助力，以免助力替代主动用力。训练时的助力常加于运动的开始和终末，提供平滑的运动；助力的程度随功能的改善而逐渐减量。

8. E【**解析**】视力正常，而不能识别形状或物品者属于知觉障碍。听力、视力障碍者属于感觉障碍。

12. A【**解析**】徒手肌力评定是评定者借助重力或徒手施加外在阻力的前提下，评定受试者所测肌肉（或肌群）产生最大自主收缩能力的一种肌力评定方法。

13. E【**解析**】徒手抗阻训练需要患者有一定的肌力基础，一般要求局部肌力为 4 级或 5 级，

方可增加肌力、耐力和效率。

18. B【解析】肱骨中、下1/3交界处骨折时容易引起桡神经损伤，表现为伸腕、伸拇、伸指、前臂旋后障碍及手背桡侧（虎口区）感觉异常。典型的畸形是垂腕。

19. C【解析】步态练习为人工全髋关节置换术后期的训练方式，早期不宜进行。

20. B【解析】远侧指间关节是骨关节炎的好发部位。

21. B【解析】音频电疗，失神经肌肉电刺激，戴屈曲掌指关节、伸指间关节、外展拇指矫形器及针灸治疗，可起到缓解粘连、促进神经恢复、防止并发症等作用。冷疗法可用于刀伤后早期止血、消肿，手术治疗创口愈合后不宜进行。

25. B【解析】患者胫腓骨骨折，石膏固定后出现胀痛，持续加重，提示骨筋膜室综合征，应立即拆除石膏，必要时早期行筋膜切开减压术。

27. D【解析】成人和3岁以上儿童的股骨干骨折多采用手术内固定治疗。对于存在手术禁忌证的，可行持续牵引8~10周。成人股骨干骨折手术多采用钢板、带锁髓内钉固定。儿童股骨干骨折多采用弹性钉内固定。严重的开放性骨折可用外固定架治疗。

37. A【解析】神经根型颈椎病的特点是头、颈、肩、背痛，手、臂麻，可有上肢肌力下降、手指动作不灵活。压颈试验（+），臂丛牵拉试验（+），受凉是诱因。

38. D【解析】C_7受累，表现为沿上臂和前臂背侧中央向远端放射痛至中指，亦可至示指和环指。肱三头肌肌力和肱三头肌反射减弱。患者右中指痛觉减弱，考虑C_7受累。

39. B【解析】脊髓型颈椎病的特点是四肢无力、麻（多从下肢开始），双足踩棉花感，Hoffmann征、Babinski征等病理征可呈阳性。

第十六章　眼、耳鼻喉科疾病

一、单选题

1. 急性扁桃体炎的局部并发症常有

A. 急性食管炎　　B. 急性气管支气管炎　　C. 咽后脓肿

D. 扁桃体周围脓肿　　E. 会厌脓肿

2. 对咽旁脓肿的描述，错误的是

A. 致病菌多为溶血性链球菌　　B. 主要表现为咽痛及颈侧剧痛

C. 有吞咽障碍　　D. 患侧颌下区及下颌角后方肿胀

E. 颈部触诊均可扪及波动感

3. 下列间接鼻咽镜检查操作，错误的是

A. 受检者端坐　　B. 受检者张口用鼻呼吸

C. 检查者左手将舌牵出口外　　D. 将鼻咽镜加温

E. 将鼻咽镜置于软腭与咽后壁之间

4. 关于外耳道的说法，错误的是

A. 由骨部和软骨部组成

B. 外耳道骨部与软骨部间有外耳道峡部

C. 外耳道一般呈 L 形

D. 外耳道前下方有外耳道软骨切迹

E. 外耳道骨部后上方由颞骨鳞部组成，其深部与颅中窝仅隔一层骨板

5. 鼓膜为鼓室外壁的主要组成部分，关于其说法错误的是

A. 鼓膜中心最凹部为脐部

B. 紧张部与松弛部的分界线是锤凸所在部位的一条假想线

C. 鼓膜由上皮层、纤维组织层和黏膜层 3 层组织组成

D. 鼓膜分紧张部和松弛部两部分

E. 鼓膜前下方朝内倾斜

6. 关于先天性白内障的描述，不正确的是

A. 其病因可能与遗传、病毒感染、药物有关

B. 晶状体混浊可表现为点状、冠状、纺锤状

C. 治疗目的是恢复视力、减少弱视

D. 应该进行手术治疗

E. 术后应该进行屈光矫正和视力训练

7. 关于急性会厌炎的处理，错误的是

A. 全身足量抗生素　　B. 全身足量糖皮质激素　　C. 局部足量抗生素

D. 必要时行气管切开　　E. 严密观察

8. 青光眼早期视野缺损表现为

A. 象限盲　　B. 鼻侧阶梯　　C. 同侧偏盲

D. 颞侧偏盲　　E. 向心性视野缩小

9. 关于急性化脓性中耳炎的描述，错误的是

A. 多由上呼吸道感染继发

B. 耳道流脓时应使用过氧化氢溶液清理耳道脓液

C. 耳道流脓时可向耳道内外用抗生素药粉控制感染

D. 耳道流脓后耳痛症状会缓解

E. 儿童急性化脓性中耳炎若出现耳道流脓减少，而全身症状加重，应考虑脓液引流不畅可能，必要时需行鼓膜切开

10. 流行性角结膜炎的病原体不包括

A. 腺病毒 7 型　　B. 腺病毒 8 型　　C. 腺病毒 19 型

D. 腺病毒 29 型　　E. 腺病毒 37 型

11. 男，47 岁。双眼视力逐渐下降 10 年，早期以晚上明显，无明显眼部红痛。检查：双眼视力为 0.3，结膜无充血，角膜透明，前房轴深 3CT，房水清，晶状体混浊。眼底隐见视盘颜色蜡黄，视网膜血管变细，视网膜周边部色素沉着，有骨细胞样色素。正确的诊断是

A. 并发性白内障　　B. 中毒性白内障　　C. 代谢性白内障

D. 辐射性白内障　　E. 外伤性白内障

12. 男，70 岁。右眼视力下降 1 年，伴眼痛 2 天。右眼视力（Vod）手动（HM）/10cm，右眼混合充血（+），眼压 46mmHg，角膜轻度雾状水肿，前房轴深 4CT，房水闪辉（++），晶状体白色混浊，囊膜有钙化点。正确的诊断应是

A. 晶状体溶解性青光眼　　B. 急性闭角型青光眼

C. 虹膜睫状体炎继发性青光眼　　D. 晶状体过敏性青光眼

E. 青光眼睫状体炎综合征

13. 某婴儿，出生后 3 天发现双眼睑红肿，水样血性分泌物，不久见双眼大量脓性分泌物，检查：双眼睑结膜高度充血，耳前淋巴结肿大。患儿眼部感染最可能的来源是

A. 产后感染　　B. 其他被污染的用品　　C. 衣物感染

D. 经母亲产道感染　　E. 血行感染

14. 男，8 岁。双眼剧痒、畏光、流泪。过去有类似发作史，均在每年 4 月份发作。检查：双眼上睑结膜有大小不一扁平乳头，成铺路石样，角膜透明。最可能的诊断是

A. 沙眼　　B. 枯草热性结膜炎　　C. 包涵体性结膜炎

D. 巨乳头性结膜炎　　E. 春季卡他性结膜炎

15. 男，25 岁。出现双眼红、异物感 7 天。发病前 2 天有游泳史。检查：双眼视力正常，结膜充血明显，右眼上睑结膜有灰白色膜状物，双眼结膜囊内可见黏液分泌物。角膜、前房正常。最可能的诊断是

A. 慢性卡他性结膜炎　　B. 急性膜性结膜炎

C. 过敏性结膜炎　　D. 急性细菌性结膜炎

E. 淋菌性结膜炎

16. 男，34 岁。双眼先后出现眼红、畏光、流泪、异物感 1 天，分泌物少，为浆液性。双眼视力正常，眼睑高度水肿，整个球结膜下有点状、片状出血。1% 荧光素染色，裂隙灯下见角膜弥漫细小点状着色。患者的同事 2 日前有相似症状。最可能的诊断为

A. 春季卡他性结膜炎
B. 急性细菌性结膜炎
C. 流行性出血性结膜炎
D. 咽结膜热
E. 单纯疱疹病毒性角膜炎

17. 男，32 岁。左眼视力模糊发作 1 天。既往有 2 次类似发作。左眼视力（Vos）0.7，左眼压 40mmHg，左眼无明显充血，角膜轻度雾状水肿，羊脂状 KP5 粒，前房轴深 4CT，房水闪辉（±），瞳孔 4mm×4mm，晶状体透明。正确的诊断应该是

A. 先天性青光眼
B. 原发性开角型青光眼
C. 虹膜睫状体炎继发性青光眼
D. 青光眼睫状体炎综合征
E. 糖皮质激素性青光眼

18. 男，7 岁。发现双眼视力差 1 个月。Vod 0.3，右眼眼压（Tod）33mmHg，Vos 0.4，左眼眼压（Tos）27mmHg，双眼无充血，角膜透明，前房轴深 2.5CT，房水清，虹膜基质薄，瞳孔异位，右眼 1 点周边部虹膜有裂孔，周边虹膜不规则前粘连，晶状体透明。下列哪项诊断正确

A. 葡萄膜炎继发青光眼
B. 原发性婴幼儿型青光眼
C. Axenfeld-Rieger 综合征
D. 虹膜角膜内皮综合征
E. Peter 异常

19. 男，20 岁。双眼视力下降 1 个月。Vod 0.3，Vos 0.4，Tod 35mmHg，Tos 32mmHg。双眼结膜轻度充血，角膜透明，前房轴深 4CT，房水清，瞳孔 4mm×4mm，晶状体后囊下混浊，C/D 0.9。患者因结膜炎自行使用含激素的眼药水 1 年。正确的诊断应该是

A. 慢性闭角型青光眼
B. 原发性开角型青光眼
C. 糖皮质激素性青光眼
D. 青少年型青光眼
E. 青光眼合并先天异常

20. 女，20 个月。右眼先天性白内障，裂隙灯检查发现为前极性白内障，混浊范围小于 2.0 毫米，左眼正常。最合理的治疗为

A. 右眼立即手术，植入人工晶体
B. 右眼阿托品散瞳至适宜年龄再行白内障摘除及人工晶体植入手术
C. 右眼立即手术，术后佩戴框架眼镜
D. 右眼立即手术，术后佩戴角膜接触镜
E. 观察，无须治疗

21. 男，45 岁。左眼视力渐下降 3 个月。Vod 1.0（-4.00DS），Tod 15mmHg，右眼无充血，角膜透明，前房轴深 5CT，房水清，晶状体透明，C/D 0.5；Vos 0.8（-4.50DS），Tos 27mmHg，左眼无充血，角膜透明，前房轴深 5CT，房水清，晶状体透明，C/D 0.8。双眼房角宽开角。中心视野：右眼正常，左眼为上方弓形暗点。下列哪项诊断正确

A. 正常眼压性青光眼
B. 原发性开角型青光眼

C. 糖皮质激素性青光眼　　D. 慢性闭角型青光眼

E. 先天性青光眼

22. 女，58岁。主诉右眼突发性红痛、视物模糊，伴右侧头痛1天。右眼结膜混合充血（++），眼压47mmHg，角膜雾状水肿（+），KP（+），前房轴深2.5CT，周边1/5CT，房水闪辉（+），瞳孔垂直椭圆形，5mm×4mm，晶状体轻浊。左眼无充血，角膜透明，前房轴深2.5CT，周边1/4CT，房水（-），瞳孔3mm×3mm，晶状体轻浊。正确的诊断是

A. 晶状体膨胀继发青光眼　　B. 原发性急性闭角型青光眼

C. 葡萄膜炎继发青光眼　　D. 急性虹膜睫状体炎

E. 晶状体过敏性青光眼

23. 女，58岁。双眼反复发作胀痛、黑矇，伴恶心3个月。Vou 0.7，Tou 18mmHg，双眼无充血，角膜透明，前房轴深2.5CT，周边1/4CT，房水（-），晶状体透明，C/D 0.3。患者确诊应做的检查是

A. 房角镜检查　　B. 多次眼压测量　　C. 视野检查

D. VEP检查　　E. UBM检查

24. 男，6岁。3日前受凉后出现发热、寒战、食欲缺乏，自述咽痛，双耳痛，有黄色耳漏，未予特殊处理。查体可见外耳道无红肿，耳道脓液甚多，拭净后又迅速出现。乳突部皮肤轻度肿胀、潮红，乳突尖压痛明显。最可能的诊断是

A. 急性化脓性中耳炎　　B. 慢性化脓性中耳炎

C. 慢性化脓性中耳炎，急性乳突炎　　D. 急性化脓性中耳炎，急性乳突炎

E. 外耳道疖

25. 男，30岁。右耳脓性分泌物3个月余，量不多，呈间断性，伴有耳鸣。查体：右外耳道内可见少许脓性分泌物，鼓膜紧张部边缘性穿孔。最可能的诊断是

A. 分泌性中耳炎　　B. 急性化脓性中耳炎　　C. 慢性化脓性中耳炎

D. 急性乳突炎　　E. 外耳道疖

26. 女，8岁。诊断为急性化脓性中耳炎，自行口服抗生素后发热症状稍缓解，耳痛症状仍严重，1日前突发左侧外耳道脓性耳漏，耳痛症状减轻。下列检查项目不必要的是

A. 耳镜检查　　B. 乳突部触诊　　C. 血液学分析

D. 鼓膜穿刺　　E. 颞骨CT

27. 男，7岁。鼻塞、多脓涕2年，并伴有打鼾。鼻窦及鼻咽部CT示全组鼻窦炎、腺样体肥大。该患者最合适的治疗是

A. 立即行手术治疗

B. 行微创手术治疗

C. 保守治疗

D. 腺样体切除+功能性鼻内镜手术

E. 保守治疗无效后行腺样体切除，再行综合治疗

28. 男，45岁。鼻塞、流脓涕14天，头痛、喷射状呕吐1天。入院后鼻内镜检查鼻腔有较多脓性分泌物，T 39.5℃，WBC 15×10^9/L，颈项强直。正确的治疗方案不包括

A. 使用能透过血脑屏障的抗生素　　B. 经鼻内镜鼻窦手术

C. 可行腰椎穿刺降低颅内压　　D. 应用抗凝药
E. 全身中毒症状重，可考虑使用糖皮质激素治疗

29. 男，22 岁。因鼻中隔偏曲行鼻中隔矫正术，术后第 2 天抽鼻腔凡士林纱条时发现鼻中隔两侧明显隆起，考虑为鼻中隔血肿，最合适的处理方法是
A. 加强抗感染治疗，密切观察病情变化
B. 在鼻中隔左侧下部作与鼻底部平行的切口引流
C. 分开鼻中隔原切口，清除腔内积血
D. 每天穿刺抽吸鼻中隔内积血
E. 重新用凡士林纱条填塞鼻腔

30. 女，33 岁。因声嘶 2 年入院检查，发现左侧声带充血前中 1/3 处有米粒大小新生物，表面光滑。与喉癌鉴别，需做的检查是
A. 喉部 CT　　B. 喉部摄片　　C. 喉部磁共振
D. 喉部彩超　　E. 喉镜下活检

31. 患者常有发作性一侧咽痛，痛起突然，向同侧舌和耳深部放射；疼痛针刺样，持续数秒伴有唾液分泌增加；触摸患侧下颌角可诱发咽痛。咽喉部检查未发现明显病变。以丁卡因麻醉咽部可终止发作。最可能的诊断是
A. 咽喉结核　　B. 咽异感症　　C. 舌咽神经痛
D. 茎突过长　　E. 咽肌痉挛

32. 女，9 岁。左耳分泌性中耳炎、鼓室积液，用咽鼓管吹张法后症状无改善，清除中耳积液的首选方法是
A. 鼓膜切开术　　B. 鼓膜穿刺术　　C. 鼓室置管术
D. 腺样体切除术　　E. 激素

33. 女，54 岁。自幼右耳流脓，反复发作，近 1 周流脓减少，头痛、发热、恶心、呕吐，右耳外耳道后上壁塌陷，鼓膜松弛部穿孔，分泌物不多，有臭味。为明确诊断，最重要的检查为
A. 瘘管试验　　B. 电测听检查及阻抗测听检查
C. 乳突 X 线摄片或 CT 检查　　D. 血常规化验
E. 前庭功能检查

34. 男，27 岁。近 1 周眩晕，视物旋转伴恶心、呕吐。自述自幼左耳反复流脓、耳聋，诊断为慢性中耳炎。检查可见外耳道有臭脓，松弛部有穿孔及肉芽组织，瘘管征阳性。其最可能的合并症为
A. 前庭神经元炎　　B. 梅尼埃病　　C. 中枢性眩晕
D. 迷路炎　　E. 位置性眩晕

35. 男，32 岁。双侧鼻塞，呈持续性，渐加重，鼻镜检查见双下鼻甲肥厚，呈桑葚样改变，触之不凹陷。最可能的诊断是
A. 慢性肥厚性鼻炎　　B. 慢性单纯性鼻炎　　C. 萎缩性鼻炎
D. 变应性鼻炎　　E. 血管运动性鼻炎

36. 女，25 岁。右眼发痒和流泪 2 天。2 天前感冒、发热，检查右眼结膜充血（++）、水

样分泌物，触及耳前淋巴结肿大，角膜和前房正常，视力正常。最可能的诊断是

A. 病毒性结膜炎　B. 细菌性结膜炎　C. 过敏性结膜炎
D. 急性虹睫炎　E. 角膜炎

37. 女，17 岁。因慢性扁桃体炎行扁桃体切除术，术后半小时见唾液中混有少量血丝。正确的处理是

A. 不需做特殊处理　B. 用纱布球压迫扁桃体窝以止血
C. 用双极电凝止血　D. 行补液，应用止血药止血
E. 输血

38. 男，37 岁。因右眼出现畏光、流泪和不适感 3 天就诊；检查可见结膜充血、上睑结膜可见乳头增生和滤泡形成，角膜上皮完整，角膜缘可见血管翳。最可能的诊断为

A. 急性流行性出血性结膜炎　B. 急性单纯疱疹性角膜炎
C. 急性闭角性青光眼　D. 沙眼
E. 急性细菌性结膜炎

39. 男，22 岁。右眼睑红肿、流泪 2 天，伴大量黄色脓性分泌物，结膜充血水肿明显，角膜透明、前房正常，应做的检查是

A. 测眼压　B. 结膜刮片检查　C. 血常规检查
D. 冲泪道　E. 眼眶 CT 检查

40. 男，4 岁。视力右眼 0.1，左眼 0.8。眼部检查未见异常。散瞳孔验光结果：右眼 +6.00D 矫正视力 0.3，左眼 +0.5D 矫正视力 1.0。该儿童的治疗方法为

A. 戴上述眼镜并遮盖右眼　B. 戴上述眼镜
C. 不配戴眼镜，半年后复查　D. 戴上述眼镜并遮盖左眼
E. 待 10 岁后配眼镜

41. 男，40 岁。因单侧鼻塞 1 个月就诊。检查见左鼻腔有乳头状新生物，鼻旁窦 X 线片示左上颌窦受累，内侧壁有侵蚀，肿物活检病理示内翻性乳头状瘤。可选用的最佳治疗方法是

A. 放射治疗
B. 上颌窦根治术
C. 鼻侧切开行包括鼻腔外侧壁在内的根治性切除术
D. 上唇揭翻径路行包括鼻腔外侧壁在内的根治性切除术
E. 鼻内镜手术切除

二、共用题干单选题

（42~44 题共用题干）

女，69 岁。右眼渐进性无痛性视力下降 3 年，右眼突然胀痛，伴头痛，呕吐 4 小时。眼部检查：视力右指数/30cm，左 0.5。右眼角膜雾状混浊，前房浅，瞳孔圆形，直径 6mm，晶状体皮质大部分混浊，眼底看不清。左眼角膜透明，瞳孔圆形，直径 3mm，晶状体皮质轻度混浊，眼底无明显异常。

42. 对诊断最有价值的检查项目是

A. 裂隙灯　B. 检眼镜　C. 眼压

D. B超　　E. CT

43. 通过药物治疗后，右眼自觉症状减轻，角膜透明，瞳孔圆，4mm×4mm大小。最可能的诊断是

A. 原发性闭角型青光眼　　B. 原发性开角型青光眼

C. 急性虹睫炎　　D. 急性细菌性结膜炎

E. 老年性白内障肿胀期

44. 明确诊断后，最佳的治疗方法是

A. 小梁切除术

B. 白内障囊外摘除术

C. 白内障超声乳化摘除术

D. 白内障超声乳化摘除术＋人工晶状体植入术

E. 白内障囊外摘除术＋人工晶状体植入术＋小梁切除术

（45～48题共用题干）

男，65岁。双眼视力渐进性下降2年，无其他不适，视力右0.5，左0.06，斜照法右眼可见虹膜投影，晶状体皮质呈楔形混浊，眼底未见异常，左眼无虹膜投影，晶状体皮质不均匀灰白色混浊，眼底模糊。

45. 患者双眼可诊断为

A. 老年性皮质性白内障　　B. 老年性核性白内障

C. 继发性白内障　　D. 并发性白内障

E. 代谢性白内障

46. 右眼白内障处在哪个发展阶段

A. 初发期　　B. 膨胀期　　C. 成熟期

D. 过熟期　　E. 绝对期

47. 左眼白内障处在哪个发展阶段

A. 初发期　　B. 膨胀期　　C. 成熟期

D. 过熟期　　E. 绝对期

48. 左眼应如何治疗

A. 局部点眼　　B. 手术治疗　　C. 中医疗法

D. 理疗　　E. 不必治疗

（49～52题共用题干）

男，55岁。声嘶6年，有长期吸烟史。无呼吸困难。喉镜检查：声带慢性充血，可见右侧声带可见菜花样新生物，右侧声带活动固定。

49. 诊断首先考虑

A. 声带白斑　　B. 慢性喉炎　　C. 喉癌

D. 喉乳头状瘤　　E. 喉结核

50. 如果病理发现恶性肿瘤细胞，了解病灶情况最有价值的辅助检查是

A. 纤维喉镜　　B. 动态喉镜　　C. 喉MRI

D. 喉X线摄片　　E. 喉B超

51. 最佳的治疗方案是

A. 间接喉镜下肿物切除
B. 生物治疗
C. 手术或放疗
D. 化疗
E. 手术

52. 患者术后第二天引流出乳白色液体约500ml，应考虑

A. 切口出血
B. 切口感染
C. 乳糜漏
D. 气管切口漏气
E. 正常现象

(53~54 题共用题干)

男，19 岁。诊断为鼻中隔偏曲并行鼻中隔矫正术，术后第 3 天洗澡时突然鼻腔出血，随后鼻塞明显加重，前额部胀痛，体温 37℃，鼻腔黏膜肿胀，鼻中隔两侧均显饱满。

53. 此时应首先考虑

A. 鼻腔术后正常反应
B. 鼻中隔血肿
C. 鼻中隔脓肿
D. 鼻中隔穿孔
E. 鼻中隔异物残留

54. 为明确诊断和治疗，最有效的方法是

A. CT 检查
B. B 超检查
C. 鼻中隔穿刺
D. 加强抗感染、止血治疗，观察病情变化再决定进一步检查与否
E. 打开鼻中隔切口抽吸探查

(55~57 题共用题干)

男，37 岁。主诉鼻塞 11 个月伴左侧头痛，鼻塞重时头痛亦加重，有时有黏涕流出，不伴鼻出血，已在内科就诊未发现相关疾病，来耳鼻咽喉科就诊见鼻中隔左后段巨状嵴与中鼻甲及下鼻甲相抵，右下鼻甲肥厚且后端灰白呈结节样改变，遂诊断为鼻中隔偏曲、慢性肥厚性鼻炎，并拟行鼻中隔偏曲矫正及下鼻甲部分切除术。

55. 关于此患者的诊断，叙述正确的是

A. 诊断已很明确，可直接手术治疗
B. 还需行鼻腔鼻窦 CT 检查
C. 先行鼻内镜检查
D. 先行上颌窦穿刺
E. 先行颅脑 CT 扫描

56. 该患者若合并鼻窦炎，最佳治疗方案是

A. 鼻内镜下综合手术
B. 先完成鼻中隔偏曲矫正及下鼻甲部分切除术，再行上颌窦穿刺冲洗
C. 同时行鼻中隔偏曲矫正、下鼻甲部分切除及上颌窦根治术
D. 完成鼻中隔偏曲矫正及下鼻甲部分切除术后，使用抗生素治疗
E. 行鼻中隔偏曲矫正及下鼻甲部分切除术后无须继续治疗，自可缓解

57. 患者术后 3 个月复查，诉鼻塞短暂缓解后又复发，以右侧为重，检查见右下鼻甲后端肥大，结节状改变如前，有少许血性分泌物附着，对此最妥善的处理是

A. 系术后正常反应，可继续观察

B. 上次下鼻甲后端切除不够，可再次手术

C. 对该下鼻甲后端取活检

D. 对该下鼻甲后端行激光或冷冻补充治疗

E. 暂不处理，继续观察

（58~60 题共用题干）

女，32 岁。双眼痒、烧灼感 2 天。发病前一天曾使用过新买的眼霜。检查：双眼视力（Vou）1.2，双眼睑红肿，皮肤可见小水疱，部分溃破，伴少许渗液。双眼睑结膜充血，角膜清，晶状体透明，眼底未见明显异常。

58. 最可能的诊断是

A. 眦部睑缘炎　　B. 溃疡性睑缘炎　　C. 鳞屑性睑缘炎

D. 接触性睑皮炎　　E. 带状疱疹性睑皮炎

59. 首先应采取的措施是

A. 补充维生素 B_2　　B. 静脉滴注抗生素

C. 注意个人卫生　　D. 避免再次使用新买的眼霜

E. 口服抗病毒药物

60. 局部合理的治疗是

A. 滴硫酸锌滴眼液　　B. 3% 硼酸溶液作冷湿敷　　C. 1% 阿托品散瞳

D. 滴氧氟沙星滴眼液　　E. 涂阿昔洛韦眼膏

三、案例分析题

（61~65 题共用题干）

女，6 岁半。体重 25.1kg。1 周前受凉后出现鼻塞伴脓涕，右耳痛伴间歇性耳轰鸣声。检查：硬腭高拱，双侧中鼻道脓涕。

61. 为明确诊断，需做哪些辅助检查

A. 纯音测听　　B. 声导抗测试　　C. 电耳镜或耳内镜

D. 电子鼻咽镜　　E. 腺样体侧位片　　F. 鼓膜穿刺

62. 如果分泌性中耳炎诊断成立，检查中可出现哪些征象

A. 鼓膜充血呈橙红色　　B. 鼓膜呈淡黄色

C. 鼓膜呈暗蓝色　　D. 鼓膜浑浊增厚，光锥消失

E. 透过鼓膜可见气泡　　F. 鼓膜内陷，锤骨柄呈横位

63. 分泌性中耳炎应与哪些疾病相鉴别

A. 鼻咽部肿瘤　　B. 脑脊液耳漏　　C. 外淋巴漏

D. 胆固醇肉芽肿　　E. 粘连性中耳炎　　F. 急性化脓性中耳炎

64. 分泌性中耳炎的预后如何

A. 可自愈

B. 听力损失，影响患儿听力、言语及智力发育

C. 鼓室硬化

D. 粘连性中耳炎

E. 胆固醇肉芽肿

F. 耳硬化症

65. 若本例患儿腺样体侧位片呈腺样体肥大，下列治疗措施正确的是

A. 应用糖皮质激素

B. 应用抗生素

C. 应用鼻腔减充血药

D. 鼻腔、鼻窦冲洗

E. 咽鼓管吹张

F. 保守治疗3~6个月，如症状无改善需行鼓膜切开置管+腺样体切除术

答案与解析

1. D　2. E　3. C　4. C　5. B　6. D　7. C　8. B　9. C　10. A　11. A　12. A　13. D　14. E　15. B　16. C　17. D　18. C　19. C　20. B　21. B　22. B　23. A　24. D　25. C　26. D　27. E　28. D　29. C　30. E　31. C　32. B　33. C　34. D　35. A　36. A　37. A　38. D　39. B　40. D　41. E　42. C　43. E　44. E　45. A　46. B　47. C　48. B　49. C　50. A　51. C　52. C　53. B　54. E　55. B　56. A　57. C　58. D　59. D　60. B　61. ABCDE　62. ABDEF　63. ABCDE　64. ABCDE　65. ABCF

2. E【解析】咽旁脓肿致病菌多为溶血性链球菌，其次为金黄色葡萄球菌、肺炎链球菌等。主要表现为咽痛及颈侧剧烈疼痛，吞咽障碍，言语不清。茎突前隙感染累及翼内肌时，则出现张口困难。检查见急性重病容，颈部僵直；患侧下颌下区及下颌角后方肿胀，触诊坚硬并有压痛。因脓肿位于深部，颈外触诊时不易摸到波动感，不能以有无波动感作为诊断咽旁脓肿的依据。

3. C【解析】间接鼻咽镜检查常用而简便。受检者端坐，张口用鼻呼吸以使软腭松弛。检查者左手持压舌板，压下舌前2/3，右手持加温而不烫的间接鼻咽镜，镜面朝上，经一侧口角伸入口内，置于软腭与咽后壁之间，勿触及周围组织，以免因咽反射而妨碍检查。

4. C【解析】外耳道由骨部和软骨部组成，略呈S形弯曲。外耳道有两处狭窄，一处为骨部与软骨部交界处，另一处为骨部距鼓膜0.5cm处，称为外耳道峡；外耳道软骨在前下方常有2~3个垂直的、由结缔组织充填的裂隙，称为外耳道软骨切迹；外耳道骨部的后上方由颞骨鳞部组成，其深部与颅骨中窝仅隔一层骨板，外耳道骨折时可累及颅中窝。

5. B【解析】鼓室外壁由骨部及膜部构成，膜部即鼓膜。鼓膜周缘略厚，大部分借纤维软骨环嵌附于鼓沟内，称为紧张部，鼓沟缺如的鼓切迹处，鼓膜直接附于颞骨鳞部，称松弛部。鼓膜分为3层，由外向内为上皮层、纤维组织层和黏膜层。鼓膜中心部最凹点相当于锤骨柄的尖端，称为脐。脐与锤凸间有白色条纹，称锤纹。由锤凸到鼓切迹前端有锤骨前襞，向后至鼓切迹后端有锤骨后襞，两者均系锤骨短突挺起骨膜所致，为紧张部与松弛部的分界线。

6. D【解析】治疗先天性白内障的目标是恢复视力，减少弱视和盲目的发生。对视力影响不大者，如前极白内障、花冠状白内障和点状白内障，一般不需治疗，宜定期随诊观察。明显

影响视力者，如全白内障、绕核性白内障应当选择手术治疗。

7. C【解析】急性会厌炎抗感染及消肿治疗，应全身应用足量抗生素和糖皮质激素，如青霉素类抗生素、头孢菌素类抗生素、地塞米松等。对于因变态反应引起的成人会厌炎患者，应积极进行抗过敏治疗；皮下注射肾上腺素，同时肌内注射或静脉滴注氢化可的松。治疗后密切观察，如治疗后1小时患者自觉堵塞症状无明显减轻，应向患者及家属告知病情，行预防性气管切开手术。

8. B【解析】同侧偏盲多为视交叉以后的病变所致。颞侧偏盲为视交叉病变所引起。象限盲与鼻侧阶梯均属于扇形视野缺损，前者为视放射的前部损伤，后者多为青光眼的早期视野缺损表现。向心性视野缩小可见于视网膜色素变性、球后视神经炎（周围型）、癔症等，亦可见于青光眼晚期。

9. C【解析】急性化脓性中耳炎耳道流脓后，应首先用过氧化氢溶液清理耳道脓液，以利于脓液引流，再全身及局部应用抗感染治疗。耳道内外用药粉会阻碍脓液引流，有加重病情的危险，应禁止使用各种外用药粉。儿童鼓膜较成人厚，感染后不易穿孔，部分患儿需切开鼓膜，以利于脓液引流，防止并发症出现。

10. A【解析】流行性角结膜炎是一种强传染性的接触性传染病，由8型、19型、29型和37型腺病毒（人腺病毒D亚组）引起，潜伏期为5~7天。多见于20~40岁的成年人，主要传播方式是人与人之间的接触或污染。

11. A【解析】患者视力无痛性下降，有夜盲症，晶状体混浊，眼底隐见视盘颜色蜡黄，视网膜血管变细，视网膜周边部色素沉着，有骨细胞样色素，考虑视网膜色素变性可能。患者存在原发眼部疾病，应考虑并发性白内障。

13. D【解析】新生儿淋球菌性结膜炎潜伏期2~5天，多为产道感染，生后7天发病者为产后感染。双眼常同时受累。有畏光、流泪，结膜高度水肿，重者突出于睑裂之外，可有假膜形成。分泌物由病初的浆液性很快转变为脓性，脓液量多，不断从睑裂流出。常有耳前淋巴结肿大和压痛。

14. E【解析】春季卡他性结膜炎的主要症状是眼部奇痒。可有疼痛、异物感、畏光、烧灼感、流泪和黏性分泌物增多。睑结膜型的特点是睑结膜呈粉红色，上睑结膜巨大乳头呈铺路石样排列。乳头形状不一，扁平外观，包含有毛细血管丛。

15. B【解析】白喉杆菌引起的急性膜性或假膜性结膜炎。最初眼睑红、肿、热、痛，可伴有耳前淋巴结肿大，严重病例球结膜面可有灰白色－黄色膜和假膜形成，坏死脱落后形成瘢痕。角膜溃疡少见，但一旦累及很容易穿孔。白喉毒素可致眼外肌和调节麻痹。

16. C【解析】流行性出血性结膜炎是由70型肠道病毒引起的一种暴发流行的自限性眼部传染病，潜伏期短，病程短。常见眼痛、畏光、异物感、流泪、结膜下出血、眼睑水肿等。结膜下出血呈点状或片状，从上方球结膜开始向下方球结膜蔓延。多数患者有滤泡形成，伴有上皮角膜炎和耳前淋巴结肿大。

17. D【解析】青光眼睫状体炎综合征典型者在眼压升高的同时或前后，出现羊脂状角膜后沉着物，前房深，房角开放，房水无明显混浊，不引起瞳孔后粘连，一般数天内能自行缓解，但易复发。

19. C【解析】长期滴用或全身应用糖皮质激素，可引起眼压升高，导致糖皮质激素性青光眼。患者为年轻人，有长期局部使用含激素的滴眼液病史，双眼眼压高，晶状体后囊下混浊，眼底 C/D 增大，应考虑糖皮质激素性青光眼诊断。

21. B【解析】如眼压升高、视盘损害、视野缺损 3 项指标其中 2 项为阳性，房角检查属开角，原发性开角型青光眼诊断即可成立。正常眼压性青光眼压正常。长期滴用或全身应用糖皮质激素，引起眼压升高，导致糖皮质激素性青光眼。

23. A【解析】患者有反复发作的眼部胀痛、黑蒙，伴恶心史，双眼为浅前房，应怀疑为急性闭角型青光眼的不典型发作，应做房角镜检查确诊。

25. C【解析】慢性化脓性中耳炎是中耳黏膜、骨膜或深达骨质的慢性化脓性炎症，以间断流脓、鼓膜紧张部穿孔和听力下降为特点，部分患者可有低调耳鸣。

26. D【解析】患儿左侧外耳道有脓性耳漏，提示鼓膜已穿孔，不适宜做鼓膜穿刺检查。

27. E【解析】患儿鼻塞、脓涕，鼻窦及鼻咽部 CT 示全组鼻窦炎、腺样体肥大，可诊断为儿童鼻窦炎。保守治疗多有效，不宜过早手术干预，肥大的腺样体切除可改善鼻腔通气引流，对治疗鼻窦炎有益。

28. D【解析】患者出现鼻塞、流脓涕，头痛，喷射状呕吐，发热，白细胞计数增多，颈项强直，提示急性鼻窦炎并发脑膜炎。选用可透过血脑屏障的抗生素控制感染，脓肿形成者应尽早行病变鼻窦的开放术。化脓性脑膜炎患者可实施腰椎穿刺放出适量脑脊液以降低颅内压。全身中毒症状重，可使用糖皮质激素。应用抗凝药是海绵窦血栓性静脉炎的治疗措施。

29. C【解析】鼻中隔矫正术后鼻中隔血肿可在原切口处重新进入鼻中隔术腔，将血块或淤血彻底清除后再进行缝合。清除血肿后，需用消毒凡士林纱条或其他填充物如止血海绵等填塞鼻腔，以防止再次出血，需应用抗生素，以预防感染。

34. D【解析】患者有慢性中耳炎病史和体征，瘘管试验阳性，近 1 周眩晕，视物旋转伴恶心呕吐，提示迷路炎。梅尼埃病有反复眩晕发作史和波动性听力减退，中枢性眩晕应有头痛等其他脑神经症状表现，前庭神经元炎多与病毒感染有关系，位置性眩晕与体位变化有关。

36. A【解析】细菌性结膜炎有大量分泌物，病毒性结膜炎最常表现为少量的分泌物和发痒。虽然轻度疼痛和畏光可出现于病毒、细菌、真菌性结膜炎和过敏性结膜炎，耳前淋巴结肿大只见于病毒性结膜炎和真菌性结膜炎。过敏性结膜炎表现为少量的分泌物，却很痒。患者的角膜、前房和视力正常有助于排除急性虹睫炎和角膜炎。

38. D【解析】沙眼急性期症状包括畏光、流泪、异物感，较多黏液或黏脓性分泌物。可出现眼睑红肿，结膜明显充血，乳头增生，上下穹窿部结膜满布滤泡，可合并弥漫性角膜上皮炎及耳前淋巴结肿大。

41. E【解析】鼻内镜手术（NES）切除内翻性乳头状瘤与传统手术相比，疗效相同，但具有创伤小、反应轻、术后康复快、避免面部切开的优点。

42. C【解析】患者右眼角膜雾状混浊，前房浅，瞳孔散大，晶状体皮质大部分混浊，应考虑为继发性青光眼，最有价值的检查项目是测量眼压。

43. E【解析】药物治疗后，右眼自觉症状减轻，角膜透明，瞳孔缩小，晶状体皮质仍大部分混浊，最可能是老年性白内障肿胀期。

44. E【解析】患者是由白内障引起的青光眼，治疗应选择白内障摘除联合青光眼手术即小梁切除术。

53. B【解析】患者术后时间不长，有出血病因及病史，鼻腔黏膜肿胀，鼻中隔两侧均显饱满，应首先考虑鼻中隔血肿可能。

54. E【解析】由于术后时间不长，打开鼻中隔切口能最有效地探明和缓解病情。

55. B【解析】鼻腔、鼻窦 CT 检查是诊断和鉴别诊断鼻腔、鼻窦相关疾病最有效的手段之一。

56. A【解析】鼻内镜手术对鼻中隔偏曲矫正及鼻窦炎治疗皆有较好效果。

57. C【解析】下鼻甲后端的异常增生，需考虑肿瘤可能，应取活检明确诊断。

58. D【解析】青年女性，曾使用新化妆品，急性起病，自觉双眼痒、烧灼感，病变局限在眼睑皮肤和睑结膜，最可能为接触性睑皮炎。

59. D【解析】患者有患接触性睑皮炎可能。首要处理是立即停止接触变应原。

60. B【解析】接触性睑皮炎急性期应用生理盐水或 3% 硼酸溶液进行湿敷。结膜囊内滴用糖皮质激素滴眼剂。眼睑皮肤渗液停止后，可涂敷糖皮质激素眼膏，但不宜包扎。

61. ABCDE【解析】患者上呼吸道感染后出现单侧耳部症状。需做听力检查（纯音测听、声导抗等），电耳镜或耳内镜检查鼓膜受累情况，电子鼻咽镜、腺样体侧位片检查利于查找病因等。必要时可在无菌操作下做诊断性鼓膜穿刺术确诊。但鼓膜穿刺因其创伤性而不能作为常规诊断方法。

62. ABDEF【解析】分泌性中耳炎急性者松弛部或全鼓膜充血内陷，表现为光锥缩短、变形或消失，锤骨柄向后上移位，锤骨短突明显外突。鼓室积液时鼓膜失去正常光泽，呈现淡黄、橙红油亮或琥珀色。慢性者可呈灰蓝或乳白色，鼓膜紧张部有扩张的微血管，锤骨柄呈浮雕状。若液体未充满鼓室，可透过鼓膜见到液平面，此发液面状如弧形丝，称为发状线。透过鼓膜有时见到气泡，咽鼓管吹张后气泡可增多。蓝鼓膜多见于鼓室积血，鼓室肿瘤（如颈静脉球体瘤），鼓室畸形，鼓膜自身病变等。

63. ABCDE【解析】分泌性中耳炎应与鼻咽肿瘤、脑脊液耳漏、外淋巴漏、粘连性中耳炎、胆固醇肉芽肿等相鉴别。急性化脓性中耳炎多伴有明显的全身症状，可有畏寒、发热、倦怠，食欲缺乏，耳痛剧烈，鼓膜穿孔后有耳漏。而分泌性中耳炎无明显全身症状，且大部分患者无明显耳痛，有耳痛也为可忍受钝痛，一般不会混淆。

64. ABCDE【解析】部分分泌性中耳炎有自限性，积液经咽鼓管排出或自行吸收。病程较长而未做治疗的小儿患者，言语、学习及与他人交流的能力可受影响。顽固的慢性分泌性中耳炎，鼓膜紧张部可出现萎缩性瘢痕，钙化斑，鼓膜松弛，鼓室内出现硬化病灶。黏稠的分泌物及鼓室负压会导致鼓膜极度内陷并与鼓室壁粘连致粘连性中耳炎。鼓膜内陷袋形成是促成胆固醇肉芽肿及胆脂瘤的源头。耳硬化症是一种不明原因原发于骨迷路的局灶性病变。

65. ABCF【解析】患儿处于鼻窦炎炎症期，行鼻腔、鼻窦冲洗及咽鼓管吹张均可能致鼻腔及鼻咽部细菌或病毒经咽鼓管逆行至中耳加重感染。可给予糖皮质激素、抗生素、鼻腔减充血药等保守治疗 3~6 个月，症状无改善，应尽早行鼓膜切开置管手术，同时解除腺样体机械性阻塞因素。

第十七章　皮肤科疾病

一、单选题

1. 尖锐湿疣患者的治疗不宜使用
A. 0.5%鬼臼毒素酊　　B. 胸腺素
C. 液氮冷冻　　D. 琥乙红霉素
E. 激光治疗

2. 湿疹的一般治疗不包括
A. 保持清洁　　B. 避免刺激　　C. 避免辛辣食物
D. 反复用肥皂洗　　E. 尽量找出病因

3. 对丘疹性荨麻疹的描述，不正确的是
A. 常见于儿童及青少年
B. 与昆虫叮咬有关
C. 多发于春秋季节
D. 皮疹为红色风团样丘疹，中央常有丘疱疹、水疱或大疱
E. 与药物关系极大

4. 神经性皮炎的典型皮疹可见
A. 片状苔藓样变　　B. 边缘清楚的红斑丘疹
C. 浸润性斑块，基底较硬　　D. 边缘不清，浸润和色素脱失
E. 边缘清楚的红斑鳞屑性皮疹

5. 常见的瘙痒性皮肤病不包括
A. 老年性瘙痒症　　B. 妊娠性瘙痒症　　C. 结节性痒疹
D. 嗜酸粒细胞增多性皮病　　E. 慢性单纯性苔藓

6. 属于疱疹样皮炎实验室检查特点的是
A. 无明显的嗜酸性粒细胞增多　　B. 有明显的嗜酸性粒细胞增多
C. 有明显的嗜酸性粒细胞减少　　D. 无明显的嗜酸性粒细胞减少
E. 血象仅有嗜酸性粒细胞增多

7. 接触性变态反应的两个阶段为
A. 诱导期与激发期　　B. 初期与终末期　　C. 急性期与慢性期
D. 首发期与复发期　　E. 致敏期与变态反应期

8. 关于放射性皮炎，叙述错误的是
A. 由各种类型电离辐射照射皮肤、黏膜引起
B. 电离辐射能引起皮肤炎症、萎缩、色素紊乱甚至癌肿形成
C. 可分为急性放射性皮炎和慢性放射性皮炎

D. 应立即脱离辐射源或污染区，口服抗组胺药，严重的急性放射性皮炎可短期应用糖皮质激素制剂

E. 放射造成的影响仅局限于照射部位皮肤

9. 关于痤疮的叙述，错误的是

A. 只有青年人才发病
B. 发病与多种因素有关
C. 可造成多种形态的损害
D. 常反复发作持续数年
E. 可有婴儿痤疮

10. 青年扁平疣的好发部位是

A. 头皮
B. 面部
C. 颈部
D. 躯干
E. 腹股沟部

11. 关于大疱性脓疱疮的特点，叙述错误的是

A. 好发于夏季高温季节
B. 好发于儿童
C. 好发于集体生活，卫生条件差
D. 好发于皮肤干燥者
E. 好发于颜面、躯干及四肢

12. 关于药疹的叙述，错误的是

A. 皮损表现呈多样性
B. 呈对称性（除固定型药疹）
C. 病情轻重与用药剂量呈正相关
D. 呈全身性
E. 与药理作用无关

13. 女，60岁。臀部、双下肢皮肤起脓疱2周，自觉疼痛，损害渐扩大向深部发展呈溃疡而就诊。有糖尿病史5年。查体：一般情况良好，臀部、双下肢可见散在性脓疱，部分破溃结黑色厚痂，如蛎壳状，痂脱后形成边缘陡峭的溃疡。应考虑为

A. 深脓疱疮
B. 毛囊炎
C. 痈子
D. 疖疮
E. 二期梅毒

14. 男，2岁。近1周于口周、鼻孔处出现红色小丘疹，渐成脓疱。疱破后结黄色厚痂，波及耳廓处，伴瘙痒。查体：体温正常，下颌可触及肿大淋巴结。血常规示白细胞计数正常。应考虑为

A. 毛囊炎
B. 单纯疱疹
C. 疖肿
D. 寻常型脓疱疮
E. 湿疹伴感染

15. 男，28岁。3年前自穿牛仔裤后，脐下在金属纽扣、金属皮带扣接触部位起红斑、丘疹，瘙痒，夏季发病。有戴金属手表过敏史。查体：脐下可见小片肥厚性淡红斑，表面有丘疹、丘疱疹、抓痕，边较清。应首先考虑

A. 体癣
B. 原发性刺激性接触性皮炎
C. 脐周湿疹
D. 变应性接触性皮炎
E. 慢性单纯性苔藓

16. 女，21岁。面部皮疹2个月余，无自觉症状，皮疹为米粒大到绿豆大扁平隆起的丘疹，表面光滑，质硬，浅褐色，圆形、椭圆形或多角形，有的呈串珠状排列。可能的诊断为

A. 丝状疣
B. 扁平疣
C. 老年疣
D. 寻常疣
E. 湿疹

17. 男，21岁。口周及唇黏膜起紫红斑3天，自觉瘙痒。发病前4天曾因头痛服止痛药。既往无类似病史，未服用过同类药物。查体：上下唇黏液及口周可见呈水肿性暗紫红色斑，边界清楚，绕以红晕。应诊断为

A. 单纯疱疹　　B. 接触性皮炎　　C. 固定型药疹
D. 多形红斑型药疹　　E. 口周皮炎

18. 男，22岁。因左额部及左上眼睑出现疼痛即自涂“驱风油”治疗2天未减轻，之后局部起皮损，疼痛加剧3天而就诊。查体：上述部位可见5小片群集性小水疱，基底淡红，皮损间皮肤正常，排列呈带状，不过中线，局部淋巴结肿大压痛。主要考虑为

A. 湿疹　　B. 带状疱疹　　C. 接触性皮炎
D. 脓疱疮　　E. 单纯疱疹

19. 女，24岁。右足底行走时轻度疼痛，右足跖前部可见数个黄豆大小淡黄色角质栓，除去表面角质层可见有白色软刺状疣体，表面可见小黑点。最可能的诊断是

A. 皲裂　　B. 胼胝　　C. 跖疣
D. 鸡眼　　E. 肢端疼痛症

20. 女，57岁。近2年发现颈部出现多发细长状突起疣体，如米粒大小，数目渐多，与皮肤颜色一致。最可能的诊断为

A. 皮角　　B. 老年疣　　C. 丝状疣
D. 扁平疣　　E. 瘢痕疙瘩

21. 男，43岁。鼻部红斑5年，渐加重。嗜酒。查体：鼻尖部红斑、表面毛细血管扩张、丘疹、脓疱和结节。最可能的诊断是

A. 酒渣鼻红斑期　　B. 结节性痤疮　　C. 毛囊炎
D. 酒渣鼻丘疹脓疱期　　E. 酒渣鼻鼻赘期

22. 男，35岁。头皮及四肢伸侧有覆有银白色鳞屑的丘疹，手、腕、足等小关节红肿疼痛，呈梭形肿胀，X线片示受累关节边缘被侵蚀，红细胞沉降率增快，类风湿因子阴性。考虑为

A. 泛发性银屑病　　B. 局限性银屑病
C. 关节病型银屑病　　D. 斑块型副银屑病
E. 寻常型银屑病

23. 男，30岁。阴茎冠状沟溃疡，无痛1周。发病前3周曾有冶游史。查体：阴茎冠状沟可见一个直径约1cm大小的类圆形浅溃疡，表面清洁，基底触之为软骨样硬度，余皮肤黏膜正常。初步考虑为

A. 软下疳　　B. 硬下疳　　C. 生殖器疱疹
D. 固定型药疹　　E. 白塞综合征

24. 女，46岁。右手皮肤干燥脱屑2年，同时有大拇指指甲增厚、变脆。最合适的实验室检查是

A. Wood灯检查　　B. 皮内试验　　C. 真菌镜检
D. 组织病理　　E. 斑贴试验

25. 男，8岁。咽部疼痛5天，自服头孢拉定3天后咽痛有好转，之后全身皮肤出现散在的

红色斑丘疹，部分融合成斑片，自觉微痒。查体：上述可见绿豆大小红色斑丘疹，表面可见银白色鳞屑，鳞屑易刮除，刮除鳞屑后可见半透明薄膜，点状出血。应考虑为

A. 药疹　　B. 急性点滴状银屑病　　C. 湿疹

D. 玫瑰糠疹　　E. 扁平苔藓

26. 男，20 岁。因面部皮疹前来就诊。患者额头上有弥漫性炎性红色丘疹和脓疱皮疹，尚未接受任何治疗。适合的治疗方案为

A. 经常被阳光暴晒　　B. 应用酮康唑霜

C. 应用 1% 糖皮质激素霜　　D. 每日口服苯海拉明

E. 局部用甲硝唑

27. 男，3 岁。其母亲在过去 3 天发现男孩左口周的皮损，遂带其前来就诊。皮损为红斑基底、蜜色痂皮，周围有不少水疱。最适合的治疗方法是

A. 口服青霉素　　B. 口服阿莫西林－克拉维酸盐

C. 应用萘夫西林　　D. 局部用莫匹罗星

E. 局部用杆菌肽

28. 女，25 岁，教师。既往健康，出现发热，脸部及胸部出疹。皮疹发痒，查体可见多个在不同的发展阶段的丘疹、囊泡。7 天后自诉咳嗽，X 线片发现肺中有一个渗出影。最有可能感染的病原体是

A. 肺炎链球菌　　B. 肺炎支原体　　C. 卡氏肺囊虫

D. 水痘病毒　　E. 莫拉菌

29. 男，22 岁。近半个月双腹股沟起红斑，痒。自涂“皮炎平霜”后瘙痒减轻，但皮损向外扩大。查体：上述局部可见片状淡红斑、中央退行性变，表面有少许丘疹，边缘隆起呈堤状。考虑为

A. 股癣　　B. 湿疹　　C. 疥疮

D. 神经性皮炎　　E. 脓疱性粟粒疹

30. 女，35 岁。烈日下无防晒工作几小时后，曝光部位出现红斑，水肿，自觉灼热感。应考虑

A. 皮肌炎　　B. 接触性皮炎　　C. 日晒伤

D. 放射性皮炎　　E. 夏季皮炎

31. 女，25 岁。未婚，有性生活史。发现外阴赘生物 7 天。无痒，无痛。查体：外阴、阴道及宫颈可见多数淡红色的菜花状赘生物，触之易出血。阴道中量黄色分泌物。最可能诊断为

A. 生殖器鲍温样丘疹病　　B. 假性湿疣

C. 扁平湿疣　　D. 宫颈癌

E. 尖锐湿疣

32. 男，40 岁。腰围沿扎裤带处皮肤发生多片环形损害，境界清楚，周边有丘疹、丘疱疹、鳞屑，中心消退，痒。最可能的诊断是

A. 体癣　　B. 带状疱疹　　C. 玫瑰糠疹

D. 脂溢性皮炎　　E. 麻风

二、共用题干单选题

(33~35 题共用题干)

男，60 岁。因“左侧额部、眼周绿豆大小簇集性丘疱疹和水疱伴低热 2 天”来诊。疼痛明显。

33. 最可能的诊断是

A. 水痘　B. 天疱疮　C. 单纯疱疹
D. Kaposi 水痘样疹　E. 带状疱疹

34. 首选的治疗药物是

A. 罗红霉素　B. 青霉素　C. 阿昔洛韦
D. 免疫球蛋白　E. 干扰素

35. 该患者治疗中最需注意的是

A. 皮疹合并细菌感染　B. 疼痛
C. 发热　D. 眼损害
E. 加强支持疗法

(36~37 题共用题干)

男，6 岁。于 8 月 12 日起鼻周起小水疱，病程 4 天，渐增多，面部、四肢也出现类似皮损，疱壁薄，易破溃，周围有明显红晕，同学中有类似患者。

36. 最可能的诊断为

A. 脓疱疮　B. 寻常型天疱疮　C. 水痘
D. 单纯疱疹　E. 丘疹性荨麻疹

37. 应首选哪项试验明确诊断

A. 病理切片　B. 疱液细菌培养　C. 不必做化验
D. 取疱液涂片染色后镜检　E. 血常规

(38~40 题共用题干)

男，38 岁。因“左侧臀部暗红色斑块 11 年”来诊。斑块逐渐呈疣状增生，且向周围扩展，以后中心部分的疣状增生逐渐变平，结痂脱落后留有萎缩性网状瘢痕。患者一般情况好，无全身症状，心、肺、腹无明显异常。查体：左侧臀部可见 5cm × 8cm 暗红色呈疣状增生的斑块，四周由结痂成鳞屑覆盖的结节向外扩展成环状或弧形，境界明显，结节的外围呈暗红色晕，形成中央网状瘢痕、边缘疣状改变和四周暗红色晕。

38. 最可能的诊断是

A. 寻常狼疮　B. 瘰疬性皮肤结核
C. 疣状皮肤结核　D. 溃疡性皮肤结核
E. 非典型结核分枝杆菌感染

39. 确诊本病最直接的依据是

A. PPD 检查强阳性　B. 胸部 X 线片示开放性肺结核
C. 组织病理学示干酪样坏死　D. 诊断性抗结核治疗有效
E. PCR 示结核分枝杆菌 DNA（+）

40. 本病例感染最可能的来源是

A. 肠道结核直接扩散　　B. 局部淋巴结核扩散

C. 局部骨结核扩散　　D. 血行播散

E. 外伤接种

(41~43 题共用题干)

男，20 岁。主诉面部皮疹反复发作 4 年余，时轻时重。查体：面部油脂分泌较多，可见红色丘疹、粉刺、脓肿、结节，凹陷性瘢痕。

41. 最可能的诊断是

A. 痤疮　　B. 脂溢性皮炎　　C. 酒渣鼻

D. 口周皮炎　　E. 毛囊炎

42. 该患者目前疾病的严重程度是

A. 不能分级　　B. Ⅰ级　　C. Ⅱ级

D. Ⅲ级　　E. Ⅳ级

43. 如何治疗

A. 使用外用的维 A 酸霜　　B. 使用过氧化苯甲酰乳剂

C. 口服抗生素　　D. 口服异维 A 酸

E. 应采用外用及口服药物等综合疗法

三、案例分析题

(44~48 题共用题干)

男，52 岁。患皮肤病 10 余年，反复发作，累及全身。躯干及四肢伸侧分布大小不一的红斑，绿豆大小，斑片状，肘、膝、腰、骶尾部更为明显，皮损边界清楚，红斑表面覆有分层云母样鳞屑；鳞屑易剥除，下方呈发亮淡红色薄膜状及点状出血。头皮皮损表面有较厚鳞屑，头发成束。手足甲呈凹陷点，甲床肥厚。

44. 患者属于该病分型的哪一种

A. 寻常型银屑病　　B. 脓疱型银屑病　　C. 关节型银屑病

D. 红皮病型银屑病　　E. 泛发型银屑病　　F. 局限型银屑病

45. 针对该患者病情，哪种药物为禁用药物

A. 糠酸莫米松软膏　　B. 维 A 酸制剂

C. 维生素 D 衍生物　　D. 角质促成剂

E. 口服糖皮质激素　　F. 维生素

46. 该病的病理不可能是

A. 角化不全伴角化过度　　B. 颗粒层变薄

C. 棘层变薄　　D. 表皮突规则下延

E. 微脓肿　　F. 真皮乳头层毛细血管扩张

47. 下列哪项与该病无关

A. 遗传　　B. 外伤　　C. 高血压

D. 精神紧张　　E. 免疫　　F. 细菌或病毒感染

48. 该病的物理治疗方法包括

A. 308nm 准分子激光
B. 光化学疗法（PUVA）
C. 药浴
D. UVB
E. UVC
F. 红外线

答案与解析

1. D 2. D 3. E 4. A 5. D 6. B 7. E 8. E 9. A 10. B 11. D 12. C 13. A 14. D 15. D 16. B 17. C 18. B 19. C 20. C 21. D 22. C 23. B 24. C 25. B 26. E 27. D 28. D 29. A 30. C 31. E 32. A 33. E 34. C 35. D 36. A 37. B 38. C 39. E 40. E 41. A 42. E 43. E 44. A 45. E 46. C 47. C 48. ABCD

1. D【解析】尖锐湿疣治疗以局部去除疣体为主，尽可能消除疣体周围亚临床感染和潜伏感染，减少复发。物理治疗包括激光、冷冻、电灼和微波等。光动力治疗适合疣体较小者，尿道口尖锐湿疣宜采用物理治疗或外用药物去除疣体后预防复发治疗。外用药物可选择5%咪喹莫特乳膏、0.5%鬼臼毒素酊、5%氟尿嘧啶乳膏。抗病毒和提高免疫功能药物可选用转移因子、胸腺素或局部外用 α－干扰素凝胶等。

2. D【解析】湿疹治疗目的是缓解或消除临床症状，消除诱发和/或加重因素，减少和预防复发，提高患者的生活质量。发病期间应避免食用辛辣食物及饮酒，避免过度洗烫以及碱性过大的洗涤品。

3. E【解析】丘疹性荨麻疹与昆虫叮咬、肠道寄生虫及某些食物有关。多累及儿童及青少年，易于春夏秋温暖季节发病。好发于腰背、腹、臀、小腿等部位。皮损为红色风团样丘疹，圆形或椭圆形，中央常有水疱，多群集或条状分布，很少融合，瘙痒及反复搔抓可继发感染。

4. A【解析】神经性皮炎的典型皮损为多个针帽大小或稍大的正常皮色或淡红色、褐黄色扁平丘疹，呈片状苔藓样变，患处皮肤干燥，浸润肥厚，嵴沟明显。

5. D【解析】瘙痒性皮肤病包括瘙痒症，如老年性瘙痒症、妊娠性瘙痒症、夏季瘙痒症；慢性单纯性苔藓；痒疹，如急性单纯性痒疹、结节性痒疹。

6. B【解析】疱疹样皮炎实验室检查表现为血液中嗜酸性粒细胞明显增多，分类计数最高可达0.4。

8. E【解析】电离辐射能引起组织细胞 DNA 发生可逆或不可逆性损伤，引起细胞死亡或DNA 产生突变，而引起皮肤炎症、萎缩、色素紊乱甚至癌肿形成，不仅局限于照射部位。

9. A【解析】痤疮是一种毛囊皮脂腺单位的慢性炎症性皮肤病，各年龄段人群均可患病，以青少年发病率为高。可能与遗传、雄激素诱导的皮脂大量分泌、毛囊皮脂腺导管角化、痤疮丙酸杆菌繁殖、免疫炎症反应等因素相关。各型皮损包括毛囊口处的粉刺、炎性丘疹、脓疱及结节、囊肿及瘢痕等。

10. B【解析】扁平疣为扁平隆起性丘疹，好发于儿童和青少年，多发于颜面、手背及前臂。典型皮损为米粒至黄豆大小的扁平隆起性丘疹，圆形或椭圆形，表面光滑，质硬，正常肤色或淡褐色，多骤然出现，数目较多且密集。

11. D【解析】脓疱疮流行于夏秋季节。大疱性脓疱疮主要是由于金黄色葡萄球菌感染所导致的，多见于儿童，好发于面部、躯干和四肢。营养不良、卫生条件差、气候湿热及其他促使皮肤易发生浸渍等因素，对造成本症也起着一定的作用。

12. C【解析】药疹病情的轻重与药物的药理及毒理作用、剂量无相关性，个别患者小剂量也可引起变应性休克。

13. A【解析】深脓疱疮主要由溶血性链球菌所致，多累及营养不良的儿童或老人。好发于小腿或臀部。皮损初起为脓疱，渐向皮肤深部发展，表面有坏死和蛎壳状黑色厚痂，周围红肿明显，去除痂后可见边缘陡峭的碟状溃疡。患者自觉疼痛明显。

15. D【解析】变应性接触性皮炎为典型的Ⅳ型超敏反应（迟发型超敏反应）。接触物为致敏因子，本身并无刺激性或毒性，多数人接触后不发病，仅有少数人接触后经过一定时间的潜伏期，在接触部位的皮肤黏膜发生超敏反应性炎症。表现为边界清楚的红斑，皮损形态与接触物有关，其上有丘疹和丘疱疹。常自觉瘙痒。

17. C【解析】固定型药疹常由解热镇痛类药物等引起，好发于口腔和生殖器皮肤－黏膜交界处。典型皮损为局限性圆形或类圆形边界清楚的水肿性暗紫红色或鲜红色斑疹、斑片。皮损痒或痛，一般无全身症状。

19. C【解析】跖疣为发生在足底的寻常疣，多见于掌跖前部。皮损初起为细小发亮的丘疹，渐增至黄豆大小或更大，因受压而形成淡黄或褐黄色胼胝样斑块或扁平丘疹，表面粗糙，界限清楚，边缘绕以稍高的角质环，去除角质层后，其下方有疏松的角质软芯，可见毛细血管破裂出血而形成的小黑点。

21. D【解析】酒渣鼻红斑期，外鼻皮肤潮红，皮脂腺开口扩大，分泌物增加，使皮肤呈油状，饮酒、进餐、冷热刺激或情绪紧张时加重。丘疹脓疱期，外鼻皮肤潮红持续不退，皮肤毛细血管渐显扩张，常并发丘疹和脓疱疮，日久皮肤逐渐增厚，呈橘皮样。鼻赘期，上述病变加重，皮肤毛细血管扩张显著，皮脂腺和结缔组织增生，最终使外鼻皮肤呈分叶状肿大，外观似肿瘤，称鼻赘。

22. C【解析】关节病型银屑病除皮损外可出现关节病变，后者与皮损可同时或先后出现，任何关节均可受累，包括肘、膝的大关节，指、趾小关节，脊椎及骶髂关节。可表现为关节肿胀和疼痛，活动受限，严重时出现关节畸形，呈进行性发展，但类风湿因子常呈阴性。X线片示软骨消失、骨质疏松、关节腔狭窄伴不同程度的关节侵蚀和软组织肿胀。

23. B【解析】患者有不洁性交史，阴茎冠状沟无痛性溃疡，基底触之为软骨样硬度，符合硬下疳。软下疳为多发性痛性溃疡，基底软；生殖器疱疹为先有小水疱，破溃后可呈点状糜烂；白塞综合征为眼、口腔、生殖器、皮肤受累；患者发病前无服药史。

24. C【解析】手部皮肤干燥脱屑，同时有大拇指指甲增厚、变脆，提示手癣可能性大，结合真菌镜检可明确诊断。

25. B【解析】患者有上呼吸道感染病史，全身皮肤出现散在的红色斑丘疹，部分融合成斑片，表面可见银白色鳞屑，刮除鳞屑后可见半透明薄膜，点状出血，最可能为急性点滴状银屑病。

27. D【解析】患儿皮损为红斑基底、蜜色痂皮，周围有不少水疱，考虑脓疱疮可能。患儿皮损局限，应局部外用抗生素，如莫匹罗星软膏。

29. A【解析】患者出现双腹股沟红斑，自觉瘙痒，外用激素后红斑扩展，中央退行性变，表面有少许丘疹，边缘隆起呈堤状，应考虑股癣可能。

31. E【解析】患者有性生活史，外阴、阴道及宫颈有数目较多的菜花状赘生物，触之易出血，无痒、无痛，符合尖锐湿疣表现。

32. A【解析】体癣皮损初为红色丘疹、丘疱疹或小水疱，继而形成有鳞屑的红色斑片，边界清楚，边缘不断向外扩展，中央趋于消退，形成边界清楚的环状或多环状，且边缘常有丘疹、丘疱疹和水疱，中央可有色素沉着。自觉瘙痒。

33. E【解析】患者出现单侧簇集性丘疱疹和水疱，伴明显疼痛，最可能为带状疱疹。

34. C【解析】带状疱疹首选抗病毒药治疗，如阿昔洛韦等。

35. D【解析】由于患者发病部位累及眼周，需注意是否出现眼损害等并发症。

36. A【解析】寻常型脓疱疮常在托儿所、幼儿园发生流行，以面部等暴露部位为多。皮损初起为红斑点或小丘疹，迅速转变成脓疱，周围有明显红晕，疱壁薄，易破溃、糜烂，脓液干燥后形成蜜黄色厚痂，常因搔抓使相邻脓疱向周围扩散或融合。

37. B【解析】脓液中分离培养出金黄色葡萄球菌或溶血性链球菌，可确诊脓疱疮。

38. C【解析】疣状皮肤结核多累及成年男性的手背、足、臀、小腿等暴露部位。皮损初起为黄豆大小的紫红色质硬丘疹，单侧分布，丘疹逐渐扩大可形成斑块，表面增厚，粗糙不平可呈疣状增生。皮损中央逐渐结痂脱落，留有萎缩性网状瘢痕，边缘的痂或鳞屑逐渐向外扩展形成环状或弧形边缘，外周绕以暗红色晕。中央网状瘢痕、疣状边缘和四周红晕称为“三廓征”。

39. E【解析】PCR 检测结核分枝杆菌 DNA 是确诊疣状皮肤结核最直接的证据。

40. E【解析】疣状皮肤结核发病主要是外源感染，即结核分枝杆菌及其污染物，经轻微皮肤创伤直接侵入皮肤而发病。

41. A【解析】患者为青年男性，主要表现为面部红色丘疹、粉刺、脓肿、结节，凹陷性瘢痕，最可能为痤疮。

42. E【解析】痤疮分级强调皮损的性质，不考虑皮损的数量。仅有粉刺为Ⅰ级；除粉刺外还有炎性丘疹为Ⅱ级；除有粉刺、炎性丘疹外还有脓疱为Ⅲ级；除有粉刺、炎性丘疹及脓疱外还有结节、囊肿或瘢痕为Ⅳ级。

43. E【解析】该患者病情较重，应口服维 A 酸类药物，炎症明显，应使用抗生素，同时加强外用药治疗，应采用外用及口服药物等综合疗法。

第三篇　基本技能

第十八章　基本急救技能

一、单选题

1. 关于院前创伤止血法的说法，不正确的是

A. 动脉出血压迫出血伤口的远心端，静脉出血压迫伤口的近心端

B. 止血方法包括指压止血法、止血带止血法、加压包扎止血法等

C. 加压包扎的压力要均匀，包扎的范围应较大，同时抬高患肢

D. 屈曲肢体加垫止血法，多用于肘或膝关节以下部位的出血，但要在无骨关节损伤时才可以使用

E. 指压止血法时间不可能持久，效果有限，属于临时性应急措施

2. 创伤救护中，现场发现伤员肠管脱出体外，输运前现场最恰当的处理是

A. 将肠管直接送回腹腔包扎伤口

B. 用缝线将肠管固定在腹壁上再包扎

C. 用生理盐水冲洗肠管后送回腹腔再包扎

D. 敷料覆盖，再以消毒碗盖住，再包扎

E. 用急救包直接包扎固定

3. 面颊部开放性损伤，受伤后 12 小时就诊，局部处理为

A. 伤口内应用抗生素

B. 做感染伤口处理，换药不清创

C. 清创不缝合

D. 清创延时缝合

E. 清创一期缝合

4. 关于轻度烧伤患者创面处理的叙述，错误的是

A. 深Ⅱ度烧伤应考虑早期切痂植皮

B. Ⅱ度烧伤水疱未破可用 0.1% 新洁尔灭消毒

C. 创面可涂龙胆紫或红汞

D. 水疱大者可消毒后穿刺抽液

E. 创面可涂烧伤膏

5. 关于外科感染的描述，不正确的是

A. 通常分为非特异性感染、特异性感染

B. 疖、痈、丹毒等均属于特异性感染

C. 非特异性感染常见致病菌有葡萄球菌、链球菌

D. 急性感染病程在 3 周以内

E. 慢性感染病程超过 2 个月

6. 浅部脓肿的主要诊断依据是

A. 全身症状严重

B. 局部红肿、压痛

C. 白细胞增多

D. 局部功能障碍　　E. 局部有波动感

7. 关于大面积烧伤补液的叙述，不正确的是

A. 伤后第 2 个 24 小时，补液量同第 1 个 24 小时，补水量是第 1 个 24 小时的一半量

B. 伤后第 1 个 24 小时，成人每 1% Ⅱ、Ⅲ烧伤面积每千克体重补给胶体和晶体溶液共 1.5ml

C. 广泛深度烧伤者胶体和晶体比例为 1∶1

D. 成人每日需补水量 2000ml

E. 第 1 个 8 小时内输入补液量的一半，另一半量在后 16 小时内输入

8. 触诊乳房的顺序是

A. 内上、内下、外下、外上象限及中央区

B. 内上、外上、外下、内下象限及中央区

C. 外上、外下、内下、内上象限及中央区

D. 中央区、外上、外下、内下、内上象限

E. 外上、内上、内下、外下象限及中央区

9. 吸入性损伤感染期大多发生在

A. 伤后 1 周以后　　B. 伤后 2 周以后　　C. 伤后 8 小时以内

D. 伤后 48 小时至 1 周　　E. 伤后 8~24 小时

10. 关于乳房检查的叙述，不正确的是

A. 硬的无痛性不规则小结节是癌肿特征

B. 乳头内陷是异常表现

C. 多发性结节提示良性囊性病变

D. 触痛提示有炎症或囊性病变

E. 脂肪坏死可产生乳头变形或内陷

11. 下列哪项不是切口疝形成的原因

A. 术后切口裂开　　B. 腹内压增高　　C. 切口严重感染

D. 腹壁肌肉萎缩　　E. 术后腹壁组织缺损

12. 疖病皮肤感染常见于

A. 血管病患者　　B. 肝炎患者　　C. 胃溃疡患者

D. 胃癌患者　　E. 糖尿病患者

13. 上唇周围和鼻部疖的感染可引起

A. 脓毒症　　B. 眼部感染　　C. 脑膜炎

D. 海绵状静脉窦炎　　E. 脑脓肿

14. 有关创伤的急救和转运，叙述错误的是

A. 四肢动脉大出血时可用止血带

B. 脊柱骨折的伤员必须卧床板

C. 已明确颅脑及腹部内脏损伤而疼痛剧烈者，可注射止痛药

D. 外露骨折断端应及时复位

E. 开放性伤口用无菌纱布覆盖，缠上绷带

15. 骨折急救处理时最重要的是

A. 清洁裸露骨折端　B. 清洁创口后固定患肢　C. 都需使用止血带

D. 立即复位固定　E. 妥善固定患肢

16. 腹部损伤的急救措施中，错误的是

A. 保持呼吸道通畅，抗休克

B. 闭合伤尽快明确有无腹内脏器损伤

C. 开放伤包扎腹壁伤口，注意伤道是否与腹腔相通

D. 肠管脱出及时送回腹腔

E. 明确有腹内脏器损伤及时剖腹探查

17. 女，33 岁。蓄电池厂工作，已连续加班 2 周，突然出现腹部绞痛。查体：血压 140/80mmHg，呼吸有金属味，腹肌微紧，脐周及下腹压痛。急救用药应选用

A. 依地酸二钠钙　B. 亚甲蓝　C. 螺内酯

D. 阿托品　E. 硫代硫酸钠

18. 男，24 岁。胸闷、气短、发绀 2 小时来院。中午在小餐馆用餐，以往无心肺病史，神清，血压正常，心听诊（-）、两肺呼吸音粗，皮肤黏膜发绀，神经系统检查（-），拟为亚硝酸盐中毒，处理首选

A. 快速吸氧　B. 大剂量亚甲蓝静脉注射　C. 大剂量维生素 C 静脉注射

D. 小剂量亚甲蓝静脉注射　E. 小剂量维生素 C 静脉注射

19. 男，55 岁。有支气管扩张病史 10 年，咯血 100ml 后突然出现胸闷气短、张口瞪目、两手乱抓、抽搐、大汗淋漓、牙关紧闭。此时患者应取

A. 去枕仰卧位　B. 头低足高位，头偏向一侧

C. 平卧位，头偏向一侧　D. 端坐位

E. 患侧卧位

20. 男，40 岁。胃溃疡病史 6 年，半年来加重，尤以进食后明显，近 2 天来呕血 2 次，排黑便 4 次，不宜选择的治疗是

A. 禁食　B. 口服去甲肾上腺素止血　C. 三腔二囊管压迫止血

D. 肌内注射巴曲亭　E. 输血补液

21. 男，60 岁。颈部痈切开引流，并全身应用抗生素治疗 2 周后患处红肿明显好转。1 天前开始突然出现高热，体温 40.0℃，寒战，并出现神志淡漠，眼底检查发现视网膜有小的、白色发亮圆形隆起，应诊断为

A. 脓血症　B. 革兰染色阴性细菌败血症

C. 真菌性败血症　D. 革兰染色阳性细菌败血症

E. 厌氧菌败血症

22. 男，25 岁。体重 50kg，Ⅱ度、Ⅲ度烧伤总面积为 60%，伤后第 1 个 8 小时所需晶体液和胶体液为

A. 2000m　B. 4500ml　C. 3000ml

D. 2500m　E. 2250ml

23. 男，30 岁。车祸伤 30 分钟。体格检查：发绀，烦躁不安，呼吸困难，左侧大块胸壁软

化，两肺湿啰音。首要的处理是

A. 紧急剖胸手术　B. 吸氧及雾化吸入　C. 清除呼吸道分泌物
D. 对软化胸壁牵引固定　E. 左侧胸腔闭式引流

二、共用题干单选题

(24~27 题共用题干)

男，62 岁。有高血压 15 年，心绞痛发作 3 年，2 小时前在就诊中突然摔倒在社区医疗站内。全科医生检查发现患者意识丧失，脉搏消失，呼吸停止。

24. 现场抢救时应将患者摆放的体位是

A. 半卧位　B. 侧卧位　C. 头低脚高位
D. 仰卧位　E. 俯卧位

25. 下列心肺复苏操作，错误的是

A. 仰头举颏通畅呼吸道　B. 放置平卧位
C. 挤压双侧胸廓行人工呼吸　D. 胸外心脏按压
E. 紧急呼救

26. 对该患者实施紧急供氧的措施是

A. 气管内插管　B. 口对口呼吸　C. 环甲膜穿刺
D. 气管切开　E. 口咽通气道

27. 下列哪种药物不是心肺复苏的常用药物

A. 肾上腺素　B. 多巴胺　C. 利多卡因
D. 碳酸氢钠　E. 氯化钙

(28~30 题共用题干)

男，45 岁。汽车撞伤 4 小时，右上腹痛。血压 80/40mmHg，脉搏 120 次/分，右肋部皮肤擦伤，右上腹压痛明显，全腹轻度肌紧张，移动性浊音阳性，肠音弱，尿色正常。

28. 首先应做的检查是

A. 腹部 CT　B. 腹部 B 超　C. 腹部 X 线
D. 尿常规　E. 腹腔穿刺

29. 患者可诊断为

A. 肝破裂、失血性休克　B. 脾破裂、失血性休克
C. 肾破裂、失血性休克　D. 胰腺破裂、失血性休克
E. 肠破裂、失血性休克

30. 应采取的治疗原则是

A. 输血补液，并用升压药抗休克　B. 抗休克待血压好转后手术
C. 先抗休克后手术　D. 抗休克同时手术
E. 大量止血药不手术

(31~32 题共用题干)

男，80 岁。因反复咳脓臭痰 10 余年，咯血 1 次就诊。该次咯血量约 200ml，鲜红色，无发热、胸痛。患者入院后再次咯出鲜血约 300ml 后，咯血突然终止。出现气短、唇面发绀，烦躁

不安、双手乱抓。查体：BP 120/70mmHg，三凹征，双肺呼吸音减弱，HR 120 次/分，律齐。

31. 诊断考虑为

A. 大咯血并休克　　B. 大咯血并肺不张

C. 大咯血并窒息　　D. 大咯血并吸入性肺炎

E. 大咯血并急性左心衰竭

32. 下列哪项处理不恰当

A. 左侧卧位，头低、脚高　　B. 用可待因镇咳

C. 气管插管吸出积血　　D. 纤维支气管镜下止血

E. 抗感染

（33~35 题共用题干）

男，20 岁。车祸致伤，来院急诊，神志朦胧，咯血，口鼻均有泥沙夹杂血外溢，呼吸困难，烦躁不安。左侧胸部严重擦伤，肿胀，心率 98 次/分，血压 120/90mmHg，四肢活动尚可，左大腿中下段中度肿胀，有瘀斑和严重擦伤。

33. 最紧急的抢救措施是

A. 请外科医生会诊　　B. 左大腿固定

C. 输血　　D. 吸氧

E. 清除呼吸道异物，保持呼吸道通畅

34. 下列哪项诊断不予考虑

A. 颅脑外伤　　B. 鼻骨骨折　　C. 肋骨骨折

D. 左股骨骨折　　E. 血气胸

35. 下列处理不必紧急实施的是

A. 吸氧　　B. 左下肢包扎

C. 多科会诊　　D. 输血

E. 拍摄颅脑、胸部、左股骨 X 线平片

（36~39 题共用题干）

女，25 岁。10 分钟前家属发现患者在家中意识不清，四肢强直性痉挛，伴呼吸困难。体格检查：昏迷，瞳孔缩小，流涎、多汗，呼吸急速，两肺布满湿啰音，心率减慢，呼气有刺激性大蒜味。

36. 为明确诊断，需做的检查是

A. 血液碳氧血红蛋白测定　　B. 全血胆碱酯酶活力测定

C. 血乙醇浓度　　D. 血铅测定

E. 血氨浓度

37. 对该患者立即处理的措施是

A. 阿托品 1mg 静脉注射　　B. 1% 亚甲蓝 10ml 静脉注射

C. 20% 甘露醇静脉滴注　　D. 维生素 K 10mg 静脉注射

E. 阿托品 10mg 静脉注射

38. 关于对该患者立即洗胃的叙述，不正确的是

A. 插胃管要准确，到位

B. 洗胃液一般用温开水，也可选用解毒物质

C. 每次注入量200~300ml，每次灌注后尽量排出

D. 洗胃液总量达1L后停止洗胃

E. 患者取左侧卧位

39. 患者出现肺水肿表现，最主要的抗肺水肿药物是

A. 毛花苷C　　B. 氨茶碱　　C. 利尿药

D. 阿托品　　E. 糖皮质激素

（40~42题共用题干）

男，18岁。骑单车时被汽车撞倒，神志清，GCS评分为15分，右侧大腿痛，畸形，不能站立及行走，右下肢纵向叩击痛（+），踝关节活动好，双下肢皮肤感觉无特殊。

40. 最可能的诊断是

A. 腰椎骨折　　B. 右股骨骨折　　C. 偏瘫

D. 右胫骨骨折　　E. 右坐骨神经损伤

41. 救护人员到达现场检查头颅、胸、腹、脊柱、双上肢、左下肢皆为阴性。正确的转运前处理是

A. 为了节省时间，右下肢不需要外固定

B. 右大腿应做外固定

C. 搬运前必须开放静脉通道

D. 救护人员到达现场，到将伤者抬起整个操作过程，应4分钟内完成

E. 如患者出血较多，有休克表现，则应开放静脉通道，葡萄糖液补液

42. 关于右大腿行外固定的叙述，不正确的是

A. 上端应起于腰部，下端应止于踝关节上方

B. 为防止患肢旋转，将患肢捆到健侧肢体上，双侧踝关节“8”字固定

C. 骨折近端和远端至少缚扎两道

D. 骨突部位应加垫保护

E. 夹板外固定应松紧适中

三、案例分析题

（43~47题共用题干）

男，25岁。不慎从4米高处跌下，半小时后被送入急诊室。查体：血压30/15mmHg，神清，气短，面色苍白，四肢发凉，脉细弱，左侧胸部压痛明显、胸廓塌陷、有骨擦感及反常呼吸征，左胸见一2.0cm×2.5cm创口，可听到气体出入创口响声，左侧呼吸音消失，右侧呼吸音减低。

43. 根据病历摘要可明确下列哪些诊断

A. 多发性肋骨骨折　　B. 张力性气胸　　C. 血胸

D. 外伤性膈疝　　E. 开放性气胸　　F. 心包压塞

G. 创伤性休克　　H. 颅脑损伤

44. 最紧急的处理应该是

A. 气管切开　B. 给氧　C. 快速输血输液

D. 开胸探查　E. 左胸闭式引流　F. 浮动胸壁加压包扎

G. 半坐卧位　H. 左胸封闭开放性伤口

45. 询问伤情时还应重点了解的情况有

A. 受伤体位　B. 搬动方式　C. 咯血

D. 小便　E. 伤前健康状况　F. 呕吐

G. 昏迷　H. 家族遗传病史

46. 体格检查时，还应重点检查哪些项目

A. 瞳孔　B. 气管　C. 胸壁

D. 心、肺　E. 肝、脾　F. 脊柱

G. 四肢　H. 膝跳反射

47. 急诊优先做哪些辅助检查

A. 站立位胸片　B. 肝、肾功能　C. 血常规及血型

D. 血气分析　E. 心电图　F. 尿常规

G. 肺功能　H. 全身 CT

(48~50 题共用题干)

某医院急诊接诊到 10 个某学校在校进餐学生，均为在学生饭堂进餐后 1~2 小时内相继出现恶心、呕吐、腹痛、腹泻等症状。据患病学生反映，还有约 20 名一同进餐的同学出现类似症状，在其他医院就诊。

48. 这些学生考虑发生了

A. 食物中毒　B. 突发公共卫生事件　C. 普通胃肠炎

D. 胃肠型感冒　E. 不明原因疾病　F. 多种疾病齐发事件

49. 应急处理措施是

A. 积极对学生进行救治

B. 对呕吐物取样调查取证

C. 采取卫生防护措施，防止交叉感染和污染

D. 报告医院行政部门，统一组织救治工作

E. 依法报告所在地的疾病预防控制机构

F. 对同期在校进餐但无症状的学生进行密切观察

50. 报告该事件的时限是

A. 2 小时内　B. 6 小时内　C. 12 小时内

D. 24 小时内　E. 48 小时内　F. 72 小时内

答案与解析

1. A　2. D　3. E　4. C　5. B　6. E　7. A　8. C　9. D　10. B　11. D　12. E　13. D　14. D　15. E　16. D　17. A　18. D　19. B　20. C　21. C　22. E　23. C　24. D　25. C　26. E　27. E

28. E　29. A　30. D　31. C　32. B　33. E　34. D　35. D　36. B　37. E　38. D　39. D　40. B
41. B　42. A　43. AEG　44. BCFH　45. CDFG　46. BCDEF　47. C　48. AB　49. ABCDEF　50. A

1. A【解析】动脉走向是从近心端向远心端，动脉出血止血时应压迫近心端，而静脉出血时则正好相反。

5. B【解析】外科感染常分为非特异性感染和特异性感染。非特异性感染又称化脓性感染或一般性感染，常见如疖、痈、丹毒、急性乳腺炎、急性阑尾炎等。常见致病菌包括金黄色葡萄球菌、大肠埃希菌、铜绿假单胞菌、链球菌等。特异性感染如结核、破伤风、气性坏疽等。病程在 3 周之内为急性感染，超过 2 个月为慢性感染，介于两者之间为亚急性感染。

17. A【解析】患者在蓄电池厂工作，突发腹部绞痛，呼吸有金属味，腹肌微紧，考虑铅中毒可能。特效解毒药首选依地酸二钠钙。

18. D【解析】患者考虑亚硝酸盐中毒，特效解毒药为亚甲蓝。低浓度亚甲蓝使高铁血红蛋白还原成正常血红蛋白；高浓度时，过多的亚甲蓝将起氧化作用，使血红蛋白氧化为高铁血红蛋白，加重组织缺氧。

23. C【解析】患者发绀，烦躁不安，呼吸困难，左侧大块胸壁软化，两肺湿啰音，存在呼吸道梗阻因素，首先的抢救措施是清除呼吸道分泌物和异物，保持呼吸道通畅，保证肺通气。

28. E【解析】腹腔穿刺腹腔灌洗术阳性率高，对判断腹腔内有无脏器损伤和哪一脏器损伤有很大帮助。患者腹部闭合性损伤，有休克表现，首先应行腹腔穿刺明确是否有腹内脏器损伤。

29. A【解析】患者右上腹外伤，为肝脏位置，血压降低，脉搏加快，有休克症状，右上腹压痛明显，全腹轻度肌紧张，移动性浊音阳性，考虑为腹腔内出血，综合判断为肝破裂、失血性休克。

30. D【解析】肝破裂并失血性休克的治疗原则为积极抗休克的同时进行手术处理，缝合或者切除破裂病灶进行止血，挽救患者生命。

31. C【解析】患者大咯血后出现突然缺氧，神志改变，咯血突然终止，符合窒息诊断。

32. B【解析】大咯血时一般不用镇咳药，尤其年老体弱患者。大咯血窒息急救措施包括体位引流、清除积血、抗感染等。

33. E【解析】患者出现咯血，口鼻均有泥沙夹杂血外溢，呼吸困难，烦躁不安，判断呼吸道梗阻，首先要清除呼吸道异物和分泌物，保证肺通气，维持肺活量。

34. D【解析】患者四肢活动尚可，左大腿中下段中度肿胀，有瘀斑和严重擦伤，考虑仅为皮肤软组织挫伤，无骨折特有的畸形，无异常活动、骨擦音或骨擦感。

35. D【解析】患者血压保持正常，无胸腔或腹腔大出血的症状，可首先安排其他抢救措施。

36. B【解析】患者意识不清，四肢强直性痉挛，伴呼吸困难，昏迷，瞳孔缩小，流涎、多汗，呼吸急速，两肺布满湿啰音，心率减慢，呼气有刺激性大蒜味，考虑重度急性有机磷农药中毒可能。血胆碱酯酶活力是诊断有机磷农药中毒的特异性指标。

37. E【解析】患者考虑重度急性有机磷农药中毒可能，应立即给予阿托品 10~20mg 静脉注射。

39. D【解析】急性有机磷农药中毒患者出现肺水肿，属于M样症状，主要由副交感神经末梢过度兴奋引起，应给予M胆碱受体阻断药，如阿托品、山莨菪碱。

40. B【解析】患者下肢皮肤感觉无异常，可排除神经损伤；GCS评分为15分，无头痛，上肢无异常，可排除偏瘫。右侧大腿痛，畸形，不能站立及行走，右下肢纵向叩击痛阳性，考虑股骨骨折可能。

43. AEG【解析】患者存在左侧胸部压痛明显、胸廓塌陷、有骨擦感及反常呼吸征，可诊断为多根多处肋骨骨折；左胸见一2.0cm×2.5cm创口，可听到气体出入创口响声，左侧呼吸音消失，右侧呼吸音减低，可诊断为开放性气胸；血压极度降低，可诊断为创伤性休克。

48. AB【解析】突然发生约30名学生在学生食堂进餐后相继出现恶心、呕吐、腹痛、腹泻症状，应考虑食物中毒，属突发公共卫生事件。

第十九章　专业基本技能

第一节　相关临床基本技能

一、单选题

1. 遇急性尿潴留患者导尿失败，医护人员又无其他手术器械，应考虑行
A. 静脉给予利尿药　B. 下腹部压迫膀胱促排尿　C. 耻骨上膀胱穿刺抽尿
D. 针灸足三里穴　E. 嘱患者大量饮水

2. 耻骨上膀胱穿刺造瘘点位于
A. 耻骨上正中2cm　B. 耻骨上正中4cm　C. 耻骨联合与脐连线中点
D. 耻骨联合下缘　E. 阴茎根部

3. 碘造影剂可发生变态反应，下列哪项不属于轻度反应
A. 恶心、呕吐　B. 气喘、呼吸困难　C. 面色潮红
D. 头晕、头痛　E. 荨麻疹

4. CT扫描使影像诊断范围扩大的根本原因是
A. 密度分辨力强　B. 显示的范围大　C. 可获得冠状面、矢状面图像
D. 患者接受X线少　E. 空间分辨力高

5. 下列哪项是MRI检查的缺点
A. 高对比度　B. 多方位成像　C. 运动伪影
D. 骨伪影　E. 多参数成像

6. 肺内直径小于2cm病灶的最佳检查方法是
A. 高分辨CT　B. 透视　C. X线平片
D. 螺旋CT　E. MRI

7. 肾上腺皮质显像一般是在注射显像剂后多长时间开始显像
A. 15~30分钟　B. 3~4小时　C. 18~24小时
D. 48小时　E. 72小时以后

8. 血液检查MCV 120fl，MCH 45pg，MCHC 340g/L，判断为
A. 健康人　B. 正常红细胞性贫血　C. 单纯小细胞性贫血
D. 大细胞性贫血　E. 小细胞低色素性贫血

9. 下列哪项提示动脉粥样硬化危险性增高
A. ApoA1升高，ApoB降低　B. ApoA1、ApoB都升高
C. ApoA1降低，ApoB升高　D. ApoA1、ApoB都降低
E. ApoA1升高，ApoB不变

10. CT与X线平片比较，下列不准确的是

A. 前者检查费用更高

B. 前者空间分辨率更高

C. 前者密度分辨率更高

D. 前者以CT值说明组织密度的高低程度

E. 前者显示软组织构成的器官明显优于后者

11. 男，30岁，农民。10月25日高热，头痛、腰痛、眼眶痛，呕吐，腹泻。连续发热4天，鼻出血1次，用对乙酰氨基酚后热退，但出现头晕、尿少。血象：白细胞 $18\times10^9/L$，中性粒细胞0.60，单核细胞0.12，淋巴细胞0.28，血小板 $50\times10^9/L$。尿中有膜状物。其诊断首先考虑

A. 流行性出血热

B. 流行性脑脊髓膜炎

C. 败血症

D. 肾盂肾炎

E. 急性胃肠炎

12. 男，65岁。因渐进性排尿困难，夜尿增多就诊。该患者需测残余尿，下列哪种方法损伤最小、最简便且可反复测定

A. 排尿后导尿

B. 排尿后B超

C. 膀胱镜检查

D. 膀胱造影

E. 排尿性尿路造影

13. 女，56岁。十二指肠溃疡病史10年，几乎每年发作1次。今日晨起突然腹痛难忍，呈刀割样，上腹开始，很快扩散至全腹，来诊，见患者面色苍白，冷汗，肢体发凉。宜做何种检查

A. 立位腹部平片

B. 血常规检查

C. 血清淀粉酶测定

D. B超检查

E. 肛门指诊

14. 男，18岁。晨卧床不起，人事不省，多汗，流涎，呼吸困难。查体：神志不清，双瞳孔缩小如针尖，双肺布满湿啰音，心率60次/分，肌束震颤，抽搐。最可能的诊断是

A. 急性地西泮中毒

B. 急性有机磷中毒

C. 急性一氧化碳中毒

D. 急性氯丙嗪中毒

E. 急性巴比妥中毒

15. 男，68岁。既往有慢性支气管炎病史10年，一周前因感冒后咳嗽加重来诊。查体：神志模糊，两肺哮鸣音，心率110次/分。血气分析：pH 7.30，PaO_2 50mmHg，$PaCO_2$ 80mmHg。下列治疗措施正确的是

A. 静脉滴注尼可刹米

B. 静脉注射毛花苷C

C. 静脉滴注4%碳酸氢钠

D. 静脉注射呋塞米

E. 人工机械通气

二、共用题干单选题

（16~18题共用题干）

男，8岁。血液检查：Hb 64g/L；Hct 25%；RBC $3.20\times10^{12}/L$。

16. 根据上述资料该患儿的贫血属于

A. 单纯小细胞性贫血

B. 小细胞低色素性贫血

C. 正常细胞性贫血

D. 大细胞正色素性贫血

E. 大细胞低色素性贫血

17. 进一步检查发现患儿有肝脾轻度增大，血清铁正常，红细胞渗透脆性试验显著降低，

造成该患儿贫血的原因最可能是

A. 地中海贫血　B. 慢性病贫血　C. 再生障碍性贫血　D. 白血病　E. 缺铁性贫血

18. 该患儿外周血涂片常可见到

A. 白细胞胞质中出现中毒颗粒　B. 棘形红细胞　C. 靶形红细胞　D. 异型淋巴细胞　E. 巨型红细胞

（19~21 题共用题干）

男，20 岁。篮球赛后左膝关节疼痛。查体：左膝关节肿胀，内侧压痛。

19. 最可能的诊断是

A. 骨折　B. 肌肉拉伤　C. 骨肿瘤　D. 皮下血肿　E. 骨肿瘤

20. 下列哪种影像学检查方法最有助于诊断

A. DSA　B. X 线平片　C. CT　D. 超声　E. MRI

21. 下列哪项措施最有助于进一步诊断和治疗

A. 专家体检　B. 穿刺活检　C. 放射性核素扫描　D. 关节镜　E. 手术探查

（22~24 题共用题干）

男，42 岁。心悸气急 10 年，反复咯血，心尖部舒张期隆隆样杂音，第一心音亢进，可闻及开瓣音，P_2亢进，近日来阵发性心悸，心电图示快速房颤，X 线片呈梨形心。

22. 最可能诊断为

A. 室间隔缺损（VSD）　B. 房间隔缺损（ASD）　C. 动脉导管未闭　D. 二尖瓣狭窄　E. 二尖瓣关闭不全

23. 下一步应做哪种检查

A. 心电图　B. X 线摄片　C. 超声心动图　D. 右心导管　E. 放射性核素扫描

24. 此病例 M 超声心动图二尖瓣频谱为

A. 无明显改变　B. 前叶呈城垛样改变　C. CD 段呈吊床样改变　D. CD 段呈双线征　E. EF 斜率增加

答案与解析

1. C　2. A　3. B　4. A　5. C　6. A　7. E　8. D　9. C　10. B　11. A　12. B　13. A　14. B　15. E　16. B　17. A　18. C　19. B　20. E　21. D　22. D　23. C　24. B

6. A【**解析**】高分辨率 CT 可提高 CT 图像的空间分辨力，能更清楚显示肺内病灶。

8. D【解析】MCV＞100fl，MCH＞34pg，MCHC 320～360g/L，提示大细胞性贫血，常见于巨幼细胞贫血。

9. C【解析】ApoA1 反映高密度脂蛋白（HDL）的水平，ApoB 反映低密度脂蛋白（LDL）水平，HDL、ApoA1 降低，LDL、ApoB 升高都是动脉粥样硬化的危险因素。

10. B【解析】CT 的空间分辨率低于 X 线平片。

15. E【解析】根据血气分析，该患者为Ⅱ型呼吸衰竭（高碳酸血症型呼吸衰竭），出现神志模糊，改善通气是治疗的关键。呼吸衰竭时应用机械通气能维持必要的肺泡通气量，降低 $PaCO_2$，改善肺的气体交换效能；使呼吸肌得以休息，有利于恢复呼吸肌功能。

16. B【解析】根据计算，MCV 78fl，MCH 20pg，MCHC 256g/L，可知该患儿为小细胞低色素性贫血。

17. A【解析】患儿为小细胞低色素性贫血，排除再生障碍性贫血、白血病；血清铁正常，排除缺铁性贫血；红细胞渗透脆性试验显著降低，考虑地中海贫血可能，慢性病贫血不出现红细胞渗透脆性降低。

18. C【解析】患儿考虑地中海贫血可能，外周血涂片可见靶形红细胞。

第二节 全科医疗服务技能

一、单选题

1. 在社区调查或门诊工作中常用的量表是
A. Pfeffer 功能活动调查表
B. Barthel 指数
C. QWB 量表
D. 高级日常生活活动能力量表
E. 日常生活功能指数

2. 全科医生转诊的责任不包括
A. 对于住院患者，每隔 3 天到医院看望患者 1 次
B. 患者转诊后继续保持与专科或顾问医生的联系，随时了解患者的情况
C. 向专科或顾问医生提供有关患者的详细资料
D. 为患者选择转诊的专科或顾问医生
E. 患者转诊后继续保持与患者的联系

3. 下列哪项不是访谈法的缺点
A. 人力、物力和财力消耗大
B. 对访谈员的依赖
C. 时间不固定
D. 匿名保证差
E. 标准化程度较低

4. 全科医疗以社区为基础的照顾必须做到
A. 对辖区内全体居民进行健康登记
B. 在社区服务机构内设立诊室
C. 以一定的人群健康需求为基础，提供个体和群体相结合的服务
D. 将全体居民健康状况录入电脑

E. 组成医－护－公卫团队，每日巡回于居民区

5. 实施健康教育活动的首要任务是

A. 制定健康的公共政策　　B. 确定优先项目

C. 建立领导机构　　D. 制定健康促进规划

E. 合理评估

6. 管理诊断的核心内容是

A. 组织教育　　B. 组织评估　　C. 计划设计

D. 健康促进　　E. 管理人员的培训

7. 在一项有关控烟的健康促进活动中，对参加健康讲座的人数进行评估属于

A. 形成评价　　B. 过程评价　　C. 近期效果评价

D. 远期效果评价　　E. 结局评价

8. 社区调查的方法不包括

A. 典型调查　　B. 爆发调查　　C. 普查

D. 流行病学调查　　E. 抽样调查

9. 使用时间帮助诊断是全科医生的一个临床策略，有关该策略的说法正确的是

A. 对自限性问题可以观察很长时间

B. 避免因为等待确诊而引起患者额外的危险

C. 有必要给患者做一些昂贵的检查

D. 不必考虑患者的担心

E. 可以经常性地转诊

10. 健康教育的作用在于

A. 帮助人们获得健康知识　　B. 帮助人们树立健康观念

C. 帮助人们自愿采纳健康行为　　D. 帮助人们获得健康

E. 帮助人们获得高质量生活

11. 实施农村妇女生殖健康的健康教育项目后，了解生殖道感染发病率的变化是

A. 形成评价　　B. 过程评价　　C. 近期和中期效果评价

D. 远期效果评价　　E. 总结评价

12. 在预防小儿腹泻和脱水的健康教育中，属于患者教育学习的态度目标的是

A. 使儿童母亲了解腹泻的危害

B. 使儿童母亲了解脱水的体征

C. 使儿童母亲能识别脱水体征

D. 使儿童母亲了解口服补液的好处

E. 使儿童母亲相信腹泻的孩子需要继续进食

13. 培训工作的首要事情是

A. 选定教师　　B. 选定教材　　C. 制订培训计划

D. 需求评估　　E. 确定培训对象

14. 遵循自我保健原则开展的传染病防治健康教育活动是

A. 重大自然灾害发生后开展安全用水和消毒知识宣传教育

B. 对社区居民开展以使用一次性注射器为主题的安全防病教育
C. 在传染病流行地区开展大规模的疾病控制教育
D. 进行季节性传染病宣传教育
E. 指导肺结核患者学会如何正确处理痰液

15. 针对教育对象某些不正确的言行进行启发引导，帮助其改变态度或行为，属于
A. 教育性传播策略　B. 咨询性传播策略　C. 劝服性传播策略
D. 指导性传播策略　E. 培训性传播策略

16. 社区医生给社区居民举办抗生素滥用专题讲座，是在进行
A. 生活卫生教育　B. 常见病防治知识教育　C. 合理用药知识教育
D. 营养知识教育　E. 康复知识教育

17. 男，5 岁。高热 2 天，体温 39℃。经检查为病毒性感冒，一般情况尚好，无继发感染。医生建议进行普通抗病毒及对症治疗。患儿的父母不能接受医生的意见，坚持要求给患儿使用高级抗生素进行治疗。他们这种态度主要是由于
A. 医患间力量抗衡　B. 对病程进展或用药问题有误解
C. 缺少家庭支持　D. 害怕其他药物产生副作用
E. 经济上不能承受

18. 某一时间对某社区内人群进行吸烟调查，3 周后采用同一问卷再次对该人群进行重复调查，计算 Kappa 系数为 0. 81，认为该重测的信度为
A. 很好　B. 较好　C. 一般
D. 较差　E. 很差

二、共用题干单选题

(19~21 题共用题干)

某社区有居民 986 人，吸烟人数较多，社区医生针对该情况进行干预。

19. 出现上述情况的人群，应选择下列哪项处理
A. 立即停止戒烟　B. 在医生的指导下每天少量吸烟
C. 每天吸 1 支 + 药物治疗　D. 停止戒烟 + 药物治疗
E. 继续坚持戒烟 + 对症治疗

20. 经过教育，社区中有 18 人戒烟，其中 15 人戒烟后 1 个月出现了全身不适，不想吃饭、坐立不安、心情烦闷，甚至感到无助、绝望。上述情况属于
A. 戒烟后引起的疾病　B. 戒烟后引起的戒断症状
C. 烟草毒物反应　D. 精神分裂症
E. 抑郁症

21. 以吸烟者容易得气管炎、冠心病、肺癌等疾病，吸烟者会减少寿命作为信息进行健康教育，哪类人群干预效果可能好
A. 青少年　B. 老年人　C. 青年女性吸烟者
D. 中年男性吸烟者　E. 胃炎患者

(22~23 题共用题干)

某全科医生对本社区做社区卫生调查，该社区有 5 万人，高血压患者有 5000 人，其中今年

被诊断为高血压者有 500 人，出生婴儿 250 人，周岁内死亡婴儿 1 人。

22. 该社区人群高血压患病率应为

A. 10%　　B. 1‰　　C. 9%

D. 12‰　　E. 4‰

23. 该社区婴儿死亡率分母是

A. 50 000　　B. 5 000　　C. 4 500

D. 500　　E. 250

（24~25 题共用题干）

某调查小组要了解某市 60 岁以上老年人的血压情况，判断该市老年人血压是否比一般老年人血压高。

24. 在正式调查之前，为检查调查表有无纰漏，调查者首先应作一次小范围的

A. 个人调查　　B. 预调查　　C. 普查

D. 抽查　　E. 统计推断

25. 如果调查者想以社区为单位进行调查，最好采用哪种抽样方法

A. 单纯随机抽样　　B. 系统抽样　　C. 分层抽样

D. 整群抽样　　E. 普查

（26~30 题共用题干）

男，37 岁。上腹部疼痛 6 年，多发生于餐前半小时，伴有反酸、嗳气，服用抗酸药后疼痛可缓解。

26. 首先应考虑哪种疾病

A. 十二指肠球部溃疡　　B. 胃溃疡

C. 慢性胃炎　　D. 慢性胰腺炎

E. 胃黏膜脱垂

27. 今晚饭后疼痛剧烈，呈刀割样，服抗酸药无效，伴恶心呕吐、冷汗、脸色苍白。可能发生的并发症是

A. 急性阑尾炎　　B. 肠梗阻

C. 胃癌　　D. 十二指肠球部溃疡并急性穿孔

E. 胆囊穿孔

28. 腹部检查最有诊断价值的体征是

A. 肝浊音界消失　　B. 腹壁柔韧感　　C. 肠鸣音亢进

D. 胃型和振水音　　E. 墨菲征阳性

29. 下列社区处理中不正确的是

A. 镇痛　　B. 禁食　　C. 补液

D. 胃肠减压　　E. 转诊

30. 可疑急性肠炎时，应首先进行哪种检查

A. 骨髓象　　B. 血象及白细胞　　C. 纤维肠镜

D. 大便常规检查加培养　　E. 血培养

答案与解析

1. A　2. A　3. C　4. C　5. C　6. B　7. B　8. D　9. B　10. D　11. C　12. D　13. D　14. A　15. D　16. C　17. B　18. A　19. E　20. B　21. B　22. A　23. E　24. B　25. D　26. A　27. D　28. A　29. A　30. D

2. A【解析】全科医生有关转诊的责任：①为患者选择转诊专科顾问医生。②向顾问医生提供有关患者的详尽资料。③当好患者的参谋和协调者，转诊后继续保持与患者及顾问医生的联系，根据需要提供整体性照顾。

3. C【解析】访谈法的缺点包括调查成本更大；匿名性差；对访谈员的依赖，访谈法的结果与质量很大程度上取决于访谈员的素质、能力和现场表现；访谈过程通常过于急迫并易受当时环境的烦扰；标准化程度较低；资料记录难度大。

4. C【解析】全科医疗以社区为基础的照顾必须做到：①社区的概念体现于地域和人群，即以一定的地域为基础，以该人群的卫生需求为导向，全科医疗服务的内容与形式都应适合当地人群的需求，并充分利用社区资源，为社区民众提供服务。②社区为导向的基层医疗将全科医疗中个体和群体健康照顾紧密结合、互相促进。

7. B【解析】过程评价即在规划实施过程中监测各项工作的进展、质量和效率，了解各项活动是否按计划进行，项目是否存在缺陷，应该如何改进等，目的在于控制规划的质量。

10. D【解析】健康教育是有计划、有组织、有系统的传播和教育活动，通过信息传播和行为干预，促使人们改变不健康行为并自觉地采纳有益于健康的行为，从而消除或降低危险因素，预防疾病，主动追求健康，提高健康水平。其作用在于帮助人们获得健康。

12. D【解析】使儿童母亲了解口服补液的好处属于患者教育学习的态度目标。

13. D【解析】制订健康教育与健康促进计划时，首先要考虑的是人群的需求。

14. A【解析】重大自然灾害发生后开展安全用水和消毒知识宣传教育是有关人日常生活中的基础保健内容。

17. B【解析】该夫妇担心患儿病情加重，不了解抗生素的应用原则，属于对病程进展或用药问题有误解。

18. A【解析】目前多使用 Kappa 统计量来检验结果的一致性。Kappa 值在 0.40~0.75 为中高度一致，Kappa 值≥0.75 为极好的一致性，Kappa 值≤0.40 时表明一致性差。

冲刺试卷（一）

一、单选题

1. 沿生殖道黏膜上行蔓延传播的疾病是

A. 梅毒　　B. 盆腔结核　　C. 淋病

D. 滴虫阴道炎　　E. 念珠菌阴道炎

2. 关于人工流产并发症的叙述，错误的是

A. 吸宫不全及术中出血最常见

B. 子宫穿孔

C. 术后阴道流血停止后又有多量流血为吸宫不全

D. 感染开始时多为子宫内膜炎

E. 术中出血应停止继续操作

3. 口服避孕药，少数妇女出现类似早孕反应等症状的原因是

A. 自主神经功能紊乱　　B. 雌激素刺激胃黏膜引起

C. 避孕失败后妊娠的早孕反应　　D. 机体对药物的排斥反应

E. 感冒所致

4. 卵巢子宫内膜异位病灶早期呈

A. 无色　　B. 灰蓝色　　C. 火焰状红色

D. 紫褐色　　E. 水泡状

5. 脑栓塞病因中最常见的是

A. 骨折后的脂肪栓子　　B. 颈内动脉易损斑块脱落

C. 癌栓　　D. 肺静脉血栓

E. 心源性栓子

6. 关于急性脑血管病的病因，下列不正确的是

A. 脑出血最常见的病因是高血压和动脉硬化

B. 脑栓塞最常见的病因是风心病合并房颤或其他的心源性栓子脱落

C. 脑血栓形成最常见的病因是动脉炎

D. 蛛网膜下腔出血最常见的病因是先天性颅内动脉瘤

E. 短暂性脑缺血发作最常见的病因是动脉粥样硬化

7. 超早期溶栓治疗是指脑梗死后多少小时内溶栓

A. 6　　B. 3　　C. 2

D. 8　　E. 4

8. 关于癫痫的药物治疗，下列不正确的是

A. 定期复查，注意毒性反应及副作用

B. 口服药剂量自低限开始
C. 完全控制和不产生严重毒性反应不能兼顾时，应满足完全控制
D. 不能突然停药、换药
E. 先用一种药物，不能控制可加用其他药物

9. 急性酒精中毒的实验室检查为
A. 高铁血红蛋白测定
B. 胆碱酯酶活性测定
C. 毒物检测
D. 细菌分离培养及菌种鉴定
E. 乙醇定性检测

10. 下列哪种症状属于感觉障碍
A. 假性幻觉
B. 幻想性错觉
C. 视幻觉
D. 内感性幻觉
E. 听力减退

11. 下列不能帮助诊断休克的条件是
A. 意识障碍
B. 高热
C. 四肢湿冷
D. 收缩压小于 80mmHg
E. 脉搏快，超过 100 次/分或不能触及

12. 慢性支气管炎的临床症状和体征不包括
A. 着凉感冒后症状加重，每年咳嗽、咳痰连续 3 个月以上
B. 病程长、咳嗽、咳痰为主或伴逐渐加重的气促
C. 感染加重时，肺底可闻及湿啰音
D. 中、晚期胸片示双下肺纹理增多、粗乱
E. 经常午后低热

13. 咯血伴发热不可见于
A. 气胸
B. 肺炎
C. 肺脓肿
D. 肺癌
E. 肺结核

14. 根据临床类型分类，下列不属于多形红斑的是
A. 红斑 - 丘疹型
B. 水疱 - 大疱型
C. 重症型
D. 紫癜 - 风团型
E. Stevens-Johnson 综合征

15. 医学康复的定义是
A. 使用医学领域内不包括手术治疗的一切治疗方法，包括康复医学所特有的各种功能训练技术等医疗手段促进康复的学科
B. 使用医学领域内不包括药物治疗的一切治疗方法，包括康复医学所特有的各种功能训练技术等医疗手段促进康复的学科
C. 是神经内外科的延续，使用药物和手术进一步治愈疾病的方法
D. 是只使用各种功能训练技术促使功能康复的一个学科
E. 使用医学领域内一切治疗方法，包括康复医学所特有的各种功能训练技术等医疗手段促进康复的学科

16. 关于社区健康教育的叙述，不正确的是
A. 健康教育对象是社区人群
B. 要求政府采取行政措施进行干预

C. 引导社区居民养成有益于健康的行为和生活方式
D. 是有组织、有计划、有评价的活动
E. 是初级卫生保健的集中体现

17. “您感到生活幸福吗?”，这种提问不符合问卷设计的哪项原则
A. 易回答原则　B. 中性原则　C. 一事一问原则
D. 具体化原则　E. 迂回原则

18. 在社区卫生工作中操作起来最为方便的抽样方法是
A. 单纯随机抽样　B. 整群抽样　C. 机械抽样
D. 分层抽样　E. 雪球抽样

19. 心理咨询的手段不包括
A. 信赖　B. 宣泄　C. 领悟
D. 强化自我控制　E. 增强自信心

20. 社区康复服务方式不包括
A. 医院综合服务模式　B. 社区服务保障模式
C. 社会化综合康复服务模式　D. 社区卫生服务模式
E. 家庭病床模式

21. 健康传播效果中的最低层次是
A. 知晓健康信息　B. 健康信念认同　C. 态度转变
D. 形成特定价值观　E. 采纳健康行为

22. 青春期少女心理行为特点不包括
A. 对性发育困惑不解　B. 独立意识增强
C. 情绪波动不大　D. 伙伴关系密切
E. 青春幻想

23. 关于全科医学的描述，正确的是
A. 自20世纪60年代起源的新型二级临床专业学科
B. 正式建立于20世纪60年代的新型临床二级专业学科
C. 临床医学、预防医学、康复医学与人文社会科学等的综合体
D. 包含了“六位一体”服务所有内容的医学保健专业学科
E. 以内科为主的综合临床学科

24. 按照全科医学的基本原则，全科医疗机构与二、三级医院之间应建立一种契约式的
A. 双向会诊关系　B. 单向会诊关系　C. 多向会诊关系
D. 偶然会诊关系　E. 双向转诊关系

25. 下列哪项体现了全科医疗中的协调性服务
A. 采用适宜技术　B. 建立双向转诊制度
C. 建立居民健康档案　D. 提供“六位一体”的服务
E. 对人的整个生命周期提供服务

26. 家庭功能不包括
A. 满足家庭成员基本生理需要　B. 满足人们爱和被爱的情感需要

C. 传授社会技巧和知识
D. 经济收入公开，共同享用
E. 发展建立人际关系能力

27. Kendel 认为家庭生活周期中婚姻阶段成败的关键是
A. 经济来源
B. 夫妻生活中的人际交往技巧
C. 婚姻生活中良好的自主性、合作性和适应性
D. 共同的生活模式
E. 共同解决问题的办法

28. 家庭气氛主要是指
A. 家庭经济气氛
B. 家庭感情气氛
C. 家庭人文气氛
D. 家庭交流气氛
E. 家庭关心气氛

29. 人类衰老的先天因素指
A. 自然环境
B. 社会环境
C. 营养摄入
D. 生活习惯
E. 遗传

30. 关于老年人患病特点的说法，错误的是
A. 不易获得完整的病史
B. 个体差别较大，自觉症状及体征不明显
C. 多种疾病同存，且往往伴有复杂的并发症
D. 发病迅速，病情变化快
E. 伴有复杂的心理社会因素

31. 支气管扩张症最有意义的体征是
A. 贫血
B. 杵状指
C. 消瘦
D. 固定的局限性湿啰音
E. 多变的哮鸣音

32. 关于慢性浅表性胃炎的病理表现，错误的是
A. 黏膜充血、水肿或伴有渗出液
B. 少数有糜烂及出血
C. 胃腺体部分消失
D. 黏膜有淋巴细胞、炎细胞浸润
E. 某些呈疣状胃炎的表现

33. 下列哪项不属于高脂血症
A. 胆固醇增高
B. 甘油三酯增高
C. 高密度脂蛋白降低
D. 低密度脂蛋白增高
E. 高密度脂蛋白增高

34. 缺铁性贫血治疗的目标为
A. 自觉症状改善
B. 红细胞数及 Hb 量恢复正常
C. 红细胞形态恢复正常
D. 血清铁恢复正常
E. 血清铁蛋白恢复正常

35. 休克的实质为
A. 中心静脉压下降
B. 血压下降
C. 脉压下降
D. 心脏指数下降
E. 组织灌注量不足及细胞缺氧

36. 24 小时咯血量超过多少为大咯血

A. 50ml　　B. 300ml　　C. 200ml

D. 500ml　　E. 100ml

37. 反映小儿营养状况最易获得的灵敏指标是

A. 体重　　B. 身高　　C. 头围

D. 坐高　　E. 胸围

38. 小儿上呼吸道感染的主要病原体是

A. 呼吸道合胞病毒　　B. 肺炎链球菌　　C. 肺炎支原体

D. 衣原体　　E. 轮状病毒

39. 下列检查结果可以不属于流行性腮腺炎的是

A. 脑脊液检查细胞数增高

B. 外周血白细胞计数降低

C. 血淀粉酶测定轻度至中度增高

D. 外周血白细胞分类检查淋巴细胞相对增高

E. 尿淀粉酶测定轻度至中度增高

40. 维生素 D 缺乏性手足搐搦症的隐性体征是

A. 喉痉挛　　B. Kernig 征阳性

C. Brudzinski 征阳性　　D. Trousseau 征阳性

E. Babinski 征阳性

41. 风疹的出疹特点是

A. 发热数小时到 1 天出疹，分批出现，向心性分布，以躯干、头、腰部多见

B. 发热 3~4 小时开始，自耳后、发际、额面、颈出疹，渐及躯干及四肢，最后见于手足心

C. 发热 1~2 天开始，最早见于面颊部，迅速扩展至躯干和四肢，24 小时内布满全身，但手足心通常无皮疹

D. 玫瑰红色融合性斑丘疹，先分布于鼻翼两侧，1~2 天蔓延至全身

E. 热退出疹

42. 关于乳腺癌的说法，错误的是

A. 是一种全身性疾病

B. 早期常表现为乳房无痛、质硬肿块

C. 乳腺癌淋巴结转移最初多见于腋窝

D. 根据病史和临床检查，多数乳房肿块可得出诊断

E. 治疗以化疗和放疗为主

43. 关节内骨折最常见的并发症是

A. 缺血性骨坏死　　B. 创伤性关节炎　　C. 骨化性肌炎

D. 骨生成异常　　E. 骨折不愈合

44. 拾物试验阳性的骨关节疾病是

A. 髋关节结核　　B. 膝关节结核　　C. 化脓性髋关节炎

D. 化脓性膝关节炎　　E. 腰椎结核

45. Charcot 三联征反复发作最可能是

A. 壶腹部癌　　B. 肝细胞癌　　C. 胆总管结石

D. 黄疸型肝炎　　E. 细菌性肝脓肿

46. 中国九分法将全身体表面积划分为若干 9% 的等份，下列描述错误的是

A. 头颈部占成人体表面积的 9%　　B. 双上肢占成人体表面积的 18%

C. 躯干占成人体表面积的 27%　　D. 双下肢占成人体表面积的 46%

E. 双下肢占成人体表面积的 36%

47. 慢性肺疾病康复治疗的主要目的是

A. 增强腹肌活动　　B. 增强肋间内肌活动　　C. 增强膈肌活动

D. 增强辅助呼吸肌活动　　E. 增强肋间外肌活动

48. 采用准实验研究方法评价健康教育效果时，选择对照点需要遵循的原则不包括

A. 人口主要特征一致　　B. 社会经济水平相当

C. 与实验点不互相影响　　D. 有组织实施调查研究的能力

E. 有组织实施干预活动的能力

49. 通过串联试验可以提高筛检的

A. 灵敏度　　B. 特异度　　C. 阳性预测值

D. 似然比　　E. 患病率

50. 引起血清钙离子浓度降低的因素是

A. 血浆蛋白浓度降低　　B. 血 pH 升高

C. 血磷降低　　D. 血$1,25\text{-}(OH)_2D_3$增高

E. 甲状旁腺功能亢进

51. 某中学生，2 年来抑郁，心事重重，成绩由前 10 名一路下降到 35 名以后，对同学的言语十分敏感，班主任建议她去做心理咨询。这种心理咨询为

A. 一级预防措施　　B. 二级预防措施　　C. 三级预防措施

D. 一、二级预防措施　　E. 二、三级预防措施

52. 女，68 岁。肥胖，血清甘油三酯、胆固醇长期升高，降脂药效果不明显。一次在赶乘公共汽车时，突然感觉胸下部闷紧、窒息感，停步 2~3 分钟后才缓解。此时应首先考虑

A. 心绞痛　　B. 心肌梗死　　C. 脑供血不足

D. 运动量太大　　E. 阿尔茨海默病

53. 男，72 岁。晨起发现左侧肢体不能活动，急来医院诊断为脑血栓形成，下列处理错误的是

A. 降颅压，治疗脑水肿　　B. 抗凝治疗

C. 保持呼吸道通畅　　D. 自由基清除剂

E. 静脉滴注止血药物

54. 女，47 岁。4 年来反复胃区不适，疼痛，嗳气。胃镜检查：胃窦部黏膜红白相间，以白为主，可见血管分支透见，并做活检病理。关于萎缩性胃窦炎，错误的是

A. 与自身免疫反应有关　　B. 发生胃癌者较胃体胃炎多见

C. 胃酸正常或轻度障碍　　D. 胃黏膜炎症由浅变深

E. Hp 附于胃窦黏膜上皮细胞上

55. 女，47 岁。胸闷、心悸 2 周来院就诊，心电图检查结果如图，考虑诊断为

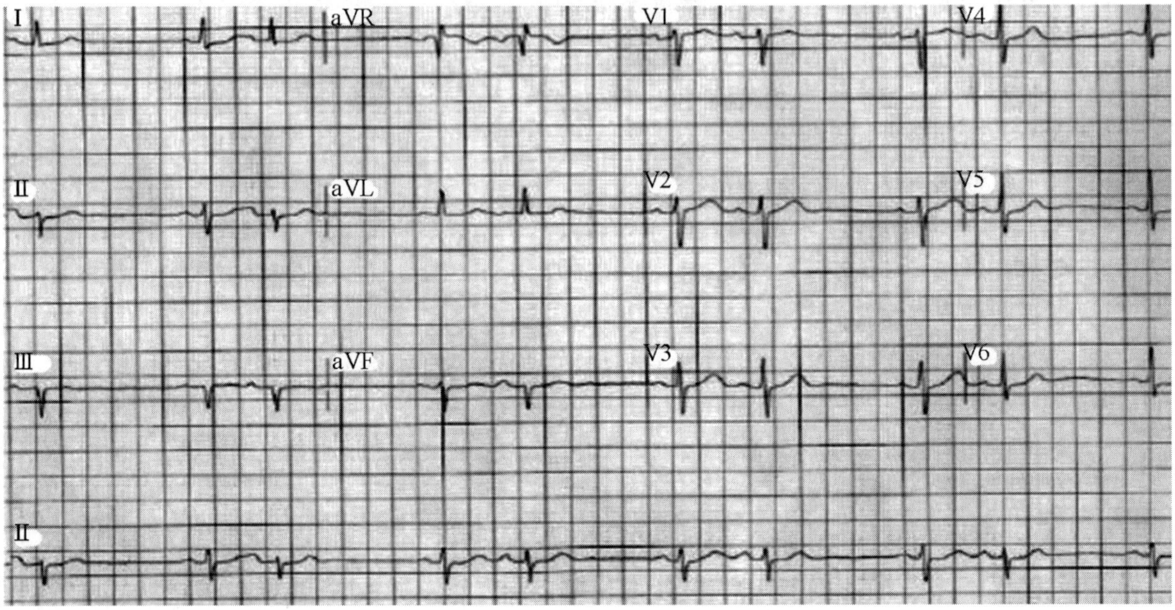

A. 窦性心律不齐　　B. 正常心电图

C. 房性早搏二联律　　D. 交界性早搏二联律

E. 室性早搏二联律

56. 男，39 岁，厨师。主诉上腹部胀痛，反复发作 2 年多，伴呃逆，有时反酸，食欲缺乏，上腹部轻压痛。胃镜见胃窦黏膜糜烂，活检组织学示中度不典型增生，幽门螺杆菌（－）。正确的诊断是

A. 胃溃疡活动期　　B. 早期胃癌　　C. 急性糜烂性胃炎

D. 功能性消化不良　　E. 慢性胃炎

57. 女，58 岁。反复咳嗽、咳痰 18 年，加重伴气促、下肢水肿半个月入院。查体：面部水肿，发绀；双肺叩诊过清音，满布干湿啰音；心率 120 次/分，心律齐；肝肋下 3cm 触及，有压痛；双下肢中度水肿。本例应首先给予的治疗措施为

A. 利尿药合并血管扩张药　　B. 给予解痉祛痰药物

C. 持续低流量吸氧　　D. 控制感染，改善呼吸功能

E. 小剂量利尿药合并强心药

58. 女，65 岁。因慢性咳嗽伴咳痰来到诊室。每天咳出的痰超过 2 汤匙，咳嗽已经持续了 3 个月，无潮热和消瘦。患者在过去 2 年曾有一次出现持续 3 个月以上的类似慢性咳嗽伴咳痰，但是在不同的季节。这名患者最合适的诊断是

A. 季节性过敏　　B. 肺气肿　　C. 慢性支气管炎

D. 哮喘　　E. 结核病

59. 男，44 岁。反复发作右肾绞痛 1 年，2 年来常于进食肉类尤其是动物内脏后，出现脚

趾关节红肿疼痛，泌尿系统平片检查未发现异常。为明确诊断，应进行的检查是

A. 血尿酸实验室检查和 B 超检查

B. 反复复查泌尿系统平片

C. 24 小时尿液分析和血钙、磷、尿酸实验室检查

D. 尿常规检查和尿细菌培养

E. 小关节摄片

60. 女，28 岁。因发热服用解热镇痛药后出现关节痛、皮疹。尿常规：蛋白（++），白细胞 3~6 个/HP，红细胞 5~8 个/HP。血常规：血红蛋白 108g/L，白细胞 4.7×10^9/L，中性粒细胞 0.62，淋巴细胞 0.28，嗜酸性粒细胞 0.10，血小板 120×10^9/L。临床诊断首先考虑

A. 狼疮肾炎　　B. 急性肾小球肾炎　　C. 慢性肾小球肾炎

D. 急性间质性肾炎　　E. 急性肾盂肾炎

61. 女，54 岁。因频繁出汗、心悸、紧张、怕热、食欲增加和体重减轻 2 个月余而就诊。最可能的诊断是

A. 甲状腺功能减退症　　B. 更年期　　C. Addison 病

D. 甲状腺功能亢进症　　E. Cushing 病

62. 女，20 岁。在例行体检时发现有一个 6cm 的甲状腺结节，无痛，无声音嘶哑、咯血或其他局部症状。血清 TSH 正常。下一步检查是

A. 超声　　B. 甲状腺扫描

C. 手术切除　　D. 转诊行甲状腺细针穿刺抽吸

E. 颈部 X 线检查

63. 男，74 岁。有糖尿病史，长期胰岛素治疗，近日食欲缺乏，清晨家属呼之不应，全身皮肤湿冷。最可能的诊断是

A. 中毒性菌痢　　B. 脑出血　　C. 蛛网膜下腔出血

D. 低血糖性昏迷　　E. 糖尿病酮症酸中毒昏迷

64. 男，29 岁。风湿性二尖瓣狭窄、主动脉关闭不全病史多年，因低热 2 周并心衰加重入院，目前考虑风湿活动与感染性心内膜炎。下列病原学诊断正确的是

A. 超声心动图明确有赘生物者，不必抽血

B. 采血量多少与血培养的阳性率无关

C. 近期未用抗生素者，正确采血培养阳性率高达 95%

D. 严格规定抽血应在高热时

E. 无论病情缓急，入院抽血 3 次后立即抗 IE 治疗

65. 男，62 岁。肥胖，颈后长痈，伴高热，需切开引流，空腹血糖 13.9mmol/L，尿糖（+++），酮体（-），手术前后宜用

A. 饮食控制　　B. 格列本脲　　C. 二甲双胍

D. 普通胰岛素　　E. 长效胰岛素

66. 男，50 岁。因急性痛风性关节炎就诊。予以急诊处理后缓解。对该患者的健康指导，错误的是

A. 避免进食高嘌呤食物　　B. 避免进食高蛋白食物

C. 尽量少饮水　　D. 避免剧烈运动
E. 限酒

67. 男，55 岁。肝硬化患者，出现皮肤瘀斑、紫癜 1 周，查体肝脾不大，多次查 PLT（100~110）$\times 10^9$/L，纤维蛋白原定量 2.5g/L，凝血酶原时间较对照延长 5 秒，初步诊断为
A. 肝功能不全　　B. 脾功能亢进　　C. ITP
D. DIC　　E. 血小板无力症

68. 女，47 岁。诊断为风心病，二尖瓣狭窄伴快速房颤。应用地高辛 1 个月，0.25mg/d，心室律突然转为规则，50 次/分，提示
A. 已经转为窦性心律　　B. 已达洋地黄化
C. 仍应用洋地黄，给予维持量　　D. 可能为洋地黄中毒
E. 转为心房扑动伴有房室传导阻滞

69. 男，28 岁。头晕、乏力、间歇性齿龈性出血、皮肤瘀斑 2 年余，1 年前曾做骨髓穿刺检查，确诊为再生障碍性贫血。外周血象检查结果，哪项不符合该病的表现
A. 中性粒细胞百分比及绝对值降低　　B. 网织红细胞百分比及绝对值降低
C. MCV、MCH、MCHC 在正常范围内　　D. 血片中偶见幼红、幼粒细胞
E. 血小板严重减少，形态正常

70. 男，60 岁。因胸闷、胸骨后疼痛 2 小时就诊，经检查诊断为“急性心肌梗死”收住院。心电监护示室颤，立即进行抢救，首先应行
A. 人工呼吸　　B. 胸外心脏按压　　C. 同步直流电除颤
D. 非同步直流电除颤　　E. 气管插管

71. 男，50 岁。右下肢骨折半个月，突然出现剧烈右胸部刺痛，伴有呼吸困难、咯血痰及发绀。最可能的疾病是
A. 急性心肌梗死　　B. 急性心包炎　　C. 食管癌
D. 肺梗死　　E. 胸膜炎

72. 女，27 岁。突起寒战、高热、恶心、呕吐、腰痛 6 天。查体：重病容，眼睑水肿，球结膜及胸部皮肤充血，腋下见少许点状出血点，血压 75/55mmHg。怀疑肾综合征出血热。首先考虑的治疗措施是
A. 慎用升压药　　B. 补充血容量　　C. 纠正酸中毒
D. 小剂量肝素抗 DIC　　E. 选用抗病毒治疗

73. 男，42 岁。因车祸致肝脾破裂和右股骨骨折，急诊手术抢救。手术后 12 小时逐渐出现呼吸困难，临床拟诊急性呼吸窘迫综合征（ARDS）。下列检查项目哪项没有意义
A. 峰流速检测　　B. 肺动脉楔压检测
C. 肺顺应性检测　　D. X 线胸部摄片
E. 动脉血气分析

74. 男孩，8 岁。因水肿、尿少 1 周来门诊。查体可见全身明显水肿，下肢指压痕明显，阴囊水肿较重，血压 105/75mmHg。尿蛋白（++++），尿中 RBC 0~4 个/HP。此患儿水肿的原因主要是
A. 肾小球滤过率下降　　B. 低蛋白血症

C. ADH 分泌增加　　D. 醛固酮分泌增多

E. 肾小管对钠的重吸收增多

75. 某医院发现多名发热、流涕、口发绀患儿，查体均表现为心动过速、心音低钝，肺部正常，心电图呈心肌炎表现，患儿最可能感染的病毒是

A. 流感病毒　　B. 疱疹病毒　　C. 脊髓灰质炎病毒

D. 麻疹病毒　　E. 科萨奇病毒

76. 患儿，3 岁。有出血疹，无其他不适症状和体征，PLT 20×10^9/L，Hb 和 WBC 计数正常，最可能的诊断是

A. ITP　　B. 过敏性紫癜　　C. DIC

D. 急性淋巴细胞白血病　　E. SLE

77. 女孩，2 岁。因肺炎住院 1 周，血培养有金黄色葡萄球菌生长，一直使用抗生素治疗。近 2 日呼吸困难较入院初加剧。查体：T 38.9℃，双肺仍可闻及水泡音，左腋下及背部呼吸音减弱，心率 120 次/分，律齐，无杂音，肝右肋下 1.5cm、剑突下 3cm。下一步最适宜的处理为

A. 机械通气辅助治疗　　B. 加用洋地黄制剂

C. 加用支气管解痉药　　D. 胸部 X 线检查

E. 不用特殊处置，继续原治疗

78. 男婴，10 个月。发热 3 天，体温 39℃。查体：一般情况良好，咽充血，耳后淋巴结肿大，心肺无异常，肝脾未触及。若患儿热退后，伴皮疹出现，可能的诊断是

A. 风疹　　B. 麻疹　　C. 水痘

D. 猩红热　　E. 幼儿急疹

79. 男婴，4 个月。2 周前始发热，T 38.7~39.8℃，偶有轻咳，10 天前出现嗜睡伴阵发性烦躁不安，时有呕吐。曾在院外按“脑膜炎”治疗，静脉滴注青霉素 200 万 U/d，连用 1 周，热未退，近 2 天出现抽搐，2~3 次/日。查体发现最有助于诊断的体征是

A. 前囟膨隆 + 颈强直　　B. 前囟膨隆 + 布氏征阳性

C. 前囟膨隆 + 颅骨透照阳性　　D. 前囟膨隆 + 克氏征阳性

E. 前囟膨隆 + 巴氏征阳性

80. 女婴，生后 2 天。第一胎，足月顺产，出生 18 小时发现皮肤黄染，吃奶好。查体：反应好，皮肤巩膜中度黄染，肝肋下 2cm。子血型“B”，母血型“O”，血清胆红素 257μmol/L。最可能的诊断为

A. 新生儿肝炎　　B. 败血症　　C. 新生儿 ABO 溶血病

D. 新生儿 Rh 溶血病　　E. 胆道闭锁

81. 男婴，6 个月。母乳喂养，1 个月来经常腹泻，近 3 天呼吸急促，精神不振。血红蛋白 40g/L，红细胞 1.4×10^{12}/L。诊断为营养性缺铁性贫血。应首先采取的治疗措施是

A. 肌内注射右旋糖酐　　B. 10% 枸橼酸铁铵口服　　C. 给予含铁丰富食品

D. 输新鲜血液　　E. 大剂量注射维生素 B_{12}

82. 女婴，6 个月。母乳喂养，未加辅食。近 1 个月食欲差，欠活泼，面色苍白。能反映此患儿贫血原因的最早实验室检查指标是

A. 红细胞游离原卟啉　　B. 血红蛋白量

C. 血清铁蛋白　　D. 红细胞计数
E. 血清铁

83. 患儿，3岁。发热，体温38℃，有结膜炎。发热后一天出疹，由面部开始，一天后遍布全身，三天后皮疹消退，枕后、耳后淋巴结肿大。最可能的诊断是

A. 麻疹　　B. 风疹　　C. 幼儿急疹
D. 猩红热　　E. 过敏性皮疹

84. 患儿，8岁。因周身水肿7天入院，尿量及尿色基本正常。查体：BP 105/83mmHg，周身明显水肿，心肺听诊正常，腹软，双下肢指压痕明显。为确诊，下列哪项检查不重要

A. 血胆固醇测定　　B. 血浆蛋白测定　　C. 血钾、钠测定
D. 24小时尿蛋白测定　　E. 血清补体测定

85. 患儿，6个月。腹泻、呕吐5天，尿极少，精神极度萎靡，前囟、眼窝深凹陷，皮肤弹性极差，呼吸深快，四肢冰凉，脉细弱，血钠128mmol/L，二氧化碳结合力11mmol/L。应立即给予

A. 2∶2∶1溶液　　B. 等张含钠液　　C. 注射11.2%乳酸钠液
D. 5%糖盐水　　E. 4∶4∶2溶液

86. 男，50岁。夜尿频1年，无尿潴留史。直肠指诊前列腺略大，质韧，中间沟消失。B超示残余尿量20ml。最适宜的治疗方法是

A. 膀胱造瘘　　B. 经尿道前列腺电切术
C. 前列腺摘除术　　D. 前列腺尿道支架
E. 应用α受体阻断药改善排尿症状

87. 男，66岁。患冠心病多年，3小时前突然出现双下肢剧烈疼痛，行走困难，局部皮肤苍白。查体：双下肢股动脉搏动消失，双大腿以下皮温低，肌力4级。首先要考虑的诊断是

A. 动脉硬化性闭塞症　　B. 髂股动脉栓塞
C. 血栓闭塞性脉管炎　　D. 雷诺综合征
E. 急性大动脉炎

88. 女，40岁。上腹痛伴黄疸、发热1天入院。查体：巩膜黄染，右上腹及中上腹压痛，BP 75/40mmHg，P 100次/分。B超示胆总管1.5cm伴结石。诊断为急性梗阻性化脓性胆管炎。下列治疗哪项不妥

A. 手术解除胆道梗阻，减压引流胆道　　B. 切除胆囊做胆肠内引流
C. 积极抗休克　　D. 大量广谱抗生素
E. 使用肾上腺皮质激素

89. 女，40岁。腹痛伴恶心、呕吐3天。查体：腹胀，全腹有压痛，右侧卵圆窝处突起一直径4cm半球形包块，压痛明显。最可能的诊断是

A. 嵌顿性斜疝　　B. 嵌顿性直疝　　C. 嵌顿性股疝
D. 急性肠梗阻　　E. 急性肠扭转

90. 男，64岁。阵发性脐周痛12小时，加重2小时就诊。查体：BP 160/90mmHg，HR 86次/分，T 37.3℃，全腹稍胀，有散在轻压痛，但右脐旁和右下腹的压痛较明显，反跳痛（±），无肌紧张，肠鸣音亢进。腹部X线平片示小肠有积气伴多个散在液平面。1年前有胃癌

手术史。最可能的诊断是

A. 急性阑尾炎　　B. 急性胰腺炎　　C. 肠梗阻

D. 胃癌复发　　E. 急性胆囊炎

91. 男，36 岁。右颈部红肿热痛，并向周围迅速扩大、不易局限，伴头痛、寒战、高热，T 39.5℃。实验室检查：WBC 20×10^9/L。诊断为

A. 疖　　B. 痈　　C. 急性蜂窝织炎

D. 丹毒　　E. 气性坏疽

92. 男，50 岁。被重物砸伤致双下肢广泛软组织挫伤。入院查体：心率 108 次/分，血压 113/64mmHg。急行手术清创。此时的最佳输液原则是

A. 使用升压药　　B. 扩容、碱化尿液　　C. 输血

D. 输血浆代用品　　E. 多巴胺

93. 男，45 岁。乘长途汽车因急刹车跌倒，面部皮肤被行李拉链搭扣划伤 12 小时。检查左面颊皮肤全层裂开约 3cm，有血痂形成。这类伤口是

A. 清洁伤口　　B. 轻度污染伤口　　C. 感染伤口

D. 异物残留　　E. 重度污染伤口

94. 女，69 岁。有长年吸烟史，糖尿病发现 10 年，双下肢疼痛 3 个月，有间歇性跛行，其可能的病因为

A. 腰椎间盘突出症　　B. 骨关节炎　　C. 腰椎管狭窄症

D. 腰肌劳损　　E. 腰椎结核

95. 男，29 岁，农民。腰痛 2 天，右侧脚趾麻刺感。最近在田间使用小型拖拉机，未曾有过摔倒或损伤。平时健康状况良好，不曾服药，否认使用违禁药品。以往曾有过几次背痛，自己服用对乙酰氨基酚。他的妻子劝他看医生，因为她听说，脚趾刺痛意味着“腰椎间盘滑出”，需要手术治疗。查体：患者反应好，合作，无急性病痛，无发热；触诊下骶部有局部疼痛；右腿在抬腿 30°时即出现直腿提高试验阳性，左侧阴性，右侧趾稍有感觉缺失，肌运动和神经反射检查正常。此患者的治疗方案目前首选

A. 立即转诊神经外科　　B. 腰骶部 MRI

C. 腰骶部平片　　D. 严格卧床休息一周

E. 如症状无渐进发展或不很严重，即随诊观察 1 个月

96. 男，40 岁。不慎跌倒摔伤右肩，以左手托右肘部来诊。查体见头向右倾，右肩下沉，右上肢功能障碍；胸骨柄至右肩峰连线中点隆起，并有压痛。其可能的诊断是

A. 肩关节脱位　　B. 锁骨骨折　　C. 肱骨外科颈骨折

D. 肩胛骨骨折　　E. 肱骨解剖颈骨折

97. 男，42 岁。饱餐后上腹剧烈疼痛，呕吐胃内容物，吐后腹痛不缓解，肌内注射阿托品后腹痛不止。血压 80/50mmHg，脉搏 124 次/分；腹胀，全腹压痛、肌紧张、反跳痛，均以上腹部为重；肠鸣音消失，肝浊音界存在。右下腹穿刺抽出淡粉红色血性液体。最可能的诊断是

A. 上消化道溃疡穿孔　　B. 急性胆囊炎穿孔

C. 急性胃炎　　D. 急性重症胰腺炎

E. 急性绞窄性肠梗阻

98. 男，27 岁。转移性右下腹痛 20 小时，伴呕吐 1 次，诊断为急性阑尾炎。一般来说，导致发病最可能的原因是

A. 抵抗力下降　　B. 饱餐后剧烈运动　　C. 饮食不洁

D. 阑尾腔阻塞　　E. 大量细菌进入机体

99. 男，20 岁。因发热、腹痛、腹泻 2 天而就诊。曾自测体温为 38.9℃。发热时伴畏寒、寒战。腹泻 8~10 余次/日，初为稀便，后为黏液脓血便，里急后重感明显。3 天前曾进食不洁食物。大便常规检查：WBC 20~25 个/HP，RBC 10~15 个/HP。诊断为细菌性痢疾。其全身症状主要与下列哪项有关

A. 痢疾杆菌的外毒素　　B. 痢疾杆菌的内毒素

C. 霍乱肠毒素　　D. 肠毒素

E. 神经毒素

100. 男，30 岁。因咳嗽 1 个月余，伴低热、痰中带血 7 天就诊。肾移植术后 1 年。胸片示：左肺上叶尖段炎症，伴有空洞形成。最可能的诊断是

A. 癌性空洞伴感染　　B. 浸润性肺结核　　C. 支气管扩张

D. 肺脓肿　　E. 金黄色葡萄球菌性肺炎

101. 女，43 岁。明显黄疸与全身瘙痒伴乏力、食欲缺乏 2 个月余。查体：皮肤、巩膜中度黄染，皮肤可见抓痕；肝肋下 2.5cm，质硬，轻度压痛。实验室检查：ALT 750U/L，AKP、γ-GT 均明显升高，总胆红素（TBil）180μmol/L，AFP＞25μg/L。最符合哪种诊断

A. 肝硬化　　B. 慢性肝炎　　C. 原发性肝癌

D. 淤胆型肝炎　　E. 亚急性重型肝炎

102. 男，37 岁。既往健康。7 天前无明确诱因出现发热、恶心、食欲缺乏伴尿黄、明显乏力。实验室检查：ALT 780U/L，TBi l20μmol/L。该患者诊断应考虑为

A. 淤胆型肝炎　　B. 急性黄疸性肝炎　　C. 急性重型肝炎

D. 亚急性重型肝炎　　E. 急性无黄疸性肝炎

103. 男孩，10 岁。因发热伴惊厥 1 天，于 8 月 1 日入院。发病当天曾到小摊买饮料。既往体健。查体：T 35℃，BP 110/75mmHg，神志不清，球结膜水肿，四肢抽搐，心肺（－），腹软；脐周压痛（＋），反跳痛（－）；颈无抵抗，布氏征（－）。实验室检查：血 WBC 27×10^9/L，淋巴细胞 0.10，中性粒细胞 0.90。有助于确诊的检查是

A. 血培养　　B. 痰培养　　C. 脊髓穿刺检查

D. 灌肠大便培养　　E. 血清学检查

104. 女，25 岁。有多位性伴侣，因骨盆痛、发热、阴道分泌物异常和恶心呕吐前来就诊。查体发现 Chandelier 征阳性。最可能的诊断是

A. 异位妊娠　　B. 肾盂肾炎　　C. 盆腔炎（PID）

D. 细菌性阴道炎　　E. 假丝酵母菌阴道炎

105. 女，28 岁。$G_2P_0A_1$，停经 38 天，阴道流血 8 天，伴下腹隐痛。查体：宫颈无举痛，宫体增大，质中，附件无明显压痛。hCG（＋）。要求做人工流产，吸出物见到下列哪项可排除异位妊娠

A. 绒毛　　B. 蜕膜组织　　C. A-S 反应

D. 分泌期子宫内膜　　E. 增殖期子宫内膜

106. 女，32岁。停经10周，阴道少量流血10天。3小时前出血量增多，伴剧烈腹痛，有肉样物排出。妇科检查：阴道内多量血液，宫口开，血液持续外流，可触及胎盘组织，子宫增大如孕8周。最可能的诊断是

A. 先兆流产　　B. 不全流产　　C. 难免流产

D. 稽留流产　　E. 习惯性流产

107. 女，46岁。患慢性肾炎多年。半年前曾因早孕行人工流产术，现要求避孕指导。最恰当的避孕措施是

A. 安全期避孕　　B. 复方短效口服避孕药　　C. 皮下埋植

D. 阴茎套　　E. 输卵管绝育

108. 女，20岁。主诉阴道瘙痒，阴道分泌物增多并有难闻的气味。患者否认发热、背痛、排尿困难、血尿或阴道流血。与多位性伴侣有频繁性生活，很少使用防护措施。检查中有中量绿色泡沫状分泌物。对分泌物进行氨臭味试验检测为阴性，测得pH为6，显微镜下见多鞭毛的微生物。最可能的诊断是

A. 细菌性阴道病　　B. 淋病　　C. 梅毒

D. 滴虫阴道炎　　E. 阴道念珠菌病

109. 女，24岁。初孕，经检查确诊为子痫前期，为防止发展为重度，下列哪项处理是错误的

A. 适当减轻工作，保证午睡2小时　　B. 休息和睡眠时取左侧卧位

C. 适当增加产前检查次数　　D. 给予镇静药物

E. 严格限制食盐入量

110. 女，29岁。孕50天，人工流产术后8天，下腹痛，阴道流血未止、量中等、有异味，体温38℃。血象：白细胞1.5×10^9/L，中性粒细胞0.9，Hb 100g/L。妇科检查：阴道内血性分泌物有臭味，宫体略大，触痛明显，附件压痛。最可能的诊断是

A. 难免流产　　B. 不全流产　　C. 流产继发感染

D. 异位妊娠继发感染　　E. 急性盆腔炎

111. 女，65岁。2年来逐渐出现记忆力减退，逐渐加重，近4个月来生活渐不能自理。既往曾有过2次脑梗死和1次脑出血病史。查体：神清，表情淡漠、少语，思维能力下降，近记忆力和计算力的下降，四肢肌力4级，肌张力增高，腱反射活跃，双侧Babinski征阳性。诊断为

A. 血管性痴呆　　B. Alzheimer病　　C. Pick病

D. 路易体痴呆　　E. 帕金森病性痴呆

112. 男，65岁。晨醒后发现左肢乏力、言语含糊，次日乏力加重，不能行走。核磁共振检查示右侧基底节区有一T_1低信号、T_2高信号病灶。既往有糖尿病史多年，平时血糖控制差。最可能的诊断是

A. 脑栓塞　　B. 脑血栓形成　　C. 脑出血

D. 蛛网膜下腔出血　　E. 短暂性脑缺血发作

113. 男，55岁。脑梗死患者。病后第3天，意识不清，血压170/100mmHg，左侧偏瘫，

颅内压 280mmH_2O，宜首先选用

A. 尿激酶静脉滴注　　B. 降血压治疗　　C. 20% 甘露醇静脉滴注

D. 肝素静脉滴注　　E. 扩血管治疗

114. 女，35 岁，营业员。癫痫史 10 年。在工作时突然跌倒在地，口吐白沫，四肢强直－抽搐发作。旁观者给予下列哪项处理措施是错误的

A. 用力按住其手足，阻止抽搐发作

B. 用缠以纱布的压舌板塞入其一侧上下门齿之间

C. 使患者头偏向一侧

D. 解松患者的衣领及裤带，以利呼吸

E. 在患者背后垫衣被等软物

115. 男，56 岁。近来出现动作缓慢和双手抖动。到医院检查后诊断为帕金森病，对于该病，下列哪项症状一般不会出现

A. 协调运动减少　　B. 静止性震颤　　C. 全身肌肉强直

D. 走路呈“慌张步态”　　E. 出现偏瘫症状

116. 女，18 岁。近几个月来常因琐事与父母发生激烈争吵，闷闷不乐，被诊断为抑郁症而入院治疗。两周后，其父母去探视，患者起初表现出既想见又不想见的矛盾心理，但最终还是决定拒绝见其父母。该患者起初的心理状态属于

A. 双重趋避冲突　　B. 趋避冲突　　C. 回避冲突

D. 双避冲突　　E. 双趋冲突

117. 女，50 岁。左侧肱二头肌肌力为 5 级，伸腕肌肌力为 3 级，肱三头肌肌力为 1 级，则脊髓损伤的平面是

A. C_7　　B. C_6　　C. T_1

D. C_5　　E. C_8

118. 老年患者，脑卒中后右侧肢体瘫痪。查体：右上肢肌张力轻度增加，肘关节被动屈伸时，在关节活动范围之末时出现最小的阻力。按修订的 Ashworth 痉挛分级标准，患者应评为

A. 1 级　　B. 3 级　　C. 2 级

D. 0 级　　E. 4 级

119. 患儿，6 岁。双耳闭胀、疼痛、听力下降半个月来院就诊。声阻抗检查：双耳鼓室压图为“B”型。查体：鼻甲肿胀，少许黏脓涕，双扁桃体Ⅰ度肿大，双耳鼓膜粉红色。鼻咽鼻窦 CT：鼻咽顶后壁明显增厚。在治疗分泌性中耳炎的同时，最应积极治疗的疾病是

A. 慢性鼻炎　　B. 慢性咽炎　　C. 慢性扁桃体炎

D. 腺样体肥大　　E. 鼻咽炎

120. 男，25 岁。左耳间断性溢液 1 年，伴有听力下降，无耳痛、耳鸣。查体：左外耳道内可见少量黏性液体，拭净后可见鼓膜紧张部中央性大穿孔，纯音听阈左耳气导 40dB，骨导正常。最可能的诊断是

A. 分泌性中耳炎　　B. 急性化脓性中耳炎　　C. 慢性化脓性中耳炎

D. 急性乳突炎　　E. 外耳道疖

121. 女，39 岁。持续性鼻塞半年。长期滴用减充血药，且有多用减效现象。查体：鼻黏

膜充血、肿胀明显。最可能的诊断是

A. 急性鼻炎　B. 血管运动性鼻炎　C. 药物性鼻炎

D. 变应性鼻炎　E. 慢性肥厚性鼻炎

122. 男，15岁。右腋下起白斑3个月，发展缓慢，无不适。查体：右腋下可见2cm×3cm大小牛奶样白斑，界限清楚，边缘有少许色素沉着，表面光滑，摩擦后白斑呈淡红色，局部部分腋毛变白。最可能的诊断是

A. 继发性色素减退斑　B. 无色素痣

C. 贫血痣　D. 白癜风

E. 花斑癣

123. 男，45岁。因"上感"口服阿莫西林3天后，颜面及四肢出现水肿性红斑及水疱，呈"虹膜状"，口服扑尔敏无效，皮疹加重，躯体广泛水肿性暗红斑及水疱，眼结膜充血，口腔黏膜糜烂，伴高热、关节痛。最可能的诊断是

A. 重症多形红斑　B. 荨麻疹　C. 大疱性类天疱疮

D. 离心性环状红斑　E. 天疱疮

124. M药厂销售代表在和某医院几名医师达成协议后，医师在开处方时使用M药厂生产的产品，并按使用量的多少收受了药厂给予的提成。事情曝光以后，对M药厂按《中华人民共和国药品管理法》的有关规定处理；对于医师的错误行为，有权决定给予没收违法所得的部门是

A. 药品监督管理部门　B. 工商行政管理部门

C. 医师协会　D. 消费者权益保护协会

E. 卫生健康主管部门

125. 某省医科大学为了科学研究需要使用麻醉药品的标准品和对照品，现在已经通过所在地省人民政府药品监督管理部门的批准，下一步是购买该麻醉药品的标准品和对照品。按照《中华人民共和国药品管理法》的规定，该医科大学应当向哪个机构批准的单位购买

A. 国务院

B. 所在地省、自治区、直辖市人民政府

C. 国务院药品监督管理部门

D. 国务院卫生行政部门

E. 所在地省、自治区、直辖市人民政府药品监督管理部门

126. 李某是糖尿病患者，甲医疗机构为其开具了治疗糖尿病的药品处方，乙医疗机构是该处方药品的调剂机构，此时处方应由谁妥善保存

A. 甲医疗机构　B. 乙医疗机构　C. 患者本人

D. 患者本人或者其近亲属　E. 甲乙医疗机构共同保管

127. 男，65岁。风湿性心脏病伴心房颤动，慢性心功能不全十余年。发热，腹胀痛，不能进食，逐渐出现恶病质症状，消瘦明显，肝大，中度腹水，AFP（+），诊断为肝癌晚期。来院后，患者拒绝治疗，要求尽早摆脱痛苦，但其妻子要求积极抢救治疗，子女和领导表示尊重医院采纳的方案。针对此例，符合医学道德的行为选择应该是

A. 同意患者提出的安乐死要求

B. 回家休息对症治疗

C. 收入病房，对症处理

D. 同意患者妻子的要求

E. 进一步检查后，诊断明确，患者痛苦难忍，在家属和本人要求下，经一定的审批程序，可实施安乐死

128. 某年轻人在打羽毛球时自己的球拍把额头碰破了一块皮，到某医院就医。接诊医生查看后，问明患者属公费医疗，于是开出了 CT 检查单。查后结果为阴性。此类现象产生的根源是

A. 医生诊断水平不高
B. 医生对高新技术手段过度迷信
C. 市场经济对医学服务的负面影响
D. 生物医学模式对医生的负面影响
E. 医院管理不到位

129. 患者王某，在甲医院体检时发现乳腺有肿物，医生结合多年经验建议其住院做进一步检查，以防不测。为保险起见，患者丈夫又陪同她到当地的肿瘤专科医院做进一步检查。肿瘤医院的医生张某做了检查后认为是乳腺增生，患者介绍了在甲医院检查的情况，张某毫不在意，连病例也不看一眼，在患者及家属的要求下，开了 X 线检查单。片子出来后，张某看了一眼说："我说是增生吧，你们不信，根本不用照片子，我一摸就是增生。吃了药，缓解了就不用来了。"于是开了几盒药，患者离院。5 个月后，患者又来该肿瘤医院治疗，确诊为"乳腺癌Ⅲ期"，做了乳腺根除术，主治医生责怪"为什么不早来院检查治疗"。针对本案例，下列分析最恰当的是

A. 医生张某违背了不伤害原则
B. 医生张某违背了公正原则
C. 医生张某违背了审慎的道德要求
D. 医生张某违背了尊重原则
E. 医生张某违背了有利原则

130. 男，47 岁。突然神志丧失，呼吸不规则。即刻进行心脏按压，判断其是否有效的主要方法是

A. 测血压
B. 呼喊患者看其是否清醒
C. 摸桡动脉搏动
D. 摸股动脉搏动
E. 观察末梢循环状况

131. 女孩，5 岁。因头痛就诊。MRI 示小脑蚓部一大小约 3cm×4cm 块状影，增强扫描明显强化，四脑室受压、变扁，位置前移，幕上脑积水。最可能的诊断是

A. 脑膜瘤
B. 髓母细胞瘤
C. 血管母细胞瘤
D. 室管膜瘤
E. 脉络丛乳头状瘤

132. 女，63 岁。因心悸就诊。心电图示频发房性期前收缩，陈旧性心肌梗死。为对房性期前收缩进行定量分析，评价日常活动中的无症状性心肌缺血，下列哪项检查最合适

A. 超声心动图
B. 运动心电图
C. 动态心电图
D. 心电向量图
E. 常规心电图

133. 女，35 岁。1 个月前因外伤手术输血 800ml，近 1 周出现乏力、食欲缺乏，尿色加深。实验室检查：ALT 200U/L，抗-HCV（+），HCV PCR（+），抗-HBc（+）。诊断为

A. 急性丙型肝炎，既往曾感染乙型肝炎病毒

B. 慢性丙型肝炎

C. 乙型、丙型肝炎病毒合并感染

D. 急性乙型、丙型肝炎

E. 急性乙型肝炎

134. 医师对患系统性红斑狼疮、经住院治疗症状基本缓解回家继续康复的女士进行家访，不应对患者建议的健康指导措施是

A. 外出时戴遮阳帽或撑遮阳伞　　B. 禁忌日光浴

C. 禁用化妆品　　D. 每日用碱性肥皂水洗脸

E. 局部用30℃温水湿敷，每日3次

135. 女，35岁。下腹部肿物3年，逐渐增大，自右下腹部开始如拳头大小，现已如妊娠足月大小，但仍能做轻微的家务劳动。最可能的肿瘤为

A. 卵巢黏液性囊腺瘤　　B. 卵巢浆液性囊腺瘤

C. 卵泡膜细胞瘤　　D. 卵巢畸胎瘤

E. 子宫内膜样肿瘤

136. 女，26岁。结婚2年未孕，月经正常，激素测定未见异常，输卵管通畅试验正常。目前首选哪项检查

A. 性交试验　　B. 卵巢功能检查　　C. 子宫输卵管造影

D. 子宫镜检查　　E. 男方精液检查

137. 女，32岁。已婚。多次自然流产，且其姨、表妹患21－三体综合征。为避免她子代又患此病，来遗传病门诊咨询，请儿科医师指导。采用的预防措施应除外

A. 妊娠期羊水细胞培养，并做酶及生化测定

B. 妊娠期应注意预防肝炎等病毒感染

C. 夫妇双方应进行染色体检查

D. 了解流产因素

E. 妊娠前后应避免接受X线照射

138. 女，30岁。与丈夫分居。在月经第11天时，丈夫回家，未避孕，要求房事后紧急避孕，首选的简便、安全、有效的措施为

A. 宫内节育器　　B. 18－炔诺孕酮　　C. 甲地孕酮

D. 甲醚抗孕丸　　E. 米非司酮

139. 女，42岁。发热、外阴肿胀伴疼痛3天。妇科检查：右侧大阴唇红肿，有一4cm×3cm×3cm囊性包块，表面光滑，触痛明显。考虑何种疾病可能

A. 阴道壁囊肿　　B. 前庭大腺脓肿　　C. 前庭大腺囊肿

D. 非特异性外阴炎　　E. 细菌性阴道炎

140. 某双相障碍躁狂发作患者，当医生问患者几岁时，患者答："三十三，三月初三生，三月桃花开，开花结果给猴吃，我是属猴的。"这个回答说明患者有何症状

A. 思维散漫　　B. 病理性象征性思维　　C. 音联意联

D. 强制性思维　　E. 虚构

141. 老年患者，高热后出现反应迟钝，注意力、记忆、理解都有困难，有环境定向障碍，

能简单回答问题，但对复杂问题则有些茫然不知所措，吞咽、角膜、对光反射尚存在，这种症状属于

A. 嗜睡　　B. 意识混浊　　C. 昏睡

D. 昏迷　　E. 朦胧状态

142. 男，50 岁。突感心悸、胸闷、头晕来院就诊，心电图检查结果如图。考虑诊断为

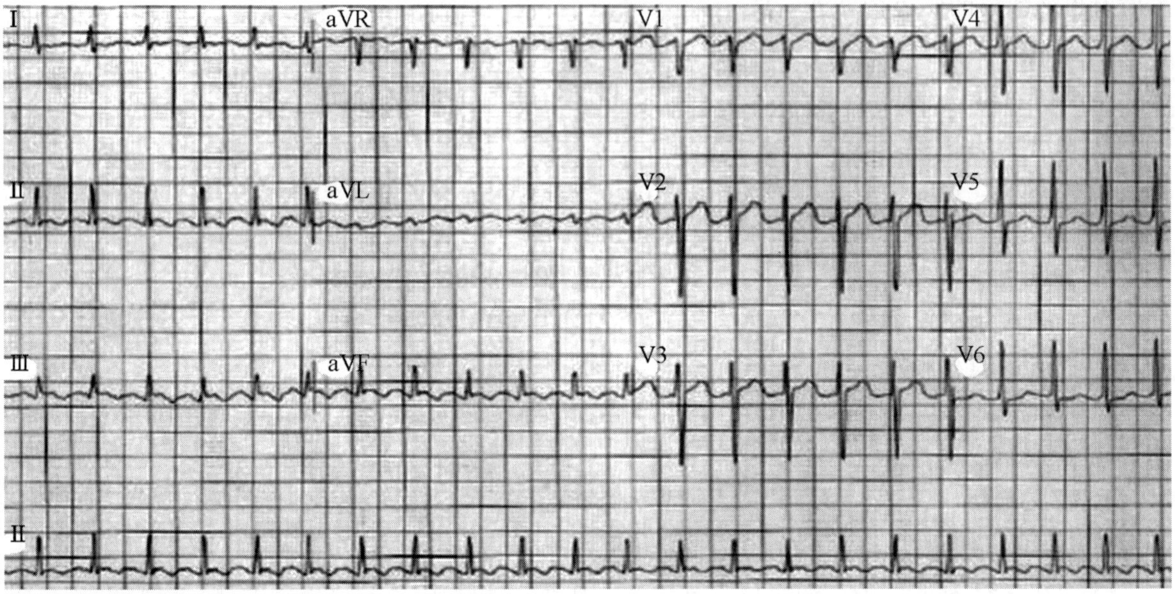

A. 房性心动过速　　B. 室上性心动过速　　C. 心房扑动

D. 心房颤动　　E. 窦性心动过速

143. 男，35 岁。近半年来觉得有人跟踪自己，有人在自己的屋里放了窃听器，并且听见有人议论如何对付自己，曾写信到公安局要求保护。最可能的诊断是

A. 青春型精神分裂症　　B. 偏执型精神分裂症

C. 单纯型精神分裂症　　D. 偏执性精神病

E. 紧张型精神分裂症

144. 在缺乏相应客观因素的情况下，患者表现为顾虑重重、紧张恐惧，以致搓手顿足，似有大祸临头，惶惶不可终日，伴有心悸、出汗、手抖、尿频等自主神经功能紊乱症状，这属于

A. 情感不稳定　　B. 焦虑　　C. 易激惹

D. 情感幼稚　　E. 情感低落

145. 男，16 岁。右眼视力逐渐下降。检查视力右眼 0.1、左眼 1.0，眼底未见异常。验光结果：右眼 -5.00D，矫正视力 1.0。应如何配镜

A. 右眼 -5.00D，左平光　　B. 右眼 -4.00D，左平光

C. 右眼手术治疗　　D. 右眼配角膜接触镜

E. 双眼配角膜接触镜

146. 男，62 岁。视力下降 1 年。检查视力右眼 0.3，左眼 0.2，双眼晶状体皮质混浊，眼底正常。验光结果：右眼 -3.00D，矫正视力 0.8；左眼 -3.50D，矫正视力 0.8。该患者应诊断为

A. 双老年性白内障未熟期　　B. 双老年性白内障初期

C. 双屈光不正　　D. 双弱视

E. 双屈光不正，双老年性白内障初期

147. 男，42 岁。右眼反复发作虹膜睫状体炎 3 年。检查：眼压右眼 40mmHg、左眼 18mmHg，右角膜透明 KP（-），房水闪光（-），瞳孔完全后粘连、虹膜膨隆，左眼前房正常，双眼底正常，双眼房角开放。本患者应诊断为

A. 双原发性闭角型青光眼，右陈旧性虹膜睫状体炎

B. 右继发性青光眼，右陈旧性虹膜睫状体炎

C. 双继发性青光眼，右陈旧性虹膜睫状体炎

D. 双原发性开角型青光眼，右陈旧性虹膜睫状体炎

E. 右继发性青光眼，右急性虹膜睫状体炎

148. 男孩，8 岁。因右眼虹膜炎局部使用激素性眼药水两周后，突然出现眼压升高，达 38mmHg，此时不恰当的治疗为

A. 停止局部激素的使用　　B. 使用非甾体抗炎药

C. 使用降压药物　　D. 行滤过性手术

E. 降低激素使用浓度和次数

149. 男，66 岁。昏迷，病历不详，巩膜轻度黄染，瞳孔等大，肌张力及腱反射亢进，无偏瘫，血糖 5.5mmol/L，血尿素氮 5.0mmol/L，血清白蛋白 20g/L，球蛋白 30g/L。最可能的诊断是

A. 肝性昏迷　　B. 糖尿病昏迷　　C. 尿毒症昏迷

D. 安眠药中毒　　E. 脑血管意外

150. 男婴，1 岁。因反复患感染性疾病就诊。实验室检查发现 RBC 2.6×10^{12}/L，Hb 70g/L；RBC 大小不等明显，大细胞中心淡染区扩大。应选用下列哪组药物治疗

A. 铁剂 + 维生素 C + 稀盐酸　　B. 叶酸 + 维生素 B_{12} + 维生素 C

C. 维生素 B_{12} + 维生素 C + 稀盐酸　　D. 叶酸 + 维生素 C + 铁剂

E. 叶酸 + 维生素 C + 稀盐酸

151. 患儿，14 个月。慢性腹泻 2 个月，近日发现面色发黄，皮肤散在出血点。查体：心肺正常，肝脾轻度增大，无震颤。血象：Hb 90g/L，RBC 2.65×10^{12}/L。要早期诊断，应首先做的检查是

A. 骨髓穿刺　　B. MCV、MCH、MCHC　　C. 血清维生素 B_{12} 测定

D. 血涂片　　E. 血清叶酸测定

二、共用题干单选题

（152～153 题共用题干）

男孩，8 岁。2 年前父母离异，随父亲生活，1 年前父亲再婚，婚后半年，男孩患精神分裂症入院，且家庭冲突加剧，正面临着家庭破裂。

152. 此时，全科医生家庭出诊的目的应是

A. 临时处理家庭矛盾　　B. 观察处于病情的男孩

C. 对家庭进行系统性评估　　D. 对男孩提供连续性照顾

E. 临时处理家庭紧急事情

153. 若家庭有严重的功能障碍，需全科医生家庭照顾，此时全科医生应

A. 提供医学信息和建议　B. 同情和支持

C. 有计划地进行干预　D. 家庭咨询

E. 家庭咨询和家庭治疗

（154～157 题共用题干）

男，25 岁。农民。面色苍白、疲乏无力 1 年。血象：RBC 2.0×10^{12}/L，Hb 60g/L，WBC 7.6×10^{9}/L，中性粒细胞 0.50，淋巴细胞 0.26，嗜酸性粒细胞 0.14，SF 10μg/L，血片中成熟红细胞中央淡染区扩大。拟诊为缺铁性贫血。

154. 此患者给予硫酸亚铁 0.3g/次，3 次/日，口服，治疗 1 个月效果不佳，其原因为

A. 诊断不正确　B. 病因未去除　C. 所给铁剂剂量不够

D. 未合并应用维生素 C　E. 未使用注射铁剂

155. 根据题干所提供的线索，该患者可能的病因为

A. 营养不良　B. 吸收障碍　C. 消化性溃疡

D. 肠道钩虫病　E. 胃肠道肿瘤

156. 假设患者为女性，病史方面应补充

A. 现病史　B. 个人营养史　C. 月经生育史

D. 婚姻史　E. 家族史

157. 假设此患者查出胃肠道肿瘤，需手术治疗，欲使患者术前 Hb 达 150g/L，拟行注射铁剂治疗，若患者体重 50kg，其需铁剂总量约为

A. 990mg　B. 1150mg　C. 1320mg

D. 1485mg　E. 1650mg

（158～160 题共用题干）

女，45 岁。有 2 个孩子，因头晕、乏力、面色苍白 1 年来诊。既往有十二指肠球部溃疡 20 年。实验室检查：RBC 2×10^{10}/L，Hb 60g/L，白细胞及血小板正常，血清铁蛋白 10μg/L。诊断为缺铁性贫血。

158. 关于铁代谢的叙述，正确的是

A. 维生素 C 能促进 Fe^{2+} 的吸收

B. 血清铁一般是 Fe^{2+}

C. Fe^{2+} 主要在空肠下端吸收

D. 成人每天需 Fe^{2+} 量 10mg

E. 在肠黏膜细胞内 Fe^{2+} 与去铁铁蛋白结合形成铁蛋白

159. 本例缺铁性贫血的最可能病因是

A. 多次妊娠　B. 慢性失血　C. 胃肠道吸收功能障碍

D. 需铁量增加　E. 偏食

160. 下列哪项治疗对本例是不合适的

A. 给予硫酸亚铁口服或肌内注射右旋糖酐铁

B. 口服铁剂期间忌茶

C. 加维生素 C 可促进食物中 Fe^{3+} 的吸收

D. 多进食猪肝、肉类、禽蛋、香菇等食物

E. 给予稀盐酸口服

（161～163 题共用题干）

初产妇，27 岁。破膜 16 小时后生一体重 3500g 的男婴，该男婴生后 18 小时血清胆红素浓度 256.5μmol/L，显著黄疸，出生过程顺利，母乳喂养。

161. 下面哪项最不可能是黄疸的原因

A. Rh 或 ABO 溶血　　B. 生理性黄疸　　C. 败血症

D. 先天性球形细胞贫血　　E. G6PD 缺乏性贫血

162. 下列检查，对解释该黄疸无价值的是

A. 母婴 Rh 血型，ABO 血型，Coombs 试验

B. 全血细胞计数，外周血涂片，网织红细胞测定

C. 总胆胆红素和直接胆红素浓度测定

D. 血培养

E. 肝脏氨基转移酶测定

163. 对此患儿最不合适的处理是

A. 光疗　　B. 输白蛋白　　C. 输血浆

D. 用抗生素　　E. 暂不处理

（164～166 题共用题干）

男孩，8 岁。额部多发性疖肿，不慎碰伤额部，致使局部红肿扩大，弛张性高热，4 天后臀部皮下又发现一肿块，疼痛、压痛明显，且有波动感。

164. 进一步确诊的方法是

A. 胸部 X 线检查　　B. 臀部肿块 B 超检查　　C. 臀部 X 线检查

D. 实验室检查白细胞　　E. 臀部肿块穿刺抽脓

165. 诊断应考虑

A. 菌血症　　B. 败血症　　C. 毒血症

D. 脓血症　　E. 冷脓肿

166. 治疗方案为

A. 乙醇擦浴退热　　B. 额部疖肿换药

C. 臀部脓肿切开引流及抗生素治疗　　D. 加强营养，增加抵抗力

E. 综合应用多种抗生素

（167～169 题共用题干）

女，28 岁，教师。已婚未育。因“发现 HBsAg 阳性 2 年，食欲缺乏、乏力 1 个月”来诊。否认外伤、手术史，否认输血史，无乙型病毒性肝炎家族史。查体：无肝病面容，未见肝掌、蜘蛛痣，皮肤、巩膜无黄染；无腹壁静脉曲张，肝、脾不大，移动性浊音（－）。实验室检查：HBsAg（＋），HBeAg（＋），HBcAb（＋），HCVAb（－），HBV DNA 3.3×10^{6} copies/ml；ALT 382U/L，SCr＜35μmol/L，TBil 正常；ANA、ANCA、ESR、CRP 正常范围。肝 B 型超声：慢性肝病。

167. 最可能的诊断是

A. 乙型肝炎病毒携带者
B. HBeAg 阳性慢性乙型病毒性肝炎
C. HBeAg 阴性慢性乙型病毒性肝炎
D. 乙型病毒性肝炎肝硬化，代偿期
E. 乙型病毒性肝炎肝硬化，失代偿期

168. 不适宜的治疗措施是

A. 等待并随访 6 个月
B. 保肝治疗
C. 干扰素治疗
D. 核苷类药物
E. 建议休息

169. 慢性乙型病毒性肝炎抗病毒治疗的指征不包括

A. HBeAg 阳性者 HBV DNA≥10^5copies/ml
B. HBeAg 阴性者 HBV DNA≥10^4copies/ml
C. ALT≥2 倍正常上限值（ULN）
D. ALT＜2×ULN，肝组织学显示 Knodell HAI 评分≥4，或≥G2 炎症坏死
E. TBil＞2×ULN

（170～172 题共用题干）

女，49 岁。月经增多，周期缩短，经期延长，子宫正常大小，双附件（－）。服用甲基睾素无效，此次月经量增多，面色苍白。

170. 最可能的诊断是

A. 无排卵性功血
B. 有排卵性功血
C. 黄体功能不全
D. 子宫内膜脱落不全
E. 子宫内膜炎

171. 应采取的措施是

A. 氨甲苯酸
B. 大剂量孕激素
C. 大剂量雌激素
D. 大剂量雄激素
E. 诊断性刮宫

172. 其子宫内膜病理表现最可能是

A. 分泌期子宫内膜
B. 月经期子宫内膜
C. 分泌不良子宫内膜
D. 增生期子宫内膜
E. 子宫内膜见炎症细胞

（173～175 题共用题干）

男，27 岁。病程 5 年，性格孤僻，不上班，将自己的东西都卖掉，流浪街头，时有自言自语，经常呼唤着因病过世的母亲的名字。精神检查：意识清晰，衣着不整，表情淡漠，常无故发笑，接触不合作，交谈无法深入，自语，内容无法理解，如“不能利用出现的一种倾向掩盖另一种倾向”。躯体及神经系统检查无异常。

173. 该患者诊断是

A. 抑郁症
B. 精神发育迟滞
C. 精神分裂症
D. 脑器质性精神障碍
E. 分裂人格

174. 患者感到他的思维或行为被某种神秘的力量或仪器所控制，提示

A. 夸大妄想
B. 钟情妄想
C. 疑病妄想
D. 物理影响妄想
E. 被害妄想

175. 该患者曾经接受过系统的急性期治疗，但每次都无法坚持，这次的治疗方案宜采取

A. 长期住院治疗
B. 选择长效制剂
C. 嘱家属严加看管
D. 加强心理治疗，尽量恢复自知力
E. 继续选择一种抗精神病药物治疗

三、案例分析题

（176～180 题共用题干）

女，30 岁。高热、口腔溃疡、多关节酸痛、盘状红斑 2 个月，ANA、抗 DNA 抗体阳性。

176. 该患者最可能的诊断是

A. 系统性红斑狼疮
B. 类风湿关节炎
C. 贝赫切特病
D. 混合性结缔组织病
E. 天疱疮
F. 干燥综合征

177. 患者在治疗过程中逐渐出现干咳、活动后气促，应考虑

A. 肺部感染
B. 肺栓塞
C. 肺间质纤维化
D. 支气管扩张
E. 支气管炎
F. 胸腔积液

178. 应采取的措施是

A. 减小波尼松剂量
B. 抗凝药
C. 非甾体抗炎药
D. 免疫抑制剂
E. 免疫调节剂
F. 抗生素
G. 糖皮质激素 + 环磷酰胺

179. 患者在治疗过程中突然出现强笑，继而出现抽搐。行腰穿，脑脊液检查示压力 $50mmH_2O$，潘氏试验（ − ），白细胞 0，糖、氯化物、蛋白均正常；墨汁染色阴性，细菌、隐球菌、抗酸杆菌涂片均阴性。应考虑

A. 结核性脑膜炎
B. 化脓性脑膜炎
C. 精神病
D. 狼疮脑病
E. 隐球菌性脑膜炎
F. 乙型脑炎

180. 应采取的措施是

A. 减小波尼松剂量
B. 丙种球蛋白冲击治疗
C. 非甾体抗炎药
D. 甲基波尼松龙冲击治疗
E. 免疫调节剂
F. 抗生素

（181～185 题共用题干）

男，39 岁。1 小时前因酒后与人争吵时突然感觉双颞侧剧烈头痛，面色苍白，急送入院。途中曾呕吐胃内容物一次，神志不清、遗尿、全身抽搐约 2 分钟，入院后约 10 分钟苏醒，醒后诉头痛及颈痛。既往体健。

181. 初步诊断主要考虑

A. 急性化脓性脑膜炎
B. 脑栓塞
C. 蛛网膜下腔出血
D. 脑脓肿
E. 病毒性脑膜炎
F. 脑出血
G. 脑肿瘤出血
H. 偏头痛

182. 查体发现痛苦病容，神志清楚，对答切题，各对颅神经未见异常，四肢肌力与肌张力均正常，深浅感觉正常，颈强直，双侧 Kernig 征（ + ）。应尽快做哪项检查，以明确诊断

A. 血常规
B. 血生化检查
C. 心电图

D. 胸部平片　　E. 腰穿　　F. 血气分析

G. 头颅 CT　　H. 头颅 MRI 和 MRA

183. 头颅 CT 提示为蛛网膜下腔大量出血，还需要进一步作哪些检查

A. 脑部 DSA　　B. 心电图　　C. 胸部平片

D. 血常规　　E. 出、凝血功能　　F. 腰穿

G. 头颅 MRI　　H. 脑彩超

184. 脑蛛网膜下腔出血的最常见病因是

A. 脑血管畸形　　B. 颅内动脉瘤　　C. 脑血管炎

D. 抗凝治疗　　E. 结缔组织病　　F. 血液病

185. 针对动脉瘤破裂出血患者，目前适合的治疗方法是

A. 大剂量止血药　　B. 内科保守治疗　　C. 镇静镇痛药

D. 支持疗法　　E. 亚低温治疗　　F. 脑脊液置换术

G. 动脉瘤栓塞术　　H. 外科手术动脉瘤夹闭

（186~189 题共用题干）

严重急性呼吸综合征（SARS）流行期间，某医院护士因发热伴咽痛、轻微干咳 2 天就诊。查体：T 39.5℃，R 27 次/分，BP 110/65mmHg，P 87 次/分，无皮疹，皮肤无黄染，双肺呼吸音粗，未闻及啰音，余未见异常，心律齐。

186. 首先要为该患者进行哪些检查

A. 血常规　　B. 心肌酶、肝肾功能　　C. 胸部 X 线检查

D. 心电图　　E. 血气分析　　F. 咽拭子培养

187. 患者当日查血常规：WBC 4×10^9/L，N 0.55，L 0.45。胸片示双肺纹理增粗，余未见异常。应进行哪些处置

A. 按医学观察病例处理　　B. 暂不用网络直报

C. 2 小时内进行网络直报　　D. 6 小时内对患者居所采取消毒措施

E. 12 小时内对患者居所采取消毒措施　　F. 隔 1~2 天复查胸部 X 线

188. 应进行的防控措施是

A. 对患者住过的房间应及时进行空气消毒和物体表面的消毒

B. 对患者住过的楼层走道的墙壁、地面和所有公共电梯、楼梯用有效氯为1000~2000mg/L 的含氯消毒剂擦拭

C. 对患者使用过的会议室、娱乐室及大厅、过道等场所应尽可能长时间地开窗通风换气。必要时可用过氧乙酸进行空气和物体表面消毒

D. 对可能受污染的床上用品、毛巾可用有效氯为 250~500mg/L 的含氯消毒剂溶液浸泡 30 分钟

E. 对家具、日常用品等物体的表面可用有效氯为 1000~2000mg/L 的含氯消毒剂溶液擦拭消毒

F. 对患者穿过的衣服全部焚烧处理

189. 对患者所在医院的职工应进行哪些健康教育

A. 养成良好的个人卫生习惯，勤洗手，提高个人卫生素质

B. 应重视个人防护，预防上呼吸道感染，少到人群聚集场所

C. 注意手的清洁和消毒

D. 注意平衡膳食

E. 搞好环境、室内卫生，特别是保持良好的通风

F. 经常到户外活动，呼吸新鲜空气，增强体质

（190～193 题共用题干）

男，75 岁。患慢性阻塞性肺疾病 20 余年，长期门诊复诊。近来行肺功能检查示 $FEV_1/FVC < 70\%$，$30\% \leqslant FEV_1 < 50\%$ 预计值。血气分析：PO_2 50mmHg，PCO_2 60mmHg。查体：T 36.8℃，R 20 次/分，消瘦，神清，稍气促，唇甲轻度发绀，球结膜稍充血、水肿；咽稍红，双侧扁桃体无肿大；颈静脉怒张，肝颈征阴性；气管居中，双肺叩诊过清音，双肺呼吸音减低，双肺未闻明显干湿啰音；心界不大，心率 98 次/分；腹平软，肝脾肋下未及；双下肢无水肿。

190. 根据患者病史及查体，下列叙述正确的是

A. 患者肺功能严重程度为Ⅱ级
B. 建议患者长期氧疗
C. 给予支气管舒张药物
D. 患者肺功能严重程度为Ⅰ级
E. 患者肺功能严重程度为Ⅲ级
F. 患者合并Ⅱ型呼吸衰竭

191. 近一周患者受凉后出现咳嗽、咳痰、气促加重，并出现双下肢水肿。下列哪些是患者可能的并发症

A. 自发性气胸
B. 肺结核
C. 支气管扩张症
D. 肺癌
E. Ⅱ型呼吸衰竭
F. 肺源性心脏病

192. 患者行血常规：WBC 9.0×10^9/L，N 0.90，L 0.10。胸片示双肺纹理增粗紊乱，双肺多发肺大疱。目前可给予的治疗有

A. 抗感染治疗
B. 支气管舒张药
C. 控制性吸氧
D. 利尿药
E. 洋地黄类药物
F. 高流量吸氧

193. 关于慢性肺心病患者洋地黄类药物的使用，下列叙述正确的是

A. 洋地黄类药物使用剂量宜大

B. 宜使用作用快、排泄快的洋地黄类药物

C. 根据患者心率衡量洋地黄类药物的应用和疗效

D. 感染已控制、呼吸功能好转、利尿药不能得到良好疗效而反复水肿的心力衰竭患者

E. 以右心衰竭为主要表现而无明显感染的患者

F. 出现急性左心衰竭者

（194～196 题共用题干）

男孩，1 岁。体重 10kg，腹泻 2 天，每日大便 10 余次，黄色蛋花汤样便，无腥臭味。尿量明显减少。查体：精神萎靡，皮肤弹性差，眼窝凹陷，手脚稍凉。血清钠 136mmol/L。

194. 该患儿属何种脱水

A. 轻度等渗性脱水
B. 重度低渗性脱水
C. 重度等渗性脱水
D. 中度等渗性脱水
E. 中度高渗性脱水
F. 中度低渗性脱水

195. 该患儿如果为口服补液，应如何补

A. ORS 溶液 80~100ml/kg，于 8~12 小时少量多次喂服

B. ORS 溶液 50~80ml/kg，于 8~12 小时少量多次喂服

C. ORS 溶液 30~50ml/kg，于 8~12 小时少量多次喂服

D. ORS 溶液 50~100ml/kg，于 8~12 小时少量多次喂服

E. ORS 溶液 50~80ml/kg，于 12~16 小时少量多次喂服

F. ORS 溶液 80~100ml/kg，于 12~16 小时少量多次喂服

196. 该患儿如果为静脉补液，应补何种液体及补液量是多少

A. 2/3 张含钠液，液体量 50~100ml/kg

B. 1/2 张含钠液，液体量 120~150ml/kg

C. 1/4 张含钠液，液体量 100~150ml/kg

D. 1/5 张含钠液，液体量 100~150ml/kg

E. 1/3 张含钠液，液体量 100~150ml/kg

F. 2∶2 等张含钠液，液体量 100~150ml/kg

(197~201 题共用题干)

男，33 岁。近 5 年来反复出现上腹部疼痛，尤以饱餐后明显。今日突然出现右上腹剧痛，5 小时后来院就诊。查体：T 37.3℃，P 100 次/分，R 16 次/分，BP 120/80mmHg；腹平，腹式呼吸消失，全腹压痛、反跳痛，腹肌紧张明显；肝浊音界未叩出；肠鸣音弱。

197. 对诊断最有价值的首选检查是

A. 腹部 B 超　　B. 上消化道造影　　C. 肛门指诊

D. 腹部 X 线平片　　E. 胃镜检查　　F. 腹部 CT

198. 腹部 X 线平片示膈下游离气体，白细胞 $15.2\times10^9/L$。该患者最可能的诊断是

A. 胃溃疡穿孔　　B. 十二指肠溃疡穿孔

C. 输尿管结石　　D. 急性出血坏死性胰腺炎

E. 阑尾炎穿孔　　F. 急性肠梗阻

199. 应立即采取的治疗措施是

A. 留置胃管，持续胃肠减压　　B. 胃大部切除术

C. 穿孔修补，高选择性迷走神经切断术　　D. 积极术前准备

E. 抗感染、补液　　F. 全胃切除术

200. 术中探查发现溃疡直径 2.5cm，质硬，其中部穿孔直径 0.6cm。若施行胃大部切除术(毕Ⅱ式)，较常见的早期并发症有

A. 吻合口出血　　B. 低血糖综合征　　C. 倾倒综合征

D. 贫血　　E. 十二指肠残端瘘　　F. 胃排空障碍

201. 患者术后第 5 天，出现上腹膨胀感和呕吐，呕吐物含大量胆汁。可能的原因是

A. 术后胃滞留　　B. 胃肠吻合口梗阻　　C. 输出袢空肠口梗阻

D. 胃肠吻合口输入袢梗阻　　E. 胃肠吻合口狭窄　　F. 胃空肠吻合口水肿

答案与解析

1. C　2. E　3. B　4. D　5. E　6. C　7. A　8. C　9. E　10. E　11. B　12. E　13. A　14. D　15. E　16. B　17. D　18. B　19. A　20. A　21. A　22. C　23. B　24. E　25. B　26. D　27. C　28. B　29. E　30. D　31. D　32. C　33. E　34. E　35. E　36. D　37. A　38. A　39. B　40. D　41. C　42. E　43. B　44. E　45. C　46. E　47. C　48. E　49. B　50. B　51. B　52. A　53. E　54. A　55. C　56. E　57. D　58. C　59. A　60. D　61. D　62. D　63. D　64. C　65. D　66. C　67. A　68. D　69. D　70. D　71. D　72. B　73. A　74. B　75. E　76. A　77. D　78. E　79. C　80. C　81. D　82. C　83. B　84. A　85. B　86. E　87. B　88. B　89. C　90. C　91. C　92. B　93. B　94. C　95. E　96. B　97. D　98. D　99. B　100. B　101. D　102. B　103. D　104. C　105. A　106. B　107. D　108. D　109. E　110. C　111. A　112. B　113. C　114. A　115. E　116. B　117. B　118. A　119. D　120. C　121. C　122. D　123. A　124. E　125. C　126. B　127. E　128. C　129. C　130. D　131. B　132. C　133. A　134. D　135. A　136. E　137. A　138. E　139. B　140. C　141. B　142. C　143. B　144. B　145. D　146. E　147. B　148. D　149. A　150. D　151. D　152. C　153. E　154. B　155. D　156. C　157. D　158. E　159. B　160. E　161. B　162. E　163. E　164. E　165. D　166. C　167. B　168. A　169. E　170. A　171. E　172. D　173. C　174. D　175. B　176. A　177. C　178. G　179. D　180. BD　181. BCE　182. G　183. ABCDE　184. B　185. GH　186. AC　187. CDF　188. ABCDE　189. ABCEF　190. BCEF　191. AEF　192. ABCD　193. BDEF　194. D　195. A　196. B　197. D　198. A　199. ABDE　200. AEF　201. C

1. C【解析】梅毒、淋病、滴虫阴道炎均以性接触直接传播为主要传播途径。淋病奈瑟球菌在上皮细胞内大量繁殖引起细胞损伤崩解并扩散至黏膜下层，沿生殖道黏膜上行蔓延，可引起子宫内膜炎、输卵管黏膜炎、盆腔腹膜炎。

2. E【解析】人工流产常见的并发症有出血、子宫穿孔、人工流产综合征、漏吸或空吸、吸宫不全、感染、羊水栓塞。吸管过细、胶管过软或负压不足易引起出血，应及时更换吸管和胶管，调整负压。

5. E【解析】脑栓塞是指各种栓子随血流进入脑动脉，使血管急性闭塞或严重狭窄，导致局部脑组织缺血、缺氧性坏死，而迅速出现相应神经功能缺损的一组临床综合征。脑栓塞栓子来源可分为心源性、非心源性和来源不明性三种类型，以心源性最常见。

6. C【解析】脑血栓形成最重要而常见的血管病变是动脉粥样硬化，其次是高血压伴发的脑小动脉硬化。

7. A【解析】超早期溶栓治疗目的是溶解血栓，迅速恢复梗死区血流灌注，减轻神经元损伤。起病 6 小时以内为溶栓治疗的时间窗，临床上常用的溶栓药物为重组组织型纤溶酶原激活药（rt-PA）。

10. E【解析】感觉障碍类型：①感觉减退，是对刺激的感受性降低，感觉阈值增高，表现为对外界强烈的刺激产生轻微的感觉体验或完全不能感知（后者称为感觉缺失）。②感觉过敏，是对刺激的感受性增高，感觉阈值降低，表现为对外界一般强度的刺激产生强烈的感觉体验，如感到阳光特别刺眼、轻柔的音乐特别刺耳、轻微的触摸皮肤感到疼痛难忍等。③内感性不适，是躯体内部产生的不舒适和难以忍受的异样感觉，如咽喉部堵塞感、胃肠扭转感、腹部气流上涌感等，可继发疑病观念。

11. B【解析】高热仅反映机体的温度情况，不能反映机体的组织灌注量，不能帮助诊断休克。

13. A【解析】气胸系胸膜疾病，以胸痛、呼吸困难为主要表现，一般不引起咯血和发热。而肺炎、肺脓肿、肺癌、肺结核均为肺部的炎症病变，是咯血的重要病因，常伴随发热，尤其是肺结核。

16. B【解析】政府应制定有利于发展社区健康教育与健康促进工作的方针和政策，不宜采取行政措施进行干预。

18. B【解析】用整群抽样法抽样时，抽到的不是个体，而是由个体组成的集体（即群体)。即将总体分为若干“群”，每一群中包含若干观察对象，如村、车间、班级、连队、居民小组等。这些群体是从相同类型的群体中随机抽出的，被抽到单位的所有成员都是研究对象。

21. A【解析】传播效果是指受传者接收信息后，在情感、思想、态度、行为等方面发生的反应，传播活动是否成功，效果如何，主要体现在知识、行为的改变。健康传播效果由低到高可分为四个层次，即知晓健康信息、健康信念认同、态度转变、采纳健康的行为。

22. C【解析】青春期少女的心理行为特点包括对性发育困惑不解、独立意识增强、情绪波动大、学习压力大、伙伴关系密切、青春幻想。

23. B【解析】全科医学建立于20世纪60年代末，同内科、外科和妇产科等学科一样，是临床医学的二级学科。

26. D【解析】家庭的功能包括抚养和赡养；满足感情需要；满足生殖和性需要；社会化，将成员培养成合格的社会成员，如传授社会技巧和知识、发展建立人际关系的能力、学会与人相处、胜任社会角色；经济功能，家庭是社会经济分配与消费的最基本单位；赋予成员地位。

31. D【解析】早期或干性支气管扩张可无异常肺部体征，病变重或继发感染时常可在下胸部、背部闻及固定而持久的局限性粗湿啰音，有时可闻及哮鸣音，部分慢性患者伴有杵状指(趾)。出现肺气肿、肺源性心脏病等并发症时有相应体征。

32. C【解析】慢性浅表性胃炎胃镜检查，病变表现为胃黏膜充血、水肿，呈淡红色，可伴有点状出血和糜烂，表面可有灰黄或灰白色黏液性渗出物覆盖。镜下病变主要表现为黏膜浅层固有膜内淋巴细胞、浆细胞等慢性炎细胞浸润，但腺体保持完整，无萎缩性改变。严重者炎症可累及黏膜深层。

33. E【解析】高脂血症患者表现为高胆固醇血症和/或高甘油三酯血症，并可伴有低密度脂蛋白（LDL）、极低密度脂蛋白（VLDL）及脂蛋白a的升高，高密度脂蛋白（HDL）正常或降低。

34. E【解析】机体对铁的需求与供给失衡可导致体内贮存铁耗尽，继之红细胞内铁缺乏，最终引起缺铁性贫血。治疗的目标是使血清铁蛋白恢复正常，即补足储存铁。

35. E【解析】休克是由一种或多种原因诱发的组织灌注不足所导致的临床综合征。灌注不足使组织缺氧和营养物质供应障碍，导致细胞功能受损，诱发炎症因子的产生和释放，引起微循环的功能和结构发生改变，进一步加重灌注障碍，形成恶性循环，最终导致器官衰竭。

36. D【解析】一般认为 24 小时咯血量在 100ml 以内为小量咯血，100～500ml 为中等量咯血，500ml 以上或一次咯血 100～500ml 为大量咯血。

37. A【解析】体重为各器官、系统、体液的总重量，在体格生长指标中最易波动，易于准确测量，是最易获得的反映儿童生长与营养状况的指标。儿科临床中多用体重计算药量和静脉输液量。

38. A【解析】各种病毒和细菌均可引起小儿急性上呼吸道感染，但以病毒多见，主要有鼻病毒、呼吸道合胞病毒、流感病毒、副流感病毒、柯萨奇病毒等。

39. B【解析】流行性腮腺炎外周血白细胞计数多正常或稍高，淋巴细胞相对增高。

40. D【解析】隐匿型维生素 D 缺乏性手足搐搦症没有典型发作的症状，可通过刺激神经、肌肉而引出隐性体征，如面神经征、腓反射、陶瑟征。

42. E【解析】乳腺癌的治疗采用以手术治疗为主的综合治疗策略。对早期乳腺癌患者，手术治疗是首选。

43. B【解析】创伤性关节炎常见于关节内骨折未准确复位的畸形愈合者，因关节面不平整，可引起疼痛、红、肿、活动受限等。

44. E【解析】脊柱结核主要累及椎体，以腰椎结核最多。患者从地上拾物时，不能弯腰，需挺腰屈膝屈髋下蹲才能取物，称拾物试验阳性。

45. C【解析】当结石造成胆总管梗阻时可出现反复腹痛或黄疸；如继发胆管炎，可出现典型的 Charcot 三联征，即腹痛、寒战高热和黄疸。

46. E【解析】成人烧伤面积中国新九分法：头面颈各占 3%，双手占 5%，双前臂占 6%，双上臂占 7%，前后躯干各占 13%，会阴部占 1%，双臀部占 5%，足占 7%，双小腿占 13%，双大腿占 21%。

47. C【解析】慢性肺疾病康复治疗可采用呼吸练习，目的是增强膈肌活动，减弱肋间内肌、肋间外肌等辅助肌的过度活动，以提高肺的伸缩性，增加通气，提高呼吸效率，缓解呼吸困难。

48. E【解析】在社区干预试验中，如果实际情况不允许，对研究对象不作随机分配或由于研究对象数量较大、范围较广而未设平行的对照，则称为类实验或准实验研究。采用准实验研究方法评价健康教育效果时，选择的对照点不需要实施干预。

49. B【解析】串联是指全部筛检试验结果均为阳性者才定为阳性。该法可以提高特异度，但使灵敏度降低。

50. B【解析】碱中毒导致 H^+ 与钙离子交换加强，使钙离子进入细胞内，血钙降低。血磷降低、血 $1,25\text{-}(OH)_2D_3$ 增高、甲状旁腺功能亢进都引起血钙升高。蛋白质低时，蛋白结合钙减少，使总钙量降低，但离子钙不低，营养不良时不发生抽搐。

51. B【解析】一级预防是病因预防，如环境改善、增强体质、免疫接种等；二级预防是临床前预防，在疾病的前期早发现、早诊断、早治疗，可避免疾病加重，早治愈；三级预防是临床预防，对疾病及时有效地治疗，防止恶化，预防并发症，促进康复，延长寿命。

54. A【解析】慢性萎缩性胃炎可分为多灶性萎缩性胃炎和自身免疫性胃炎两类。前者表现为萎缩性改变在胃内呈多灶性分布，以胃窦为主，多由幽门螺杆菌感染引起；后者表现为萎缩性改变主要位于胃体部，由自身免疫引起。

55. C【解析】房性期前收缩的心电图表现：①P波提前发生，与窦性P波形态不同。②PR间期>120毫秒。③QRS波群呈室上性，部分可有室内差异性传导。④多为不完全代偿间歇。如发生在舒张早期，适逢房室结尚未脱离前次搏动的不应期，可产生传导中断，无QRS波发生（被称为阻滞的或未下传的房性期前收缩）或缓慢传导（下传的PR间期延长）现象。根据心电图考虑为房性早搏二联律。

58. C【解析】慢性支气管炎简称慢支，是气管、支气管黏膜及其周围组织的慢性非特异性炎症。临床上以咳嗽、咳痰为主要症状，或有喘息，每年发病持续3个月或更长时间，连续2年或2年以上，并排除具有咳嗽、咳痰、喘息症状的其他疾病。根据患者临床表现考虑为慢性支气管炎。

59. A【解析】患者有反复右肾绞痛病史，考虑上尿路结石可能，泌尿系统平片检查未发现异常，提示结石在X线片上不显影。患者进食动物蛋白后出现脚趾关节红肿疼痛，临床高度怀疑为尿酸代谢障碍引起的痛风。为明确痛风的诊断和上尿路结石是否存在，应进行血尿酸实验室检查和B超检查。

61. D【解析】甲状腺功能亢进症的临床表现主要由循环中甲状腺激素过多引起，其症状和体征的严重程度与病史长短、激素升高的程度和患者年龄等因素相关。症状主要有易激动、烦躁失眠、心悸、乏力、怕热、多汗、消瘦、食欲亢进、大便次数增多或腹泻、女性月经稀少。

62. D【解析】甲状腺细针穿刺活检在鉴别诊断甲状腺结节中发挥核心作用。如果患者TSH正常，且年轻，则需要采用细针抽吸活检，以区分是囊肿还是良性病变或肿瘤。

64. C【解析】血培养是诊断菌血症和感染性心内膜炎（IE）的最重要方法。近期未接受抗生素治疗者，常规抽血培养阳性率可达95%；对未经治疗的亚急性心内膜炎，第一天每隔1小时抽血1次，共3次，如次日未见细菌生长，重复采血3次后开始抗生素治疗。本病为持续性菌血症，无须高热时抽血。超声心动图对确诊具有重要意义，但不能忽视血培养。

66. C【解析】痛风患者每天应至少饮水2000ml，特别在用排尿酸药物时更应多饮水，有助于尿酸随尿液排出。

71. D【解析】长骨骨折易致脂肪栓塞，长期卧床容易诱发静脉血栓形成。栓子上行可堵塞肺动脉或其分支，导致肺栓塞，使其支配区的肺组织因血流受阻或中断而发生坏死，即肺梗死。常表现为呼吸困难、胸痛和咯血。

72. B【解析】肾综合征出血热低血压休克期的治疗原则为积极补充血容量，注意纠正酸中毒和改善微循环功能。

73. A【解析】峰流速测定反映气道阻塞有无及其程度，ARDS患者不存在气道阻塞。

78. E【解析】幼儿急疹多见于6~18个月儿童，突起高热，体温39~40℃。咽峡部充血、头颈部浅表淋巴结轻度肿大、轻微腹泻。发热3~5天体温骤退，同时出现皮疹。皮疹呈红色斑疹或斑丘疹，很少融合。

80. C【解析】出生24小时内出现皮肤黄染，总胆红素明显升高，系病理性黄疸。血型母“O”子“A”或“B”型最易发生ABO溶血病。

85. B【解析】患儿尿极少，精神极度萎靡，前囟、眼窝深凹陷，皮肤弹性极差，呼吸深快，四肢冰凉，脉细弱，提示重度脱水。此时应静脉补液，先进行扩容，选用等张含钠液20ml/kg，30~60分钟内静脉滴注，然后8~12小时内补充累积损失量。

89. C【解析】患者右侧卵圆窝处突起一半球形包块，考虑股疝可能；腹痛伴恶心、呕吐，全腹有压痛，包块压痛明显，最可能为股疝嵌顿。

92. B【解析】患者下肢广泛软组织挫伤，可发生挤压综合征。挤压综合征常伴有酸中毒，早期即应用碱性药物以碱化尿液，预防酸中毒，防止肌红蛋白与酸性尿液作用后在肾小管中沉积。

96. B【解析】锁骨骨折后，即出现局部肿胀、瘀斑，肩关节活动时疼痛加剧。患者常用健手托住肘部，减少肩部活动引起的骨折端移动而导致的疼痛，头部向患侧偏斜，以减轻因胸锁乳突肌牵拉骨折近端而导致的疼痛。检查时，可扪及骨折端，有局限性压痛，骨摩擦感。

100. B【解析】患者为肾移植术后接受免疫抑制剂治疗者，咳嗽2~3周以上，有咯血、发热等肺结核症状。胸片示左肺上叶尖段炎症，伴有空洞形成，符合肺结核的影像学表现。

102. B【解析】急性黄疸性肝炎急性起病，常见症状为乏力、食欲缺乏、厌油腻、恶心、呕吐、右季肋部疼痛等，可有短暂发热、腹泻等症状。体征多有肝大、轻触痛和叩痛，可伴有脾大。淤胆型肝炎表现为全身皮肤瘙痒及大便颜色变浅或灰白、肝大。急性重型肝炎可出现肝性脑病症状。亚急性重型肝炎TBil大于正常值上限10倍或每日上升≥17. 1μmol/L。急性无黄疸性肝炎症状较重，巩膜、皮肤出现黄染，可有梗阻性黄疸表现。

104. C【解析】盆腔炎常见于30岁以下、性生活活跃或近期有生育的年轻妇女，症状包括骨盆痛、发热、阴道分泌物、性交困难和恶心呕吐。查体发现附件、子宫和宫颈摇摆痛(Chandelier征阳性)。使用宫内节育器和多个性伴侣则增加其危险。

106. B【解析】不全流产表现为阴道流血较多，持续不止；腹痛较重。子宫口已扩张，不断有血液自宫颈口内流出，阴道内可见胚胎组织或部分胎盘组织堵塞子宫口。

107. D【解析】该妇女患有慢性肾炎，又步入围绝经期，应选用阴茎套避孕。

108. D【解析】滴虫阴道炎主要症状是阴道分泌物增多及外阴瘙痒，间或出现灼热、疼痛、性交痛等。分泌物典型特点为稀薄脓性、泡沫状、有异味。分泌物灰黄色、黄白色呈脓性是因其中含有大量白细胞，若合并其他感染则呈黄绿色。性传播是其主要传播方式。

109. E【解析】妊娠期不推荐严格限制食盐的摄入，也不推荐肥胖孕妇限制热量摄入。

112. B【解析】糖尿病是脑卒中重要的危险因素，与微血管、大血管病变关系密切。脑血栓形成常在安静中发病，可进行性加重，MRI可显示早期缺血性脑梗死灶，表现为T_1低信号、T_2高信号。

116. B【解析】趋避冲突指一个人对同一事物同时产生两种动机，即向往得到它，同时又想拒绝和避开它。患者既想见又不想见的矛盾心理属于趋避冲突。

117. B【解析】关键肌确定脊髓损伤水平，伸腕肌代表C_6，肱三头肌代表C_7；损伤平面的肌力必须达到3级，该关键肌头端的另一肌的肌力必须达到5级。C_6损伤符合上述特点。

118. A【解析】按修订的Ashworth痉挛分级标准，被动屈伸时，在关节活动范围之末时出现最小的阻力或出现突然卡住和释放，为1级。

119. D【解析】儿童分泌性中耳炎与腺样体肥大关系密切，腺样体切除术已成为治疗分泌性中耳炎的常规手术。该患者明显有腺样体肥大，应积极治疗。

120. C【解析】慢性化脓性中耳炎表现为耳内流脓，呈间歇性或持续性，急性发作时脓液量增加，患耳有不同程度的传导性听力下降，可伴有耳鸣、耳痛，耳部检查可见鼓膜不同程度穿孔。

121. C【解析】长期滴用鼻减充血药易导致药物性鼻炎。

122. D【解析】表面无鳞屑可排除花斑癣；摩擦后白斑呈淡红色可排除贫血痣；皮疹边缘有色素沉着可除外无色素痣；皮损出现前无炎症性损害及外涂药物史，可除外继发性色素减退斑。白癜风多见于儿童及青壮年，任何部位均可受累，皮损大小不等，典型为乳白色或瓷白色色素脱失斑，边界清楚，无萎缩、硬化及肥厚等改变，常无自觉症状。

123. A【解析】重症多形红斑发病急骤，全身症状严重。皮损为水肿性鲜红色或暗红色虹膜样斑点或瘀斑，迅速扩大，相互融合，泛发全身，其上出现水疱、大疱或血疱，尼氏征阳性。可累及多部位黏膜，口、鼻黏膜可发生糜烂，表面出现灰白色假膜，疼痛明显；眼结膜充血、渗出，甚至可发生角膜炎、角膜溃疡及失明。

130. D【解析】判断心肺复苏是否有效的方法：施术者耳朵贴近患者鼻孔感觉气流，同时观察有无自主胸廓起伏，用时10秒，以判断呼吸功能恢复与否；施术者用示、中、环三指压于患者颈总动脉（甲状软骨上缘旁开两指处）或股动脉感受搏动，以判断循环功能恢复与否。

131. B【解析】髓母细胞瘤好发年龄为5~15岁。绝大部分发生于小脑蚓部，增强扫描强化明显，可压迫或闭塞第四脑室引起阻塞性脑积水。

132. C【解析】动态心电图可对房性期前收缩进行定量分析，是评价日常活动中无症状性心肌缺血的最佳方法。

137. A【解析】妊娠期羊水细胞培养，并做酶及生化测定属于检查措施，不是预防措施。

138. E【解析】米非司酮为抗孕激素制剂，可用于紧急避孕，简便、安全、有效。

139. B【解析】育龄妇女，外阴红肿热痛，大阴唇囊性包块，触痛，为前庭大腺脓肿的典型表现。

140. C【解析】躁狂发作患者存在思维奔逸，思维联系过程异常迅速，常常按某些词汇的表面毗连（同音押韵）或某些句子在意义上的相近（意联）而转换主题。

141. B【解析】意识混浊是意识清晰度轻度受损，表现为似醒似睡，缺乏主动，行动迟缓。如果缺乏刺激，常像要睡着一样，但还能有一些简单的动作和反应，如张口、伸舌等都能做，只是缓慢些。跟环境有一些接触，能回答简单问题，但对复杂问题则茫然不知所措，语音低，语速慢。整个精神活动均显得十分呆滞。见于癫痫、颅内压增高、颅脑创伤或感染中毒性疾病。

143. B【解析】偏执型精神分裂症的临床表现以相对稳定的妄想为主，常伴有幻觉，情感、意志、言语、行为障碍不突出，起病多在30岁以后。

148. D【解析】患者右眼虹膜炎局部使用激素性眼药水两周后，突然出现眼压升高，应考虑可能为虹膜睫状体炎引起的青光眼，此时炎症尚未控制，不宜行滤过性手术。

149. A【解析】血糖、血尿素氮正常，可排除糖尿病昏迷和尿毒症昏迷。根据巩膜黄染、血清白蛋白明显降低、白蛋白与球蛋白比例倒置，考虑最可能是肝性昏迷。

152. C【解析】家庭评估是通过一定的方法来了解家庭的结构状况、家庭所处家庭生活周期的阶段及其已经出现或即将出现的健康问题、家庭资源和家庭的功能情况。

153. E【解析】当家庭出现功能障碍或处于危机状态时便需要全科医生提供必要的帮助，这种帮助可能多以家庭咨询的方式提供，经过家庭治疗专业训练的医生也可提供适当的家庭治疗。

154. B【解析】治疗缺铁性贫血，应尽可能地去除导致缺铁的病因。患者经口服补铁治疗无效，应考虑病因未去除。

155. D【解析】患者为农民，嗜酸性粒细胞明显增高，应考虑寄生虫感染可能，贫血病因可能是肠道钩虫病。根据病史，不能得出其他诊断。

156. C【解析】女性月经过多可导致缺铁性贫血，应补充月经生育史。

157. D【解析】注射用铁的总需量按公式计算：（需达到的血红蛋白浓度 − 患者的血红蛋白浓度）$\times 0.33 \times$ 患者体重（kg）。该患者需铁剂总量约为（$150-60$）$\times 0.33 \times 50 = 1485$mg。

169. E【解析】慢性乙型病毒性肝炎抗病毒治疗的一般适应证：①HBV DNA≥105copies/ml（HBeAg 阴性者为≥10^4 copies/ml）。②ALT≥2×ULN；如用干扰素治疗，ALT 应≤10×ULN，血 TBil≤2×ULN。③如 ALT<2 倍正常值上限，但组织病理学 Knodell HAI 指数≥4，或中度（G2~3）及以上炎症坏死和/或中度（S2）以上纤维化病变。

173. C【解析】精神分裂症临床症状多样，但均具有思维、情感、行为不协调和脱离现实环境的特点。该患者意志活动减退，无故不上班，对生活、工作劳动缺乏积极性和主动性，行为懒散，终日无所事事；思维怪异，无法理解；情感淡漠。其思维、情感、意志活动三方面的障碍使患者精神活动与环境脱离，考虑精神分裂症可能。

174. D【解析】物理影响妄想是指患者认为自己的精神活动（思维、情感、意志、行为等）均受外力的干扰、控制、支配、操纵，或认为有外力刺激自己的躯体，产生某种不舒服的感觉。该患者感到他的思维或行为被某种神秘的力量或仪器所控制，属于物理影响妄想。

175. B【解析】长效针剂适用于依从性不好或用药不便的患者，主要用于慢性精神分裂症的维持治疗和预防复发，也用于某些急性病例、依从性差的患者。

186. AC【解析】SARS 病变初期到中期白细胞计数通常正常或下降，淋巴细胞常减少，部分病例血小板亦减少，T 细胞群中 CD3、CD4 及 CD8 T 细胞均减少。大部分患者病变早期即有胸部 X 线检查可见的病变。

194. D【解析】该患儿出现尿量明显减少，精神萎靡，皮肤弹性差，眼窝凹陷，手脚稍凉，但没有循环衰竭，提示中度脱水；血清钠 136mmol/L，提示等渗性脱水。

195. A【解析】口服补盐液（ORS）方案，轻度脱水按 50~80ml/kg、中度脱水按 80~100ml/kg 给予。少量多次，每 5~10 分钟口服一次，每次 10~15ml，累积损失量宜在 8~12 小时内给完。

196. B【解析】该患儿属中度等渗性脱水，静脉补液时补充液体量为 120~150ml/kg，性质为 1/2 张含钠液。

197. D【解析】患者有反复饱食后上腹痛，考虑胃溃疡可能，突发剧烈腹痛，腹平，腹式呼吸消失，全腹压痛、反跳痛，腹肌紧张明显，肝浊音界未叩出，肠鸣音弱，考虑胃溃疡穿孔可能。立位腹部X线平片提示膈下游离气体，有确诊价值。

198. A【解析】患者腹部X线平片示膈下游离气体，考虑消化性溃疡穿孔可能，结合既往反复出现餐后上腹部疼痛，最可能为胃溃疡穿孔。

199. ABDE【解析】患者为青年男性，一般情况良好，穿孔时间短，首选胃大部切除术，应积极术前准备，抗感染、补液治疗，术后留置胃管，持续胃肠减压。

200. AEF【解析】胃大部切除术的术后早期并发症包括术后出血，术后胃瘫，术后胃肠壁缺血坏死、吻合口破裂或漏，十二指肠残端破裂，术后梗阻。术后胃瘫是胃手术后以胃排空障碍为主的综合征。

201. C【解析】胃大部切除术后输出袢肠梗阻多见于术后肠粘连或结肠后方系膜压迫肠管所致。表现为上腹部饱胀不适，严重时有呕吐，呕吐物含胆汁。

冲刺试卷（二）

一、单选题

1. 造成女性不孕的最常见病因是

A. 不排卵　B. 输卵管因素　C. 重度宫颈糜烂

D. 子宫内膜异位症　E. 子宫黏膜下肌瘤

2. 关于产褥感染的叙述，不恰当的是

A. 应用广谱抗生素

B. 由于分娩破坏女性生殖道的防御功能和自净作用，诱发产褥感染

C. 为混合感染，病原体包括需氧菌、厌氧菌、真菌、衣原体和支原体等

D. 可并发“股白肿”

E. 急性盆腔结缔组织炎是病原体直接蔓延至宫旁组织出现的炎症反应

3. 关于慢性盆腔炎的治疗，下列不恰当的是

A. 中药治疗　B. 广谱抗生素静脉滴注2~3周

C. 透明质酸酶肌内注射　D. 药物治疗无效者行手术治疗

E. 物理治疗

4. 关于母乳喂养，下列不正确的是

A. 哺乳期间可吸吮橡皮奶头当安慰物　B. 指导母亲如何喂奶

C. 与其婴儿分开时应保持泌乳　D. 禁止给婴儿喝饮料

E. 促进母乳喂养，支持组织的建立

5. 下列符合短暂性脑缺血发作影像学改变的是

A. CT 高密度灶　B. MRI T_1低信号　C. CT 低密度灶

D. MRI T_2高信号　E. MRI 弥散加权成像高信号

6. 下列可引起先昏迷后发热的疾病是

A. 脑出血　B. 流行性出血热　C. 流行性脑脊髓膜炎

D. 败血症　E. 流行性乙型脑炎

7. 不属于短暂性脑缺血发作的高危因素是

A. 脑动脉瘤　B. 糖尿病　C. 高血压

D. 高脂血症　E. 心脏病

8. 惊厥伴高血压可见于

A. 脑出血　B. 脑膜炎　C. 脑血吸虫病

D. 脑炎　E. 肾炎

9. 急性吗啡中毒的症状为

A. 呼吸深慢　B. 睡眠时呼吸困难加重　C. 发热

D. 双肺可闻及哮鸣音　E. 口唇呈樱桃红色

10. 发现患者存在意识障碍的重要标志是

A. 反应迟钝　B. 情感淡漠　C. 定向力障碍

D. 记忆力障碍　E. 注意力集中困难

11. 成人心肺复苏中，潮气量大小为

A. 200~300ml　B. 400~500ml　C. 500~600ml

D. 600~700ml　E. 800~1000ml

12. 肺炎链球菌的主要致病物质是

A. 外毒素　B. 内毒素　C. 高分子多糖荚膜

D. 溶血素　E. 血浆凝固酶

13. 关于咯血的说法，错误的是

A. 咯血伴发热可见于肺结核　B. 肺结核是最常见的咯血原因之一

C. 咯血伴胸痛可见于肺梗死　D. 咯血伴咳嗽可见于支原体肺炎

E. 咯血伴黄疸须注意大叶性肺炎

14. 下列不属于寻常型银屑病组织病理学表现的是

A. 角化过度　B. 角化不全　C. Kogoj 微脓肿

D. Munro 微脓肿　E. 棘层增厚

15. 社区康复医疗业务工作由谁来指导

A. 全科医师　B. 康复治疗师　C. 上级医疗机构康复专业人员

D. 社区护士　E. 社区卫生服务站

16. 属于 C 型行为模式的是

A. 吸烟　B. 酗酒　C. 情绪过分压抑

D. 暴饮暴食　E. 缺乏运动

17. 对于一组经对数变换后亦不服从正态分布的偏态分布资料，描述其集中趋势应选用

A. 频数　B. 算术均数　C. 几何均数

D. 中位数　E. 百分位数

18. 针对社区居民普遍关心的心理问题，通过大众媒体进行讨论和答疑，这种形式属于

A. 门诊咨询　B. 电话咨询　C. 专题咨询

D. 信函咨询　E. 入户咨询

19. 下列不属于社区重点保健人群的是

A. 妇女　B. 儿童　C. 精神病患者

D. 老年人　E. 慢性病患者

20. 描述一组偏态分布资料的变异度，最适用的指标是

A. 方差　B. 标准差　C. 变异系数

D. 四分位数间距　E. 标准正态离差

21. 心理咨询的原则不包括

A. 自主性原则　B. 差异性原则　C. 信赖性原则

D. 主导性原则　　E. 保密性原则

22. 若社区人群相信项目组传递的高血压相关健康信息，在传播效果层次上属于

A. 知晓健康信息　　B. 健康信念认同　　C. 态度转变

D. 形成特定价值观　　E. 采纳健康行为

23. 预防慢性退行性疾病的健康教育应开始于

A. 幼儿期　　B. 儿童期　　C. 青春期

D. 中年期　　E. 老年期

24. 下列不属于全科医生日常一级预防工作内容的是

A. 高危人群保护　　B. 接种卡介苗　　C. 戒烟的健康教育

D. 鼓励社区居民平衡膳食　　E. 病例发现

25. 全科医疗的最大特点是强调

A. 持续性、综合性、个体化的照顾

B. 预防疾病和维持健康

C. 早期发现并处理疾病

D. 对当事人的长期（贯穿生命周期）负责式照顾

E. 全面给予医疗服务

26. 关于全科医学与社区卫生服务关系的叙述，错误的是

A. 全科医生是发展社区卫生服务的核心力量

B. 全科医疗代表了社区卫生服务发展的最佳服务模式

C. 社区卫生服务是一种社区定向的卫生服务

D. 社区卫生服务人才队伍建设的核心是全科医生的培养

E. 全科医学又称社区卫生服务

27. 对家庭生命周期的正确理解是

A. 家庭自身产生、发展与消亡的过程

B. 家庭生活周期的各个阶段是连续的，家庭不可以在任意阶段开始或结束

C. 恋爱和丧偶不属于家庭生活周期

D. 每个家庭都会经历家庭生活周期的各个阶段

E. 家庭可以在家庭生活周期的某个阶段开始或结束

28. 个人健康档案的组成主要包括

A. 以家庭为单位的健康检查记录　　B. DOMR 和 POMR

C. 以社区为基础的健康检查记录　　D. POMR 和 PHE

E. DOMR 和 PHE

29. 家庭健康档案不包括

A. 家庭基本资料　　B. 家庭问题和家系图　　C. 人口资料

D. 家庭生活周期健康维护　　E. 家庭圈

30. 与老年人细胞活力降低无关的因素是

A. 细胞外钾离子的变化　　B. 促进蛋白质合成的激素分泌减少

C. 体内分解代谢大于合成代谢
D. 自由基在体内的堆积
E. 过氧化脂质在体内的堆积

31. 关于老年人血糖特点，下列描述错误的是
A. 老年糖尿病患者以餐后高血糖为主
B. 糖耐量随年龄增加而下降
C. 多数老年糖尿病患者空腹血糖正常
D. 空腹血糖随年龄上升而增加
E. 老年人体检测定血糖时只需检测空腹血糖

32. 支气管扩张症的治疗主要是
A. 手术治疗
B. 功能锻炼
C. 保持呼吸道畅通和控制感染
D. 治疗鼻窦炎和上呼吸道感染
E. 预防应用气管炎菌苗

33. 胃十二指肠溃疡外科手术的绝对适应证是
A. 溃疡病穿孔
B. 应激性溃疡
C. 瘢痕性幽门梗阻
D. 胃后壁溃疡
E. 溃疡病出血

34. 急进性肾小球肾炎不同于急性肾小球肾炎的主要临床表现是
A. 短期内进行性肾功能减退
B. 以肉眼血尿为主
C. 有高血压
D. 有贫血
E. 对糖皮质激素治疗反应差

35. 鉴别再生障碍性贫血与原发免疫性血小板减少症最有价值的是
A. 贫血的程度
B. 感染的种类
C. 出血的部位
D. 血小板数目
E. 骨髓巨核细胞数

36. 心搏骤停最常见的病因为
A. 冠心病
B. 高血钾
C. 肥厚型心肌病
D. 窒息
E. 心肌炎

37. 诊断 ARDS 的必要条件是
A. 血氧饱和度
B. pH
C. 氧合指数
D. 肺泡 – 动脉氧分压差
E. 动脉血氧分压

38. 幼儿急疹的治疗方法是
A. 发热期间注意退热治疗，皮疹无须特殊治疗
B. 早隔离，早治疗
C. 注射特异性高效价免疫球蛋白
D. 严格隔离，加强抗病毒治疗
E. 注射预防疫苗以预防其发生

39. 某化脓性脑膜炎患儿，查体时发现皮肤及结合膜有小出血点，其病原菌最可能是
A. 金黄色葡萄球菌
B. 肺炎链球菌
C. 大肠埃希菌
D. 脑膜炎球菌
E. B 族溶血性链球菌

40. 与婴儿上呼吸道感染临床表现不符的是
A. 发热
B. 流涕
C. 食欲缺乏

D. 前囟膨隆　　E. 咽部充血

41. 维生素 D 缺乏性手足搐搦症发生惊厥是由于血清中

A. 钾离子浓度降低　　B. 钠离子浓度降低　　C. 氯离子浓度降低

D. 钙离子浓度降低　　E. 磷离子浓度降低

42. 幼儿急疹发热和皮疹的关系是

A. 发热和皮疹没有明显相关

B. 发热 3~4 天后出疹

C. 高热，体温 39~40℃，持续 3~5 天骤降，热退疹出

D. 一般为低热，发热 1~2 天出疹

E. 出疹期间发热加重

43. 引起急性乳腺炎最常见的细菌是

A. 大肠埃希菌　　B. 厌氧菌　　C. 溶血性链球菌

D. 金黄色葡萄球菌　　E. 肺炎链球菌

44. 关于肩周炎的描述，错误的是

A. 女性多于男性　　B. 肩关节外展、外旋、后伸受限

C. 左侧多于右侧　　D. 青少年多于中老年

E. 三角肌有轻度萎缩

45. 骨折治疗最正确的原则是

A. 骨与软组织并重复位　　B. 一般要求解剖复位

C. 坚持固定与活动相结合　　D. 复位、固定和功能锻炼

E. 局部与全身治疗兼顾

46. 急性梗阻性化脓性胆管炎的治疗原则是

A. 维持有效的循环血量，防治休克　　B. 纠正代谢性酸中毒及电解质紊乱

C. 尽快通畅胆汁引流，解除梗阻　　D. 大量、广谱、联合应用抗生素

E. 急行胆囊切除术治疗

47. 关于深Ⅱ度烧伤的描述，不正确的是

A. 伤及真皮乳头层以下，但仍残存部分网状层

B. 靠残存生发层和皮肤附件上皮细胞增殖愈合

C. 伤后间或有较小水泡，如无感染，一般 3~4 周可自行愈合

D. 表皮、真皮全层及附件全部损毁，靠创缘上皮细胞增殖愈合

E. 表皮、真皮乳头层损伤，靠创缘上皮细胞增殖向中心愈合

48. 关于康复评定，错误的是

A. 等同于疾病诊断

B. 指导制订康复计划

C. 评定功能性质、部位、范围、严重程度及发展趋势

D. 指导确定康复目标

E. 评估康复的效果

49. 病例对照研究特别适用于

A. 人群中暴露比例低的因素研究

B. 住院病例的研究

C. 社区病例的研究

D. 健康人的研究

E. 罕见疾病研究

50. 有关临床预防中筛检的理解，错误的是

A. 目的是早期发现患者

B. 目的是及时发现高危人群

C. 其观察对象是健康人群

D. 目的是为研究疾病自然史提供依据

E. 为流行病学检测提供资料

51. 男，75岁。已有高血压史15年，降压药使用不规则，血压时高时低，前天突然出现右侧肢无力，不能拿起茶杯、碗，讲话困难，此时要考虑

A. 可能血压有波动

B. 可能出现心力衰竭

C. 可能出现肺衰竭

D. 可能出现脑卒中

E. 可能出现心肌梗死

52. 某患者因便秘向医生小王求助咨询，小王随即建议其服用通便药。小王的做法违背的用药原则是

A. 先明确诊断，后用药

B. 先非药物疗法，后药物疗法

C. 先老药，后新药

D. 先外用药，后内服药

E. 用药方案简单明了

53. 男，35岁。胃溃疡史5年，3个月来上腹无规律疼痛，进食后显著。钡透：胃黏膜增粗，紊乱，胃窦见1.0cm×1.5cm龛影。BP 60/45mmHg，R 110次/分，烦躁，出汗。首选的处理措施是

A. 快速输血

B. 口服去甲肾上腺素

C. 快速输盐水

D. 快速输葡萄糖

E. 肌内注射巴曲亭

54. 男，67岁。嗜烟40余年。每日少量咳嗽、咳痰20年。近1个月发现经常有血丝痰，右胸闷胀不适，低热，易感乏力。经胸部CT及纤维支气管镜检查诊断为右肺上叶鳞状细胞癌，镜下可见右肺上叶支气管被癌肿完全阻塞，其典型的X线征象是

A. 右肺上叶不张，下缘呈倒S形

B. 右肺阻塞性肺炎

C. 肺门类圆形实变阴影

D. 健侧代偿性肺气肿

E. 右肺局限性肺气肿

55. 男，65岁。慢性咳嗽20年，3天来咳喘加重来诊。血气分析为pH 7.30，PaO_2 50mmHg，$PaCO_2$ 60mmHg。在住院期间除改善肺功能外，下列治疗正确的是

A. 静脉注射5%碳酸氢钠

B. 口服碳酸氢钠

C. 静脉注射三羧甲基氨基甲烷

D. 不给碱性药

E. 静脉滴注乳酸钠

56. 女，63岁。冠心病史多年，反复水肿、尿少10年。查体：Hb 70g/L，血压150/100mmHg。尿蛋白（++），尿红细胞6~10个/HP，尿白细胞2~3个/HP，尿比重1.010~1.012。临床诊断为慢性肾小球肾炎。血BUN 31mmol/L，Cr 407μmol/L，CCr 40ml/min。该患者功能分期应属于

A. 肾功能正常

B. 肾功能代偿期

C. 尿毒症期

D. 肾功能失代偿期　　E. 肾衰竭期

57. 女，32 岁。头晕、腰痛、夜尿多 1 年余。BP 150/90mmHg，尿蛋白（±），红细胞 0~1 个/HP，白细胞（++），诊断可能为

A. 肾性肾小球肾炎　　B. 急性肾盂肾炎　　C. 原发性高血压

D. 慢性肾盂肾炎　　E. 肾病综合征

58. 女，27 岁。出现甲亢症状 3 个多月，甲状腺轻度肿大，有血管杂音，无突眼，心率 100 次/分，律齐。在用甲巯咪唑治疗的过程中，甲状腺比治疗前增大，甲状腺部位血管杂音更明显，但甲亢症状未完全控制，应选择的治疗方案是

A. 加用普萘洛尔　　B. 改用丙基硫氧嘧啶　　C. 增加他巴唑剂量

D. 加用甲状腺素片　　E. 加用碘剂

59. 女，35 岁。因心悸、多食、消瘦、怕热、多汗 2 个月来诊。甲状腺中度肿大，对称柔软，无结节，双上极有血管杂音及震颤，心律齐，心率 121 次/分，甲状腺激素水平增高，诊断为甲亢，予丙基硫氧嘧啶转当地治疗。3 周后复诊，症状已控制，心率降至 70 次/分，甲状腺缩小，质中，有充实感，杂音、震颤消失。其疗效迅速的原因是

A. 足量丙基硫氧嘧啶　　B. 曾加用普萘洛尔

C. 曾加用含碘食物或药物　　D. 曾加用地西泮

E. 曾加用糖皮质激素

60. 女，60 岁。身高 162cm，体重 50kg。近 1 个月来明显多饮、多尿伴体重下降就诊。尿糖（+++~++++），空腹血糖 11.1mmol/L，HbA1c 8.8%。应选择的治疗方案是

A. 单纯饮食控制　　B. 饮食控制加双胍类药物

C. 饮食控制加运动疗法　　D. 饮食控制加磺脲类降糖药

E. 饮食控制加 α－葡萄糖苷酶抑制药

61. 某冠心病患者在全麻下行左肺切除术，术中处理肺门时突然出现心室颤动，正确的处理方法是

A. 胸内心脏挤压　　B. 胸外电除颤

C. 静脉注射利多卡因 1mg/kg　　D. 胸外心脏挤压

E. 胸内电除颤

62. 男，74 岁。新确诊糖尿病。患者从医院取药后回家即服，15 分钟后心悸、乏力、出冷汗、有饥饿感。此时应采取的紧急措施是

A. 静脉注射 50% 葡萄糖　　B. 立即喂糖水或糖饮料

C. 吃糖类食物　　D. 立即送医院紧急处理

E. 静脉滴注 10% 葡萄糖

63. 男，45 岁。左跖趾关节急性关节炎多次复发已一年。实验室检查血尿酸偏高，尿尿酸正常。增加尿酸排泄最好用

A. 氢氯噻嗪　　B. 秋水仙碱　　C. 丙磺舒

D. 别嘌呤醇　　E. 非布他司

64. 男，55 岁。患肝硬化 7 年，进食稍差，不挑食，二便正常。查体：中度贫血貌，巩膜不黄，肝未及，脾肋下 6cm，腹水征（－）。实验室检查：Hb 80g/L，MCV 86fl，WBC 3.0×10^9/L，

分类正常，PLT 35 ×10^9/L。该患者全血细胞减少最可能的原因是

A. 阵发性睡眠性血红蛋白尿　　B. 再生障碍性贫血

C. 脾功能亢进　　D. 巨幼细胞贫血

E. 急性白血病

65. 女，32 岁。活动时呼吸困难 2 年，服用地高辛、抗生素、氨茶碱、利尿药 2 个月。近 2 周静息时咳泡沫痰，气促、呼吸困难。查体：发绀，双肺水泡音及哮鸣音，心界左下扩大，心率 50 次/分，律不齐，心尖部舒张期杂音，双下肢不肿。此病例心力衰竭的机制为

A. 心室容量负荷不足　　B. 心室容量负荷过量

C. 心室压力负荷过量　　D. 高动力性循环状态

E. 原发性心肌收缩力受损

66. 男，27 岁。近 1 周来自觉发热、腰痛、尿呈浓茶色。查体：巩膜黄染，睑结膜略苍白，心肺听诊正常，腹软无压痛，肝脾未触及。实验室检查：血清非结合胆红素明显增加，尿胆红素阴性。最可能的诊断为

A. 自身免疫性溶血性贫血　　B. 急性肝炎

C. 胆总管结石　　D. Gilbert 综合征

E. 肝内胆汁淤积

67. 女，40 岁。家人发现其意识不清、抽搐 2 小时送急诊。查体：呼吸困难，发绀，流涎，瞳孔缩小，血压 85/60mmHg，双肺布满湿啰音，心率 130 次/分。抢救治疗措施应选

A. 立即给予呼吸兴奋药并通畅呼吸道　　B. 立即扩容，利尿

C. 立即给予糖皮质激素　　D. 控制液体入量，脱水利尿

E. 立即清水洗胃，并静脉足量应用阿托品

68. 男，42 岁。3 日来感阵发性心悸、胸闷不适，心电图检查结果如下，考虑诊断为

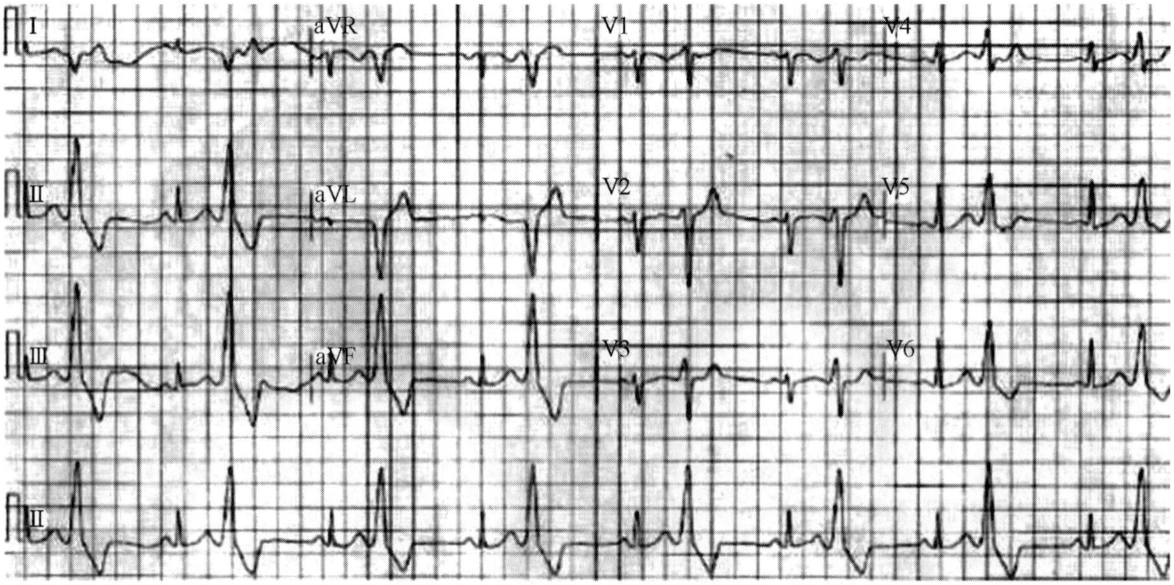

A. 室性早搏呈二联律　　B. 房早伴心室内差异传导呈二联律

C. 交界性早搏呈二联律　　D. 心室预激

E. 窦性早搏

69. 男，76 岁。夜间睡眠中憋醒，气喘不能平卧，神志淡漠，皮肤花纹，黏膜苍白，手脚冰凉，无尿，急诊做心电图示广泛前壁心肌梗死。查体：血压 70/40mmHg，心率 126 次/分，可闻及室性奔马律，两肺呼吸音粗。其低血压的原因最可能是

A. 心源性休克　B. 心律失常　C. 急性左心衰竭

D. 急性脑血管意外　E. 低血容量性休克

70. 男，32 岁。因脓毒败血症并发休克和急性呼吸窘迫综合征（ARDS）行机械通气治疗，FiO_2 60%，其 PaO_2 仍低于 60mmHg，拟加用呼气末正压（PEEP），压力选择应该

A. 逐步增加压力，以不超过 +15cmH_2O，而 PaO_2 达到 60mmHg 为宜

B. 逐步增加压力，以不超过 +20cmH_2O，而 PaO_2 达到 60mmHg 为宜

C. 使 FiO_2 降至 60% 以下，PaO_2 提高至 60mmHg 以上，压力可以不限制

D. 休克患者禁忌机械通气和应用 PEEP

E. 逐步增加压力，以不超过 +10cmH_2O，而 PaO_2 达到 60mmHg 为宜

71. 女，25 岁。家人发现其昏迷在床上即送医院。据说患者近来工作不太顺心，但既往体健。查体：BP 90/60mmHg，双瞳等大，直径 3mm，呼吸时可嗅及酒味，心肺正常。应立即采取的抢救措施是

A. 洗胃　B. 吸氧　C. 静脉注射纳洛酮

D. 利尿　E. 大量输液

72. 患儿，1 岁半。近半年反复腹泻，曾住院 4 次，本次又以腹泻伴呕吐 2 天来院急诊。查体：体重 7kg，腹部皮下脂肪厚度 0.3cm，皮肤弹性差，眼窝凹陷明显，心音低钝，心率 130 次/分。已做各项生化检查，其不可能出现的结果为

A. 酸中毒　B. 低钾血症

C. 血胆固醇增高　D. 如供热不足，可出现低血糖症

E. 低血钙症，血碱性磷酸酶正常

73. 患儿，1 岁。发热伴咳嗽、喘憋 4 天。经检查疑诊“金黄色葡萄球菌性肺炎”。下列并发症除哪项外均可能出现

A. 肺大疱形成　B. 自发性气胸　C. 会厌炎

D. 脓气胸　E. 脓胸

74. 男婴，6 个月。1 小时前突然发生四肢抽动，两眼上翻，面色发绀，持续约 1 分钟后自行缓解，前来急诊。近 1 个月有睡眠欠佳、多汗史。急诊时刚测完体温（37℃），又发生上述情况，医生应给予的最佳处理是

A. 10% 葡萄糖 10ml + 10% 葡萄糖酸钙 10ml 静脉注射

B. 地西泮 1.5mg 肌内注射 + 钙剂静脉滴注

C. 苯巴比妥钠 33mg 肌内注射 + 钙剂口服

D. 维生素 D 330 万 U 肌内注射

E. 维生素 D 240 万 U 肌内注射 + 10% 水合氯醛 3ml 灌肠

75. 35 周男婴，出生体重 1.5kg，出生后 3 天体温不升，需要暖箱，该暖箱温度应是

A. 31℃　B. 32℃　C. 33℃

D. 34℃　　E. 35℃

76. 某医生值班，凌晨2时接到电话被告知有一名住院的新生儿（日龄3天）突然出现呼吸困难，面色发绀，吐奶两次，该医生应该

A. 立即去床边查看
B. 电话中详细询问病情
C. 先去翻看患儿病例
D. 电话中指导护士进行处理
E. 立即向上级医生汇报

77. 女婴，足月顺产，生后3天出现皮肤轻度黄染，吃奶好，无发热。肝脾不大，脐无分泌物，血清总胆红素175μmol/L，血型子A母O，应考虑为

A. 新生儿溶血病
B. 新生儿败血症
C. 新生儿肝炎
D. 生理性黄疸
E. 新生儿胆道闭锁

78. 男婴，7个月。突然发热5天，体温38.5~39.8℃，伴哭闹烦躁不安，偶有尖叫。近2天出现喷射性呕吐，3~4次/天，未抽搐。查体：一般状况差，前囟1.5cm×2.0cm，膨隆搏动，颈强（+）、布氏征（+）。WBC 11.6×10^9/L，N 0.68，L 0.32。脑脊液细胞数3320×10^6/L，涂片找到G^+球菌。脑脊液糖2.0mmol/L，蛋白0.94g/L，氯化物120mmol/L。治疗中可选择下列各种抗生素，但除了

A. 青霉素+氨苄西林
B. 大剂量青霉素
C. 头孢曲松
D. 青霉素+氯霉素
E. 庆大霉素

79. 女婴，8个月。因频繁呕吐、腹泻3天入院。大便稀水样，无腥臭味，10余次/日，量中等。查体：呼吸46次/分，脉搏140次/分，精神萎靡，皮肤弹性差，四肢温，前囟、眼窝凹陷，心音低钝，腹胀，肠鸣音减弱，四肢无力，腱反射弱。实验室检查：大便镜检WBC 0~1个/HP，血钠135mmol/L。该患儿最可能的诊断为

A. 致病性大肠埃希菌肠炎
B. 空肠弯曲菌肠炎
C. 耶尔森菌小肠结肠炎
D. 侵袭性大肠埃希菌肠炎
E. 轮状病毒性肠炎

80. 男婴，11个月。体重10kg，头围45cm，方颅，前囟1.5cm，平坦，今晨突然抽搐一次，持续1~2分钟缓解。当时测体温38.5℃，抽搐后即入睡。醒后活动如常。查血钙1.75mmol/L，血磷45mmol/L。最可能的惊厥原因是

A. 脑积水，脑发育不良
B. 低血糖症发作
C. 癫痫
D. 低钙惊厥
E. 高热惊厥

81. 女孩，3岁。结核菌素试验阳性。X线片显示右上肺叶不张，肺门淋巴结肿大。患儿与父母和一个1.5月的弟弟同住，他的爷爷在1周前返乡下前曾与患儿同住2个月。下列除哪项外均为合适的处理

A. 对家庭成员做结核菌素试验，必要时检查胸片
B. 对其1.5月的弟弟用异烟肼治疗
C. 隔离此患儿1个月
D. 对此患儿用2~3种抗结核药物
E. 设法对其爷爷进行适当的诊断

82. 患儿，4 岁。发热伴双腮腺肿痛 2 天，临床诊断为“流行性腮腺炎”。关于本病的叙述，不正确的是

A. 很少发生红细胞增多症

B. 可通过注射减毒活疫苗预防

C. 中枢神经系统受累可发生在腮腺炎痊愈后

D. 睾丸受累几乎只发生在青春期后男性

E. 可观察到肾脏受累，表现为血尿、多尿和病毒尿

83. 女孩，13 岁。咳嗽、发热 2 天。胸部 X 线片可见右肺上野有一 2cm × 2cm 暗区，内有液平及透光区。最适合的治疗是

A. 胸腔穿刺和胸腔引流　B. 肺叶切除　C. 祛痰

D. 青霉素治疗　E. 超声雾化吸入

84. 女婴，8 个月。因阵发性哭闹、频繁呕吐胃内容物 6 小时入院。排果酱样大便 1 次。查体：哭闹，神志清，面色稍苍白，心肺未见异常，腹软，无压痛及反跳痛，未及包块。此时考虑诊断为

A. 急性上呼吸道感染　B. 急性肠炎　C. 肠套叠

D. 阿米巴痢疾　E. 中枢神经系统感染

85. 男，30 岁。下腰痛、会阴部隐痛 5 个月余，伴轻度尿频、尿急、排尿痛。触诊前列腺稍大，表面光滑，无结节及触痛中央沟存在。前列腺按摩液镜检：WBC 15～20 个/HP，卵磷小体 50%。下列预防及综合治疗，错误的是

A. 坐浴、前列腺部理疗　B. 抗生素、消炎治疗　C. 避免饮酒及寒冷刺激

D. 必要时行前列腺切除术　E. 定期前列腺按摩

86. 男，35 岁。稍长距离步行后感右小腿疼痛，肌肉抽搐而跛行，稍休息后症状消失。平时右足发凉、怕冷、有麻木感。查体：右足背动脉搏动减弱。根据患者症状、体征，诊断首先考虑为

A. 单纯性下肢静脉曲张　B. 深静脉血栓形成　C. 血栓性静脉炎

D. 血栓闭塞性脉管炎　E. 动脉粥样硬化

87. 女，50 岁。间断性夜间上腹不适 2 年余，2 天前突发右上腹绞痛，无他处放射痛，伴恶心。查体：体温 39.0℃，巩膜稍黄染，右上腹肌紧张、压痛，肠鸣音减弱。WBC $20 \times 10^9/L$，血清淀粉酶 120U/L。最可能的诊断为

A. 急性胰腺炎　B. 高位急性阑尾炎　C. 胆道蛔虫症

D. 急性化脓性胆囊炎　E. 溃疡病穿孔

88. 男，48 岁。过去因痔疮间断有大便带血，近两个月来大便持续性带血，并伴大便习惯改变。需要首先进行的最简便有效的诊断方法是

A. 钡灌肠　B. 直肠指诊　C. 纤维结肠镜检查

D. 腹部 B 超　E. 腹部 CT

89. 男，75 岁。经常便秘，下腹痛伴肛门停止排气排便 2 天入院，无呕吐。查体：明显腹胀，左下腹尤甚，未扪及腹内肿块，肠鸣音亢进，直肠指检阴性。盐水灌肠只能进入 200ml。

首先考虑的诊断是

A. 肠套叠　　B. 结肠肿瘤性梗阻　　C. 小肠急性扭转

D. 乙状结肠扭转　　E. 肠系膜血管栓塞

90. 患儿，出生 20 天。发热，腰骶部皮肤红肿、水疱，触诊有皮下空虚、皮肤漂浮感，应采取的措施是

A. 保湿　　B. 抗生素　　C. 穿刺抽脓

D. 多处切口引流　　E. 外敷药物

91. 男，28 岁。左臂枪弹伤致肱动脉破裂。面色苍白，肢体湿冷，有痛苦表现，脉搏 120 次/分，血压 90/70mmHg。下列紧急措施，错误的是

A. 尽快控制活动性出血　　B. 头和躯干抬高 20°，下肢抬高 15°

C. 吸氧，适当给予镇痛药　　D. 避免过多搬动

E. 盖被并置热水袋以加强保暖

92. 女，21 岁。左侧面颊部被刀划伤 16 小时，伤口深及皮下组织。此时最适宜的治疗措施是

A. 伤口消毒后延期缝合　　B. 保持伤口敞开，定期换药

C. 局部理疗　　D. 立即行清创缝合

E. 伤口不予缝合，局部应用抗生素

93. 男，45 岁。13 小时前自房上坠地摔伤。查体：神清合作，BP 100/60mmHg，P 100 次/分，腰、棘突明显后凸，压痛，叩痛，膀胱充盈，腹股沟韧带下痛觉消失，左腿无自主运动，右踝可背屈。X 线片显示 L_1 椎体压缩骨折（超过 1/2），CT 显示椎管内有碎骨片。需要采取的处理方法是

A. 卧床牵引　　B. 三桌法复位，石膏背心固定

C. 手术减压内固定　　D. 手术整复

E. 推拿

94. 男，25 岁。高空坠地。现场见患者清醒，第 10~11 胸椎压痛，剑突以下感觉运动障碍，最恰当的急救搬运是

A. 一人搂抱　　B. 一人抬头，一人抬足　　C. 一人背运

D. 二人扶架而走　　E. 患者平卧木板搬运

95. 某前臂骨折患者，经手法复位，小夹板固定 5 小时后，感觉剧痛，手指麻木、肿胀、活动不灵，其主要原因是

A. 神经损伤　　B. 神经和静脉受压　　C. 动脉和静脉受压

D. 静脉受压　　E. 动脉损伤

96. 男，35 岁，农民。两小时前在劳动中无诱因突然出现上腹部剧烈刀割样疼痛，迅速遍及全腹，不敢直腰走路。肝浊音界消失，全腹有明显的腹膜刺激征，肠鸣音消失。最可能的诊断是

A. 急性阑尾炎穿孔腹膜炎　　B. 胆囊穿孔腹膜炎

C. 胃十二指肠溃疡穿孔　　D. 绞窄性肠梗阻

E. 急性重症胰腺炎

97. 男，32岁。上腹痛4小时后疼痛转移至右下腹，右下腹麦氏点有明显压痛及反跳痛。血白细胞 $21 \times 10^9/L$，中性粒细胞0.87。最可能的诊断为

A. 急性化脓性阑尾炎　B. 急性胃肠炎　C. 急性胆囊炎

D. 急性胰腺炎　E. 急性上消化道穿孔

98. 男，32岁。因发热、咽痛、头痛伴腰痛5天，皮疹2天就诊。体温波动在38.0~39.5℃。曾经抗菌药物治疗无效，近2天发现皮肤有出血点、瘀点。入院查体：T 37.8℃，R 30次/分，BP 80/55mmHg；面部潮红，颈部、上胸部皮肤潮红，球结膜水肿；软腭有出血点，腋下和胸背部、腹股沟皮肤见出血点、瘀点；颈部可触及一花生粒大小淋巴结；双肺未闻及啰音，心律齐；腹平软，肝脾未触及。实验室检查：血常规 WBC $11 \times 10^9/L$，中性粒细胞0.87，血小板 $65 \times 10^9/L$。尿常规：蛋白（++），余无异常。24小时尿量900ml。考虑为肾综合征出血热，该患者处于

A. 发热期　B. 低血压休克期　C. 少尿期

D. 多尿期　E. 恢复期

99. 女，30岁。因发热伴咳嗽3天入院治疗。后经检查诊断为疑似SARS。应于多长时间内进行网络直报

A. 2小时　B. 3小时　C. 4小时

D. 12小时　E. 24小时

100. 男，20岁。因食欲缺乏、恶心、呕吐、乏力、尿黄5天前来就诊。3周前曾吃海鲜，半年前曾因外伤输血。查体：巩膜黄染，肝肋下1cm，脾未触及。实验室检查：ALT 480U/L，胆红素105μmol/L，抗－HAV IgM（+），抗－HAV IgG（+），HBsAg（+），抗－HBc IgM（+）。应诊断为

A. 急性甲型肝炎，乙肝病毒携带者

B. 急性乙型肝炎，既往感染过甲型肝炎

C. 急性甲型肝炎、乙型肝炎

D. 被动获得甲肝抗体，急性乙型肝炎

E. 被动获得甲肝抗体，急性甲型肝炎，乙肝病毒携带者

101. 女，30岁。体检时发现HBsAg、抗－HBc、抗－HBe阳性，判断是否有传染性还应做的检查是

A. 肝功能　B. HBV DNA　C. HBcAg

D. 肝脏B超　E. 肝脏MRI

102. 男，40岁。因低热、腹泻1个月入院，每日排果酱样便2~3次。查体：T 37.8℃，BP 125/75mmHg，消瘦；心肺（－），腹软，肝脾未及；右下腹压痛（+），反跳痛（－）。实验室检查：血 WBC $7.5 \times 10^9/L$，淋巴细胞0.25，中性粒细胞0.75。大便镜检：WBC 10个/HP，RBC 满视野/HP。最可能的诊断是

A. 急性肠炎　B. 阿米巴痢疾　C. 霍乱

D. 急性细菌性痢疾普通型　E. 慢性细菌性痢疾

103. 某孕妇，30岁。因大量白色阴道分泌物前来就诊，显微镜检查发现假菌丝。最适合

的治疗是

A. 青霉素G　　B. 多西环素　　C. 特康唑阴道乳膏

D. 甲硝唑　　E. 局部用阿昔洛韦

104. 女，28岁。继发性痛经进行性加重3年，结婚2年未孕。妇科检查：子宫后位活动受限，子宫右前方可触及一囊性包块，不活动。最可能的诊断是

A. 右侧阔韧带内肌瘤　　B. 子宫腺肌瘤　　C. 子宫腺肌病

D. 卵巢巧克力囊肿　　E. 卵巢癌

105. 某妇女，停经80天，3天前阴道流血少量，不伴腹痛。今日流血骤然增加，量多，下腹阵痛难忍。检查子宫口开一指，胎膜突在宫口稍下方。下列不正确的处理是

A. 输液　　B. 备血待用

C. 立即刮宫　　D. 手术时出血多不能用缩宫素

E. 刮宫术后预防感染

106. 女，48岁。5个月前开始月经紊乱，并且出现潮热潮红，易激动，其现在处于生命中的

A. 青春期　　B. 生育期　　C. 性成熟期

D. 围绝经期　　E. 老年期

107. 女，25岁。宫颈重度糜烂，乳头型。宫颈细胞学检查未见癌细胞。最恰当的治疗是

A. 宫颈锥形切除　　B. 广谱抗生素静脉滴注　　C. 激光治疗

D. 雌激素软膏外用　　E. 2%醋酸阴道冲洗

108. 女，25岁。既往健康。患者巴氏涂片报告显示上皮细胞异常低度鳞状上皮内病变。下列最适合的下一步措施是

A. 人乳头瘤病毒（HPV）DNA检测是否高危型HPV

B. 进行阴道镜检查

C. 在6个月和12个月的时候重复巴氏涂片检查

D. 重复巴氏涂片检查，如果结果异常，就进行阴道镜检查

E. 进行阴道镜检查和子宫内膜活检

109. 女，15岁。月经来潮1年余，周期不规则，2~3个月行经一次，每次8~10天，量多，无经期疼痛，呈贫血貌，应首先考虑

A. 子宫内膜炎　　B. 排卵性功血　　C. 无排卵性功血

D. 卵巢肿瘤　　E. 子宫肌瘤

110. 男，70岁。右侧偏身麻木2天就诊。查体：左侧偏身深浅感觉减退，其余体征（-）。头颅MRI示左侧内囊后支有一直径约4mm大小的T_1低信号、T_2高信号卵圆形病灶。既往有高血压病史多年。最可能的诊断是

A. 脑出血　　B. 短暂性脑缺血发作　　C. 蛛网膜下腔出血

D. 脑血栓形成　　E. 腔隙性脑梗死

111. 男，44岁。脑梗死发病2个月，意识清楚，语言不畅，左侧偏瘫及感觉障碍。CT诊断：右基底核梗死。运动功能评定：偏瘫BrunnstromⅣ级，FMMS评分70分。为解决患者运动功能障碍，首选的治疗是

A. 药物治疗　　B. 日常生活活动能力训练　　C. 鲍巴斯训练

D. 作业治疗　　E. 言语治疗

112. 男，65 岁。近事记忆障碍 1 年，半年前有“脑梗死”病史，致左侧肢体乏力，近 3 个月来渐进出现精神、行为异常。神经系统无新发阳性体征，简易智能检查量表评分 15 分。最可能的诊断是

A. 阿尔茨海默病　　B. 混合性痴呆　　C. 精神分裂症

D. 轻度认知障碍　　E. 血管性痴呆

113. 某患者视力模糊、头痛、颅内压升高并出现癫痫症状，经询问得知曾食用过米猪肉，现初步确诊为脑囊虫病，下列可列为首选药的是

A. 噻嘧啶　　B. 左旋咪唑　　C. 喹诺酮类

D. 吡喹酮　　E. 阿苯达唑

114. 女，78 岁。患有帕金森病。其步态表现为

A. 画圈步态　　B. 跨栏步态　　C. 醉汉步态

D. 前冲或慌张步态　　E. 剪刀步态

115. 男，35 岁。近 3 个月来经常感到不明原因紧张，不能控制地胡思乱想，时而伴有失控感，窒息，每次持续时间不长，常突然发作。该患者可能的症状是

A. 痴呆　　B. 抑郁症　　C. 精神分裂症

D. 强迫症　　E. 焦虑症状

116. 男，65 岁。脑卒中病程 10 天，病情稳定，无并发症，此时需对患者进行运动功能评估，与单项运动功能评估无关的是

A. 上田敏法　　B. Bobath 法　　C. Brunnstrom 法

D. Barthel 法　　E. Fugl-Meyer 法

117. 女，56 岁。做家务时突感气促、呼吸困难，立即来院就诊，心电图检查结果如图。考虑诊断为

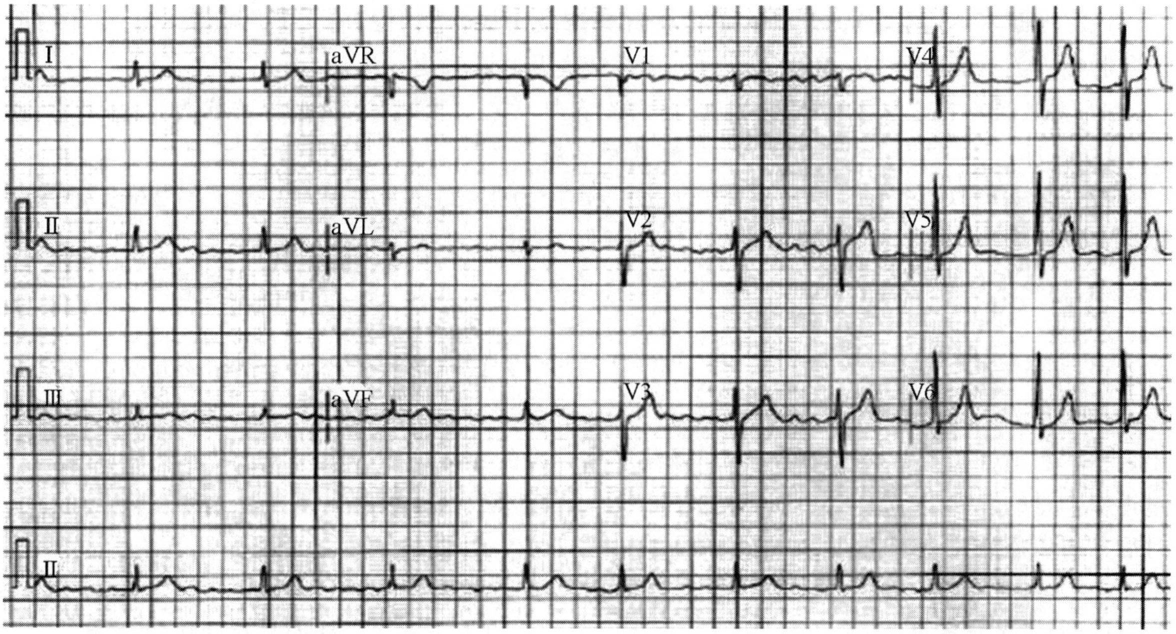

A. 心房颤动　B. 心房扑动伴规则传导　C. 心房扑动伴不规则传导
D. 窦性心律不齐　E. 正常心电图

118. 女，40岁。车祸伤致右大腿肿、痛、活动障碍2小时。急诊X线检查示右股骨中段斜形骨折。入院后立即行骨牵引治疗。牵引时不可以进行

A. 患侧踝关节的主动背屈和跖屈练习　B. 患侧髌骨的被动运动
C. 腹式呼吸运动练习　D. 患侧跟腱的被动牵拉练习
E. 患侧股四头肌的等张收缩练习

119. 男，15岁。以右侧鼻腔反复出血伴鼻塞3个月就诊。前鼻镜检查鼻腔未见明显出血点及黏膜糜烂，以下处理正确的是

A. 立即给予凡士林纱条填塞右鼻腔
B. 立即行右侧黎氏区射频烧灼
C. 行间接鼻咽镜或电子鼻咽镜检查了解鼻咽部情况
D. 用可吸收材料如明胶海绵、淀粉海绵等填塞右侧鼻腔
E. 立即行右侧后鼻孔栓塞治疗

120. 男，25岁。1个月前发现左耳的耳郭外侧面出现局部性隆起，有胀感，无痛，有时有灼热和痒感，有波动感，无压痛，表面肤色正常，穿刺可抽出淡黄色液体，生化检查为丰富的蛋白质，细菌培养无细菌生长。可诊断为

A. 耳郭假性囊肿　B. 耳郭化脓性软骨膜炎　C. 耳郭脓肿
D. 耳前瘘管　E. 耳郭血肿

121. 患儿，8岁。咽痛1天伴畏寒、高热、头痛、全身无力、左耳疼痛。查体：咽黏膜弥漫性充血，扁桃体Ⅱ度肿大，充血明显，隐窝处有黄白色分泌物，T 39.4℃。血象示白细胞增多。应诊断为

A. 急性咽炎　B. 急性中耳炎　C. 樊尚咽峡炎
D. 猩红热　E. 急性扁桃体炎

122. 男，40岁。四肢伸侧、头皮发生红丘疹及斑块，厚白鳞屑，抓后点状出血。伴右肘关节肿痛，关节呈梭形，活动受限。过去无关节炎及心脏病史。诊断为

A. 类风湿关节炎　B. 银屑病关节炎　C. 风湿性关节炎
D. 痛风　E. 系统性硬皮病

123. 某患者饮食热汤后数分钟即出风团，直径为2~3mm，周围有红晕，1~2cm，散发于躯干上部和上肢，不互相融合，半小时至1小时内消退，考虑为

A. 寒冷性荨麻疹　B. 胆碱能性荨麻疹　C. 日光性荨麻疹
D. 压迫性荨麻疹　E. 接触性荨麻疹

124. 青年李某，右下腹疼痛难忍，到医院就诊。经医师检查、检验，当即诊断为急性阑尾炎，遂对其施行阑尾切除术。手术情况正常，但拆线时发现伤口愈合欠佳，有淡黄色液体渗出。手术医师告知，此系缝合切口的羊肠线不为李某的人体组织吸收所致，在临床中少见。经过近1个月的继续治疗，李某获得痊愈。根据《医疗事故处理条例》规定，李某被拖延近1个月后才得以痊愈这一客观后果，应当属于

A. 二级医疗事故　B. 三级医疗事故
C. 四级医疗事故　D. 因患者体质特殊而发生的医疗意外

E. 因不可抗力而造成的不良后果

125. 某村发生一起民居垮塌事故，重伤者9人，急送乡卫生院抢救。市中心血站根据该院用血要求，急送一批无偿献血的血液到该院。抢救结束后，尚余900ml血液，该院却将它出售给另一医疗机构。根据《中华人民共和国献血法》规定，对于乡卫生院的这一违法行为，县卫生局除了应当没收其违法所得外，还可以对其处以罚款

A. 10万元以下　　B. 5万元以下　　C. 3万元以下

D. 1万元以下　　E. 5千元以下

126. 某大型企业计划在自然疫源地兴建旅游建设项目，在征询意见时，有专家提醒，根据《中华人民共和国传染病防治法》规定，应当事先由法定单位对该项目施工环境进行卫生调查。该法定单位是

A. 省级以上旅游主管部门　　B. 省级以上疾病预防控制机构

C. 国务院卫生行政主管部门　　D. 省级以上环境保护主管部门

E. 省级以上环境监测评价机构

127. 一对恋人来到某妇幼保健院做婚检。检查结果发现男方患有梅毒，男方担心女友离开自己，要求医师为自己保密。女方则要求医师告知其男友的真实情况。从医学伦理学的角度分析，最合理的是

A. 医师应该为男士保密

B. 医师应该告知女士真实情况，但对外保密

C. 医师应该说服男士，将实情告知女友，但若男士坚决反对，则应尊重其意见

D. 该女士无权向医师提出知晓其男友实情的要求

E. 请示领导再作决定

128. 在皮肤科门诊，某男性患者被确诊淋病后，请求医生不要告诉在诊室外等候他的妻子，以免妻子和他离婚。此时，在不伤害该对夫妇的情况下，皮肤科医生最合适的做法是

A. 患者的妻子不问就不讲　　B. 患者的妻子要问就照实说

C. 患者的妻子要问就说谎　　D. 患者的妻子要问就拒绝回答

E. 建议患者主动告诉妻子自己患了性病

129. 男，70岁。因脑出血1小时入院，病情危重。医生建议立即手术，并告知家属手术可能存在的风险，不手术则会有生命危险。家属因经济困难，示意医生只需做简单处置，放弃救治，听任其死亡，但拒绝签字。此时医生应选择的最佳决策是

A. 提请法院作出决策

B. 征求医院领导意见并与家属充分沟通，确定符合实际的救治手段

C. 不考虑家属意见，医生直接手术

D. 一定要家属签字，否则让患者转院

E. 听从家属决定，并在病历上如实记录家属意见

130. 男，25岁。发生左侧腹部及左下胸部撞击伤3小时。查体：神志清，体温37℃，血压80/60mmHg，脉率120次/分；左侧腹部压痛，有轻度反跳痛及肌紧张。血白细胞20×10^9/L，尿镜检红细胞20个/HP。正确的急救处理是

A. 大剂量抗菌药物治疗

B. 密切观察

C. 输血、输液

D. 纠正休克的同时，考虑立即剖腹探查

E. 应用25%甘露醇静脉注射，密切观察尿液的改变

131. 男，40岁。消化道钡餐示食管壁蠕动减弱，钡剂排空延迟，食管下段可见串珠状充盈缺损。应首先考虑

A. 贲门失弛缓症　　B. 反流性食管炎　　C. 食管癌

D. 贲门癌　　E. 食管静脉曲张

132. 男，60岁。右上腹痛伴低热1个月余。超声检查发现肝左叶低回声占位，直径约4cm。CT平扫为多房状，内呈低密度，增强扫描呈环形强化。应考虑为

A. 转移瘤　　B. 肝囊肿　　C. 肝细胞癌

D. 血管瘤　　E. 肝脓肿

133. 男，32岁。3天前淋雨，次日出现寒战、高热，继之咳嗽、咳少量黏液脓性痰，伴右侧胸痛。查体：体温39℃，急性病容，口角和鼻周有疱疹，心率110次/分，律齐。血白细胞 $11\times10^9/L$。最可能的诊断是

A. 急性肺脓肿　　B. 干酪性肺炎　　C. 葡萄球菌肺炎

D. 肺炎支原体肺炎　　E. 肺炎链球菌肺炎

134. 刘某因尿频、尿急、尿痛去社区卫生服务中心就诊、咨询。医师告诉其应该

A. 口服碳酸氢钠以碱化尿液，减轻症状

B. 因尿频应限制饮水，减少小便次数

C. 尿频、尿急时可给予导尿

D. 膀胱区禁止热敷或按摩，以防炎症扩散

E. 若为慢性炎症引起，应使用中药，不能使用抗生素，防止菌群失调

135. 女，26岁。妊娠10周，因患卵巢肿瘤蒂扭转行急诊手术，切除右附件。下列术后用药对围产儿有不良影响的是

A. 口服维生素E　　B. 头孢菌素静脉滴注　　C. 肌内注射孕酮

D. 链霉素肌内注射　　E. 静脉滴注硫酸镁

136. 某孕妇，36岁。第二胎。自然流产1次。现妊娠8周初诊建卡。下述不适宜的是

A. 妊娠16~20周行羊水染色体检查　　B. 测基础血压及各项血液常规

C. 详细询问病史及盆腔检查　　D. 定期产前保健

E. X线测量骨盆径线

137. 李某妊娠期间到医院进行产前检查，此时医生如果发现一些情况存在，就会提出终止妊娠的医学意见，这些情况不包括

A. 李某有致畸物质接触史

B. 胎儿有严重缺陷

C. 胎儿患严重遗传性疾病

D. 李某患严重高血压，继续妊娠会危及其生命

E. 李某患严重糖尿病，继续妊娠会严重危害其健康

138. 女，25岁。婚后以节育器避孕，因患“卵巢囊肿”行囊肿摘除术，术后证实为卵巢

巧克力囊肿。经治医生告知其预防该病复发的事宜，下列正确的是

A. 假孕疗法　　B. 口服丹那唑 1 年　　C. 口服短效避孕药

D. 以宫内节育器避孕　　E. 争取尽早妊娠

139. 初孕妇，27 岁。妊娠 38 周。骨盆外测量：骶耻外径 18.5cm，髂嵴间径 27cm，坐骨结节间径 7.5cm。本例孕妇的骨盆应诊断为

A. 单纯扁平骨盆　　B. 佝偻病性扁平骨盆　　C. 均小骨盆

D. 漏斗型骨盆　　E. 男型骨盆

140. 男，70 岁。入院行全髋关节置换术后，夜间出现情绪兴奋和行为紊乱，说房间的地板上有老鼠、蛇，天花板上有鸟在飞；表情恐惧、紧张，言语令人费解；患者不认得陪护的家属，也不相信自己在医院里；白天则较安静、喜卧床，对夜间行为难以回忆。最可能的诊断是

A. 短暂精神病发作　　B. 谵妄　　C. 痴呆

D. 正常老化　　E. 假性痴呆

141. 女孩，7 岁。在家或者和她的玩伴玩耍时表现很正常，直到一个月前她开始上学。只要患儿父母送她去学校后要离开，她就会哭，说害怕再也不能见到他们，并且抱怨做噩梦、严重胃痛，因此拒绝去学校。最可能的诊断是

A. 广泛性焦虑症　　B. 分离焦虑障碍　　C. 社交恐惧症

D. 单一恐惧症　　E. 强迫症

142. 女，45 岁。自好友因脑出血死亡后，出现头皮发麻，伴有头晕。怀疑自己脑血管也出现问题，数月内在多家医院检查，无阳性发现，但患者不相信检查结果，认定医院可能检查不仔细或医生隐瞒病情，对症状非常关注，恐惧自己会脑出血猝死。最可能的诊断是

A. 做作性精神障碍　　B. 严重抑郁　　C. 反应性精神病

D. 疑病症　　E. 疼痛障碍

143. 某青年患者，5 个月前急性起病，意识清晰，表现为说话难以理解，行为幼稚怪异，本能意向亢进，有片段的幻听，觉得有人跟踪自己。最可能的诊断是

A. 青春型精神分裂症　　B. 偏执型精神分裂症　　C. 单纯型精神分裂症

D. 双相障碍　　E. 紧张型精神分裂症

144. 女，63 岁。右眼红痛。检查发现右角膜上方边缘有环行溃疡，呈潜行性，伴有新生血管。下列说法错误的是

A. 可诊断为蚕蚀性角膜溃疡

B. 药物治疗包括禁用泼尼松龙、环磷酰胺和氨甲蝶呤

C. 需要检查是否有全身结缔组织病变

D. 患者可能有细胞免疫和体液免疫失调

E. 手术治疗包括病灶区角结膜清创术和板层角膜移植

145. 男，20 岁。铁屑崩伤右眼 5 小时，视物清。检查右眼角膜中央 2mm 穿通伤口，对合好，前房存在，晶状体混浊，眼底窥不清。还应做的检查是

A. B 超检查　　B. 缝合创口　　C. 散瞳检查

D. X 线眼眶摄片　　E. 磁共振成像

146. 男，17 岁。春夏季反复发作双眼奇痒，睑结膜可见大小不等的乳头，结膜分泌物中有较多嗜酸性粒细胞。最可能的诊断为

A. 沙眼　　B. 流行性角结膜炎　　C. 慢性结膜炎

D. 急性细菌性结膜炎　　E. 春季角膜、结膜炎

147. 男，37 岁。因右眼出现畏光、流泪和不适感3 天就诊。检查可见结膜充血，上睑结膜可见乳头增生和滤泡形成，角膜上皮完整，角膜缘可见血管翳。最可能的诊断为

A. 急性出血性结膜炎　　B. 急性单纯疱疹性角膜炎　　C. 急性闭角型青光眼

D. 沙眼　　E. 急性细菌性结膜炎

148. 男孩，8 岁。左眼被铁丝扎伤后，晶体逐渐混浊呈白色，应诊断为

A. 先天性白内障　　B. 外伤性白内障　　C. 皮质性白内障

D. 核性白内障　　E. 并发性白内障

149. 男孩，8 岁。右手烧伤，有水疱，剧痛，在现场急救中，为减轻疼痛，最恰当的方法是

A. 安慰和鼓励受伤者　　B. 肌内注射地西泮　　C. 肌内注射哌替啶

D. 抽吸水疱　　E. 将手浸入冷水中

150. 1 岁儿童，7 个月时会翻身和独坐，现坐不稳，脸色渐苍白，肝右肋下 4cm，脾左肋下 3cm。外周血象见红细胞体积大，中性粒细胞呈分叶过多现象。最可能的诊断是

A. 呆小病　　B. 大脑发育不全

C. 缺血缺氧性脑病后遗症　　D. 营养性巨幼细胞贫血

E. 维生素 D 缺乏性佝偻病

151. 患儿，1 岁。因食欲差，母乳少，以米糊、稀饭喂养，未添加其他辅食，诊断为营养不良。最先出现的症状是

A. 身长低于正常　　B. 体重不增　　C. 皮肤干燥

D. 皮下脂肪减少　　E. 肌张力低下

二、共用题干单选题

（152~153 题共用题干）

某年某社区 30 岁以上人群脑血管病患病情况见表 1。

表 1　某年某社区 30 岁以上人群脑血管病患病情况

年龄段	检查人数	患者数	患者年龄构成比/%	患病率/%
30~40 岁	850	9	7.8	1.1
40~50 岁	800	27	23.5	3.4
50~60 岁	750	54	47.0	7.2
60 岁以上	195	25	21.7	12.8
合计	2595	115	100	4.4

152. 根据表中资料，要表达患者年龄构成的特征，宜绘制

A. 条图　　B. 线图　　C. 直方图

D. 百分构成图　　E. 散点图

153. 要表达随着年龄变化患病水平的变化情况，宜绘制

A. 条图　　B. 线图　　C. 直方图

D. 百分构成图　　E. 散点图

(154~156 题共用题干)

男，70 岁。有吸烟史 30 余年，反复咳嗽、咳痰 10 余年，活动后气促 1 年。查体：桶状胸，双肺呼吸音低。

154. 最可能的诊断是

A. 支气管哮喘　　B. 肺癌　　C. 慢性阻塞性肺疾病

D. 自发性气胸　　E. 支气管扩张

155. 该患者病情进一步发展，最可能的并发症是

A. 肺癌　　B. 慢性肺源性心脏病　　C. 支气管扩张

D. 支气管哮喘　　E. 肺间质纤维化

156. 为延缓病情进展，最重要的措施是

A. 减少活动　　B. 体育锻炼　　C. 停止吸烟

D. 应用抗生素　　E. 应用支气管扩张药

(157~160 题共用题干)

女，32 岁。月经增多伴发热 2 周。Hb 50g/L，WBC 1.2×10^9/L，PLT 20×10^9/L，网织红细胞 0.3%。初次髂骨穿刺骨髓检查提示骨髓象成熟红细胞与有核细胞比例 100∶1。

157. 该患者最可能的诊断是

A. 急性白血病早期　　B. 再生障碍性贫血　　C. 急性 ITP 伴缺铁性贫血

D. 类白血病反应　　E. 粒细胞缺乏症早期

158. 为确诊，还必须做的检查是

A. 血清铁测定　　B. 流式细胞学检查测定 $CD8^+$ 细胞

C. 染色体检查　　D. 核素骨扫描

E. 胸骨骨髓穿刺

159. 从发病机制考虑该病的贫血性质是

A. 骨髓造血功能急性停滞性　　B. 先天性红细胞生成异常性

C. 骨髓增生不良性　　D. 红细胞破坏过多性

E. 红细胞合成障碍性

160. 该病治疗的主要药物是

A. 环孢素和雄激素　　B. 丙种球蛋白　　C. EPO

D. 抗生素　　E. 大剂量糖皮质激素

(161~163 题共用题干)

男婴，9 个月。腹泻 3 天，大便 10 余次/日，蛋花汤样伴少量黏液；呕吐，4~5 次/日；嗜睡，口干，尿量少。查体：精神萎靡，皮肤干燥、弹性较差，眼窝及前囟明显凹陷，哭时泪

少。血钠 132mmol/L，血钾 4mmol/L。

161. 该患儿诊断为婴儿腹泻合并

A. 轻度等渗性脱水　　B. 中度等渗性脱水　　C. 重度等渗性脱水

D. 中度高渗性脱水　　E. 重度高渗性脱水

162. 该患儿第一天选择的液体种类是

A. 1∶4 含钠液　　B. 2∶3∶1 含钠液　　C. ORS 传统配方

D. 1.4% 碳酸氢钠　　E. 2∶6∶1 含钠液

163. 第二天如需静脉补充生理需要量，液体应选择

A. 10% 葡萄糖　　B. 0.9% 氯化钠　　C. ORS 传统配方

D. 1∶4 含钠液　　E. 1∶1 含钠液

(164~166 题共用题干)

男孩，4 岁。上楼梯时被父亲牵拉右上肢后哭闹，右手不肯持物，肘关节活动受限。

164. 考虑可能的疾病为

A. 锁骨骨折　　B. 肘关节脱位　　C. 肩关节脱位

D. 腕关节脱位　　E. 桡骨头半脱位

165. 应采用的治疗措施为

A. 右上肢石膏固定　　B. 右上臂小夹板固定　　C. “8” 字绷带固定

D. 手法复位　　E. 三角巾悬吊

166. 该损伤的治愈标准是

A. 肘关节可进行屈曲运动　　B. 肘关节可进行伸直运动

C. 肘关节可进行旋前运动　　D. 上肢可上举

E. 锁骨无压痛

(167~169 题共用题干)

男，20 岁。因“发热伴腹痛、腹泻 3 天”来诊。排便 10 余次/天，初为稀便，后为黏液脓血便，伴里急后重。便常规：RBC 5~10 个/HP，WBC 20~25 个/HP。诊断为急性细菌性痢疾。

167. 其发病机制为

A. 痢疾杆菌毒素对结肠黏膜的直接损害

B. 有侵袭力的菌株进入黏膜固有层，繁殖、释放毒素引起炎症溃疡

C. 痢疾杆菌在肠腔内大量繁殖引起肠溃疡病变

D. 结肠急性弥漫性、纤维蛋白渗出性炎症及溃疡

E. 特异性体质对细菌毒素产生强烈变态反应

168. 经喹诺酮类抗生素治疗 2 天，症状无好转，更换为头孢曲松钠治疗后症状逐渐好转。该患者应用喹诺酮类抗生素治疗无效的原因可能是

A. 疗程不够

B. 可能存在编码细菌 DNA 旋转酶的 A 或 B 亚单位基因发生突变

C. 由耐药性质粒所引起，使痢疾杆菌产生或加强破坏抗生素的酶系

D. 庆大霉素修饰酶与 AA (16) I 共同作用导致耐药

E. 合并败血症

169. 便培养：志贺菌生长，对喹诺酮类抗生素耐药，头孢曲松钠中度敏感。该患者病情迁延，病程超过 2 个月，其肠道病理改变的特点是

A. 直肠和乙状结肠弥漫性纤维蛋白渗出性炎症

B. 直肠和乙状结肠黏膜水肿和肠壁增厚，肠黏膜溃疡不断形成和修复，导致瘢痕和息肉形成

C. 盲肠和升结肠有散在深溃疡，周围有红晕，肠黏膜大多正常

D. 直肠和乙状结肠病变轻微，仅可见充血水肿

E. 病变位于结肠黏膜层，有浅溃疡、隐窝脓肿、杯状细胞减少

（170～172 题共用题干）

女，35 岁。因阴道分泌物十分多、有异味 2 个月来诊。

170. 询问病史最应注意

A. 分泌物的性状　　B. 有无行房后出血　　C. 是否有不洁性生活史

D. 月经有无改变　　E. 是否哺乳期

171. 妇科检查发现宫颈失去常态，易出血，此时最应做的检查是

A. 刮片找瘤细胞　　B. 宫颈多点活检　　C. 阴道镜检查

D. 碘试验　　E. 刮取宫颈管

172. 若病理证实为宫颈鳞癌，进行临床分期的检查是

A. 双合诊　　B. 三合诊　　C. 肛腹诊

D. B 超检查　　E. 阴式 B 超

（173～175 题共用题干）

女，20 岁。反复出现情绪不稳定 2 年半。患者在 2 年半前无明显诱因出现情绪不稳定，有一段时间自觉精力下降，话少，自信心不足，对前途悲观，失眠，不愿与人交往；有一段时间自觉精力增加，活动增多，自我感觉很好，思维灵敏，比平时更善言辞，与别人相处时更合群，过分乐观，睡眠需要减少。上述情况反复出现，心境完全正常的时间不超过 1 个月。患者一直坚持工作。

173. 下列对患者现有症状的描述，正确的是

A. 有躁狂发作和中度抑郁发作

B. 只有轻躁狂发作，无轻性抑郁或中度抑郁发作

C. 有急性躁狂发作和轻性抑郁发作

D. 有轻躁狂发作和轻性抑郁发作

E. 有轻躁狂发作和中度抑郁发作

174. 此患者最可能的诊断是

A. 双相情感障碍躁狂发作　　B. 双相情感障碍抑郁发作

C. 环性心境障碍　　D. 双相情感障碍混合性发作

E. 心境恶劣

175. 该患者最合适的治疗是

A. 心境稳定剂和心理治疗　　B. 心境稳定剂和新型抗精神病药

C. 心理治疗　　D. 心境稳定剂和抗抑郁药

E. 心境稳定剂

三、案例分析题

（176~180 题共用题干）

女，63 岁。间断双膝关节疼痛 5 年，伴活动时弹响，初始时上下楼明显，逐渐加重，现走平路也出现关节疼痛。近 1 年来出现双手指关节疼痛，间断发作。查体：双手远端指间关节骨性肥大，左膝关节肿胀，浮髌试验阳性，右膝可及骨擦感。实验室检查示 ESR 35mm/h。

176. 该患者最可能的诊断是

A. 类风湿关节炎　　B. 痛风　　C. 骨关节炎

D. 银屑病关节炎　　E. 强直性脊柱炎　　F. 反应性关节炎

G. 假性痛风

177. 为明确诊断，首选的检查是

A. 血常规　　B. 膝关节 B 超　　C. CRP

D. RF　　E. 双手、双膝 X 线平片　　F. 抗核抗体

G. 膝关节穿刺抽液

178. 该病的手部表现有

A. 天鹅颈样畸形　　B. 纽扣花样畸形　　C. 桡侧偏移

D. 尺侧偏移　　E. Heberden 结节　　F. 蛇样畸形

G. Bouchard 结节　　H. 雷诺现象

179. 该病与类风湿关节炎的鉴别点为

A. 该病可有晨僵，且持续时间较长，通常 >1 小时

B. 该病可有晨僵，持续时间较短，一般 <30 分钟

C. 本病好发于负重关节和易磨损关节

D. 本病好发于上肢小关节

E. 本病手部特征性的关节畸形是关节水平面畸形

F. 本病手部特征性的关节畸形是关节垂直面畸形

G. 本病关节间隙影像学变化特点为对称性关节间隙变窄

180. 关于该病的治疗，不正确的是

A. 控制体重，避免剧烈运动　　B. 非甾体抗炎药

C. 行动支持　　D. 改善病情抗风湿药如氨甲蝶呤等

E. 关节穿刺，局部用透明质酸　　F. 理疗

（181~185 题共用题干）

男，73 岁。慢性咳嗽近 24 年，进行性加重气促 3 年。近年来自理生活亦有困难。1 小时前于二次剧烈的打喷嚏后感气促加重伴左侧胸痛来急诊。查体：患者神志模糊，显著呼吸困难和发绀，两肺呼吸音普遍降低，肺底闻及细湿啰音，心音低，心率 120 次/分。

181. 患者入院后需立即进行的检查有

A. 心电图　　B. 胸部 CT　　C. 胸部平片

D. 血气分析　　E. 肺灌注通气扫描　　F. 肺功能检查

G. 心脏彩超

182. 胸片示左侧气胸，肺压缩50%。心电图未见异常。处理措施有

A. 高流量吸氧　　B. 低流量吸氧

C. 呼吸机治疗　　D. 胸腔插管持续负压引流排气

E. 保守治疗　　F. 胸腔插管正压排气

183. 若家属不同意胸腔插管持续负压引流排气，要求胸腔穿刺排气，那么关于气胸穿刺排气，正确的叙述是

A. 气胸穿刺排气每次不超过800ml

B. 气胸穿刺排气每次不超过1000ml

C. 气胸穿刺排气每次不超过600ml

D. 每日或隔日一次穿刺

E. 每周两次穿刺

F. 多选择患侧胸部锁骨中线第2肋间为穿刺点

G. 多选择患侧肩胛下角线第7~9肋间为穿刺点

184. 主治医师建议行胸腔闭式引流，其目的是

A. 促进患肺复张，防止胸膜粘连

B. 促进患肺复张，防止胸腔继发感染

C. 促进患肺复张，防止心力衰竭

D. 促进患肺复张，维护已严重受损的肺功能，防止呼吸衰竭

E. 缩短患者住院时间

F. 促进患肺复张，防止出血

185. 自发性气胸治疗中影响肺复张的因素有

A. 年龄　　B. 治疗措施　　C. 气胸类型

D. 性别　　E. 基础肺疾病　　F. 是否使用抗生素

(186~188题共用题干)

女，55岁。发现左乳房肿块半年，近日发现左腋下淋巴结肿大而就诊。查体：左乳房外上象限可扪及一5cm×5cm×4cm大小的肿块，质硬，活动度差；乳房皮肤表面呈橘皮样；左侧腋窝肿大淋巴结融合成块，固定。

186. 首先应考虑

A. 乳房纤维腺瘤　　B. 乳腺癌　　C. 乳腺囊性增生病

D. 乳房结核　　E. Paget病　　F. 乳腺炎

187. 若穿刺活检病理确诊该病，则此病变属

A. 0期　　B. Ⅰ期　　C. ⅡA期

D. Ⅲ期　　E. Ⅳ期　　F. ⅡB期

188. 应行哪项手术方案

A. 乳腺癌根治术　　B. 乳腺癌扩大根治术

C. 单纯左乳房切除术　　D. 乳腺癌改良根治术

E. 术前化疗+根治手术+术后放化疗　　F. 内分泌治疗

（189~193 题共用题干）

女婴，8 个月（冬季出生）。因不思饮食、易惊和间断性短暂抽搐而求治。吃喝量少，生后用牛奶和米粉喂养，6 个月后以粥为主食，用过 4 盒维生素 AD 制剂，服过半年糖钙片（具体不详）。其母妊娠期小腿偶有抽筋。查体：T 37℃，面色黄，站不很稳，方颅、枕区发稀，牙 3 枚，胸骨凹陷，肋串珠明显，呈圆形，心正常，腹胀，肝肋下一指，双腿呈“O”形，佛氏征阳性，陶氏征可疑。实验室检查：白细胞及分类下降。

189. 下列血检结果正确的是

A. 血清钙、磷均低

B. 血清碱性磷酸酶高

C. 血清1,25-(OH)$_2$D$_3$低

D. 血清25-(OH)D$_3$高

E. 血清25-(OH)D$_3$低

F. 血磷升高

190. 下列尿检结果正确的是

A. 钙排出量低

B. 磷排出量低

C. 新鲜尿液 pH 大于 7 则应考虑肾小管酸中毒所致佝偻病

D. 尿常规显示肾病改变宜考虑肾性佝偻病

E. 钠排出量增加

F. 磷排出量高

191. 需与哪些疾病相鉴别

A. 肾性佝偻病

B. 肝脏疾病所致佝偻病

C. 抗维生素 D 佝偻病

D. 小儿癫痫

E. 脑性瘫痪

F. 维生素 D 依赖性佝偻病

192. 此患儿应采取的治疗措施有

A. 加强护理，合理饮食

B. 钙与维生素 D 同时开始应用

C. 先注射维生素 D，再服钙剂

D. 口服维生素

E. 避免患儿多坐、多站

F. 多晒太阳

193. 正确的预防措施是

A. 孕母补钙，防止维生素 D 缺乏

B. 生后数天即开始服维生素 D

C. 混合喂养儿加用钙剂量应多于母乳喂养儿

D. 每日加元素钙 1g 以上

E. 多晒太阳

F. 孕母摄入富含维生素 D 的食物

（194~196 题共用题干）

女，61 岁。慢性咳喘 20 年。近 5 年来动则气促，3 天前“感冒”自服“感冒通”后热退，但气促、咳嗽加重，昨夜因失眠服地西泮后入睡，今晨家人见其呼之不应，送来急诊。查体：神志恍惚，呼吸浅速，频率 28 次/分，发绀明显，两肺散在干湿啰音。呼吸空气条件下动脉血气分析示 pH 7.40，PaO_2 40mmHg，$PaCO_2$ 80mmHg，HCO_3^- 48mmol/L。

194. 该患者为何种呼吸衰竭

A. Ⅱ型呼吸衰竭

B. Ⅰ型呼吸衰竭

C. 急性呼吸衰竭

D. 慢性呼吸衰竭　　E. 泵衰竭　　F. 肺衰竭

195. 其酸碱紊乱类型属于

A. 代偿性呼吸性酸中毒

B. 呼吸性酸中毒合并代谢性碱中毒

C. 复合性酸中毒

D. 呼吸性酸中毒加代谢性酸中毒合并代谢性碱中毒

E. 呼吸性碱中毒加代谢性酸中毒合并代谢性碱中毒

F. 复合性碱中毒

196. 该患者氧疗必须是

A. 面罩吸氧，氧浓度以不超过50%为宜

B. 间歇吸氧联合呼吸兴奋药静脉滴注

C. 低流量持续吸氧

D. 高压氧舱

E. 氧浓度以将 PaO_2 提高至90mmHg所需浓度为宜

F. 高流量间断吸氧

（197~201题共用题干）

女，20岁。主因面部皮疹1个月，眼睑及双下肢凹陷性水肿3天，伴有少尿就诊。实验室检查：血清白蛋白27g/L，A/G 0.8，CRE 133μmol/L，尿蛋白（++++），24小时尿蛋白定量5g，ANA 1∶140，Sm抗体（+）。

197. 患者最可能的诊断是

A. 混合结缔组织病　　B. 急性肾小球肾炎、肾功能不全

C. 原发性肾病综合征　　D. 系统性红斑狼疮

E. 重叠综合征　　F. 药物性狼疮

198. 对判断病情活动性最有意义的检查是

A. 血脂测定　　B. 血、尿 β_2 微球蛋白定量

C. ANA滴度　　D. 抗dsDNA抗体

E. 抗Sm　　F. 抗磷脂抗体

199. 患者1天前无明显诱因突发抽搐，10分钟后自行缓解。头颅CT检查未见异常表现。最可能的诊断是

A. 中枢神经系统感染　　B. 结核性脑膜脑炎

C. 系统性红斑狼疮伴中枢神经受累　　D. 肥厚型心肌病伴心功能不全

E. 原发性阿米巴脑膜脑炎　　F. 代谢性脑病

200. 治疗措施是

A. 甲基波尼松龙冲击　　B. 免疫净化

C. 环磷酰胺冲击　　D. 大剂量丙种球蛋白

E. 免疫抑制剂联合应用　　F. 非甾体抗炎药

201. 通过治疗，患者病情好转出院，医生告诉患者出院后的预防康复措施，下列不正确的是

A. 避免妊娠

B. 适当参加运动，加强日光浴，增强体质

C. 避免应用肾损害药物，如阿米卡星及磺胺类药物

D. 避免使用甲基多巴、肼屈嗪等降压药

E. 定期门诊随访

F. 规律用药

答案与解析

1. B　2. E　3. B　4. A　5. E　6. A　7. A　8. E　9. A　10. C　11. C　12. C　13. E　14. C　15. C　16. C　17. D　18. C　19. C　20. D　21. D　22. B　23. D　24. E　25. D　26. E　27. E　28. D　29. D　30. A　31. E　32. C　33. C　34. A　35. E　36. A　37. C　38. A　39. D　40. D　41. D　42. C　43. D　44. D　45. D　46. C　47. D　48. A　49. E　50. C　51. D　52. B　53. A　54. A　55. D　56. D　57. D　58. D　59. C　60. D　61. E　62. B　63. C　64. C　65. A　66. A　67. E　68. A　69. A　70. A　71. A　72. C　73. C　74. A　75. D　76. A　77. D　78. E　79. E　80. D　81. C　82. A　83. D　84. C　85. D　86. D　87. D　88. B　89. D　90. D　91. E　92. D　93. C　94. E　95. C　96. C　97. A　98. B　99. A　100. A　101. B　102. B　103. C　104. D　105. D　106. D　107. C　108. B　109. C　110. E　111. C　112. B　113. E　114. D　115. E　116. D　117. A　118. E　119. C　120. A　121. E　122. B　123. B　124. D　125. A　126. B　127. B　128. E　129. B　130. D　131. E　132. E　133. E　134. A　135. D　136. E　137. A　138. E　139. D　140. B　141. B　142. D　143. A　144. B　145. D　146. E　147. D　148. B　149. E　150. D　151. B　152. D　153. B　154. C　155. B　156. C　157. B　158. E　159. C　160. A　161. B　162. B　163. D　164. E　165. D　166. D　167. B　168. B　169. B　170. B　171. B　172. B　173. D　174. C　175. A　176. C　177. E　178. EFG　179. BCE　180. D　181. ACD　182. BD　183. BDF　184. D　185. ABCE　186. B　187. D　188. E　189. ABCE　190. ACDF　191. ABCDF　192. ABDEF　193. ABCEF　194. ADF　195. B　196. C　197. D　198. D　199. C　200. ABCDE　201. B

1. B【**解析**】输卵管因素是造成女性不孕的最常见因素。输卵管有运送精子、捡拾卵子及将受精卵运送到宫腔的功能，任何影响输卵管功能的因素均可导致不孕。

2. E【**解析**】急性盆腔结缔组织炎是病原体沿宫旁淋巴和血行达宫旁组织，出现急性炎性反应形成炎性包块。

5. E【**解析**】短暂性脑缺血发作（TIA）行头部 CT 和 MRI 检查一般可正常。TIA 发作时，MRI 弥散加权成像和灌注加权成像可显示脑局部缺血性改变。

6. A【**解析**】先发热后有意识障碍见于重症感染性疾病；先有意识障碍后有发热，见于脑出血、蛛网膜下腔出血、巴比妥类药物中毒等。

7. A【**解析**】高血压、糖尿病、高脂血症均是动脉粥样硬化的危险因素，易损斑块内微栓子易脱落导致短暂性脑缺血发作。心脏病患者可有心律失常，易产生附壁血栓，微栓子脱落导致短暂性脑缺血发作，也可发生血流动力学障碍，引起短暂性脑缺血发作。脑动脉瘤是脑出血

的高危因素。

9. A【解析】吗啡中毒时，常出现昏迷、呼吸抑制和瞳孔缩小三联征，并伴发绀和血压降低。

10. C【解析】定向力包括时间、地点、人物和对其自身状况的认识。定向力障碍一般多见于脑器质性疾病，常是意识障碍的重要标志。

11. C【解析】成人心肺复苏中，潮气量大小为500~600ml，避免过度通气。

12. C【解析】肺炎链球菌属革兰阳性球菌，其主要致病力是含有高分子多糖的荚膜对组织的侵袭作用。

14. C【解析】寻常型银屑病表现为角化过度伴角化不全，角化不全区可见Munro微脓肿，颗粒层明显减少或消失，棘层增厚，表皮突整齐向下延伸，真皮乳头上方棘层变薄，毛细血管扩张、延伸并迂曲，周围可见淋巴细胞、中性粒细胞等浸润。脓疱型银屑病表现为Kogoj微脓肿。

15. C【解析】社区康复医疗工作以全科医师为骨干，由上级医疗机构康复专业人员来指导。

16. C【解析】C型行为模式是一种与肿瘤发生有关的行为模式，其核心行为表现是情绪过分压抑和自我克制，爱生闷气，表面隐忍而内在情绪起伏大。

17. D【解析】中位数是一组由小到大按顺序排列的观察值中位次居中的数值。可用于描述任何分布，特别是偏态分布资料及频数分布的一端或两端无确切数据资料的中心位置。

21. D【解析】心理咨询人员一般只对咨询对象提出建设性意见，启发来访者自己思考和解决问题，不帮助咨询对象作出决定。

25. D【解析】长期负责式照顾是全科医学最大的特点之一，也是全科医学区别专科医学的显著特色。

28. D【解析】个人健康档案包括以问题为导向的病历记录（POMR）和以预防为导向的周期性健康检查记录（PHE）。

31. E【解析】老年人体检测定血糖时除了检测空腹血糖，还需要检测随机血糖。

32. C【解析】支气管扩张症的主要病因是支气管－肺组织感染和支气管阻塞，其治疗主要是保持呼吸道畅通和控制感染。

34. A【解析】急进性肾小球肾炎病情可急骤进展。在急性肾炎综合征基础上，早期出现少尿或无尿，肾功能快速进展乃至尿毒症。

35. E【解析】再生障碍性贫血患者骨髓巨核细胞数减低，原发免疫性血小板减少症患者骨髓巨核细胞数一般不少，但有成熟障碍。

37. C【解析】ARDS动脉血气分析显示明显的低氧血症和氧合功能异常，但无低通气量的表现，一般以氧合指数作为氧合功能异常评价的主要指标，氧合指数≤300mmHg是诊断ARDS的必要条件。

38. A【解析】幼儿急疹为自限性疾病，无须特殊治疗，主要是一般治疗、对症支持治疗。

39. D【解析】化脓性脑膜炎的致病菌包括大肠埃希菌、变形杆菌、金黄色葡萄球菌、肺炎链球菌、脑膜炎球菌等。皮肤瘀点、瘀斑涂片是发现脑膜炎球菌重要而简便的方法。

40. D【解析】婴幼儿上呼吸道感染常出现鼻塞、喷嚏、流涕、干咳、咽部不适等，全身表现有发热、烦躁不安、头痛、全身不适、乏力等。部分患儿有食欲缺乏、呕吐、腹泻、腹痛等消化道症状。查体可见咽部充血、扁桃体肿大。

41. D【解析】维生素D缺乏性手足搐搦症主要由于维生素D缺乏，甲状旁腺代偿功能不足或其他多种因素的影响，致血中游离钙降低，使神经兴奋性增高，引起局部或全身肌肉抽搐。

42. C【解析】幼儿急疹突起高热，体温39~40℃。发热3~5天体温骤退，同时出现皮疹。皮疹呈红色斑疹或斑丘疹，很少融合。

43. D【解析】急性乳腺炎是乳腺的急性化脓性感染，乳头破损或皲裂，使细菌沿淋巴管入侵是感染的主要途径。致病菌主要为金黄色葡萄球菌。

44. D【解析】肩周炎以中老年患者多见，女性多于男性，左侧多于右侧，亦可两侧先后发病。以肩关节周围疼痛、各方向活动受限为特点，尤其是外展外旋和内旋后伸活动。

45. D【解析】闭合性骨折的治疗原则包括复位、固定和功能锻炼三个基本环节，并坚持固定与活动相结合、骨与软组织并重、局部与全身治疗兼顾、医疗措施与患者主动配合等观点。

47. D【解析】深Ⅱ度烧伤组织损伤至真皮深层，尚残留部分皮肤附件，如毛囊、汗腺，靠这些上皮细胞增殖由底层至表层逐渐愈合。

50. C【解析】筛检是应用快速简便的检验、检查或其他手段，对未识别的疾病或缺陷作出推断性鉴定，从外表健康者中查出可能患某病者。筛检试验不是诊断，对阳性和可疑阳性者应当指定就医，以进一步诊断并做必要治疗。筛检不仅可早期发现可疑疾病，还可发现高危人群，以及早控制危险因素，避免疾病发生。

53. A【解析】胃溃疡并发大量出血者，可出现心悸、头晕、血压下降甚至休克，需及时补充和维持血容量。

54. A【解析】该患者诊断为右肺上叶鳞状细胞癌（鳞癌），纤维支气管镜下见右肺上叶支气管被癌肿完全阻塞，提示右肺上叶不张，加上癌肿本身阴影、转移性肺门淋巴结和/或纵隔淋巴结形成典型倒S形X线征象。

63. C【解析】丙磺舒能抑制肾小管对尿酸的再吸收，促进尿酸排泄，其他药物无此功能。

64. C【解析】患者有肝硬化伴脾大，考虑存在门静脉高压症、脾功能亢进可能。脾功能亢进时，巨噬细胞吞噬功能增强，导致外周血白细胞、血小板和红细胞减少。

66. A【解析】自身免疫性溶血性贫血发作期间可见发热、寒战、头痛、腰背酸痛、呕吐及血红蛋白尿（尿呈酱油色），严重者可有急性肾衰竭。血清胆红素升高，以非结合胆红素为主，结合胆红素基本正常，尿胆原增加，尿胆红素（-），尿血红蛋白（+）。

68. A【解析】心电图特点是提前发生的QRS波宽大畸形，ST的T波方向与QRS主波方向相反。室性期前收缩规律出现，每个窦性搏动后跟随一个室性期前收缩，为室性早搏二联律。

70. A【解析】急性呼吸窘迫综合征（ARDS）患者借助机械通气在呼气相即呼气末施加压力（低于吸气气压），可提高功能残气量，避免呼气相肺泡萎闭，能有效改善气体交换，纠正低氧血症。但压力过高会增加循环系统负担和加重肺损伤，一般以不超过+15cmH_2O，而PaO_2达到60mmHg为宜。

71. A【解析】患者近来情绪有问题，被人发现昏迷而送入院，虽闻及酒味而考虑酒精中毒，但不能排除可能服用两种或以上毒物，应首选洗胃治疗。

77. D【解析】生后 3 天出现黄疸，吃奶好，无发热，符合生理性黄疸。血型子 A 母 O 不发生溶血病。

79. E【解析】轮状病毒性肠炎好发于6 个月至2 岁婴幼儿。病初易吐，大便次数多，典型大便呈稀水样、黄色水样或蛋花汤样，无腥臭味，镜检偶有少量白细胞。常并发脱水、酸中毒及电解质紊乱。

80. D【解析】患儿有佝偻病体征，并且血钙明显降低，首先考虑为低钙惊厥。

82. A【解析】流行性腮腺炎由腮腺炎病毒引起，特点是腮腺的非化脓性肿胀疼痛，伴有红细胞增多症。病毒可侵犯各种腺组织或神经系统及肝、肾、心、关节等几乎所有的器官，常可引起脑膜炎、睾丸炎等症状。

84. C【解析】肠套叠多见于2 岁内的小儿，典型症状为阵发性腹痛、血便及腹部肿物，常见阵发性哭闹、屈腿、面色苍白、拒食等，不久发生呕吐，可在病初排血便，亦可在1~2 次正常大便后排果酱样大便。

87. D【解析】腹痛、高热、黄疸是胆道感染的典型表现，该患者首先应考虑为急性化脓性胆囊炎。

91. E【解析】患者血压 90/70mmHg，提示休克，应及时控制活动性出血。头和躯干抬高 20°，下肢抬高 15°，有利于重要器官的血液供应。吸氧可缓解休克症状，镇痛药可缓解痛苦表现。过多搬动会导致患者病情加重，应避免。盖被并置热水袋会使血管扩张，导致出血加重。

92. D【解析】因头面部的创伤局部血液循环好，伤后 12 小时或更多的时间仍可按污染伤口处理，即进行清创术后争取一期缝合。

100. A【解析】患者急性起病，有食欲缺乏、恶心、呕吐、乏力、尿黄、皮肤黄染、肝大等消化道表现，有输血史，氨基转移酶、胆红素升高明显，抗 - HAV IgM （ + ），考虑急性甲型肝炎可能；HBsAg （ + ），抗 - HBc IgM （ + ），提示乙肝携带状态。

101. B【解析】HBV DNA 是病毒复制和传染性的直接标志。定量测定对于判断病毒复制程度、传染性大小、抗病毒药物疗效等有重要意义。HBcAg 存在于肝细胞核内，不易检出。肝功能、肝脏 B 超、肝脏 MRI 均无助于判断是否有传染性。

105. D【解析】患者停经 80 天，3 天前阴道流血少量，不伴腹痛。今日流血骤然增加，量多，下腹阵痛难忍，可怀疑为流产，手术中出血过多可用缩宫素促进止血。

106. D【解析】该妇女月经紊乱，出现一系列与雌激素水平降低有关的症状，是卵巢功能逐渐衰退的结果，属于围绝经期，又称更年期。

107. C【解析】宫颈糜烂属于慢性宫颈炎，以局部治疗为主。物理治疗是宫颈糜烂最常用的有效治疗方法。

108. B【解析】巴氏涂片报告低度鳞状上皮内病变必须经过阴道镜检查以确诊。

115. E【解析】患者缺乏相应客观刺激出现内心不安状态，表现为胡思乱想，伴有失控感，窒息，最可能是焦虑症状。痴呆以智能减退为主要表现。抑郁症以情感低落（忧愁、苦闷、唉声叹气、暗自落泪等）为主要表现。典型精神分裂症有阳性（幻觉和妄想）或阴性症状（意志减退和快感缺乏）。强迫症以强迫观念为核心症状，即自我抵抗，欲罢不能的体验，可表现为焦虑，起源于患者的主观体验。

116. D【解析】Brunnstrom 法、Fugl-Meyer 法、Bobath 法、上田敏法等都是国际上对偏瘫运

动功能评定的主要方法。Barthel 指数法是日常生活活动能力的评定方法。

118. E【解析】股骨中段骨折时，若行股四头肌等张收缩练习，由于产生关节活动，可能引起骨折断端的位移，从而加重骨折的伤情。

119. C【解析】青少年鼻出血多见于黎氏区，若鼻腔未见明显出血点，应检查鼻咽部，以排除鼻咽血管纤维瘤可能，尤其是男性青少年。

121. E【解析】急性扁桃体炎是扁桃体隐窝的急性化脓性炎症。8 岁患儿，突发咽痛，寒战高热，扁桃体充血肿大，隐窝口处有脓性分泌物，血白细胞增多，最可能为急性扁桃体炎。

122. B【解析】患者四肢伸侧、头皮发生红丘疹及斑块，厚白鳞屑，抓后点状出血，考虑银屑病可能；结合关节症状，既往无关节炎及心脏病史，最可能为银屑病关节炎。

124. D【解析】不属于医疗事故的情形：①在紧急情况下为抢救垂危患者生命而采取紧急医学措施造成不良后果的。②在医疗活动中由于患者病情异常或者患者体质特殊而发生医疗意外的。③在现有医学科学技术条件下，发生无法预料或者不能防范的不良后果的。④无过错输血感染造成不良后果的。⑤因患方原因延误诊疗导致不良后果的。⑥因不可抗力造成不良后果的。

126. B【解析】《中华人民共和国传染病防治法》规定，在国家确定的自然疫源地计划兴建水利、交通、旅游、能源等大型建设项目的，应当事先由省级以上疾病预防控制机构对施工环境进行卫生调查。

130. D【解析】腹部闭合性外伤易导致脾破裂，引起内出血。患者有血压下降、脉率增快和腹膜炎的征象，同时伴有血尿，提示有内出血，应给予抗休克治疗，同时迅速剖腹探查。

131. E【解析】食管静脉曲张行消化道钡餐检查，钡剂充盈时，曲张的静脉使食管的轮廓呈虫蚀状改变；排空时曲张的静脉表现为蚯蚓样或串珠状负影。

132. E【解析】CT 是诊断肝脓肿的最佳检查。平扫多呈圆形或类圆形的低密度区，边缘模糊，合并产气菌感染时内可见气体，增强扫描病变边缘及分隔有明显强化。

133. E【解析】患者淋雨后出现寒战、高热、咳嗽、咳少量黏液脓性痰，伴右侧胸痛，口角和鼻周有疱疹，心率加快，血白细胞增多，应首先考虑肺炎链球菌肺炎可能。

137. A【解析】经产前诊断，有下列情形之一的，医师应当向夫妻双方说明情况，并提出终止妊娠的医学意见：①胎儿患严重遗传性疾病的。②胎儿有严重缺陷的。③因患严重疾病，继续妊娠可能危及孕妇生命安全或者严重危害孕妇健康的。

139. D【解析】漏斗型骨盆指骨盆入口各径线值正常，两侧骨盆壁内收，状似漏斗。其特点是中骨盆及骨盆出口平面均明显狭窄，使坐骨棘间径和坐骨结节间径缩短。

141. B【解析】分离焦虑障碍指一个孩子在与父母分离或离家时，表现出过度焦虑。如果孩子是普遍性的焦虑，可能罹患广泛性焦虑症；如果孩子避开玩伴，可能患有社交恐惧症；有些孩子对于某特定事物（如狗）恐惧，而且恐惧的程度与实际危险不相称，为单一恐惧症；如果孩子被一种强迫思维所困扰，导致他们花很多时间做仪式性动作，比如洗手，则为强迫症。

142. D【解析】疑病症是一种躯体形式障碍，主要表现是担心或相信自己患有某种严重的躯体疾病。患者对自身健康的状况或身体的某一部分过分关注，其关注程度与实际健康状况很不相称，经常诉述不适，并四处求医，但各种客观检查的阴性结果和医师的解释均不能打消患者的疑虑。

143. A【解析】青春型精神分裂症多于青春期发病，起病较急，病情进展快，多在两周之内达到高峰，以情感改变为突出表现，情感肤浅、不协调，思维破裂，言语内容松散不连贯，令人费解，有时伴有片段的幻觉、妄想。

144. B【解析】患者右眼红痛，检查发现右角膜上方边缘有环行溃疡，呈潜行性，伴有新生血管，可考虑蚕蚀性角膜溃疡可能，与细胞免疫和体液免疫失调有关，药物治疗包括全身应用泼尼松龙、环磷酰胺和氨甲蝶呤；手术治疗包括病灶区角结膜清创术和板层角膜移植。

147. D【解析】结膜充血、睑结膜可见乳头增生和滤泡，以及角膜缘血管翳是沙眼的典型表现。急性出血性结膜炎和卡他性结膜炎除有结膜充血外，不伴其他上述改变。角膜上皮完整，提示不伴有角膜炎病变。急性闭角型青光眼可有头痛、眼胀、视物模糊或虹视症状。

149. E【解析】烧伤后及时冷疗能防止热力继续作用于创面使其加深，并可减轻疼痛，减少渗出和水肿，越早效果越好。一般适用于中小面积烧伤，特别是四肢烧伤。

150. D【解析】营养性巨幼细胞贫血呈大细胞性贫血，血涂片可见红细胞大小不等，以胞体直径和厚度较正常为大和中央淡染区不明显的大红细胞多见，嗜多色性和嗜碱性点彩红细胞易见，可见到巨幼变的有核红细胞，中性粒细胞变大并有分叶过多现象；网织红细胞计数、中性粒细胞数和血小板数常减低。

151. B【解析】原发性的蛋白质－能量营养不良主要由于食物供给不足、喂养不当、不良饮食习惯等引起。体重不增是最早出现的症状，继之体重下降、皮下脂肪逐渐减少或消失，病久者身高也低于正常。

152. D【解析】百分构成图可分为圆图和百分条图，用于构成比资料。如可用一个圆来表现百分构成，根据圆中各个扇形面积的大小，判断某一部分所占的比例。

153. B【解析】线图是用线段的上升或下降表示事物在时间上的发展变化，或某现象随另一现象变迁的情况。用于连续性资料。

154. C【解析】70 岁患者，有长期吸烟史，长期反复咳嗽、咳痰，活动后呼吸困难，桶状胸，双肺呼吸音减低，应首先考虑慢性阻塞性肺疾病（COPD）可能。支气管哮喘的特点是发作性喘息，发作时两肺布满哮鸣音，缓解后症状消失。肺癌可有刺激性咳嗽或痰中带血。自发性气胸起病突然，可有胸痛、呼吸困难。支气管扩张主要为反复咳嗽、咳大量脓痰和/或反复咯血。

155. B【解析】患者考虑慢性阻塞性肺疾病可能，病情进展引起肺血管床减少及缺氧致肺动脉痉挛、血管重塑，导致肺动脉高压、右心室肥厚扩大，出现慢性肺源性心脏病，最终发生右心衰竭。

156. C【解析】患者有长期吸烟史，戒烟是减慢肺功能损害最有效的措施，在疾病的任何阶段戒烟都有益于防止 COPD 的发展。

161. B【解析】患儿嗜睡，尿量少，精神萎靡，皮肤干燥，弹性较差，眼窝及前囟明显凹陷，哭时泪少，符合中度脱水诊断标准；血清钠 132mmol/L，提示等渗性脱水。该患儿诊断为中度等渗性脱水。

162. B【解析】该患儿为中度等渗性脱水，第一天补液一般用 1/2 张含钠液。2∶3∶1 含钠液张力为 1/2。

163. D【解析】生理需要量应尽可能口服补充，不能口服或不足者可以静脉滴注 1/5～1/4

张含钠液，同时给予生理需要量的钾。1∶4 含钠液张力为 1/5。

186. B【解析】乳腺癌早期表现是病侧乳房出现无痛、单发的小肿块。肿块质硬，表面不光滑，与周围组织分界不很清楚，在乳房内不易被推动。随着肿瘤增大，可引起乳房局部隆起。若累及 Cooper 韧带，可使其缩短而致肿瘤表面皮肤凹陷，即“酒窝征”。邻近乳头或乳晕的癌肿因侵入乳管使之缩短，可把乳头牵向癌肿一侧，进而可使乳头扁平、回缩、凹陷。肿瘤继续增大，如皮下淋巴管被癌细胞堵塞，可引起淋巴回流障碍，出现真皮水肿，皮肤呈“橘皮样”改变。

187. D【解析】患者肿块 5cm×5cm×4cm，属于 T_2；有同侧腋窝淋巴结转移，淋巴结融合成块，固定，属于 N_2；无远处转移，属于 M_0。考虑其病理分期为Ⅲ期。

188. E【解析】患者考虑为乳腺癌Ⅲ期，无法直接进行根治手术，可考虑在新辅助化疗后寻求根治手术的开展机会。

194. ADF【解析】患者 $PaO_2<60mmHg$，$PaCO_2>50mmHg$，提示Ⅱ型呼吸衰竭；患者长期咳喘，近期加重，考虑慢性阻塞性肺疾病可能，出现呼吸衰竭表现，提示慢性呼吸衰竭；慢性阻塞性肺疾病严重阻塞气道，提示肺衰竭。

195. B【解析】患者 pH 7.40，属于正常；$PaCO_2$增高，存在呼吸性酸中毒；为维持 pH 正常，HCO_3^-维持在较高水平，导致呼吸性酸中毒合并代谢性碱中毒。

196. C【解析】低流量持续吸氧，可避免 CO_2潴留加重，间歇氧疗在停止吸氧时已升高的 $PaCO_2$不会迅速降低，PaO_2更加降低，缺氧恶化。

197. D【解析】青年女性，出现面部皮疹，肾损伤，ANA 1∶140，Sm 抗体（+），考虑系统性红斑狼疮可能。

198. D【解析】患者考虑系统性红斑狼疮可能，抗 dsDNA 抗体是诊断 SLE 的特异性抗体，为 SLE 的标记抗体；多出现在 SLE 的活动期，抗 dsDNA 抗体的滴度与疾病活动性密切相关。